U0308399

国家出版基金项目
NATIONAL PUBLICATION FOUNDATION

何氏二十八世
医著新编

何书田医著八种校评

清·何书田 著

何新慧 校评

刘恬姗 何大平 李顺达 英洪友 顾绍林 参校

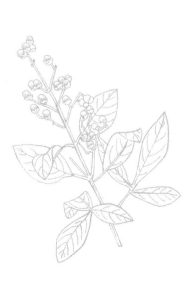

全国百佳图书出版单位

中国中医药出版社

·北京·

图书在版编目（CIP）数据

何书田医著八种校评 /（清）何书田著；何新慧校
评 . —北京：中国中医药出版社，2023.8
（何氏二十八世医著新编）
ISBN 978-7-5132-8014-3

Ⅰ . ①何… Ⅱ . ①何… ②何… Ⅲ . ①中医临床—经
验—中国—清代 Ⅳ . ① R249.49

中国版本图书馆 CIP 数据核字（2022）第 257007 号

中国中医药出版社出版

北京经济技术开发区科创十三街 31 号院二区 8 号楼
邮政编码　100176
传真　010-64405721
山东临沂新华印刷物流集团有限责任公司印刷
各地新华书店经销

开本 710×1000　1/16　印张 47.25　彩插 0.5　字数 730 千字
2023 年 8 月第 1 版　2023 年 8 月第 1 次印刷
书号　ISBN 978 - 7 - 5132 - 8014 - 3

定价　208.00 元
网址　www.cptcm.com

服 务 热 线　010-64405510
购 书 热 线　010-89535836
维 权 打 假　010-64405753

微信服务号　zgzyycbs
微商城网址　https://kdt.im/LIdUGr
官 方 微 博　http://e.weibo.com/cptcm
天猫旗舰店网址　https://zgzyycbs.tmall.com

如有印装质量问题请与本社出版部联系（010-64405510）

〔清〕林则徐赠何书田联

读史有怀经世略

撷方常著活人书

书四大兄先生 竹丁

少穆林

林则徐（1785—1850），字元抚，又字少穆，晚号俟村老人，福建侯官（今闽侯）人。嘉庆进士。中国清代后期政治家、文学家、思想家、民族英雄。卒谥文忠。著有《林文忠公政书》《信及录》等。1832 年请何书田为其夫人诊病，病愈后赠联。

陈巨来號墙斋刊有印谱
为近代名篆刻家

1833 年 9 月，何书田周甲生辰，林则徐特撰『橘井活人真寿客，竿山编集老诗豪』联语，遣员致寿。

何其偉印

竹籣山人

何其偉

盧江伯氏

何子書田

何其偉
韋人之印

韋翁

何书田印谱

总序

何氏中医是吾祖辈世代传承的家业，自南宋至今已有 870 余年，历 30 代，曾医生群出，事业辉煌，成就显赫，令人自豪。传到吾八世祖元长公已二十二世，定居青浦重固，一脉相承，名医辈出，记忆中二十三世有书田（其伟）公、小山（其章）公等，二十四世有鸿舫（长治）公、端叔（昌龄）公等，二十六世有乃赓公，二十七世有我的祖父补榆（承耀）公等。小山公是我七世祖，一生济世为民，鞠躬尽瘁死而后已，他不仅医术精湛，且诗赋甚好，著有《七榆草堂诗稿》，手边这份今已泛黄的诗稿乃三叔维俭手抄，在诗稿末页，三叔记述了抄写经过：诗词原稿由父亲补榆公赠之，收藏箧中，时隔 22 年后，在 1963 年春节，维勤（按：我的父亲）哥到访说：时希（按：其六世祖是书田公）弟在编辑何氏医药丛书，需要我们弟兄收藏的有关何氏医书药方、文物照片等，对此，我们应大力支持。于是维勤哥献出先祖乃赓（端叔之孙）公照片，维馨（按：我的二叔）哥献出鸿舫公药方 32 张，维俭则献出此诗稿，翌日即送到时希府上，同观，并抄录保存。最后，三叔还感慨写道："祖先的伟大成就世传不绝，至今第二十八代，代代有名医，活人无算，但目今来说，何氏的医生太少了，二十七世何承志一人，二十八世何时希一人，只二人，希何氏子弟应竭尽智能，发掘何氏医学宝库，把医学发扬光大，为民服务，能有更多的传人为广大人民康健幸福而努力贡献。"

我作为何氏二十九代，一生从事生物学，研究动物、植物，成为这方面的专家权威，虽与医学有点关联，但终不能为医救人。所幸的是吾四叔维雄之女新慧 1977 年考入上海中医学院（今上海中医药大学）中医系，成为中医师而继承祖业，二十九世有传人了。她自幼聪慧，勤奋好学，努力奋斗，晋得教授、博导；2013 年"竿山何氏中医文化"入选上海市非物质文化遗产名录，她是代表性传承人。更令人兴奋喜悦的是新慧倾其智能，殚精竭虑，废寝忘食，历时五载，主编了《何氏二十八世医著新编》，洋洋数百万字，分列 11 册，有中药、方剂、外感病、内伤病、妇科、医案等专著，以及医家专著，如十九世何嗣宗、二十二世何元长、二十三世何书田、二十四世何鸿舫、二十八世何时希等。收录的医著较全，现存的何氏医著基本无缺，并对这些医著作整理校注以及评析，不仅使诸多抄本、影印本得以清晰明了，更释疑解难，使读者读之易懂易学，尤其是《何氏内妇科临证指要》一册，集何氏医学之大成，是传承发扬何氏医学的典范，能对临证指点迷津。至此，前辈的心愿得以实现，即如新慧所说："此套著作既告慰先辈，又启示后学，何氏医学代代相传，永葆辉煌。"故乐以为序。

何新桥

二〇二二年十月

前言

何氏中医自南宋至今，已历 870 余年，绵延不断，世袭传承 30 代，涌现了 350 余名医生。悬壶济世，医家足迹遍布吴、越、燕、豫、关、陇等地，服务患者无数，甚有辛劳过度，以身殉职的医生，如二十三世何其章；著述立说，积淀了深厚的中医文化、医学理论，以及丰富的实践经验。治疗病种遍及内科、妇科，抑或有儿科、五官科等，主要病种有外感温热病、咳喘、肺痨、痞积、鼓胀、中风、消渴、虚劳、痿痹，妇人月经不调，胎前、产后诸疾等。

何氏中医祖居河南，《镇江谱》所记始祖为何公务，是宋太医院使。世系传承主要有 5 支：镇江、松江、奉贤、青浦北竿山和重固。《青浦谱》中不少传序均称"何楠始为医"，《松江谱》说光启之四子何彦猷"为镇江始祖"。何楠与何彦猷是兄弟，均为何光启之子，何光启是何公务之四世孙，亦为医。《中国人名大辞典》说何彦猷："绍兴中，为大理丞。时秦桧诬岳飞下狱，彦猷言飞无罪，万俟卨劾其挠法。罢黜。"据考定当为 1141 年，由此而推为镇江支起始。而何公务至光启的四世部分，是为何氏一世以上的医家，可见何氏在南渡以前，在开封已有为医者。松江支源于四世何侃，他是何沧的曾孙，约在 1230 年。何沧与何彦猷是堂兄弟，《松江府志·卷六十二·寓贤传》载："从弟沧扈跸南渡居黄浦南之余何潭……爱青龙镇风土遂卜居。"当时青龙镇的商业和海上贸易已相当发达，更有良好的文化生态，人文荟萃，何侃亦迁居于青龙镇，悬壶济世，成为上海中医的始祖。奉贤支源于十六世何应宰，约在 17 世纪初叶。《何氏世乘》(《奉贤谱》) 说何应宰："从政长子。字台甫，号益江。徙居庄行镇，医道盛行。品行卓绝，乐善不倦。"何应宰之父何从政，为太医院医士。青浦北竿山支源于二十世何王模，字铁山，号萍香，约在 18 世纪 30 年代。《青浦谱》谓其："为竿山始祖。世居奉贤庄行镇……习岐黄术，名噪江浙间。性好吟咏，信口成篇，不加点窜。"重固支源于二十二世何世仁，字元长，何王模之孙，他于嘉庆八年（1803）迁到青浦重固，是重固一支的始祖。何元长旧居临靠重固镇河通波塘，当年登门求医的患者排成长队，求医者的船只停满河港。自何元长而下，一脉相传30余位医生，其中二十三世何其伟（字书田）、何其章（号小山），二十四世何鸿舫，均为一代名医。

何氏医学代代相传，在这漫长的岁月中能累世不绝，除了医术、医技外，还有文化因素，即医学与文化相互渗透，相互支撑，共同前行。何氏家族在元代已有"世儒医"的称呼，如七世何天锡，字均善，有钱塘钱全徵所撰《赠世儒医均善何先生序》中说："处博济之心，行独善之事者，其唯何君乎。"世医与儒医合流，宋元以降是较常见的，如刘完素、张元素、李时珍、喻昌等。因此，何氏医家始终将理论功底置于首位，在行医的生涯中，不断提高医学素养，且心存仁义，医德高尚，故能达到较高境界。何氏众多医家的医名、事迹被载入史册，如《中国医学人名志》《中国医学大辞典》《中国人名大辞典》以及地方谱志中，或被历代医家、学者所重视并记载，如陆以湉《冷庐医话》、魏之琇《续名医类案》、姚椿《晚学轩文集》、石韫玉《独学庐诗文集》等。一些著作被收录于《全国中医图书联合目录》。范行准、陈邦贤等学者均对何氏世医做出高度评价，认为是国际医学史上少见的奇迹。

何氏世医共有49位医生任太医院医官，更有众多医家拯救生灵，盛名于世，并留下了精深专著，据考有120余种，近千卷，现存50余种，包括医论、本草、方剂、医案等。如明六世何渊著有《伤寒海底眼》，是何氏现存最早的医著，且开启了何氏伤寒温病专著的先河，十七世何汝阊著《伤寒纂要》、二十二世何元长著《伤寒辨类》、二十四世何平子著《温热暑疫节要》等均受其影响，既有继承，又有发展。又十三世何应时、十四世何镇父子二人专注于本草与方剂，著有《何氏类纂集效方》《何氏附方济生论必读》《本草纲目类纂必读》等书，其中收有不少何氏效方以及用药体会和经验，实难能可贵。还有十三世何应璧著《医方捷径》，书中所述妇人病和胎前产后病的诊治思路和方法，为后辈医家在妇科病辨治方面奠定了基础。十九世何嗣宗著《何氏虚劳心传》《何嗣宗医案》，其对疾病的认识以及提出的理论思想、治疗法则、养生却病等精粹，是何氏世医诊治内科病的典范，有承前启后的作用。此外还有诸多医案专著，如《何元长医案》《何书田医案》《春煦室医案》《何鸿舫医案》《壶春丹房医案》《何端叔医案》《何承志医案》《医效选录》等，从中可见世医学术思想的传承和发展，亦反映了医家善于辨证论治、用药精细、轻清灵动、讲究炮制等医术、医技。

这些医著蕴含了丰富的医学理论、学术思想、临床经验和特色，这不仅是何氏中医的灵魂，亦是传承发扬何氏医学的根基和保障，更是中医学史上难能可贵的资料。由于年代久远，文献散佚甚多，在20世纪80年代，二十八世何时希曾对一些文献做收集整理、抄录影印，计有42种，分为35本书出版（上海学林出版社），多为单行本。其中23本书为抄本，这对保存何氏医学文献起了很大作用。转眼到了2013年，"竿山何氏中医文化"被列入上海市非物质文化遗产名录，并认定二十九世何新慧为代表性传承人，保护发扬光大何氏医学的工作迫在眉睫，责无旁贷。自2014年起，着手整理现存何氏二十八世文献，分四个步骤：首先对现存何氏文献作进一步的收集整理，在原来42种基础上去芜存菁，主要是剔除内容重复，纠正张冠李戴者，留取37种，新增5种，计42种；接着按书种分档归类，计有伤寒温病、本草、方剂、妇科、医案、以医家命名专著等6类，前5类每类合刊为1本书，以医家命名专著有5本，即何嗣宗医著二种、何元长医著二种、何书田医著八种、何鸿舫医案与墨迹、何时希医著三种，这些医家的著作有的已归入前5类专著中，剩余的合刊为个人专著；然后逐一对收入的每种书进行校注和评析；最后通过对上述42种医书做分析研究，将何氏医学理论思想、临床诊治的璀璨精华挖掘展示，书名《何氏内妇科临证指要》。历经五载，洋洋数百万字而成本套丛书《何氏二十八世医著新编》，共11本，以飨读者，便于现代临床研究学习与借鉴，并能更好地继承、发扬、光大。

本套丛书在编撰过程中，对各书中有关医家传略等内容有所增删梳理，以较完整地反映作者的生平事迹，个别史料较少的医家，如十三世何应时、何应豫未出传略。原各书的"本书提要"均作了删增，或重写，以突出主要内容和特色。对于错字、异体字、古今字、通假字、繁体字等一并纠正，不出校注。药名据《中医大辞典》予以统一。原书中双排小字及书的上栏眉注均用括号标出。新增书种版本出处，以及有些目录与内容不合之处等改动，在各书中另行说明之。鉴于水平有限，未尽之精粹，或有舛误之处，望高明者以及后学之士指正与挖掘。

何新慧

二〇二二年十月

总目

何书田生平传略

　　何书田，名其伟，字韦人，又字书田，晚号竹竿山人。1774年9月生于江苏省青浦县（今上海市青浦区）北竿山之旧宅，1837年12月殁于青浦重固镇中塘桥之老宅，葬于青浦竿山之北。《青浦县志·文苑、艺文、名迹》有载："字韦人，又字书田。增贡生。世仁子也。幼解四声，长通六义[1]，师事娄庄师洛[2]、同里王昶[3]。诗效陆务观[4]，主清澈自见，著《竿山草堂小稿》。医能世其传，名满江浙，林文忠则徐、姚椿[5]皆深重之，谓其不仅以医名者。敦孝友，伉爽[6]尚气节。（节）年六十四卒。墓在十五图潜字圩，姚椿撰铭。"

　　何氏自南宋以来，世业为医，其中御医、名医众多，书田的曾祖何王模，父何元长（世仁）都是驰名江、浙的名医，至何书田已历二十三世。何书田亦对祖辈的业绩引以为豪，在他的《校订家谱毕，敬题一诗于后》中说："方技传家七百年，云间氏族孰争先。太医题碣前朝显（注：十三世祖讳严，明宣庙时，官太医院掌院使，嗣后吾家为太医者凡八世，同葬于薛山之麓，墓碣具存），世济颜堂故址迁（注：《松江府郭志》："世济堂、东城何天祥居，七世良医，名闻吴下"，元时旧迹，久废莫考）。遗业刀圭承祖荫，清芬俎豆奉乡贤（六世祖讳汝阈，于康熙五十八年崇祀乡贤）。远宗莫认三高后，南渡青龙一脉延（注：始祖讳沧，宋高宗朝，官左朝奉大夫，制置京西北路干办公事，上骑都尉，扈跸南渡，居秀州之青龙镇，今属青浦区）。"

　　何书田自幼习读四书五经，他在《添岁记》中说："是时山人年九龄，读经书粗知字义，……十五岁，吾父特延宿儒庄泖客先生，在家训课，……山人初学时文，不知规矩，一年后，始能领会，间亦学为五言六韵，颇有思致。"他一生参加多次科考，当他屡次不中，灰心时，其父正色训之曰："尔不闻道成而上，艺成而下乎？舍文字奚以成名？"遂不敢自弃，仍理故业，后因父死家贫，不得已而弃儒业医。朱绶（道光举人）《竹竿山人传》云："山人敦气节，能文章，初未为医，自元长先生卒，念世业不可无继，稍稍为之，名大噪如其祖父时。山人之为医也，精于切脉而神于制方。"又说："山人名既大噪，舟车之延，不远数千里，对使者问病状，知不可治，币虽厚必却；或赴诊而病已不治，亦必却，先后所却无虑万金。山人治病无虚日，而游亦稍稍倦矣。"可见何书田医术甚精，医德亦高。

何书田在四十三岁时（1816年），因劳累过度得怔忡证而谢绝诊务，闭门著书。在其《添岁记》中，有如下记载："自秋至冬，却诊著书，负逋百余金。"至嘉庆二十五年（1820）他四十七岁，仍在"应诊兼著医书，碌碌无一日暇"。何书田又是嘉、道间有名的诗家，王芑孙[7]题其诗集云："夫医，术之有济于时者也；诗，言之有传于后者也。有济于时，有传于后，士之愿毕矣。"龚自珍[8]跋云："古体蟠硬见笔力，自是浣华别子；五言风谕尤工；近体则刘后村、陆剑南也。九峰三泖[9]间固多雅材，如此，吾见罕矣。"正是因为他有深厚的诗词歌赋功底，所以他的医著《杂症总诀》《杂症歌括》《删订医方汤头歌诀》《何氏四言脉诀》《何氏药性赋》《汤方简歌》等，颇有诗味，辞简意赅，朗朗上口，易于传诵，是不可多得的中医学习书籍。他的医籍还有《救迷良方》，此乃受林则徐嘱托，配合禁鸦片计划而撰，方药风行数百年，拯救了不可数计的吸毒者。《竹竿山人医案》《竿山草堂医案》等是他临床实践的记载，富含独到的理论见解和诊治经验特色。《青浦县志》称他"医能世其传，名满江浙"；梁拱辰《楹联四话》誉为"名满大江南北"；秦伯未《清代名医医案精华》谓其"医承世业，起疾如神，为嘉、道间吴下名医之冠"。

从何书田学之门人颇多，如吴江浦廷标，见《竿山草堂续稿》；张澄照，青浦朱家角人，藏有《竿山医案择效》稿本；又上海江湾蔡炳，以女科驰名，也藏有《竹竿山人医案》；陈伯庚（见《中国历代医家传录》）等。

何书田不仅医学造诣精深，对经济、水利之学，亦有深入的研究，得到当时任江苏巡抚林则徐的激赏，林赠他的对联有二：一是"读史有怀经世略，检方常著活人书"；二是"橘井活人真寿客，竿山编集老诗豪"，其推重之情，跃然纸上。秦伯未称他"经济文章皆有精诣，特为医名所掩耳。"

由于书田先生有多方面的成就，所以近代名医程门雪称："先生不但精于医，且精于诗文，当时以医道受知于林文忠公少穆，互相唱和，少穆赠诗有

'竿山编集老诗豪'之句，流传艺林，为时所羡。……足见先生学问之深邃，名医必然饱学，断无俭腹名家也。"

何书田敬业不苟，视医为天职，《论医四首》有序："余自丙寅，继世业为医，迄今癸未，已十有八年，所经诊无虑数十万人，技非十全，而谬负时誉，可惧也。书此示及门诸子：作医必有恒，服药必三世。古语人习闻，此义当深味，操术关死生，贱役实重寄。空诵轩岐书，安得仓扁秘，神明在三指，安危争一剂。虚实稍混淆，人命等儿戏，所以慎身者，勿就瞽[10]医试。"并为此竭尽全力，死而后已，他的《病余稿》全诗的最后二句："若使衰年能广济，福泉种杏亦成村。"一生为民的高尚品德令人钦佩，堪为楷模。

——何新慧编写

● 【校注】

[1] 六义：《诗经》中的"六义"，指"风、雅、颂"三种诗歌形式与"赋、比、兴"三种表现手法。

[2] 庄师洛：即庄泂客（1743～1812），号莼川，娄县（今江苏昆山东北）人。著有《十国宫词》，书田先生为之梓行。

[3] 王昶：字德甫（1725～1806），号述庵，又号兰泉，自号蒲褐老人。江苏青浦（今属上海市）人。清学者。乾隆进士。湛经学，好金石之学，能诗词、古文。撰有《春融堂集》，辑有《湖海诗传》《湖海文传》《明词综》《国朝词综》等。

[4] 陆务观：名陆游（1125～1210），字务观，号放翁。越州山阴（今浙江绍兴）人。南宋文学家、史学家、爱国诗人。

[5] 姚椿：字子寿（1777～1853）、春木，金山廊下（今属上海市）人。清代散文家、诗人、画家。桐城姚鼐弟子。著有《通艺阁诗存》《晚学斋文钞》等。

[6] 伉（gāng）爽：刚直豪爽。

[7] 王芑孙：字念丰（1755～1817），号惕甫，又号楞伽山人，长洲（今江苏苏州西南、太湖北）人。清代文学家、赋论家。乾隆举人。学问宏博，被

称为"吴中尊宿"。工书逼刘墉。著有《渊雅堂集》《碑版广例》《楞伽山房集》等。

　　[8]龚自珍：一名巩祚，字璱人（1792～1841），号定盦，又号羽琌，仁和（今杭州）人。清代思想家、诗人、文学家。道光进士。著有《定盦文集》，留存文章300余篇，诗词近800首，今人辑为《龚自珍全集》。

　　[9]九峰三泖：位于上海市松江区境内。九峰指佘山、天马山、横山、小昆山、凤凰山、厍公山、辰山、薛山、和机山。九峰均在海拔100米以下，呈西南—东北走向，逶迤13.2公里。三泖指松江、青浦、金山至浙江平湖间相连的大湖荡。

　　[10]瞽：眼睛瞎；指没有识别能力的。此指庸医。

何氏四言脉诀

清·何书田 著

清·何鸿舫 注

何时希 编校

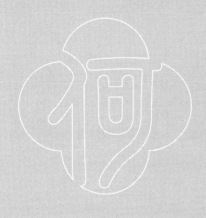

本书提要

　　《何氏四言脉诀》乃世医家族教子课徒之书。本书论述了脉象的价值、部位、各种脉象的形态表现，尤其是常见 27 种脉象及其主病。因何书田擅长诗词歌赋，所以取歌赋体，读之朗朗上口，无拗口聱牙之病，有利于记诵。临床诊脉辨证之际，便如探囊取物。本书并有书田子何鸿舫的注，二十八世何时希的按语。对于了解诊脉方法，掌握脉象的辨别以及辨证意义等均有很大的参考价值。

校评说明

何书田所著《何氏四言脉诀》《何氏药性赋》《汤方简歌》《救迷良方》等，原合载于二十八世何时希所编校的《何书田医著四种》，由上海学林出版社于1984年出版。其中《何氏药性赋》归入本套丛书《何氏本草类纂与药性赋校评》中。

在对《何氏四言脉诀》的校评中，对于原书存在的舛误和不妥之处均作了修改，主要有以下方面。

1. 原书中有标点符号不当处，直接改正，不出校注。

2. 原书中"症""证"使用有不妥之处，今据文义予以纠正，如虚劳症→虚劳证。

3. 错别字、异体字直接改正，不作校注。

【原文】

脉为血脉，百骸贯通，大会之地，寸口朝宗。

诊人之脉，令仰其掌，掌后高骨，是名关上。

关前为阳，关后为阴，阳寸阴尺，先后推寻。

胞络与心，左寸之应；惟胆与肝，左关所认；

膀胱及肾，左尺为定；胸中及肺，右寸可信；

胃与脾脉，属在右关；大肠并肾，右尺班班。

注：以上脏腑部位所主。

男子之脉，左大为顺，女子之脉，右大为顺。男尺恒虚，女尺恒盛。

关前一分，人命之主，左为人迎，右为气口。

注：左手寸口为人迎，右手寸口为气口。人迎紧甚，伤于风；气口紧甚，伤于食。

时希按：关于气口、人迎的解释，有四种说法：一是左人迎而右气口，如注中所说，是桡动脉左、右手的区别；二是《灵枢·寒热病篇》："颈旁之动脉为人迎"。又《灵枢·终始篇》："持其脉口、人迎，以知阴阳有余不足，平与不平"。这"脉口"二字与人迎相对而言，即桡动脉与颈动脉；三是人迎不分寸关尺，只候强弱，不问其他脉法；四是《素问·经脉别论》及《五藏别论》的"气口成寸，以决死生"，是分寸关尺三部、与浮中沉九候，即我们目前通用的切脉法。

神门属肾，两在关后，人无二脉，必死不救。

时希按：神门脉在掌后锐骨之端的陷者中。《素问·至真要大论》所谓"神门绝，死不治"。也即是我通常所谓"尺脉无根，本虚先拨"的危症。

脉有七诊，曰浮中沉、上下左右，七法推寻。

时希按：这上下左右四法，一般都不用。但在肥人及过长、过矮之人，以及病情复杂、脉象模糊的疾病，必须用之。在《脉经》上或称为"关前关后，上下推寻"或"左右取之"，《素问》上亦载此法。用此法须以三指首节肉厚处平按在寸口上，若三指尖竖直按脉，是不能取得的。

又有九候，即浮中沉，三部各三，合而为名。

时希按："九候"也有二说：寸关尺各有浮中沉，这是常法。《素问·三部九候论》

所载，则复杂多了，它是以人身分上中下三部，每部各有天地人。它的三部不是指寸关尺；而九候是确有九处动脉部位，也不指浮中沉。简单的介绍一下：上部三候是两额、两颊、两耳前的动脉；中部三候是寸口、合谷、神门的动脉；下部三候是毛际、太溪、冲阳的动脉。记得张仲景在其《伤寒论·自序》中，批评汉代的名医"持寸不及尺，握手不及足，相对斯须，便处方药"，与近来的忙医生也有些相似。仲景所谓"尺"是指尺泽，可以候寒热，尚易做到，但我们已有体温表可以代替，而且更正确了。至于下部三候，虽说是《素问》的方法，但让病人解衣脱袜，究不方便，即使失传，亦可原谅。

《素问》三部九候的诊脉法，部位太小，当然不用三指，其法是"察九候独小、独大、独疾、独迟、独热、独寒（这后二者是候肌表的寒热）、独高、独陷下（这二者指浮、沉）者病"。以食指取之。

每候五十，方合于经。

时希按：经所谓"五十动而一止，名曰代脉，谓之一脏无气，与之死期"，照目前我们见到代脉的病症而言，似乎没有这样严重。不过按脉五十至是不宜再少了，不然，正是张仲景批评的那样"相对斯须（片刻），便处方药"，容易漏诊，病人也不满意的。

五脏不同，各有本脉：

注：五脏各有本脉，即无病之脉。

左寸之心，浮大而散；右寸之肺，浮涩而短；

肝在左关，沉而弦长；肾在左尺，沉石而濡；

右关属脾，脉象和缓；右尺相火，与心同断。

若夫时令，又有平脉：春弦夏洪，秋毛冬石，

四季之本，和缓不忒。

注：此乃时令之本脉。

太过实强，病生于外；不及虚微，病生于内。

四时百病，胃气为本；凡诊病脉，平旦为准。

虚静凝神，调息细审；一呼一吸，合为一息。

脉来四至，平和之则；五至无疴，闰以太息；

三至为迟，迟则为冷；六至为数，数即热症；

转迟转冷，转数转热，迟数既明，浮沉须别。

浮沉迟数，辨内外因。

注：浮沉迟数四脉，为诸脉之原。

外因于天，内因于人；天有阴阳，风雨晦明；

人喜怒忧，思悲恐惊。浮表沉里，迟寒数热，

浮数表热，沉数里热；浮迟表寒，沉迟冷结。

浮脉法天，轻手可得，泛泛在上，如水漂木。

有力洪大，来盛去悠；无力虚大，迟而且柔。

虚极则散，涣漫不收，有边无中，其名曰芤。

浮小为濡，绵浮水面；濡甚则微，不任寻按。

更有革脉，芤弦合看。沉脉法地，如投水石；

沉极为伏，推筋着骨。有力为牢，大而弦长；

牢甚则实，愊[1]愊而强。无力为弱，柔小如绵；

细直而软，如蛛丝然。迟脉属阴，一息三至。

缓脉和匀，春柳相似。迟细为涩，往来极滞。

结则来缓，止而复来。代亦来缓，止数不乖。

数脉属阳，一息六至。往来流利，滑脉可志。

有力为紧，切绳相似。数时一止，其名为促。

数如豆粒，动脉无惑。别有三脉，短长与弦；

不及本位，短脉可原；过于本位，长脉绵绵；

长而端直，状类弓弦。一脉一形，各有主病。

【校注】

[1] 愊（bì壁）：意指抑塞。

【评析】

上述脉诀阐明了寸口脉的价值，诊脉方法，诊脉部位与脏腑、生理、病理

的关系，五脏本脉与四时变化，以及各种脉象的形态表现，其中浮、沉、迟、数四脉，为诸脉之原。

● 【原文】

脉有相兼，还须细订：浮脉主表，腑病所居；

有力为风，无力血虚；浮迟表冷，浮数风热；

浮紧风寒，浮缓风湿；浮虚伤暑，浮芤失血；

浮洪虚火，浮微劳极；浮濡阴虚，浮散虚极；

浮弦痰饮，浮滑痰热。沉脉主里，为寒为积；

有力痰食，无力气郁；沉迟虚寒，沉数热伏；

沉紧冷痛，沉缓水蓄；沉牢痼冷，沉实热极；

沉弱阴亏，沉细虚湿；沉弦饮痛，沉滑食滞；

沉伏吐利，阴毒积聚。迟脉主脏，阴冷相干；

有力为痛，无力虚寒。数脉主腑，主吐主狂；

有力实热，无力虚疮。滑司痰饮，右关主食；

尺为蓄[1]血，寸必吐逆。涩脉少血，亦主寒湿；

反胃结肠，自汗可测。弦脉主饮，木侮脾经；

阳弦头痛，阴弦腹疼。长则气治，短则气病。

细则气衰，大则病进。浮长风痫，沉短痞塞。

洪为阴伤，紧主寒痛。缓大风虚，缓细湿痹；

缓涩血伤，缓滑湿痰。涩小阴虚，弱小阳竭。

阳微恶寒，阴微发热。阳动汗出，为痛为惊；

阴动则热，崩中失血。虚寒相搏，其名为革，

男子失精，女人漏血。阳盛则促，肺痛热毒；

阴盛则结，疝瘕积郁。代则气衰，或泄脓血；

伤寒霍乱，跌打闷绝；疮疡痛甚，女胎三月。

● 【校注】

［1］蓄：原为"畜"。疑误。

● 【评析】

提纲挈领地阐述了浮、沉、迟、数、滑、涩、弦、长、短、细、大、洪、紧、缓、小、弱、动、革、促、代等脉象及其兼脉的主病。

● 【原文】

脉之主病，有宜不宜，阴阳顺逆，吉凶可推：

中风之脉，却喜浮迟；坚大急疾，其凶可知。

伤寒热病，脉喜浮洪；沉微涩小，证反必凶。

汗后脉静，身凉则安；汗后脉躁，热甚必难。

阳症见阴，命必危殆；阴症见阳，虽困无害。

劳倦内伤，脾脉虚弱；汗出脉躁，死症可察。

疟脉自弦，弦数者热；弦迟者寒，代散则绝。

泄泻下痢，沉小滑弱；实大浮数，发热则恶。

呕吐反胃，浮滑者昌；弦数紧涩，结肠者亡。

霍乱之候，脉代勿讶；厥逆迟微，是则可嗟。

嗽脉多浮，浮濡易治；沉伏而紧，死期将至。

喘息抬肩，浮滑是顺；沉涩肢寒，均为逆证。

火热之症，洪数为宜；微弱无神，根本脱离。

骨蒸发热，脉数为虚；热而涩小，必殒其躯。

劳极诸虚，浮数微弱；土败双弦，火炎则数。

失血诸症，脉必现芤；缓小可喜，数大堪忧。

蓄血在中，牢大却宜；沉涩而微，速愈者希。

三消之脉，数大者生；细微短涩，应手堪惊。

小便淋闭，鼻色必黄，实大可疗，涩小知亡。

癫乃重阴，狂乃重阳，浮洪吉象，沉急凶殃。

痫宜虚缓，沉小急实，或但弦急，必死不失。

心腹之病，其类有九：细迟速愈，浮大延久。

疝属肝病，脉必弦急，牢急者生，弱急者死。

黄疸湿热，洪数偏宜，不妨浮大，微涩难医。

胀满之脉，浮大洪实，细而沉微，岐黄无术。

五脏为积，六腑为聚，实强可生，沉细难愈。

中恶腹胀，紧细乃生，浮大惟何，邪气已深。

鬼祟之脉，左右不齐，乍大乍小，乍数乍迟。

时希按：古人以复杂疑难之症，一时无原因可明，皆诿之"鬼祟"。这是推卸责任的借口，以为此病非人力所能治疗的。事实上，这种怪脉，可能是一时性的气血阴阳乖乱，形之于脉，不久可以见到应有的病脉，而找出原因。或者则是一种先天畸形的脉，如常见的无脉症、反关、斜飞之类，因为少见就多怪了，"鬼祟"之说，应当坚决的辟除。

痈疽未溃，脉宜洪大，及其已溃，洪大始戒。

肺痈已成，寸数而实；肺痿之形，数而无力；

肺痈色白，脉宜短涩，浮大相逢，气损血失。

肠痈实热，滑数可必，沉细无根，其死可测。

妇人有子，阴搏阳别，少阴动甚，其胎已结；

滑疾不散，胎必三月；但疾不散，五月可必。

左疾为男，右疾为女；女腹如箕，男腹如釜。

欲产之脉，散而离经；新产之脉，小缓为应，

实大弦牢，其凶可明。

● 【评析】

列举了诸多外感和内伤病证的主脉，并指出顺脉与逆脉，以据脉象判断疾病的预后。

【原文】

奇经八脉，不可不察：

直上直下，尺寸俱牢，中央坚实，冲脉昭昭，

胸中有寒，逆气里结；疝气攻心，支满溺失。

直上直下，尺寸俱浮，中央浮起，督脉可求，

腰背强痛，风痫为忧。寸口丸丸，紧细实长，

男疝女瘕，任脉可详。寸左右弹，阳跷可决。

尺左右弹，阴跷可别。带脉之诀，尺外斜上。

关左右弹，至寸阴维。尺内斜上，至寸阳维。

脉有反关，动在臂后，别有列缺，不干症候。

经脉病脉，业已昭详，将绝之形，更当度量：

心绝之脉，如操带钩，转豆躁疾，一日可忧。

肝绝之脉，循刀责责，新张弓弦，死在八日。

脾绝雀啄，又同屋漏，一似水流，还如杯覆。

肺绝惟何，如风吹毛，毛羽中肤，三日而号。

肾绝伊何，发如夺索，辟辟弹石，四日而作。

命脉将绝，鱼翔虾游，至如涌泉，其可挽留。

【评析】

阐述了奇经八脉的脉象与主病。五脏绝脉，亦如元代危亦林《世医得效方》所列十怪脉，凡见这些脉象，预示疾病危重，古人认为必死无疑，现代随着医学的进步，经尽力救治，并非都是死证。

体象相类

● 【原文】

浮　举之有余，按之不足。腑病，主风，主虚。

沉　按之有余，举之不足。里病，有力里实，无力里虚。

迟　一息三至，去来极慢，阴盛阳亏。有力为痛，无力虚寒。

数　一息六至，去来越度。有力为热，无力劳损。

洪　浮而有力，来盛大而重按少衰。主火，阳亢者阴必伤。

伏　行于骨间，重按不见，必推筋著骨，乃可见也。寸主吐，尺主利。

革　浮而有力，且弦且芤，如按鼓皮。虚寒湿也。

牢　沉伏之间，重按之便有力，实大而长，微弦且劲。主癥冷。

虚　浮而无力，大而迟且软也。主伤暑，虚劳。

散　浮更无力，渐有若无，若杨花飘散。虚极所致，脱象也。

濡　浮细且软，如帛在水中，重按不见也。主阳虚，有湿。

弱　沉细且软，轻散不可见也。主阳虚阴亏。

微　浮而细软，似有若无，欲绝非绝，模糊难见也。主气血均虚。

细　沉而且软，指下分明，如蛛丝也。主虚、湿。

芤　浮、沉二候易见，但中空无力如葱管然。主失血。

实　三候皆长大有力而紧，微弦。主热、积。

缓　一息四至，来去甚匀，如春初杨柳舞风之象。主湿、虚。

紧　数而有力，弦急绞转，左右弹手，伏如切紧弦也。主寒、痛。

涩　迟细短滞，似止非止，状如轻刀刮竹也。主血虚、寒湿、食滞。

滑　数而往来流利，累累然如珠走盘也。主痰、食。

结　迟而时有一止，如徐行而怠，偶鞲一步也。主阴湛。

促　数而有时一止，如疾行而蹶也。主阳盛。

代　动而中止，不能自还，止有定数也。主气衰。

动　数而兼滑，两头俱俯，中间高起，如豆粒动摇也。主阴血、阳汗；

妊娠。

　　长　首尾相称，往来端直，如循长竿。主火、气。

　　短　涩细而不能满，首尾俱俯，中间突起。主气滞。

　　弦　轻虚而滑，如琴弦挺直，而略带一分紧急也。主痰饮、痛、气逆；肝强。

　　二损一败，病不可治。七疾八极，九至为脱。

【评析】

　　列举了27种脉象，描述了它们的形态、节律、势力，以及主病。对紧、缓、动、弦等脉的描述尤为贴切。

阴绝阳绝

● 【原文】

　　夫人唇为飞门，齿为户门，会厌为吸门，胃为贲门，太仓下口为幽门，大肠小肠会为阑门，下极为魄门。此七门者一气贯通，若有壅遏，则气闭而绝矣。寸口之动脉应之，故寸关尺一脉贯通。若有间绝，则死。寸脉为上，上不至关为阳绝；尺脉为下，下不至关为阴绝。阳绝死于春夏，阴绝死于秋冬。

● 【评析】

　　阳绝脉与阴绝脉，从脉象描述看，不能仅凭脉象来决死生，还当四诊合参。

汤方简歌

清·何书田 著

何时希 编校

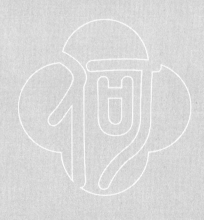

本书提要

　　本书以汤方组成编成歌赋形式，以便于学子诵记。共收录了115方，尤以经方为多，旁涉各家名方，更有一些何氏家传习用之方。此外还罗列了用药宜忌等必备内容。为学习和临证应用所不可多得。本书可视作何书田另著《删订医方汤头歌诀》之简约，仅以记忆掌握常用主要汤方之组成为目的，至于要了解更多汤方，以及汤方理论、辨证、治法等内容，则可参阅其另著。

校评说明

本次校评中对原书存在的舛误和不妥之处作了修改，主要有以下方面。

1.《汤方简歌》一书原无目录，今据正文标题补入。

2.原书中有标点符号不当处，直接改正，不出校注。

3.错别字、异体字直接改正，不出校注，如藏府→脏腑。

目录

汤方简歌

● 【原文】

六味地黄[1]萸熟泽，茯苓丹皮怀山药。

人青龙汤[2]麻、桂、姜，石膏、甘、枣、杏有益。

生脉[3]五味、人参、麦。四物[4]熟地、芎、归、芍。

导赤[5]泻心芩、连、栀，犀、参、甘、麦、知、茯、滑。

达原饮[6]中知母、芩，槟榔、草果、朴、甘、芍。

小柴胡汤[7]柴、甘、参，黄芩、半夏、姜、枣吃。

大柴[8]柴、半、大黄、芩，实、芍、枣、姜莫可却。

柴葛解肌[9]柴、葛、羌、甘、桔、白芷、黄芩、芍。

葛根葱白[10]葱、葛根，川芎、知母、白芍药。

四苓散[11]中茯苓主，猪苓、白术、兼泽泻。

竹叶石膏汤[12]竹、石，半夏、人参、甘草、麦。

大半夏汤[13]半、蜜、参。平胃[14]陈、甘、苍术、朴。

十枣[15]甘遂、戟、芫花。建中[16]桂、饴、甘、芍确。

犀角大青[17]犀、大青，元、甘、栀、升、芩、连、柏。

六神通解[18]用麻、豉，石膏、滑、草、芩、苍术。

蒌贝养营[19]蒌、贝母，知、花、橘红、归、芍贴。

柴胡养营[20]柴、地、芩，陈皮、归、芍、知、花适。

人参养营[21]参、归、芍，知、地、陈、甘、五味、麦。

参附养营[22]归、芍、地，人参、附子、干姜食。

柴胡清燥[23]柴、陈、甘，花粉、知母、黄芩摘。

四君[24]参、术、苓、甘草。异功[25]加陈，六[26]添夏。

归脾[27]人参、术、茯、芪，远志、木、甘、归、芍、枣。

猪苓汤[28]中猪、茯苓，泽泻、滑石、阿胶炒。

参胡三白[29]参、术、柴，白芍、茯苓有可考。

　　　　　　　　　　　　　　　　　何书田医著八种校评

天水[30]六一滑石、草，加入朱砂益元[31]号。

阳旦[32]桂枝、芍药、芩，甘草、生姜、兼大枣。

黄芩汤[33]用芩、芍、甘。小陷胸汤[34]连、蒌，夏。

黄连解毒[35]生山栀，黄芩、黄柏、黄连效。

化斑汤[36]中石、知、甘。二陈汤[37]陈、半、茯、草。

承气养营[38]归、芍、知，地黄、大黄、枳实、朴。

凉膈[39]芒硝、大黄、翘，山栀、黄芩、薄、甘草。

藿香正气[40]朴、腹、苏、甘、桔、陈、苓、芷、半、藿。

柴胡四物[41]柴、半、参、芩、芍、芎、归、生地、草。

清脾饮[42]柴、青皮、朴，芩、茯、草果、甘、术、夏。

补中益气[43]参、术、芪，陈、甘、升、柴、归、姜、枣。

三黄泻心[44]连、大黄，《汤液》有芩[45]，《保命》草[46]。

理中[47]参、术、姜、炙甘。橘皮半夏汤[48]陈、夏。

柴葛五苓[49]柴、葛、猪，茯、术、泽泻、桂枝可。

九羌[50]羌、防、术、细辛，白芷、芎、甘、地、芩剂。

大羌活汤[51]羌、芎、芩，二术、二防、知、连、细，再加生地、独活、甘。

白虎[52]石、知、甘可喜。人参白虎[53]知母、参，石膏、甘草加粳米。

黄龙汤[54]黄、朴、芒硝，人参、枳实、甘、归尾。

知柏八味[55]同六味，生地加进熟地弃。

清燥汤[56]中参、麦、芪，二苓、二术、二黄、地，陈皮、神曲、柴胡、甘，泽泻、升麻、归、五味。

炙甘草汤[57]参、麦冬，甘、地、麻仁、阿胶、桂。

清燥养营[58]知、天花，归身、甘、芍、陈、生地。

越婢汤[59]麻、甘、石膏。瓜蒂散[60]赤小、瓜蒂。

八珍[61]参、术、茯苓、甘，归、芍、熟地、川芎利。

葛根芩连[62]葛根煨，黄芩、黄连、甘草济。

麻仁丸[63]用麻、大黄，枳实、朴、芍、杏仁治。

天王补心[64]生地黄，人参、元参、丹参议，茯、枣、二冬、柏子仁，桔梗、当归、炒远志。

仓廪汤[65]参、茯、甘、芎，二胡、二活、桔梗、枳。

调胃承气[66]草、硝、黄，大加朴、实[67]，小去芒[68]。

桃仁承气[69]桃仁、桂，大黄、芒硝、甘草尝。

三消[70]槟、朴、草果、葛，知、芍、大、芩、柴、甘、羌。

三黄石膏[71]芩、连、柏，栀、豉、麻黄、石膏凉。

防风通圣[72]归、芍、荆，大黄、芎、栀、甘、桔、防，连翘、膏、薄、芩、白术，芒、滑、麻黄、葱白、姜。

葳蕤[73]葳、麻、白薇、杏，羌、芎、草、菊、膏、木香。

犀角地黄[74]犀、生地，丹皮、白芍自成汤。

败毒[75]参、茯、芎、薄、桔，枳壳、前、柴、甘、独、羌。

栀子豉汤[76]栀、豉用。茵陈蒿[77]栀、茵、黄昌。

逍遥散[78]用柴、归、芍，茯、术、甘、薄、加煨姜。

大陷胸汤[79]黄、硝、遂。抵当[80]水蛭、虻、桃、黄。

大陷胸丸[81]葶苈、杏，大黄、芒硝品不常。

附子汤[82]附子、白术，茯苓、人参、白芍良。

普济消毒[83]芩、连、草，元、人、翘、桔、升无妨，柴、薄、橘红、大力子，板蓝、马勃、僵蚕商。

七宝美髯[84]首、茯、膝，补骨、枸杞、归、兔丝。

虎潜丸[85]龟、地、牛、虎，归、芍、锁阳、陈、柏、知。

补天丸[86]拔虚劳证，河车、仲、膝、柏、神、龟。

人参固本汤[87]补肺，二地、二冬、人参施。

大补阴丸[88]知、柏、地，龟板、狗脊莫可辞。

滋肾丸[89]用桂、知、柏。补火丸[90]中硫黄、猪。

玉屏风散[91]芪、防、术。麻黄汤[92]麻、杏、甘、枝。

补肺汤[93]参、芪、紫菀，五味、熟地、桑白皮。

紫菀汤[94]阿、菀、知、贝，甘、桔、参、苓、五味宜。

四神丸[95]味、补、吴、肉。丁香柿蒂[96]参、姜为。

全福代赭[97]参、半、草。苍耳散[98]芷、薄、辛夷。

夺命[99]巴、芷、葶、南、半。葱豉汤[100]用葱白、豉。

小青龙汤[101]麻黄、桂，芍、细、甘、姜、半、味融。

葛根汤[102]葛、麻、姜、芍，甘草、桂枝、大枣宗。

参苏饮[103]参、前、苏、葛，半、茯、陈、甘、枳、桔庸。

香苏饮[104]中香附主，陈皮、甘草、紫苏从。

黄连汤[105]用连、姜、桂，半夏、参、甘、枣有功。

苏子降气[106]苏、前、夏，厚朴、当归、甘、橘红。

小续命汤[107]二防、桂，麻、杏、参、芩、草、芍、芎。

莲子清心[108]参、芪、茯，柴、芩、骨、麦、车、甘容。

皂荚丸[109]皂筋皮去，炙酥、枣和治肺痈。

左金丸[110]连、吴二味。甘桔汤[111]中甘、桔供。

清胃[112]归、连、升、丹、地。控涎[113]遂、戟、白芥子。

桂枝[114]枝芍、姜、甘、枣。四逆汤[115]附、干、姜、甘。

● 【评析】

何书田汤方简歌收录了115方，其中《伤寒论》方有36首，为最多，如麻黄汤，桂枝汤，大、小青龙汤，白虎汤，大、小承气汤，大、小柴胡汤，理中汤，附子汤等。其次是《和剂局方》中的方子，有12方，如四君子汤，四物汤，平胃散，二陈汤，凉膈散，藿香正气散，败毒散，逍遥散，参苏饮，苏子降气汤等。朱丹溪的方子有6首，如《丹溪心法》中的虎潜丸，大补阴丸，左金丸；《兰室秘藏》中的清燥汤，滋肾丸等。其他如李东垣的生脉散，补中益气汤，普济消毒饮，清胃散等。刘完素的柴胡四物汤，防风通圣散，六一散等。此外，还有《千金方》中的犀角地黄汤，小续命汤。《外台秘要》中的黄连解毒汤，三黄石膏汤。《伤寒六书》中的导赤泻心汤，柴葛解肌汤。《小儿药证直诀》的六味地黄汤。《校注妇人良方》的归脾汤。《此事难知》中的九味羌活汤。《类证活人书》的葳蕤汤。《普济方》的仓廪汤。《医垒元戎》的紫菀汤。

上述这些汤方在六世何渊《伤寒海底眼》中亦有记载，当是何氏常用的汤方。

何书田还收录了一些其他医家的方子，如《世医得效方》中的天王补心丹，玉屏风散。《本草纲目》中的七宝美髯丹。《内经拾遗方论》的人参固本汤。《症因脉治》的丁香柿蒂汤。《三因极一病证方论》的控涎丹。治疗温疫的汤方亦有不少，后世何平子《温热暑疫节要》中也有用到，如《重订严氏济生方》的清脾饮。《温疫论》中的蒌贝养营汤，柴胡养营汤。《温疫论补注》的人参养营汤，参附养营汤，承气养营汤，三消饮等。

有14首汤方当为何氏所创立，且世代相传。有些在六世何渊《伤寒海底眼》中就有记载，如葛根葱白汤，犀角大青汤，六神通解散，参胡三白汤，化斑汤，大羌活汤，补肺汤，皂荚丸等。有的在二十二世何元长《伤寒辨类》中有名录，如莲子清心汤。有些为何书田首录，如柴胡清燥汤，柴葛五苓汤，清燥养营汤，补天丸，夺命丹等，其中柴胡清燥汤，清燥养营汤，在二十四世何平子《温热暑疫节要》中亦有沿袭。

六陈歌

● 【原文】

　　枳壳、陈皮、半夏兮，麻黄、狼毒及吴萸，六般药物宜陈久，入剂方能奏效奇。

十八反歌

● 【原文】

本草明言十八反，半、蒌、贝、蔹、芨攻乌，藻、戟、遂、芫俱反草，诸参（苦参、元参、沙参、人参、丹参）、细、芍叛藜芦。

十九畏歌

● 【原文】

硫黄原是火之精，朴消一见便相争；水银莫与砒霜见；狼毒最畏密陀僧；

巴豆性烈宜已甚，偏与牵牛不顺情；丁香休教郁金会；牙硝难合京三棱；

川乌不驯犀牛角；人参最惧五灵脂；官桂善能驱冷气，却逢石脂便相欺。

大凡修合当知此，君臣佐使切毋违。

孕妇禁服歌

时希按：歌诀已见于《何氏药性赋》之后，所收药仅四十味，今复以宋朱端章《产科备要》及明李时珍《本草纲目》所录诸药补充之：

厚朴、茜草、赤箭[1]、红花、苏木、麦芽、葵子、常山、砒石、硫黄、蜈蚣、樗鸡[2]、生姜——《本草纲目》

乌喙、侧子、羊踯躅[3]、藜芦、榄根[4]、茜根、蘆茹、茵草[5]、鬼箭[6]、铅粉、石蚕[7]、蝼蛄[8]、葛上亭长[9]、蛇蜕、蜥蜴[10]、飞生、蟅虫、蛴螬[11]、猬皮[12]、牛黄——《产科备要》

时希按：以上又三十三味，总才七十余种。妊娠忌药我曾辑有四百余种，为了孕期安全及优生保胎，配合搞好计划生育，中医对这妊娠期疾病的忌药，有必要多掌握一些为好。我将所辑妊娠药忌、食忌、保胎药，及所宜食物等，辑入拙著《妊娠识要》一书中，以供参考。

● 【校注】

[1] 赤箭：药名。出《神农本草经》。为天麻之别称。味甘、辛，平。有息风、定惊的功效。

[2] 樗（chū）鸡：药名。出《神农本草经》。为红娘子的别名。味苦、辛，平。有毒。有活血破瘀，攻毒散结的作用。

[3] 羊踯（zhí）躅（zhú）：即羊踯躅根。药名。出《本草纲目》。又名山芝麻根、巴山虎、闹羊花根。辛、温，有毒。有祛风除湿，散瘀止痛，化痰止咳的作用。

[4] 榄（dǎng）根：《康熙字典》释为"食茱萸"。食茱萸，出《备急千金药方·食治》。又名艾子、辣子。为芸香科植物樗叶花椒的果实。辛、苦，温，有毒。有温中燥湿，利水下气，杀虫止痛的作用。

[5] 茵（wǎng）草：植物名。即莽草。《本草纲目·草部六》："李时珍曰：此物有毒，食之令人迷罔，故名。"

［6］鬼箭：当为鬼箭羽。又名卫矛。苦，寒。有破血散瘀，祛风杀虫作用。

［7］石蚕：药名。即草石蚕，出《本草拾遗》。又名白伸筋、白毛蛇、老鼠尾、筋碎补。甘、淡，凉。有祛风利湿，散血凉血，解毒，止痛的作用。

［8］蝼蛄：药名。出《神农本草经》。又名土狗、地狗、拉拉狗、拉蛄。咸，寒。有利水退肿的作用。

［9］葛上亭长：药名。出《名医别录》。又名豆斑蝥、鸡冠虫。辛，微温，有毒。有逐瘀，破积的作用。

［10］蜥蜴：药名。即石龙子，出《神农本草经》。咸，寒，有毒。有解痉，破结，行水的作用。

［11］蛴螬：药名。出《神农本草经》。又名老母虫、土蚕、核桃虫。咸，温，有毒。有破血，行瘀，解毒作用。

［12］猬皮：又名刺猬皮。出《本草原始》。苦、涩，平。有化瘀止痛，固精缩尿，收敛止血的作用。

诸经泻火药品歌

● 【原文】

黄连独用泻心火，栀子、黄芩泻肺火，白芍善泻脾胃火，柴、连同泻肝胆火，

知母能以泻肾火，木通可泻小肠火，黄芩泻去大肠火，柴、芩并泻三焦火，

黄柏泻却膀胱火，惟有命门莫泻火。阴阳剂和休偏颇，虚火还合滋阴可。

引经报使药例

● 【原文】

时希按：虽曰引经，不仅经络，实亦引入脏腑，如手少阴经药是细辛，而入脏则须黄连；手太阳经药是藁本，而入腑则须黄柏，可以推求：

手少阴心：黄连、细辛

手太阳小肠：黄柏、藁本

足少阴肾：独活、细辛、桂、知母

足太阳膀胱：羌活

手太阴肺：桔梗、升麻、葱白、白芷

手阳明大肠：白芷、升麻、石膏

足太阴脾：升麻、葛根、苍术、白芍

足阳明胃：白芷、升麻、石膏、葛根

手厥阴心包络：柴胡、牡丹皮

足少阳胆：柴胡、青皮

足厥阴肝：柴胡、川芎、青皮、吴茱萸——金·刘完素《珍珠囊》

时希按："诸经泻火药品歌"中，重点在泻火二字。而刘河间的"引经报使"诸药，则经药大半为辛散，而入脏入腑之药，似亦偏重于清凉，反少及于温补。读此二者，须知其意各有所在。

救迷良方

清·何书田 著

何时希 编校

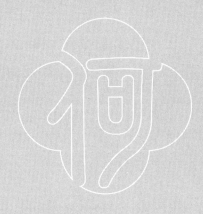

本书提要

《救迷良方》是何书田应林则徐戒烟计划而撰写的。其方与药，当时盛行于各省，版本有十六种之多，今渐失传。当今肺系疾病的高发，医学界大都认为与吸卷烟有关，而戒吸卷烟后的萎靡不振等症状，亦与戒鸦片后的情况有类似处，故《救迷良方》中的忌酸丸、补正丸的应用，以及二方剂量递减递增直至断瘾的服用方法等，均对临床诊治有借鉴、参考之用。

校评说明

　　本次校评中对原书存在的舛误和不妥之处作了修改，主要有以下方面：

　　1.《救迷良方》原书目录中只是戒烟方名罗列，无一级标题，正文中有标题"救迷良方"，今据正文补入，由于书中内容还有理论阐述，如"瘾论""医论"，故标题改为"救迷良方及立法组方理论"。

　　2.原书中"戒鸦片烟第一真验良方序"放在鹊丹二方后，今移至书首张序后。

　　3.原书目录中是"鹊丹二方"，正文中是"鹊丹（又名长生丹）"及"又方"，今统一改为"鹊丹（又名长生丹）二方"。

　　4.原书中有标点符号不当处，直接改正，不出校注。

　　5.错别字、异体字直接改正，不出校注，如莺粟壳→罂粟壳。

目录

张序

世人未吸鸦片时，亦能说人诫人，及至临场染指，则又多方解说。其入迷之故有四：或以应酬为趋时，或以白吃为便宜，或借为房中之药，或信为却病之方。自谓必不成瘾，乃始而掩饰，继而回护，终而沉酣。向之说人诫人者，未几而与之俱化矣。此由时势使然，非言语所能劝诫，虽百万广长舌亦无能为役，多见其不知谅也。此刻《救迷良方》为真能悔祸者聊备一筹。其实即有良方，岂能强不欲医者而使之服，况徒方乎。予之哓哓[1]不置，惟恐他日一时不谨，使导我先路者反唇相讥，故书此以自警。鸿舫嘱校，因书以归之。

道光庚戌七月之望，南汇张文虎[2]啸山识。

● 【校注】

[1] 哓哓（xiāo）：争辩声。

[2] 张文虎：字孟彪（1808—1885），一字啸山，号天目山樵，南汇周浦（今上海浦东新区）人。由诸生保举训导。性沉默谦和，自幼家贫，靠友人资助入学，成年后离家到金山钱家坐馆。1883 年出任南菁书院首任院长。

戒鸦片烟第一真验良方序

今世之丧家败德者，称狭邪游[1]、樗蒲戏[2]而止矣。孰知烟之为害，更有甚于此二者。夫狭邪、樗蒲而不悟，祸斯及矣。设一悟而卒然去之，固自易易。若鸦片之为害，即使痛深悔悟，必有不可得而去者。而其欲去之心，即迁善之机，是宜为之设法补救。然历究古方，无解鸦片烟毒之药，鄙拟有是病即有是药，有是药即有克制之物。爰据医经，审求治理，考诸药性，参之古法，编辑成方。以之戒绝烟瘾，颇有效验。用特刻方传送。俾中毒者，弃烟瘾如敝屣，则某之厚望也夫。

原本缺姓氏，长治[3]按：一本云杭州汪质庵著。冗杂，经先君子删节者。

● 【校注】

[1] 狭邪游：狭，原为"挟"，疑误。狭邪游，指冶游，狎妓。

[2] 樗蒲戏：古代的一种游戏，类似现在的掷骰子。后也为赌博的通称。

[3] 长治：即何长治，号鸿舫。何书田子。为清代末叶江南有名的医家和书法家。

自序

　　右军有言："死生亦大矣，岂不痛哉"[1]。盖痛夫有生之难，而致死之甚易也。知其难而爱之保之，尚不免疾厄之夭折，况明明导以速死之路，而甘心蹈之，至丧身斩嗣而不顾，不痛之尤痛哉？今者鸦片之流害遍海内矣，嗜之而死，虽忆兆人[2]奚足恤，然岂无将死未死，忽幡然悔惧，求延残息于顷刻者，是不可不有以苏之。我欲生即生，良方具在焉。若朝欲其生，夕又忘死，一念为人，而一念为鬼，则亦末如之何也已。

　　道光十三年癸巳季春月望日，闽中大君子命竹竿山人书于苏抚节署平政堂之西廨[3]。

● **【校注】**

　　[1] 右军有言："死生亦大矣，岂不痛哉"：右军，指王羲之。语出王羲之"兰亭集序"。

　　[2] 兆人：众民。

　　[3] 廨（xiè，又读 jiè）：官署，旧时官吏办公处的通称。

救迷良方及立法组方理论

鹊丹（又名长生丹）二方

● 【原文】

取南瓜根藤花叶及瓜，涤净捣烂，绞汁服之，夙瘾尽去，未结瓜者更佳，虽吞生烟，服之亦愈。

案[1]《本草》："南瓜[2]甘温无毒，补中益气"；又"截其藤，有汁极清如露。西洋人以治吞生鸦片者即此。故秘其方，诡也"，则亦可以治瘾矣。南瓜于初夏种子，五月藤蔓开花，六月结瓜，七月以后，瓜熟藤枯，不能济缓急之需。存心救苦难者，于盛夏时将瓜藤花叶取而捣汁，置瓮中窨[3]藏待用可也。

● 【校注】

[1] 案：同"按"。

[2] 南瓜：药名。出《滇南本草》。甘，平。有消炎止痛，解毒，杀虫作用。南瓜藤，甘、苦，微寒。有清肺，和胃，通络的作用。

[3] 窨（yìn）：地下室，地窖。

● 【原文】

潞党参一两　绵黄芪（蜜炙）一两　熟地黄二两　砂仁末（炒）　当归身（酒洗）一两　升麻（蜜炙）三钱　野白术（米泔水浸透，蜜水炙）一两　上肉桂（去皮，锉末）五钱

金樱子（去刺）六钱　粉甘草（蜜水炙）五钱　白芍药（水炒）一两　柴胡三钱　罂粟壳八钱　广陈橘皮五钱　五味子五钱　广木香五钱

上为细末，加烟灰五钱研细，炼蜜为丸，如桐子大，硃砂为衣。每服三

钱，每次递减二分服之。九服可以断瘾。

【评析】

此方有健脾益气，利肺养肺，渐断烟瘾的功效。烟毒首先伤及肺、胃，尤其是肺，健脾可以益肺，即培土生金法。本方气血双调，用柴胡、砂仁、陈皮、木香等理气为先，用地黄、当归、白芍、五味子养血益阴。并注意气机的升降出入畅达，故用升麻配肉桂、五味子。加入少量罂粟、烟灰，随着药量的递减，则烟瘾渐断，身体渐复。

瘾论

【原文】

盖人之喉管有二：一食管，一气管。食管为饮食所由入，通于肠胃，直达下部，出为便溺。而气管实司夫呼吸，与食管并生，下通肺心肝肾，吸则气因之而下坠，呼则气出而上越，呼吸之间脾居中主，受纳谷气，以荣乎血气。而烟之入也，则由气管，呼吸往来，积垢于五脏之中，与受纳饮食之肠胃食管，截然两开。夫气管为清虚之府，本不能容受纤毫微末，故虽颗粒滴水误入其中，即为咳逆，必出之而后快。烟乃有气无形之物，随呼吸而渐积五脏之内，而鸦片其味涩，故滞，其性热，故毒，其色青黑，故入肝肾，其臭香，故走而不守。一吸而能入于肉筋骨髓之内，一呼而出，又能达于皮毛毫发之杪，故一入五脏，则遍体内外上下无处不到。观有瘾之人，烟才下咽，则自顶至踵其舒畅有不可言语形容者，此其明验也。始则由渐而常，继则由常而熟，及其熟也，脏腑赖烟而后快，精神赖烟而后爽，耳目手足赖烟而后安。一旦无烟浸润其间，则肾先苦之，肾苦则呵欠频频；肝因困乏，肝困则涕泪涟涟；脾亦生痰矣，盖脾主信，脾之感也，如此则五脏交相困矣。五脏交困，众体无所秉令，轻则一身痿软，重则诸疾蜂起，则又何病之不作哉？嗟夫，此之所谓瘾也。既知所以起瘾之由，故知所以用药之法，其法变食为吞。在瘾之轻者，及体之壮者，即无法无方亦不难戒，今专为受瘾重、体气弱者立法。

● 【评析】

鸦片味涩，性热，有毒，走而不守，经肺之呼吸侵入人体后则遍体内外，五脏筋骨均受其害，久则脏腑虚损，赖烟而维持体能，是谓烟瘾。瘾轻体壮者自行戒烟即可恢复，瘾重体弱者需药物治疗始能康复。

医论

● 【原文】

受瘾之病，前论详矣。治瘾之术，以烟灰为君，附子为用，取其走而不守，能通行十二经也；佐以柴胡之左旋；升麻之右转；沉香直达下焦，四者相合，直通上下表里，顷刻而能遍于周身矣。盖食烟之人，中气鲜有不伤者，中气伤则谷食不化，身体因之而软弱，故用参芪以补肺气，白术以补脾气，陈皮、木香以导行诸气，此皆所以固中州之根本也。根本既固，再有当归、连、柏以凉血，而滋衰弱之阴气，且连、柏能杀附子之毒，以生一源之水，而制二相之火，使无梦遗等症。至气血两虚之人，难保无眩晕，然晕非天麻不止，故加以天麻。用甘草者，不但可补中，并可以益血而协和诸药也。方中和气补脾土，虽寒热并用，而药味不杂，亦不相悖，制方之义然也。况此方断瘾之善，有妙不可言者，以诸药和吞于胃，行气于五脏，旁通于经络，俄顷之间，即能透彻顶踵，浃髓沦肌，无处不到，较之吸烟过瘾，尤为快畅，诸病不作，烟瘾不来。其中有沉香、木香芳馥之气，升降于其间，借附子氤氲之气，周旋于脏腑经络之类。日习积惯，旬日之后，脏气与烟拒格，不但不思吹吸，即闻之亦有苦味，若勉强三五筒，未有不作呕吐者。至是闻臭食苦，呕吐不纳，虽下愚亦知可以毅然悔悟而返矣。更有补中益气、固精养血之药，每日去有烟灰之丸一粒，以减其瘾，加补正丸二粒，以补其正，使正气日足，邪气自无所容。纵至重之瘾，至弱之体，依法治之，未尝不可猝然一悟而去之易易也。虽然，窃又有说焉：如服食有效，可已而不已，可戒而不戒，犹恋恋于灯前枕畔，则烟瘾易治，心瘾难医，甘成附骨之疽，死而后已，虽有换骨仙丹，亦未如之何矣，可不戒哉？愿天下有志者，一经洗清肠胃，视鸦片如不共戴天之仇，庶不负斯方之选矣。

● 【评析】

鉴于烟毒走而不守，无处不侵，易于成瘾的特点，治瘾之法当针锋相对。何书田采用先以迎合有瘾之躯，逐渐抽毒健体，最后达到断瘾康复的目的。方中放入少量烟灰，合以附子为主药，佐以柴胡、升麻、沉香等直通上下表里，使少量的烟灰即可达到吸食鸦片的作用，以迎合有瘾之体；同时用人参、黄芪、白术等健脾益气，配以当归、黄连、黄柏以凉血解毒益阴，使受损之脏腑躯体得以修复。更关键的治疗效果，在于递增递减的服药方法，即每日去有烟灰之丸一粒，以减其瘾，加补正丸二粒，以补其正，使正气日足，邪气自无所容，而瘾患尽除。何书田还指出戒烟成功与否，还需主观意志的强大，否则心瘾不去，终将不救。

忌酸丸
（即断瘾丸）

● 【原文】

名之忌酸者何，因乎药所忌也，何忌乎酸味，酸味与烟性相反也。考《本草纲目》诸药皆有所忌，吞鸦片者与酸物齐下，可使断肠，此方以烟灰为君，其性尚存，切忌酸物，故名曰忌酸，使人顾名思义，不致有所触犯云尔。

洋参（生用）五钱　白术二钱　当归二钱五分　黄柏四钱　黄连四钱　炙草三钱　陈皮二钱五分　天麻三钱（无头晕者轻用）　柴胡（生用）三钱五分　木香二钱五分　升麻三钱五分　黄芪（炙）三钱　沉香二钱五分　附子（生用，水浸）七分

上药共为细末，加鸦片灰七钱，入石臼杵春如泥，面糊为丸，如桐子大。

秤准分两若干，如有瘾一分计算，吞丸内有烟灰一厘二毫为度。若有瘾一钱，则吞丸有烟灰一分二厘为度。必以饭前吞下，否则不验。初吞一二日，或加吞少许，令微有醉意，则便不思吸矣。吞定三五日后，每日按减一粒，加入补正丸二粒。捱次减却，纯服补正丸。旬日半月，烟瘾净尽，肠胃为清虚之腑矣。

补正丸方开后：

洋参（生用）五钱　白术三钱　黄芪（炙）三钱半　炙草三钱　柴胡一钱半　升麻三钱　黄连四钱　黄柏四钱　当归三钱　沉香二钱　煨天麻一钱

上药共为细末，面糊为丸，桐子大。

附：忌酸丸加减法

梦遗者加龙骨、牡蛎粉；红白痢者加黄芩；诸痛者加重木香，再加延胡索；咳嗽者加紫菀、款冬花、枇杷叶（去毛）；咳嗽甚者加杏仁、阿胶；热痰者加川贝母、栝蒌壳；寒痰者加半夏、南星；下焦火旺、阳举而壮者，加重黄柏、知母；目眩者加丹皮、白菊花；小便短者加猪苓、泽泻；水泻者加茯苓、车前子；气短促而肾不纳者，加破故纸、蛤蚧尾。

以上所加药品，并为丸，或煎汤作引送下，亦可。

忌酸丸方，如身体弱者，可去洋参，换沙参，并去炙芪，以台党参代之，亦可。无头晕者不必用天麻。身壮瘾轻者止用忌酸丸，不须补正丸，按日捱次减却亦可。

戒鸦片烟丸：

此方不拘年分之长久，大瘾之已成，如能照法戒定，并无难过毛病。由来秘而不传，兹因广南洋行醉饮洋人，谋得此方，试验屡效。

沉香八分　肉桂一钱　川贝母一钱　洋参一钱　炮姜五分　白豆蔻一钱　木香八分　陈皮一钱　礞石一钱　建莲六分　丁香六分　半夏一钱　粟壳一钱　川乌六分

如另加珍珠、犀黄各五分，其效更速。

上方共为细末，加用鸦片烟二钱，燉化，和药末为丸。如太干不能成丸，再加饭汤少许，须用硃砂为衣，分丸四百粒。如一分瘾者，每日饭前两丸。重瘾递加，瘾止药即止。服完后尚不能止，须用第二料，药料同，惟烟灰只可加用一钱五分，候瘾全退始止。倘愿再服此方，可不必加，只用原方药料为丸，每日服之，更为妥便。或尚有些微烟瘾，未能净尽脱除，须用第三料，然烟灰只可加用五分矣。第[1]世人好此者兴致甚浓，虽见此方，未必肯立志戒定。比方虽妙，仍属无益，烟之误事害人，不可胜言，水穷山尽，病入膏肓，始知此方之可宝，岂不迟哉。

● 【校注】

[1]第：只是；但是。

● 【评析】

忌酸丸的组方原则即如"医论"所说，主要有两部分组成，一是针对邪气的，以烟灰合以附子为君，辅以黄连、黄柏寒凉解毒；二是扶助正气的，用人参、黄芪、白术、当归等益气养血。佐以柴胡、升麻、沉香、木香等直通上下表里，遍布经络脏腑，使祛邪扶正之药力得以实施。加入少量的烟灰看似迎合有瘾之体，实则为戒断所需，故加入的剂量要测算控制，何书田提出计算原则：如有瘾一分，吞丸内有烟灰一厘二毫为度，若有瘾一钱，则吞丸有烟灰一分二厘为度。服法亦需注意：一是饭前服；二是服药三五日后，与补正丸递减递增服用，直至纯服补正丸，至此烟瘾尽除而愈。补正丸的组成是忌酸丸去烟灰、附子，是以健脾益气，理气养血为用。至于戒鸦片烟丸，其组方原则基本同忌酸丸，只是化痰力量稍强，而健脾养血效力较弱。

又方二

● 【原文】

西党参三钱　金樱子（制净）四钱　罂粟壳一钱五分　黄芪二钱　怀牛膝三钱　当归三钱　广木香五分　杜仲三钱　橘红八分　白茯苓二钱　续断二钱

升麻五分　茯神三钱　红枣五枚　莲心十粒

头剂加烟灰五分，二剂加灰四分，三剂加灰三分，四剂加灰二分，五剂加灰一分。每日早起空心煎服，次煎晚间服。

丁香二钱　檀香二钱　枯矾二钱　伏盐五钱　白芷二钱　苍术二钱　草乌二钱　白豆蔻一钱　槐实五钱　橘红二钱　杜仲二钱　半夏二钱　古月一钱（长治按：古月即胡椒，问广人知之。）　白术三钱　五味二钱　川乌二钱

共为细末。每药一两，对鸦片灰四分，将米汤化开，然后将药末冲下，炼为丸，如黄豆大，硃砂为衣。每一分瘾，取二粒；或五日或二十日减一粒亦可。此方断瘾最灵。

新得戒烟良方

此方自海上传来，试之屡验，故附录：

生甘草一斤　赤砂糖一斤　川贝母（去心，研细末）四钱　鸦片烟灰四钱（瘾轻者三钱，重者四五钱）

上四味，以清水十余碗，入铜锅（瓦罐更好）煎一二时，至极浓为度，约四五杯。将渣沥出，取汁置瓷器内，搁静室无人行处。每朝以开水温燉，服一酒杯；晚间临卧时，再温服一杯。药尽不能断瘾，仍照方煎服，无有不效者。

卷中所录诸方，以鹊丹为第一，次则新得戒烟良方，药仅四味，亦甚简易，余方并存，以备采用。

附录三方

其一：

雷丸　鹤虱　杜仲　云苓　银花　全福花（煎汤和丸）　淮山药　潞党参　西芪

以上九味除参、芪外，余皆等分，外加烟灰一钱和丸。瘾有一钱者服丸一分。药服完后，瘾自断除。

其二：

制首乌三两　当归身二两　怀生地三两　肥玉竹二两　天竺黄一两　白茯神（辰砂拌）二两　枣仁（炒研）二两　真西芪（酒炒）二两　龙齿（煅）三两　焦远志八钱　新会皮一两　十大功劳二两　加歙芝麻二两

上味为末，以桂圆肉三两煎汤，泛为丸，梧子大，辰砂三钱为衣。每晨开水下三钱。

其三：

西潞党参一钱　川厚杜仲二钱　旋覆花一钱　炙甘草七分　炙芪二钱　姜半夏三钱　明党参二钱　广橘红二钱　黑炮姜钱半　甘杞子二钱　乌元参二钱　云茯苓二钱　炒枣仁二钱　赤砂糖二钱　魁红枣五钱　益智仁钱半

肚皮痛者加上肉桂一钱；气急者加上沉香一钱。

（时希按：此上海某药肆制售之"林十八"）

潘曾沂跋

  道光甲辰重九，访鸿舫何兄于葑门彭氏寓斋，谈次，出其先尊公书田先生所辑《救迷良方》，喜为得未曾有，爰假归录副。方论言言金玉，真大医王之黄昏汤也，惜溺此者食而甘之何。小浮山人潘曾沂识

钱培名跋

　　青浦何氏，世精轩歧之术，著作甚多。此《救迷良方》乃书田翁晚年所治烟瘾方也。侯官林尚书尝刻于楚省，再刻于粤东，而此间反鲜传本。翁哲嗣鸿舫（长治）以视予，爰并刊之。道光三十年庚戌六月金山钱培名附识

附文：

林则徐道光十八年戒烟方奏折
与《救迷良方》文字的异同

何时希

考之《林文忠公政书》"湖广奏折"卷四"筹议严禁鸦片章程。附戒烟方折"，内云："再臣（林则徐自称）十余年来，目击鸦片烟流毒无穷，心焉如捣。久经采访各种医方，配制药料，于禁戒吸烟之时，即施药以疗之。就中历试历验者，计有丸药两种，饮方两种。谨缮另单，恭呈御览。可否颁行各省，以资疗治"。

由于林则徐呈皇帝的奏折是公文程式，与何书田《救迷良方》属于医家的著述，文笔语气自有不能相同之处，所以二者文字略有异同，但总的内容，奏折与《救迷良方》所见十六种刊本，则是绝对相同的。

今将奏折内五节文字，与《救迷良方》作些对比：

林奏第一节：戒烟断瘾前后两方总论　即何方之瘾论与医论合并。

林奏第二节：忌酸丸方及加减法，与何方同。

林奏第三节：补正丸方，与何方同。

林奏第四节：附录简便二方，即何方中"新得戒烟良方"生甘草、赤砂糖、川贝母、鸦片烟灰方，改名为四物饮。及何方之南瓜根藤花叶一方，原名鹊丹，则改名为瓜汁饮。

林奏第五节：总结数十字，为何方所无。

林则徐虽非医家，但他通过调查、研究、制药施送（即实践），又从事于禁烟事业已十余年，亦累积了一定的经验和理论。他将《救迷良方》两论合并，次序改动，确有见地。今略为引论之：

"烟乃有气无味之物，故可吸入呼出，往来于五脏，虽其气已去，而其味仍留。但人之所以得生者，胥赖胃间所纳谷气，循环于经络，以培养其精神。"这后二句在中医的理论来说，是跳过了"饮食入胃，输精于脾；脾气散精，上归于肺；肺朝百脉"这一段主要环节。

"今食烟之人，其肺脏惯得烟气，以克谷气。故常人一日不食五谷，则饥而惫；食鸦片烟者，视五谷犹可缓，但对时不吸烟，则瘾而惫，无他，正气为邪气所制也。《本草》所载生烟，即今之旱烟，其气辛，故止入于肺。若鸦片则其性毒而淫，其味涩而滞，其色黑，……（以下同《救迷良方》之瘾论）"

关于生烟、旱烟，还有淡巴菰（从明代由吕宋传入中国）、菸草、烟草等名。其叶制成卷烟、烟丝、鼻烟、水烟等，盛产于兰州、福建、关东等地，与鸦片之由罂粟浆果制成者不同，但含有"尼古丁"毒性则相同，均对人身健康为害至甚。

近代谢观《中国医学大辞典》中，对烟草叶有较详的记载，兹摘引于下：

"此物善行善散，燃而吸其烟，其性质（时希按：当云"其气"）能顷刻遍于周身，上温心肺，下温脾肾，达三焦，走百络，以通坚邃。令人温暖微汗，元阳陡壮，通体俱快，为辟瘴祛寒之良品，阴滞者用之，其效如神。……但不可与冰片同吸，为其以火济火，多发烟毒也。吸后忌饮火酒，以能引火毒，有熏灼脏腑之害也。且其性猛烈，久食则壮火耗血散气，令人毁容损年（时希按：的确，不论吸鸦片或卷烟太多的人，面容有一种油黄甚至灰黑之气，即通常所称的"垢面鸠形"，可以毁其容颜，损其年华）。或腹内生虫，戕贼生命，此虫状类蝇，两翅鼓动时，即人之烟瘾至，吸烟以济之，则虫翅定而精神旺。但虫亦因此日滋，以至繁息不已，脏腑被蚀，精神日坏，疾疢时作，不可救药。一切肺病之人，皆不可吸烟。"

这烟毒、烟虫之说，虽无科学根据，但所述毒害的最后阶段却与目前肺癌症，世界医学家公认吸烟为主要成因的理论相近。而论及"一切肺病之人，皆不可吸烟"一语，也与目前全世界戒吸卷烟，为防止肺癌的要求相符合。至于烟虫的说法，则说明当时的认识，未达到科学时代，不必予以厚非。谢观字利恒，江苏武进人。在上海中医学院，1928 年他曾教过我们温病课，那时已为长髯飘胸的前辈。这部《中国医学大辞典》撰成于 1921 年，洛阳纸贵，至今仍为中医主要的工具书。

由于吸卷烟者戒烟之难，而肺癌的发病率、死亡率仍居各种癌症的首位，势不可遏。因此医务工作者有对祛除烟毒，和戒烟后遗留的一些症状，提供简便可行的防与治两方面资料的必要。

祛除烟毒，《中国医学大辞典》中说："中烟毒者则肺胃不清，令人呕吐黄烟"（时希按：这烟字疑是"水"或"汁"字）。他提供了几个方法：

1. "须以黑沙糖（即赤砂糖，俗称红糖）和井水服之"。

2. "或煎胡黄连和茶服之"。

3. "或食北枣（即黑枣）一二枚"。

他提供的"解烟瘾法"尤甚简便：

"以生豆腐四两，戳数孔，黑砂糖二两，加腐上蒸化。每思吸烟时，辄进数匙。数日后，其虫尽下，闻烟气则呕而不欲近。凡有各种烟草癖者，皆可疗之。"

所谓"各种烟草癖"，卷烟当亦包括在内。至于戒卷烟后一种萎靡不振，思想不集中，懒快快，闷恹恹，食欲减少等症状，与戒鸦片者相仿，具体而轻。则《救迷良方》尚不失为有参考价值之书。

林则徐"公文程式"的总结语，也有可取之处，如云："此方历试，具有神效，缘有补中益气之药，日减有烟之一丸，以去邪瘾；日增补正之二丸，以助正气，正气日足，邪无所容。即使至重之瘾，果能痛自改悔，照法行之，不过略多数日，未有不能断绝者。全身命以保余生，凛国法而免刑戮，凡有血气心知之人，有不觉悟自新，迷途早返者哉？

臣向所采辑戒烟断瘾药方，共十余种，而历试有效者，以此数种为最：忌酸、补正两丸，其法最正；四物、瓜汁两饮，其用尤便。不揣冒昧，一并恭录，随折进呈，是否可以颁行，伏候钦定。"

此《救迷良方》以后是否钦命颁行，没有资料。但我所知的各种版本，有十六种之多，通行于各地：

（一）林则徐始刻于楚省（汉口版）。

（二）林则徐再刻于粤东（广东版），以后不知汉口、广东是否有再版。

（三）道光三十年（1850）金山钱培名刻入《守山阁丛书》中。（丛书名可能误记）

（四）至（七）自道光间至光绪十三年（1887）重古庐何氏四次刻本。

（八）光绪十九年（1893）《陈修园医书》十六种、附九种中。（以上均为刻本）

（九）光绪十八年（1892）上海图书集成书局铅印本《陈修园医书》二十一种中。

（十）光绪三十一年（1905）上海商务印书馆铅印本《陈修园医书》四十种中。

（十一）同年上海商务印书馆铅印本《陈修园医书》五十种中。

（十二）1935年石印本《陈修园医书》四十八种中。

（十三）同年上海扫叶山房石印本《陈修园医书》六十种中。

（十四）1937年上海大文书局铅印本《陈修园医书》七十二种中。

（十五）石印本《南雅堂医书全集》七十种中。

（十六）不记书局及年代的石印单本一种。

以上为《全国中医图书联合目录》所著录者仅八种，其余大都可能已失于流传。

又作者自藏二种抄本不计在内。其中一本系何书田之子，名医兼书法家何鸿舫恭楷精钞。本拟影印，作为文献和艺术品，因书仅八叶，卷帙太少，故付之手民。

重印《救迷良方》的意义

我作为何书田的六世孙，在原书刊印一百五十年之后（该书著于道光十三年——1833），重印此书，应有一些想法：

一、在共产党领导下的新中国，是不复有吸食鸦片者了。但我国的港、澳、台湾同胞，必尚有吸毒者在。若其翻然觉悟，想戒除吸毒，则《救迷良方》中的递减递增法，即每日减一丸含有微量烟灰的忌酸丸（民间称为"林文忠十八味戒烟丸"，或简称为"林十八"，或"戒烟丸"），同时每日增二丸没有烟灰的补正丸，此种方法，比一次戒除的所谓"酩酊法"（适宜年轻体壮者），对虚体年老之人，尤为相宜。无妨发愤一试，祛除痼疾，成为逍遥自在，为祖国有用之人。

二、这种递减递增法，举一反三，对一些大虚夹实，大实夹虚，补既不可，攻又不能的疑难杂症，于治疗上大有启发，增一思路。大虚夹实者可于大量补药中，渐增攻药；大实夹虚者可于大量攻药中，渐增补药。或是补用汤而攻用丸；或是补用丸而攻用汤，辨证论治而仿用之。

三、全世界吸毒之人，不但是中老年，更多的是青少年，难道就不思振作，自甘颓废，只是因为戒毒之费用，大大超过于吸毒的钱，不得不因循吸食下去。如《救迷良方》所载"四物饮"、"瓜汁饮"两方，正便利于经济力弱之人，值得推荐。

四、最后一个想法，所见有心戒除卷烟之人，也有萎靡不振，恋恋不舍的精神情况，已如前述。则《救迷良方》中所载，"补正丸"方的补气养血，升清气，降浊气，推动脾胃消化，增强气血运行，正能振作精神，以治疗其戒卷烟后遗留的症状（实际上很可能是习惯造成的精神空虚状态）。如果确有咳嗽、痰多（由吸烟致成慢性支气管炎症）；头晕、梦遗、思维迟钝等神经系统失调；食欲减弱、泄泻等肠胃功能紊乱的症状，则"忌酸丸加减法"，正可依症施用。

如果能使这本名方，曾经盛行于江苏、湖南、湖北、广东、广西等各地，刊本有十六种之多，虽近渐失传，但尚有利用价值之书，让读者借鉴，也就不为无益之举了。

——1983 年 2 月何时希记于东湖

林则徐禁鸦片事业与名医何书田的关系

何时希

（一）林则徐禁鸦片事业的伟大意义

林则徐生于清乾隆五十年乙巳，卒于道光三十年庚戌（1785—1850），是一位具有刚毅的正义感、果断的魄力和爱国热肠的民族英雄。

在林氏的毕生事业中，禁烟应居首要地位，他拯救了中国四百万以上的吸毒者，使他们脱离痼毒的苦海，或者恢复了健康，重新做人。更体现在中英第一次鸦片战争中，他能极大程度地利用当时被外国侵略者（包括经济侵略和军事侵略）激起了的怒不可遏的"民心"，和庞大有力的"民气"，来进行反侵略、反腐蚀、反毒害的一场伟大的保卫民族战争。这场战争是中国人民纯洁的爱国精神和坚强的反侵略决心的表现，林氏正是这场战争的带头者。这场战争，在军事上林氏是胜利者，在政治舞台上他却是失败者，受到昏庸的统治者贬官谪戍的谴责。但他的"反抗"精神鼓舞了人心，是深远地在人民中种下了根株。

（二）在湖广时所上《筹议严禁鸦片章程折》的内容

道光十八年（1838）林则徐在湖广总督任时，即有《筹议严禁鸦片章程折》上奏，这个奏折约有五千余字，内容可分四个部分：一是引用黄爵滋的原奏；二是批评黄爵滋的刑严失当；三是拟具一年收效的禁烟章程六条；四是戒烟断瘾药方。今节引于下：

1. 黄爵滋原奏的部分内容

"本年五月初二日，准兵部火票递到刑部咨开：道光十八年闰四月初十日上谕：'黄爵滋奏请严塞漏卮，以培国本一折，著盛京、吉林、黑龙江将军；直省各督抚各抒所见，妥议章程，迅速具奏。折并发，钦此。'臣查原奏（指黄爵滋所说）内称：'近来银价递增，每银一两，易制钱一千六百有零。非耗银于内地，实漏银于外夷。'"

白银如果流在民间，充其量不过造成民富，国家不会贫弱，硬通货外流，才是国家的大害。

"'自鸦片流入中国，其初不过纨绔子弟习为浮靡。嗣后上自官府、缙绅，下至工、商、优、隶，以及妇女、僧、尼、道士随在吸食。'"

你看鸦片流毒面是多么宽广？从作者幼年亲目所见、亲耳所闻，距这个奏折已百年后的情况，还有富裕农民、自由职业者、少数手艺工人和游手好闲之徒。听说过去念书人（所谓"士"），他们赴秀才、举人、进士的考试时，携带的考篮中还装入烟具，贿通考场里监场的兵卒，公然开灯吸烟。有一些地主、豪富家庭甚至叫幼童也吸食鸦片，为了使其颓废无能，可以保守家产。

"广东每年漏银渐至三千余万两；合之各省，又数千万两。（根据林则徐的统计：'吸鸦片者每人每年另费银三十六两；以户部历年所奏，各直省民数计之，总不止于四万万人。若一百分之中，仅有一分之人吸食鸦片，则一年之漏卮，即不止于万万两，况目下吸食之人，又何止百分中之一分乎？'见《林文忠公政书·湖广奏稿》卷五。即是说全国吸毒人数在四百万以上。）耗银之多，由于贩烟之盛；贩烟之盛，由于食烟之众。"

黄爵滋这段理论，把漏银与烟贩（包括洋商）、烟民结合起来，真是洞中癥结，对统治者的切身利害来说（统治者不会想到人民体质因吸毒而颓废的重要问题的），具有高度说服力。但黄爵滋对吸烟者的处理方法，则是偏激的：

"今欲加重罪名，必先重治吸食。请皇上严降谕旨：'自今年某月日起，至明年某月日止，准给一年限期。若一年之后仍然吸食，是为不法之乱民，罪以死论'等语。"

黄爵滋主张给以一年之限，仍再吸食者处死。我记得见过另一个给道光帝的奏折，主张以品级治罪，刑重上大夫，官大者刑最重，从斩立决、斩监候（监禁，待秋后斩）、充军、革职、永不叙用，直至徒、杖等刑，是十分消极的主张。如果执行，这些大官元老，很少不吸鸦片的，势必使朝廷为之一空，图圄为之填满，边戍充斥，尽是烟民，这些人既一天离不开鸦片，必将死亡遍于朝野了。

2. 林则徐批评黄爵滋的刑严失当

林则徐是不主张这样严办的，他说："臣伏思鸦片流毒于中国，纹银潜耗于外洋，凡在臣工，谁不切齿，是以历年条奏，不啻发言盈廷。而独于吸食之人，未有请用大辟者（按：龚自珍《送钦差大臣侯官林公序》中，也主张'诛'，则是私议，恐未条奏）。……若径坐死刑，是与十恶无所区别，即于五刑恐未协中。一则犯者太多，恐有不可胜诛之势；若议刑过重，则弄法滋奸，恐讦告诬攀，贿纵索诈之风，因而愈炽。"他的主要论点是"旧染污俗，咸与维新"，正是符合"治病救人"的意义的。

3. 林则徐拟具的六条章程

他拟具了六条章程，内容是：

（1）缴烟具；

（2）出示劝告；

（3）开馆（当时各省、市、镇都是烟馆林立）及制造烟具者，罪名加重；

（4）文、武属员有犯，该管上司失察，处分宜严；

（5）地保、牌头、甲长应查起举发；

（6）审断吸烟之虚实，不在审而在熬（时间长了，吸烟者一定会丑态百出，原形毕露的）。

4. 奏折中的戒烟断瘾药方

奏折中最后部分的"戒烟方"，应是实质性的、积极性的内容，诚如他说的："臣十余年来，目击鸦片烟流毒无穷，心焉如捣。久经采访各种医方，配制药料，于禁戒吸烟之时，即施药以疗之。就中历试历验者，计有丸药两种、饮方两种，谨缮另单，恭呈御览，可否颁行各省，以资疗治……"

林氏对鸦片烟在国内流毒的情况，经过他十余年各省的调查研究，拟具了六条章程，乃属禁烟政策的范畴；治病救人主要在"戒烟方"。故药方占了奏折全部文字的一半以上，也可见林则徐对这些"戒烟断瘾药方"的重视。这是他亲自采访、配制、试验、证明有效，在五年前已肯定下来的。林氏的"预事而谋，谋而后动"，是何等的慎重从事。

药方全部文字，总数约二千二百余字（按：奏折中的文字，对《救迷良方》有所增、减、合并，故字数不同。上文已述及，也可能由于公文程式与医学著作体裁不同之故），原书系青浦县（原属江苏省松江府，今属上海市）重固镇名医何书田先生所撰。

（三）何书田撰写的《救迷良方》

何书田为林则徐撰写《救迷良方》的过程，作者知之甚详，今叙述之。那是道光十三年癸巳（1833）三月的事："望前，风雨不止，留节署者五、六日，闷甚。"（见何书田撰《添岁记》。按："望"指农历十五日。）"季春月望日，闽中大君子（按：指林则徐）命竹竿山人（即何书田之号）书于苏抚节署平政堂之西廧。"（见何书田撰《救迷良方·自序》）

在这逗留节署、风雨不止、行不得也的时日中，名医何书田怀念他家中等候他救疾的病人，而抚署的幕僚总以"且住为佳"四字为慰，何书田形之于诗，见于其《竿山草堂三稿》中。就在此时，林则徐以《戒烟断瘾药方》委他撰写。何书田恫瘝在抱，关心民瘼，于是据医经，考药性，参古法，依据林氏及其本人平日屡试有验的效方，阐明治疗烟瘾的医理，并按各人体质之不同，见症之各异，而订立加减的方法；在其"自序""瘾论""医论"中，又劝人"幡然悔惧，我欲生即生，良方具在焉"，尤见这位名医的苦口婆心。

这本《救迷良方》虽没有写明林则徐、何书田二人的真名，这位江苏巡抚和名医，都不愿借此标榜，但不胫而走，重刻重印本遍于国内：据不完全的统计，约有林则徐在湖北省初刻本、广东省刻本、道光三十年（1850）金山钱培名刻本、光绪十三年（1887）重古庐何氏第四次刻本、《陈修园医书》三十二种、四十八种、五十种、五十二种、七十种、七十二种中的刻本、排印本和石印本等十余种版本，分藏在北京、上海、南京等各地图书馆。其由何书田之子何鸿舫（名医和名书法家）楷书手钞的原稿本，则为作者收藏，今据以印入《何氏历代医学丛书》中。这是林、何两人在中国医学史上所作的一件伟大工作。

（四）关于戒烟成药"林十八"

《林文忠公政书·湖广奏稿》卷四，《筹议严禁鸦片章程折》的最后部分，其中"戒烟断瘾前后两方总论"及药方四道，其主方名"忌酸丸"，因方中所用烟灰，若与味酸的食物同食，有副作用（明龚云林《医鉴》云："忌醋，令人肠断），故以忌酸为名，使人顾名知忌。方药为生洋参、白术、当归、黄柏、川连、炙黄芪、炙甘草、陈皮、柴胡、沉香、木香、天麻、升麻、附子、烟灰等十五种；辅佐一方名"补正丸"，方药为生洋参、白术、当归、黄柏、川连、炙甘草、陈皮、柴胡、沉香、天麻、升麻等十一种，无烟灰。两方的服法，是递减递增法：即减一粒（仅如梧桐子大）忌酸丸，则换加二粒补正丸，渐减至不服忌酸丸，但服补正丸，即为断瘾之人，再服补正丸半月，即可止药。

后来这种"递减戒烟法"风行于各地，其情况见于《林文忠公政书·湖广奏稿》"查拿烟贩收缴烟具情形折"："以目下（1838）楚北情形而论，除官制断瘾药丸外，凡省城（南昌）、汉镇（汉口）药店，所配戒烟之药，无家不有，无日不售，高丽参、洋参等药皆已长价数倍（系药丸中的重要药味）。并有耆民、妇女在路旁叩头称谢，据云：其夫、男久患烟瘾，今幸服药断绝，身体渐强等语。是其父子家人平日所不能断者，皆恃国法（应当说还有戒烟药之力）有以断之"。应予说明的是高丽参为原方所无，有财力的，增入此药，用以培补中气。

至于"林十八"之名，盛称于上海一带，是简称，全名为"林文忠公戒烟丸"或"林文忠公戒烟膏"，则变丸药为膏汁了。（同时可知此名流传，已在林则徐卒后，颁了谥号，故称为"林文忠公"。）经调查，这十八味药是在原方的基础上，因肾亏而加杜仲、甘杞子，因心虚而加炒枣仁等三种，合于原方中，共为十八种药。

（五）林则徐与何书田的订交

何书田确是当时一位不寻常的名医，经学家、诗文家如王惕甫、吴谷人、阮元、秦瀛、石韫玉、姚椿、郭麟、张祥河、龚自珍、朱绶等；金石、书画家如王昶、梁同书、汪大经、王学浩、改琦、江沅、钱泳、钱侗、冯承辉等，和一些官僚、政治家，很多是他的师友或病家。《青浦县志·文苑传》说他："医能世其传（自南宋以来，传到他为二十三代的世医），名满江、浙。林文忠则徐、姚椿皆深重之，谓其不仅以医名者。"秦伯未编《清代名医医案精华·小传》中说他"起疾如神，为嘉、道间吴下名医之冠。其经济文章亦推重当时，特为医名所掩耳。"他生于乾隆三十九年，卒于道光十七年（1774—1837）。林则徐为江苏巡抚时，他们相结识了：

"道光十二年壬辰（1832），年五十九岁。十二月、林少穆中丞以夫人患肝疾，遣辕弁持柬见招者三，意甚真挚。不获辞，风雪中飞櫂而往，进人参、桂、附，两剂而安，旋即告别。"（见何时希著《清代名医何书田年谱》引《添岁记》。）

"林少穆中丞于壬辰夏来抚吾吴，其冬十二月，以夫人病，遣辕弁见招，苏公（同安苏廷玉，字鳌石，时官松江知府）子小鳌口荐也。时风雪严寒，星夜飞櫂而往。公子（林公之子）导入内室，见夫人卧床呻吟，腹作痛而泄泻不禁。前一日有投左金丸加味者，而痛益甚。中丞焦急，欲用补剂，未决。山人（竹竿山人系何书田自称）诊其脉，六部俱沉，左关微弦，右关、尺细濡无力。就症而论，乃太阴脾土失司，肝木乘之为患，而下无命火，又不克熏蒸水谷，堤溃而痛且泻，理固然也，非大剂温补不可。中丞曰：'服之果效乎？'（按：此语见出林氏重实践而又果决的性格）山人曰：'不效即有损矣，乌乎可。'（也是名医胸有成竹，胜算可操的口吻）遂以参、术、姜、附等味进。明日，泄止而痛未减，即原方重用参，复加肉桂进之，病去七八。五日后往视（同见《添岁记》），已全瘳矣。中丞手书楹联为赠，山人于是名噪吴中，奔走官厅，不胜劳瘁矣。"（见《重固三何医案》原属《何书田医案》卷六，已付影印。）

"十二月望后，中丞又招往复诊。逗留旬日，把酒畅叙，承垂询东南利害，山人尽意以对，中丞极当意，遂定交焉。岁杪返櫂，四昼夜制《东南利害策十三道》，密以献。后中丞举而行之者九，并蒙手书楹联，句云'读史有怀经史略，捡方常著活人书'，及书籍笔墨为赠。"（见《添岁记》）

林、何二人这样的定交，和谢医的礼物，可见"其淡如水"，毫无官僚气和市侩气的俗套。

"青浦何书田茂才居北竿山下，工诗。家世能医，书田尤精其术，名满大江南北。侯官林则徐抚吴时，得软脚病，何治之获痊。林赠以联曰：'橘井活人

真寿客，竿山编集老诗豪'。由是投分甚密，而何介节自持，未尝干以私，人两重之。"（见梁拱辰《楹联四话》）

这第二次赠联，是为何书田六十岁祝寿的，题有许多字的边款，惜已散失了。从上引四节文字看，林、何二人是以病家与医家的关系开始，而后则诗、酒留连，进而以政治、经济、水利相商榷，这就肝胆相照，非泛泛之交了。

（六）林、何二人的频密交往

由于林则徐佩服何书田的医术，所以林的亲友、幕僚，很多成为何的病家。林的驻在地是苏州，何家在青浦县重固镇，相距数百里，在当年的交通情况说，仅凭舟楫往来，不算太近，但二人会面，可称频繁密切，有如下记载可考：

道光十二年壬辰（1832）十二月，何书田初诊林夫人，住二天。复诊逗留旬日。（是年二晤）

"道光十三年癸巳（1833）春，陆莱臧司马与少穆中丞为亲家，在吴门节署，贻书邀往叙旧。又泛舟赴省，作十日之留。"（见《添岁记》）

"以元夕后一日去吴门。"（见何书田著《姑存草》）（按：上二条是一事）

"三月，又往吴门，送莱臧司马之官闽中。"（见《添岁记》）

"三月望前，风雨不止，留节署者五、六日，闷甚。同门杨芸士'且住为佳'四字见慰，即事口占一律遣怀。"（见何书田著《竿山草堂三稿》）（按：上二条是一事，也即是写成《救迷良方》之时。）

"自春入秋，凡四诣戟斋，留连文酒。"（见《添岁记》）（是年四晤）

"道光十四年甲午（1834）二月二十七日壬戌，黎明开（舟）行，过浒关，西北风顺，巳刻回署。天阴。见客多。夜招白舫、书田、芸士，畅之共饮。"（见《林则徐日记》1962年中华书局印本）（按：此《日记》自1812年至1845年止，残缺不全，道光六年至十三年全缺。）

"同年三月，林中丞以夫人旧恙复作，手函见招。留居节署之清德堂半月，相与衔杯论文，亦晚年不易遘之乐事也。"（见《添岁记》）（按：此与上次之晤，仅隔一月。）

"同年三月二十九日甲午，晴，东南风。后园种树十株。何书田来晚饭，兰卿（李彦章，时署理江苏臬台）处延其视疾。适后园新结紫藤花棚，邀白舫（姓徐）、达卿、芸士（杨文荪）、退之共饭。"（见《林则徐日记》）（按：以上二条恐是一事）

"同年七月朔，林中丞自娄东过安亭江（属昆山、嘉定、青浦三县交界地），谒归太仆（明归有光）祠，祠在菩提寺左。张东甫明府邀山人陪宴，即事赋七律一首。"（见《竿山草堂三稿》）

"同年七月初一日甲子，嘉定令与震川书院各董事俱来迎。有国子生张鉴字吟楼者，自丙戌岁承建，以至于今（九年），始终不倦。余接见毕，肩舆登岸。……饭于院中，与山长潘望之孝廉鸿诰及何书田明经（原注：由青浦来）同席。午后回舟，即开舟。"（见《林则徐日记》）

"时，陆莱臧同知以少女新归于中丞之长子，病暑未及赴官，其夫人亦患痁[1]颇危，假馆葑门之井仪坊巷。中丞招往，山人为其内外处方，晨夕不得休，至一月后始获痊而归。"（见《添岁记》）

"同年八月二十二日甲寅，（按：林在南京监考）得署中包封，知内子病渐愈。"（见《林则徐日记》）（按：以上二条恐是同时事，是年四晤。）

次年（道光十五年）三月，何书田病，至道光十七年卒，这一期间，在《何书田年谱》及《林则徐日记》中，均无二人会面的记录。但就1832年十二月诊病开始，和此后二年间的交往，有十次之多。一位是江苏一省的巡抚，一位是日诊百余病人的名医，能在忙中偷闲，诗酒欢叙，二人的投契，于此可见。

（七）林则徐题赠何书田的书件与诗文

林则徐的书法很有名，也很珍贵，他是取法于褚河南的秀逸，柳公权的瘦劲，结合他自己的性格，而成为一种特有的风貌。据记载，他给人写楹联，不录成句，均为恰切对方的即席撰句，尤为难能独异的。

他写给何书田的题辞、对联、匾额、信札等，估计不下数十件，但历经灾劫，遗存极少。现有癸巳（1833）仲夏所书的"必有余庆"四字楼匾，上有

"竹堂"白文、"林则徐印"白文、"江左中丞"朱文三印。同年夏日所书"荷薪堂"三字堂匾已毁。1832年为《东南利害策》所赠的对联"读史有怀经史略，捡方常著活人书"，上款是"书田大兄先生仰可"，下款是"少穆林则徐"，仍是"林则徐印"白文、"江左中丞"朱文二印，幸有板刻及双钩填墨本尚存。另有《七榆草堂图》册页、王原祁画《山水手卷》，均有林则徐行书题字很多，尚无下落。信札均已遗失，有序文一篇、悼诗一章，俱曾刊出，现移录于下，也许可以为《云左山房集》外补遗：

《何氏家谱跋》（节）："何氏自宋以来，以医世其家，而历世所传之人，实皆不仅以医著，乃能世其家而慎斯术，以济于世，故称'世济堂何氏'。余识书田明经，且服其药，誉之似于阿，然如斯册所录铭、表、传、赞之文（有朱熹、文天祥等题序），讵一时一人之私言乎战。"（见《青浦县志·集文》）

"戊戌（1838，即何书田谢世之次年）孟秋既望，晤春木姚君于武昌舟中（按：林则徐于1837年春，官湖广总督），始知书田先生于去冬返道山。以墓文见示，赋此寄悼：先生精医不言医，酒酣耳热好论诗，小沧浪馆（按：馆为林氏斋名）昔联襼[2]，题笺斗韵相娱嬉。韶华弹指阅五载，我历荆襄青鬓改，别来未寄尺素书，只道灵光岿然在。今逢姚令共泛舟，始知君作蓉城游，欲招黄鹤一凭吊，楚天木落空悲秋。惟君推解遍乡里，鸿雁哀鸣少流徙，清门累世泽孔长，何况克家多令子。云旗摇飏泖水东，竿山山色长芄茏[3]，岂徒方技足千古，盛业应归文苑中。侯官林则徐"（见《何书田年谱》）

这首七言长古，所叙诗酒交厚，离别情深，颇富感人之语。以后何书田之子平子、鸿舫两先生，皆能继起为名医，不负林氏的期望。《青浦县志》确是把何书田列入《文苑传》中，而不以"方技"目之。

（八）龚自珍向林则徐自荐

开明诗人龚自珍，学问淹博，诗文沉郁奥衍，自成一家，恃才傲物，有"狂生"之称。道光间官礼部主事时，正值林则徐由湖广总督改任广东钦差大臣，进京陛见（1838年），名义是"查办海口事务"，实际上是清帝欣赏他的"筹议严禁鸦片章程折"，而以"严禁鸦片"为主要任务。从《使粤奏稿》八卷中，大部分是有关鸦片的奏折，可以证明。

林则徐是道光十八年十一月二十三日出京的，其间龚、林二人曾经会晤（见之《定庵文集补编》）。林则徐复札："仅得一晤清诲，未罄积怀。"这次会晤，林氏的禁烟事业，激动了这位著名的"狂生"，竟然有意随林去粤，观光南海，这不能不令人惊奇。是屈居闲曹（礼部主事），郁郁不得志，想离京南游，以有所作为？因为他对鸦片怀有深切的仇恨，对吸烟者也是有严刑的主张，因此想在林氏的幕僚里，贯彻他的计划（说见后）？但林则徐没有接受这个自荐，而未成事实，也见于林氏复札中："至阁下有南游之意，弟非敢阻止旌旆之南，而事势有难言者。曾嘱敝本家岵瞻主政代述一切，想蒙清听，统祈心鉴不宣。"（此复札林氏发于道光戊戌冬至后十日，即农历十二月十六日）林氏于次年正月二十五日始抵广东省城，他于途中读了龚氏《送钦差大臣侯官林公序》后，即行作复，也足见林氏的重视。

龚氏此"序"，气势磅礴，大刀阔斧，弃洋货若粪土，视夷人如犬豕，颇露"狂生"故态，略引数节，以见一斑：

"汉书五行家，以食妖、服妖占天下之变，鸦片烟则食妖也。其人病魂魄、逆昼夜，其食者宜缳首诛；贩者、造者宜刎头诛；兵丁食，宜刎头诛。此决定义，毫无疑义。（此虽没有"刑重上大夫"之说，但上大夫吸烟者，也包括在内了。）

"又凡钟、表、玻璃、燕窝（此节前面又述及呢、羽、毛）之属，悦上都之少年，而夺其所重者（指蚕桑、木棉），皆至不急之物也，宜皆杜之（此一旁义）。宜勒限使夷人徙澳门，不许留一夷。留夷馆一所，为互市之栖止（此又一旁义）。"

"送难（责难）者皆天下黠猾游说，而貌为老成迂拙者也。粤省僚吏中有之，幕客中有之，游客中有之，商估中有之，恐绅士中未必无之，宜杀一儆百。"（龚氏忘了朝中大官的责难，那才是林则徐事业的致命伤，则又何能杀之？）

"何谓一归墟义也？曰：我与公约，期公以两期期年，使中国十八行省银

价平、物力实、人心定，而后归报我皇上。书曰，'若射之有志'，我之言，公之鹄矣。"（见《龚自珍全集》）

以满清二百年之积弊，要使林氏二年完成（"归墟"之义），如此急功，一方面可说是书生之见；另一方面，龚氏这样守旧的建议，与他的开明，又不相称，大约在彼不在此吧。

这个建议的"主杀"部分，质量上比黄爵滋更为严切。林氏却对付得很轻松，上述难题（龚序有决定义三、旁义三、答难义三、归墟义一，共十义），实使熟悉洋务、谋而后动、老成持重、不尚躁切的林氏不能接受。他有些均避而不答，惟赞成二件事，是指广州巧匠自造兵器；守海口防我境，不许其入；又说有二事已陈请，而未允。这是龚氏十策，有五者是过当，于"归墟"一义，有"足坚我心，虽不才曷敢不勉"的敷衍语。

龚氏在1840年冬《与友人笺》中，还说："今之中国，以天子九重之尊，三令五申；公卿以下，舌敝唇焦，于今数年，欲使民不吸鸦片烟而民弗许。"事实上，鸦片战争后，辱国丧权之余，人民很多还是未曾觉醒，使志士不能不为之痛心的。

林氏于道光二十一年闰三月十一日，奉旨"赏给四品卿衔（林原官两广总督，位同部卿，现降为四品官，反曰"赏"），迅即驰驿前赴浙江，听候调遣"。林于四月二十一日到浙，驻于镇海。至五月二十五日，"奉上谕：以则徐前在粤省营务、夷务，均未能妥协，与前督邓廷桢俱从重发往伊犁，效力赎罪。"道光二十二年十一月初九日（行途历五月又半）到伊犁城，新寓在南街鼓楼前东边第二条巷，亦名宽巷，这时邓廷桢已先在了。直至道光二十四年（1844）才有河工之命，二十五年仍在甘肃途中。（以上资料均引《林则徐日记》，以下日记均缺。）

附记：偶然读到《魏源集》中一首七古《题林少穆制府饲鹤图即送河上之行》，题下小注作"图为林太翁（另一本作'林公尊人'）所绘，时林公方奉命西戍，中途旋有河工之命。"摘记此诗几句："吐雾含烟赤县迷，帝命丹书遣玄鹤。排闼历阖驱风霆，朝辞北海暮南溟。电扫妖雾清八极，爰居徙族空其腥。

澄清未几风色变，鸦阵作群还索战。阊阖纷纷百舌群，共罪仙禽应首谴。"从这首"七古"里，可以找到二个资料：一是林则徐的父亲善画；二是当时士大夫对林氏获罪的不平。

魏源更大量地发泄在其道光二十年所作《寰海》七律十一首、附二首、《寰海后》七律十首中，为林民作愤激之鸣。魏源为龚氏的好友。

还有一件巧事，何书田于道光四年（1824）诊龚自珍伯父菊人之病，因数数与龚相见，龚并为何著《竿山草堂诗稿》题辞，真迹四行，今尚存作者处。龚的书法虽很拙劣，但因其流传太少，得与林则徐佳妙的书法，同称珍品。因何与林、龚，三人皆交好，所以连类及之。

（九）林、何二人对禁烟事业的贡献

昏庸无能，崇洋媚外的清朝廷中，也有开明的官吏如黄爵滋、龚自珍等，提出了禁止鸦片的条陈，但总不如林则徐"旧染污俗，咸与维新"的建议，有积极救人的意义。何书田在1832年所提《东南利害策》十三道，"林极当意，曾举而行之者九"，严禁鸦片乃至药物戒烟可能即是其中之一策（有人曾见此书及何书田所著之《东南水利》二书于书坊，均木刻薄本，惜尚未访见）。何氏于1833年就接受林氏的委托，写成《救迷良方》一书，目的去除烟毒，恢复健康，俾能重新做人，这不正合林氏"旧染污俗，咸与维新"的意图么？

事实也正是如此，《救迷良方》一书，南北各省均为刊印，书中的"戒烟丸"，民间中药铺均制为成药（丸或膏）出售，其方与药，历久的深得民心，作者成年时，还亲见有药铺发售、人民服食。但人们能否坚持戒除后不重犯，或此后再无吸食之人，则完全是另一回事。

到解放以后，鸦片烟才告真正绝迹于中国，中华民族才能涤洗了"东亚病夫"的耻辱，而傲然强立于世界。

林则徐的禁烟计划和何书田的《救迷良方》，是我们研究近代史和医学史者，不可遗忘，而应予特别提出的二人。

洪杨军起，统治者要起用林则徐参加内战，不幸死在途中（有说他的死是

被毒的），在他毕生事业中，因而是全部光辉的，没有沾上一点"污点"。这样一位不愧为"民族英雄"的政治家，落得如此类似岳飞的下场；和清廷对外政策的由此一败涂地，也是至今令人痛心而难以忘怀的。

（按：本稿系应《福建论坛》所作）

● 【校注】

［1］痁（shān）：疟疾。

［2］襼（yì）：衣袖。

［3］苁茏（lóng）：茏，草名。亦称葱茏，草木青翠茂盛。

删订医方汤头歌诀

清·何书田 著

何时希 编校

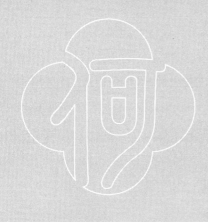

本书提要

  本书作者何书田（1774—1837），名其伟，书田乃其字。江苏省青浦县（今上海市青浦区）人，系何氏二十三世名医，精医，善诗，著述甚富。

  本书分上、下二卷，系就汪昂的《汤头歌诀》《医方集解》加以删订，选取 498 方；撰"古方歌诀补遗" 44 方，除去重复者，计有古方 515 方。选取新方有"景岳新方八阵" 83 方；吴又可《温疫论》11 方。其中"景岳新方八阵"，作者写了两本歌诀，但体裁不同，或仅罗列药名；或从病理、辨证、治法等方面发挥，各有足取，故可于此欣赏这位以诗文擅长的名医，一方撰为两歌的笔法。

  药方总数，其重复者不计外，共得 609 方，为《汤头歌诀》类书中选方较多的。汤方歌诀集医理、辨证、治法、药物、加减变化等为一体，其中不仅有历代医家的论述，还有作者丰富的临证经验，内容充实而又文辞简洁，铿锵可诵，是十分可取的学习和临证参考书。

校评说明

　　《删订医方汤头歌诀》是由学林出版社于 1987 年 4 月出版的抄本影印本，本次校评中对原书存在的舛误和不妥之处作了修改，主要有以下方面。

　　1. 原书首有何时希所写"校读之记"，今归入"附文"。

　　2. 原书中有"世系、生平传略"，因"世系图"罗列短少不全，故去之。可参见本套丛书《何氏内妇科临证指要》中所载"何氏医家世系简图"。生平传略乃节录朱缓所撰竹竿山人传，此文可参见本书册中《清代名医何书田年谱》附录中"何书田先生生平事迹资料"，故去之。

　　3. 原书目录标题与正文标题有不合，拟作修改。如目录为"自叙""凡例"，正文为"汤头歌诀叙""汤头歌诀凡例"，均从目录改。卷上目录中"补养之剂"前无标题，正文中标题是"删订医方汤头歌诀"，然从内容看，所取汤方来自汪昂《汤头歌诀》与《医方集解》，故统一改为"删订医方（汪昂原著）汤头歌诀"。卷下目录标题有"医方汤头（汪昂原著）"，正文为"删订医方汤头歌诀"，从内容看，是汪昂《汤头歌诀》中除已收录于卷上者外的部分遗留方剂，故统一标题为"汪昂《汤头歌诀》补录"。

　　4. 原文中双排小字，现用小字单排。

　　5. 原书中"症""证"使用有不当之处，今据文义予以纠正。如发热汗出证→发热汗出症。

　　6. 原书中有标点符号不当处，直接改正，不出校注。

　　7. 错别字、异体字直接改正，不出校注。

目录

何书田医著八种校评

自叙

治病有温凉消补之分，用药有君臣奇偶之配。古人立方良非苟然，此为汤、为散、为饮、为煎、为丸、为膏、为丹之制，各有宜而用之，贵得其当也。旧本有医方汤头歌诀一则，海阳汪訒庵先生重加编辑，分门从类，依韵成章，凡方所主治病症，悉俱括入歌中，开卷读之，了如指掌。诚惧夫蔑古者之私心自用，轻忽人命，其用意有深焉者矣。及阅先生《医方集解》一书，知方之适于时用者尚伙，因复采取数十方，合原本汇集作歌，或一歌止就一方，或一歌连汇数方，其有不习用者，姑从删置。计共得歌一百八十余首，正方附方三百三十有奇，虽于原本歌句多所改窜，而记诵较为简便。至于每方所主病因，间于歌中略及一二语，或竟不及。学者欲从而求之，则有先生之全书在。此外尚有景岳新方、暨吴又可先生《温疫论》中新制各方，兹并选取八十有余，分作韵语附于后，以备览焉。

道光元年辛巳季春既望兰笥山人题于漱芳轩

凡例

一、本集诗歌，或依古韵，或依韵略，亦有合古韵韵略通押者，以限于汤名药名，不可改易，且押字必求稳惬故也。

二、本集悉照汪氏原本门类分次，皆以起首一方为主。其连及者则不拘一类，阅者谅之。

三、古人制方，有于此方增一味而别为一方者，即有于此方减一味而另为一方者。如杨氏还少丹、丹溪滋阴大补丸。若此类者，不一而足，集中未能悉采，姑俟续辑，以补阙略。

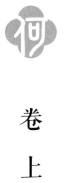

卷

上

一、删订医方（汪昂原著）汤头歌诀

补养之剂

● 【原文】

四君子汤_{局方}用参苓，白术炙草两味并。异功_散，钱氏[1]陈皮一味入，_{或加生姜}再添半夏六君_{子汤}称。木香_{一作香附，或作藿香}砂仁复增益，香砂六君_{子汤}传自昔_{或加乌梅}。香砂若更附子星，星附六君_{子汤}名又易。四君加入芍陈皮，别号戊己汤须知。陈芍或换山药扁，无择[2]六神_散用惟宜。归芍异功散[3]，归芪异功散

局方四物汤足徵，熟地白芍芎归并。妇宝_丹胶艾香附续，去附加草胶艾_{汤，金匮}称_{或加干姜}。桃仁红花和四物，元戎四物汤另立。知柏_{四物汤}知母黄柏增，连附_{四物汤}黄连香附入。四物或易牡丹皮，升柴生地又黄芪，是名三黄补血汤，血虚脉虚此可治。

君物_{四物、四君}相兼八珍_汤称，十全大补_汤，和剂芪桂增_{或加姜枣}。十四味建中汤附子入，半夏苁蓉麦冬并。八味大建_{中汤}参桂附，夏芍芪甘又归身。

大补黄芪_汤宝鑑中，十全去芍入苁蓉，防风五味山萸肉，姜枣煎尝克奏功。

人参养营_汤十全主，除却川芎远志补，五味陈皮更枣姜，共成十四味可数。

六味地黄_丸仲阳制，山药山萸茯苓比，丹皮泽泻同捣丸，证无大小并堪治。加一五味都气_丸称，再加附子附都_{气丸}名。或将麦冬易附子，八仙长寿_丸乐长生。六味肉桂附子入，崔氏八味丸须悉。不以肉桂以桂枝，金匮肾气_丸此微别。若去桂附益柏知，知柏八味_丸又分歧。崔方更添膝车前，济生肾气_丸用惟宜。

杨氏[4]曾传还少丹，山萸杞地列般般，苁蓉杜仲淮山药，远志菖蒲巴戟天，牛膝小茴楮并入，茯苓五味枣同班。固精止浊还收汗，脾肾虚寒疗勿难。

<small>去楮、枣二味即丹溪滋阴大补丸。</small>

<u>黑地黄丸</u>保命君苍术，五味为佐排粒粒，臣即熟地使干姜，枣肉加来共五物。脾湿可祛肾燥除，血虚久痔效堪必。

<u>虎潜</u>丸，丹溪[5]补肾骨能强，虎锁陈皮熟地黄，知柏芍归元武[6]膝，好将羊肉捣丸尝。或加炮姜，不用陈皮羊肉，而以醇酒为丸，加龙骨，名龙虎济阴丹。

天真丸内归苁蓉，淮山药与天门冬，为末包入精羊肉，缚定无灰酒煮浓。取水再煮待烂熟，白术参芪末相续，糯米烧饭作饼团，焙干和丸温酒服。

<u>吴球大造</u>丸君人胞，二冬黄柏元武饶。地黄应以苓砂制，人参杜仲牛膝交。或除二冬参及地，加用陈皮兼调气。是名丹溪<u>补天丸</u>，专主肾损不关肺。丹溪又有<u>大补阴</u>丸，柏知熟地龟板心。猪脊髓和蜜丸好，壮水降火效如神。

肺劳<u>人参固本</u>丸医，二冬还借二地施。<u>孔圣枕中</u>丹，千金用元武，龙骨远志菖蒲随。<u>龟鹿二仙</u>膏参杞比，少气目眊[7]遗泄治。

<u>天王补心</u>丹君人参，元参丹参并为邻，二冬茯苓远志肉，生地柏仁更枣仁，当归桔梗北五味，健忘怔忡此方神。

<u>七宝美髯</u>丹宜悉，方本应即邵氏出，首乌茯苓又当归，菟杞补骨怀牛膝。

<u>三才汤</u>内首天冬，熟地人参好并充。<u>坎炁汤</u>襄人乳粉，大怀熟地杞参从。

<u>三才封髓</u>丹何司，心火可降肾水滋，人参天冬大熟地，砂仁黄柏炙草施，研末将面和原本作糊丸好，苁蓉酒浸煎尝宜。

<u>脾肾双补</u>丸仲淳[8]辟，五味人参并巴戟，山药山萸白蔻仁，广橘砂仁莲心益，补骨菟丝炒车前，肺热有火投勿呕。

<u>无比山药</u>丸局方立，菟丝五味苁蓉集，熟地杜仲山茱萸，巴戟赤脂苓泻膝。

和剂<u>参苓白术散</u>名，炙甘山药薏仁并，砂仁扁豆还莲肉，桔梗陈皮好共烹。或加姜枣，不用陈皮。

<u>斑龙</u>二至百补丸先鹿角，杞菟黄精金樱错，地黄用熟并二冬，楮实龙眼牛膝廓。以上十一味熬膏，炼蜜还取后药调，鹿霜参芪芡生地，五味山药山萸饶，茯苓知母并研末，搋入前膏疗虚劳。更有<u>青囊</u>斑龙丸仙传方，茯菟柏仁鹿角霜，熟地补骨同杵捣，增寿延年保安康。

<u>当归六黄</u>汤共七味，生熟二地黄芪系，黄柏黄连更黄芩，煎剂服之盗

汗治。

生地黄煎归芪系，黄柏黄芩黄连继，炙草浮麦麻黄根，阴火盗汗此有济。

表虚应藉玉屏风_散，芪术防风三味庸。生脉_散千金专保肺，人参五味麦门冬。_{生脉六味丸，生脉四君子汤}

东垣^[9]滋肾_丸柏知列，寒因热用肉桂入。去桂或以黄连加，黄柏滋肾_丸名又别。

破故胡桃厚杜仲，局方青蛾_丸三味用，腰痛原由肾虚来，炼蜜为丸好相送。

肾损骨痿不能起，投以金刚_丸或庶几，萆薢菟仲肉苁蓉，捣并酒煮猪腰子。

紫菀散_{散或作汤}佐知贝母，参苓阿胶五味偶，甘草桔梗一一加，克治肺痿嗽血久。

【校注】

[1] 钱氏：指钱乙。北宋著名儿科学家。字仲阳，郓州（今山东东平）人。提出以五脏为纲的儿科辨证方法，主张柔润的治疗原则，善于化裁古方和创制新方，如治痘疹初起的升麻葛根汤，治脾胃虚弱、消化不良的异功散，治肾阴不足的六味地黄丸，治小儿心热的导赤散等等。其理论、经验和医案，经阎孝忠加以整理，约于1114年编成《小儿药证直诀》，对后世影响较大。

[2] 无择：指陈言。南宋医家。字无择，青田（今浙江青田）人。精于方脉，治病有显效。认为"医事之要，无出三因"，将疾病病源分为外因六淫，内因七情及不内外因三大类，每类有论有方，汇集医方千余，于1174年著成《三因极一病证方论》，对后世病因病理学有一定影响。

[3] 归芍异功散：又名归芍异功汤，出自《医宗金鉴·外科心法要诀》卷六十六方。方由四君子汤加陈皮、白芍、当归、灯心组成。

[4] 杨氏：指杨士瀛。南宋医家。字登父，号仁斋，福州人。世代业医，认真钻研《内经》《难经》《伤寒论》等经典著作，加以融会贯通。著有《伤寒类书活人总括》《仁斋直指方论》《仁斋小儿方论》《医学真经》《察脉总括》

等书。

[5] 丹溪：指朱丹溪，名朱震亨，字彦修，又称丹溪。元代著名医学家。提倡"阳有余，阴不足"论，治疗善用滋阴降火药，故后世称其学术派别为"养阴派"。著有《格致余论》《丹溪心法》《局方发挥》《本草衍义补遗》等书。

[6] 元武：即龟甲。

[7] 眊（mào）：眼睛失神。

[8] 仲淳：指缪希雍。明代医家。字仲淳，号慕台，江苏常熟人。著有《神农本草经疏》《先醒斋医学广笔记》等。缪氏深究药物炮制，谓汤、散、膏、液、丸之作用不同，药物随土地变性，用药当详察。其脾胃论观点、吐血治疗要法，至今对临床有指导价值。

[9] 东垣：即李东垣，名李杲，字明之，自号东垣老人。金代著名医学家。真定（今河北正定）人。拜张元素为师，受其影响较大。提出"内伤学说"，认为"内伤脾胃，百病由生"。自制补中益气汤等方，后世称他为补土派。著有《脾胃论》《内外伤辨惑论》《兰室秘藏》《医学发明》《药象论》等书。

● 【评析】

补养之剂以四君子汤、四物汤为基础方，补气养血，并化裁出众多汤方以适应各种兼症。补肾以六味地黄丸为基本方，补肺有人参固本丸，补心用天王补心丹。更有多脏并养，如心肾同调的三才封髓丹，脾肾同补的脾肾双补丸、斑龙百补丸。还有治阴虚盗汗的当归六黄汤、生地黄煎，治表虚不固的玉屏风散，治肺痿嗽血的紫菀散等等。

发表之剂

● 【原文】

仲景麻黄汤**加桂枝，炙草杏仁辅之宜。**三拗汤，局方**麻黄不去节，杏留皮尖生**

草施。麻黄附子细辛汤, 麻黄杏仁甘草石膏汤, 二方俱出仲景。

桂枝汤仲景医风伤卫，发热汗出症现外，佐以甘芍枣生姜，营卫调和病斯退。黄芩一味千金增，别号阳旦汤疗冬温。发热浮脉是可验，头痛项强苦交并，再添干姜四五分，阴旦汤, 千金名之治同门。夹寒夹食肢节痛，内寒外热认必真，桂枝汤益饴糖一，小建中汤仲景设。仲景黄芪建中汤量加之。千金当归建中汤曾增入。桂枝加附子汤, 桂枝汤合麻黄汤名桂麻各半汤, 二方俱出玉函。

桂枝汤加柴半参，柴胡桂枝汤是名。桂枝汤添麻黄葛，另号葛根汤可徵。俱仲景方

病合阳明更太阳，节庵[1]柴葛解肌汤尝，石膏甘桔羌芩芍，白芷生姜一一详。

少阳阳明病相兼，柴胡升麻汤局方传，前芩荆葛又赤芍，桑白石膏姜豉添。肘后葱豉汤, 仲景栀子豉汤, 连须葱白生姜汤

机要桂枝羌活汤，防风甘草两味匡。海藏[2]神术散苍术草，防风葱白还生姜。

川芎茶调散局方，薄荷荆芥白芷羌，防风细辛又甘草，升散风热效岂常。

感冒时气将何治，局方十神麻葛施，升芎紫苏芷橘草，香附赤芍姜葱资。

● 【校注】

[1]节庵：指陶节庵，名陶华，字尚文，号节庵。明代医家，浙江余杭人，生活于15世纪。撰《伤寒六书》流行较广，颇有影响。

[2]海藏：指王海藏。名王好古，号海藏。元代著名医学家。主张温补脾肾。著有《阴证略例》《汤液本草》《医垒元戎》《此事难知》《斑疹论》等书。

● 【评析】

发表之剂以《伤寒论》中的麻黄汤、桂枝汤为基本方化裁，并据证选用小建中汤、柴胡桂枝汤、葛根汤等仲景方。并选入柴葛解肌汤、柴胡升麻汤、川芎茶调散、十神汤等时方。

攻里之剂

● 【原文】

大陷胸汤光大黄，浓煎去滓后入芒，芒入更煎一二沸，方纳甘遂末乃尝。或将甘遂姑舍置，加入杏葶配成四，丸就还取甘遂研，同蜜煮服名大陷胸丸异。胸小结者小陷胸汤设，半夏黄连蒌仁列。太阳阳明又少阳，证既分明治亦别。俱仲景方。

大承气汤大黄列，厚朴芒硝复枳实。减却芒硝名小承气汤，三物厚朴汤实一。又闻调胃承气汤，大黄芒硝甘草详。小承芍杏麻仁益，另号麻仁丸一名脾约丸莫忘。俱仲景方。大承甘草一味入，三一承气汤河间[1]量。

陶氏黄龙汤用大承，参归甘草枣姜增。体虚病实多谵语，热结旁流认必真。

枳实导滞丸，东垣大黄骈，神曲苓泻芩术连。湿热物伤不得化，作痞满闷宜吞焉。

茵陈蒿汤金匮发黄以，大黄山栀两味使。发热不食二便关，食即头晕谷疸是。

清酒先淋煅龟灰，浓煎鳖甲滤来宜，柴芩石苇阿葶苈，朴夏干姜桂紫葳，鼠妇[2]赤硝蜣白芍，蜂房乌扇[3]虉丹皮，大黄瞿麦参桃并，丸[4]服堪将疟积治。金匮。按千金方有海藻、大戟，无赤硝、鼠妇。

仲景十枣汤首芫花，甘遂大戟大枣罗。河间仿之舟车丸制，去枣加用黑丑多，大黄木香轻青橘，阳水肿胀治可瘥。蜜煎导法取蜂蜜，铜器微火熬候结，捻作挺子如指头，或掺盐或皂角末。采热搂入谷道中，用手抱住勿使出，欲大便时即去之，津液内竭此法执。又有一方治同前，醋少许和猪胆导法汁。竹筒削通纳肛门，徐徐灌入切莫急。俱仲景方。

● 【校注】

[1] 河间：即刘河间。金代医家。名刘完素，字守真，河间（今河北河间）人，因称刘河间。生活于1120—1200年。精研《素问》，主张火热致病理论，治病多以降心火，益肾水为主。因善用寒凉药物，后世称之为寒凉派，是

金元四大家之一。撰《素问玄机原病式》《素问病机气宜保命集》《宣明论方》《三消论》《伤寒直格》《伤寒标本心法类萃》等书。

[2]鼠妇：药名。出《神农本草经》。又名地虱、西瓜虫、潮湿虫。性温，味酸。有破血通经，利水，解毒，止痛等作用。

[3]乌扇：药名。出《神农本草经》。为射干之别名。性寒，味苦。有泻火解毒，利咽消痰，祛瘀散结的功效。

[4]丸：指鳖甲煎丸。出自《金匮要略·疟病脉证并治第四》。有攻补兼施，扶正祛邪的作用，主治疟母、癥瘕。

● 【评析】

攻里之剂多取《伤寒论》《金匮要略》方，如治疗结胸证的大陷胸汤，大陷胸丸，小陷胸汤；治疗阳明腑实证的大、小承气汤，调胃承气汤；治疗水停胸胁的十枣汤；治疗湿热黄疸的茵陈蒿汤；治疗疟母的鳖甲煎丸；治疗津伤便秘的麻子仁丸，导法等。亦选入后世化裁方，如三一承气汤，黄龙汤，枳实导滞丸，舟车丸等。

表里之剂

● 【原文】

大柴胡汤，仲景先夏芍芩，枳实大黄姜枣因。表证未除里证急，少阳阳明认必真。

三黄石膏汤[1]自昔传，栀豉麻黄柏芩连。姜枣细茶同煎服，发表清里并可痊。或加葱白，不用枣。

● 【校注】

[1]三黄石膏汤：出自《外台秘要》卷一引《深师方》，又名石膏汤，功能清热泻火，发汗解表。方中姜、枣、细茶为后人所加。

● 【评析】

大柴胡汤治疗少阳阳明同病，既可清解少阳邪热，又可攻下阳明里实。三黄石膏汤治疗表证未解，三焦里热已成的表里同病。

和解之剂

● 【原文】

小柴胡汤原仲景，参夏芩草姜枣并。合以平胃散，见后消导名柴平汤，湿疟身痛重可拯。本方陈皮白芍添，节庵柴胡双解散编。或但桂枝一味入，柴胡加桂枝汤仲景传。一分小柴二四物，汤见前补养柴胡四物汤，保命疗虚热。柴物各半将何称，另名调经汤又别。小柴胡汤合五苓散，名柴苓汤，五苓散见后利湿剂。

逍遥散局方资柴归芍，茯苓白术甘草著，引用薄荷并煨姜。加味逍遥散，薛氏栀子丹皮廓。

太阳阳明自下利，仲景黄芩汤特制，芍药甘草大枣和，表里参半此方治。

小温中丸本丹溪，脾虚不运胀可医，二陈汤，见后除痰去姜添白术，醋炒针砂苦参施，黄连神曲生香附，醋水各半打如泥。

集验一作千金温胆汤用二陈，见后除痰枳实竹茹两味增。黄连温胆汤人参温胆汤俱可入，分名各用法宜遵。十味温胆汤本方益熟地，人参远志并枣仁。或加五味，去竹茹。

四逆散治血脉塞，此病原有阳亢极，试即四肢厥逆观，在臂胫下断可识，若是病从阴证来，必上过肘下过膝。仲景立方自分明，柴芍甘草枳实集。

下寒腹痛上热呕，黄连汤即进退黄连汤制仲景手，连能苦泄以降阳，升其阴兮炮姜偶，半夏添来桂枝增，阴阳升降义须剖，再佐炙草枣人参，甘缓和中法不苟。

黄连阿胶汤仲景佐芍，鸡子黄共黄芩著，少阴伤寒变热时，心烦不卧病可却。

黄连阿胶丸局方，加入茯苓三味刚。芩去干姜当归益，另名驻车丸，千金治相当。

参胡三白_汤首参柴，术芍苓姜枣并偕。少气虚微汗下后，口干发热服之該。**本方去柴胡，名人参三白汤。**

局方六和_汤用扁藿，杏仁砂仁半夏朴，参术木瓜赤苓甘，临煎还应姜枣索。伤热伤暑寒热交，吐泻霍乱服之霍，或入香薷或紫苏，又在临证时斟酌。

藿香正气散原局，紫苏白芷并大腹，陈皮术夏更茯苓，朴桔甘草姜枣续。

古本无大腹皮，有苍术。

但热不寒号瘅疟，六脉来时现弦数，或者寒少而热多，济生清脾_饮采用确，柴苓术朴草果仁，青皮苓夏甘草并，大枣一枚姜三片，热甚黄连亦堪增。

下后微烦热不退，栀子干姜汤应对。栀子柏皮_汤佐以甘，伤寒发黄身热赖。**俱仲景方**

柴胡桂枝干姜汤，**仲景**蒌根牡蛎芩草匡，汗下之后头汗出，往来寒热心烦尝。

● 【评析】

和解之剂多取自《伤寒论》方，如小柴胡汤，柴胡桂枝汤，黄芩汤，四逆散，黄连汤，柴胡桂枝干姜汤等。其中以小柴胡汤为基本方，后世化裁出众多汤方，如柴胡双解散，柴胡四物汤，逍遥散，清脾饮等。此外，何书田还选入黄连阿胶汤，栀子干姜汤，栀子柏皮汤等仲景方，以及小温中丸，温胆汤，藿香正气散等时方作为和解之剂，意在调和阴阳、寒热、表里，可资参考。

理气之剂

● 【原文】

代赭全福^[1]_汤仲景方，参甘半夏更枣姜，痞硬噫气此可疗，借治反胃噎食良。

苏子降气_{汤，和剂}列前胡，当归半夏厚朴俱，橘红甘草又肉桂，加姜煎服喘嗽除。

定喘汤中用麻黄，黄芩白果并杏霜，半夏甘草桑白款，加入生姜好煎尝。

朱氏丹溪制越鞠丸，病由六郁俱可服。醋炒香附更抚芎，神曲栀子苍术续。

严氏[2]四磨汤气逆理，乌药槟沉人参使。或加枳实，不用人参。参去木香枳实增，酒磨服之五磨饮子是。

补中益气汤，东垣术参芪，甘草当归并橘皮，增入升柴八味足，枣姜作引最相宜。调中益气汤归术应抛去，煨木香添苍术施。

严氏丁香柿蒂汤，人参添入更生姜，下寒呃逆尝之好，火逆还看从治良。或加陈皮、半夏、茯苓、甘草、良姜。

橘皮竹茹汤治呕呃，参甘半夏麦冬益，枇杷叶共赤茯苓，姜枣煎尝服之适。胃寒加入丁香皮，竹茹麦冬两味剔。《金匮》橘皮竹茹汤无麦冬、半夏、赤苓、枇杷叶

● 【校注】

［1］全福：指全福花。为旋覆花之处方名。

［2］严氏：指严用和。南宋医家。字子礼，庐山人。从名医刘开学习，精通医术。主张结合时宜治病，反对套用古方。于1253年编成《济生方》10卷，又称《严氏济生方》。

● 【评析】

理气之剂所选方，有降胃气、止呕逆的旋覆代赭汤，丁香柿蒂汤，橘皮竹茹汤；有降肺气，平喘嗽的苏子降气汤，定喘汤；还有理气解郁的越鞠丸，理气补中的补中益气汤等。有经方，有时方，且以时方为主。

理血之剂

● 【原文】

归脾汤济生用术参芪，远志当归炙草随，茯枣木香龙眼肉，添将姜枣益心

脾。须知加味_{归脾汤}柴栀入，熟地增来黑_{归脾丸}更宜。

犀角地黄汤_{济生}凉血，白芍丹皮以次列。热甚如狂加黄芩，因怒致血柴栀入。

药兼四物_{汤，见前补养}与调胃，_{承气汤见前攻里}玉烛_散名之子和[1]配。血虚有滞或阻经，腹胀作痛此方赖。_{按：本方用生地，不用熟地，或以元明粉换去芒硝。}

调胃承气_{汤，见前攻里}桂桃增，桃仁承气_汤仲景名，膀胱热结小腹胀，蓄血发热如狂平。

仲景抵当_汤水蛭虻，桃仁大黄一一登。代_{抵当丸}去蛭虻加生地，归尾及桂更元明，穿山引以达瘀所，蜜丸吞之比较驯。

四乌贼骨一藘茹_{丸，素问}，妇人血枯此方主。为末雀卵捣成丸，鲍鱼煎汤送下去。

全福花汤列玉函，青葱绛屑合成三。河间曾制金铃子_散，一味延胡索是添。

失笑_{散，局方}五灵又蒲黄，二味为末酒煎良。如圣_散棕梅黑姜设，为末还煮梅汤尝。

妇人血崩七灰_散灼，莲蓬罂粟腌蟹壳，益母藕节旱莲棕，醋点汤调服之霍。

槐花散_{本事}佐杵侧柏，荆芥枳壳并炒黑。等分为末米饮尝，肠风脏毒两有益。

● 【校注】

[1]子和：即张从正。金代著名医家，金元四大家之一。字子和，自号戴人，睢州考城（今河南睢县、兰考一带）人。精通医术，继承刘完素的学术思想，用药偏于寒凉，擅长汗、吐、下三法。由于他在治疗上偏于攻下，后世称以他为代表的学术派别为攻下派。著有《儒门事亲》。

● 【评析】

理血之剂的选方主要有治疗脾不统血的归脾汤，治疗血热妄行的犀角地黄汤，治疗瘀热互结的桃核（仁）承气汤、抵当汤等。此外，失笑散、金铃子散等均为气滞血瘀的常用方。

祛风之剂

● 【原文】

地黄饮子刘河间，巴戟苁蓉石菖蒲，桂附山萸苓石斛，远志麦冬五味俱，舌喑[1]足废不能行，少阴气厥风痱[2]须。

风自内发由火热，风生害土主四末。聚液成痰病瘫痫，风引瘛疭老幼别。金匮因立风引汤，祛风化热君大黄，甘草石膏桂枝滑，使火弗拒取干姜，寒水紫英润血燥，犹恐风火复来扰，龙骨牡蛎赤白脂，补塞其空功非小。引风内泄兹方宜，借治脚气火逆好。

六经中风有通剂，小续命汤千金制，防风桂枝杏麻黄，附子芎芍人参继，炙草防己又黄芩，煎引姜枣方须记。易老六经加减曾，通变有法殊分明，重用麻黄防风杏，麻黄续命汤另名。白芍桂枝杏加分，去壳桂枝续命汤应共登，太阳无汗恶寒治，太阳有汗恶风令。桂附续命汤甘草桂附倍，少阴有汗无热采。附子倍增干姜添，附子续命汤母乃是，是疗太阴之中风，无汗身凉允宜使。附去石膏知母充，白虎续命汤之治又不同；或倍桂芩加葛根续命汤，风中阳明二方宗，无汗身热不恶寒；有汗身热不恶风。证若六经多混淆，系之少阳厥阴交，本方羌活连翘续命汤增，挛急麻木亦堪调。

易老曾制天麻丸[3]，牛膝萆薢元参联，杜仲当归又生地，附子羌活九味全或加独活。节庵如圣饮痉治，刚柔二痉应有济，羌防白芷还柴胡，黄芩半夏甘草比，乌药白芍川芎归，竹沥姜汁加之利，柔痉白术桂枝添，刚痉苍术麻黄厕[4]。

丹溪独活汤佐羌，防风细辛桂心详，白薇芎归参夏草，茯神远志姜枣菖。瘛疭昏愦浑不觉，或为寒热应煎尝。

消风散能风热治，防风荆芥羌活施，参苓甘草芎朴藿，蝉蜕僵蚕又陈皮。

独活寄生_{汤,千金}佐秦艽，防风细辛熟地交，芎归白芍杜仲膝，参苓桂心甘草饶。肝肾虚热腰膝痛，风湿内攻此能消。减去寄生益芪续，三痹_汤风寒湿难抛。

严氏蠲痹_汤医风痹，赤芍当归黄芪比，甘草羌防片姜黄，姜枣加之共九味。

舒筋_{或作经}汤用术当归，片子姜黄羌活随，炙草海桐赤芍药，沉香汁共水姜施。

局方四斤_丸用天麻，苁蓉牛膝宣木瓜，无灰酒浸焙研好，附子虎骨末相加。

虎骨酒详本事方，薏苢熟地膝淫匡。祛风补血良有益，脚力涌时筋骨强。

史国公传药酒方[5]，术归草薢膝羌防，杞艽虎鳖茄根仲，松节蚕砂苍耳襄。痿痹中风都可却，入坛浸服效非常。

● 【校注】

［1］舌喑（yīn 阴）：喑，哑，义指不能言语。舌喑，又名舌缓。多指中风后舌强不能言。

［2］风痱：指因中风而失音不语者。

［3］天麻丸：又名易老天麻丸。出自宋·杨士瀛《仁斋直指方论》卷三方。

［4］厕（cì）：置，参加。

［5］史国公传药酒方：原名史国公浸酒方，又名国公酒。出自《证治准绳·类方》第一册方。有祛风除湿，养血舒筋功效。

● 【评析】

祛风之剂主治风病，然古代医家对风病是从广义上去认识的，凡病起急骤，见证多端，与"风性善行而数变"等特性相似的，均认为属于风病，可包括外风、内风、痉证、痹证、痿证、惊痫等多种病证。因此，本节选入的方剂，主治各有不同，如有治疗类中风后遗症的地黄饮子，有治疗痉病的如圣饮，有治疗痹症的独活寄生汤、三痹汤、蠲痹汤，有治疗痿痹的史国公浸酒方、虎骨酒等。风病临证要辨寒与热，热盛者可用风引汤，寒偏盛者可用小续命汤。并认为小续命汤是治疗六经中风的通剂，可据证候的寒热、虚实而随证加减变化，组成各种续命汤以供选用。

祛寒之剂

● 【原文】

仲景<u>理中</u>汤用参术，炙草炮姜四味列。<u>枳实理中</u>丸，崔行功苓枳添。<u>理中化痰</u>丸夏苓入。青陈加之治中汤名。<u>附子</u>理中汤可续丁香理中汤登。或益苓连号连理汤。<u>补中</u>汤陈皮茯苓增。本方减去甘草一，加用川椒乌梅苓，此方乃是陶氏立，<u>理中安蛔</u>丸足徵。

阴证厥逆<u>四逆</u>汤执，附子干姜炙草集。干姜倍用通脉四逆汤称。<u>白通</u>汤草除葱茎入。<u>四逆加人参</u>汤原可添。<u>白通</u>加人尿猪胆汁汤。俱仲景方。吴萸四逆汤，韩氏茵陈四逆汤。

中寒腹痛方何庸，金匮曾制<u>大建中</u>汤，川椒干姜并人参，煎熟去滓饴糖充。

仲景<u>真武</u>汤附子先，术苓白芍生姜兼。薛氏[1]<u>四神</u>[2]丸破故味，肉果吴萸枣姜添。

<u>黑锡</u>丹，局方水精硫火精，二味为君先结成，臣以桂附阳起石，茴木二香合添增，葫芦补骨更肉果，苦寒反佐资金铃，沉香末引至阴分，阳虚阴逆痰喘平。

暴泻如水身汗出，一身冰冷毫无热，脉微气少不能言，甚者加吐颇危急。<u>浆水散</u>制洁古[3]老，附子炮姜并甘草，半夏肉桂高良姜，为末浆水煎之好。或云浆水者，乃泄利浆水，澄澈清冷也。

<u>丹溪肾气</u>丸惟疝医，小茴木香好用之，泡淡吴萸并葫芦，增入破故丸适宜。或用吴萸为君药，添入山栀与枳壳，煅荔枝核炒山楂，另名疝气方疏肝络。

［1］薛氏：指薛已。明代医家。字新甫，号立斋，吴县（今江苏苏州）人。世医出身，他承继医业，钻研医术，并受张元素、李杲等人的影响，主张治病务求其本原，提倡用补真阴真阳的方剂。编辑和校刊医书较多，如《校注妇人良方》、《校注钱氏小儿药证直诀》、《校注外科精要》等十余种，均收入《薛氏医案二十四种》中。

［2］神：原为"陈"。疑误。

［3］洁古：指张元素。金代著名医家，字洁古。易州（今河北易县）人。倡导"运气不齐，古今异轨，古方新病不相能也"的见解，善于化裁古方，自制新方，以适实际需要。撰《医学起源》、《珍珠囊》、《脏腑标本药式》、《药注难经》等书。

● 【评析】

祛寒之剂以仲景《伤寒论》的理中汤、四逆汤为基本方。脾胃虚寒者用理中汤加减变化而成各方，以适应各种兼症；心肾阳虚，或脾肾阳虚者，用四逆汤变化而成四逆汤类方，以收回阳救逆，温中散寒等功效。此外，阳虚水泛者可用真武汤；肾阳虚泄泻者可用四神丸；阳虚痰喘者可用黑锡丹；腹痛寒疝则可选用大建中汤、丹溪肾气丸等。

清暑之剂

● 【原文】

三物香薷饮，局方扁朴比。加用黄连即四味香薷饮。连去茯苓甘草增，是名五物香薷饮须记。六味香薷饮再添木瓜一。十味香薷饮参芪橘术入。或将参芪换藿苏，消暑十全散又别。

四味香薷更四苓散，见后利湿，二方合和薷苓汤称，暑伤泄泻服之好，方自当年局内登。

清暑益气汤东垣制，二术参芪麦冬味，燥湿固表保肺金，青以破滞陈理气，柏滋泽[1]泻归养血，解肌升清采升葛，神曲消积甘和中，临煮姜枣加莫缺。

暑毒攻心吐血鲜，枇杷叶散局方传，麦门冬共茅根入，宣木瓜偕厚朴添，蒿橘丁甘同杵末，姜汤调送两三钱。

暑暍伤人病来迅，霍乱腹痛烦躁甚，脉沉或浮势颇危，冷香饮子急须进，君以附子佐陈皮，炙草草果一一施，生姜十片用作引，煎成井水浸服宜。

冒暑伏热饮冷多，因之寒湿伤脾家，霍乱吐泻病寻至，阳气遏抑腹不和，和剂大顺散立方，先用甘草略炒黄，干姜杏仁以次焙，研共肉桂末调尝。附子大顺散

河间六一散制方新，滑石生甘两味抢。若再辰砂加少许，清心犹验益元散神。

【校注】

[1] 泽：原为"泻"。疑误。

【评析】

清暑之剂以香薷饮、清暑益气汤为基本方，以清暑、祛湿、益气收功。此外，如暑毒入血分而见吐血症，可用枇杷叶散；霍乱吐泻，脉沉，或浮而无力者可用冷香饮子；饮冷伤脾腹痛者，可用大顺散等。

利湿之剂

【原文】

五苓散仲景内二苓叠，术桂泽泻五般列。辰砂五苓散苍术五苓散绵茵陈五苓散，三加三方治个别。石膏滑石寒水增，桂苓甘露饮原宣明[1]。栀滑灯甘食盐入，节庵导赤散异名。或合平胃散，见后消导或去桂，胃苓汤四苓散不同位。若以术桂换滑阿，别号猪苓汤仲景配。

澹寮[2]五皮饮，或作局方五加择，地骨大腹苓姜益。一方五加易陈皮，罗氏五

加易桑白。

湿伤腰肾肾着汤，金匮治，甘草干姜苓术比，又名甘姜苓术汤。经心录桂泻仲膝添，味虽加多治无异。

阴水发肿何所制，济生实脾饮可试，附子炮姜大腹皮，木香木瓜厚朴继，草果炙甘并枣姜。严氏实脾饮方添苓术二。湿热留经筋骨痛，丹溪二妙散堪用，黄柏苍术药无多，为末生姜泡汤送。

济生疏凿饮子首羌活，芃腹槟商椒目列，苓皮姜皮童木通，赤小豆添泽泻入。

禹功散，子和黑丑茴香罗，为末每钱姜汁和，寒湿水疝囊肿胀，二便不利治莫误。或加木香

子和浚川散先甘遂，黑丑芒硝大黄比。添将郁李痰饮驱，十种水气均堪治。或加木香，以生姜汁和如稀糊服。

萆薢分清饮，杨氏佐乌药，益智菖蒲草梢着，入盐煎尝愈膏淋，或益茯苓治相若。

金匮防己黄芪汤，白术炙草枣生姜。此治风湿客皮肤，关节疼痛不可当，自腰以下觉疼重，脉浮自汗恶风尝。服后如虫行皮中，腰下冰冷勿苍皇，宜将一被绕腰际，温令微汗痊可望。葶苈大枣泻肺汤

湿热发病黄奚救，麻黄连轺赤小豆汤，仲景，生梓白皮益杏仁，甘草大枣生姜佑。

薏仁酒昔创朱肱[3]，白术防风又海桐，熟地五加牛膝独，疗人脚痹有殊功。

两足痿痛如火爇[4]，从踝上冲至腿膝，此病本由湿热成，正传虎胫骨丸执，牛膝归尾茅山苍，龟板防己黄柏入。

千金方用鲤鱼汤一尾，去脏去鳞但取体，煎汤代水入芍归，茯苓姜术陈皮使，此治胎水肿周身，服后尿通去如驶。

● 【校注】

[1] 宣明：指《宣明论方》。刊于 1186 年，金·刘完素撰。

［2］澹寮：指《澹寮集验方》。15卷，刊于1283年，元·僧人继洪辑。作者参阅多种医书，辑录验方千余首。

［3］朱肱：宋代医学家。字翼中，乌程（今浙江吴兴）人。1088年（元祐三年）进士，曾为奉议郎，故有称他朱奉议。后隐居杭州，自号无求子。钻研仲景学说数十年，撰《伤寒百问》，后又重加校正，并加附方，刻为《南阳活人书》二十卷。主张以经络论六经，强调伤寒与温病有别，并汲取汉以后方药对《伤寒论》补充，对伤寒学发展有一定影响。

［4］爇（ruò）：点燃，放火焚烧。

● 【评析】

利湿之剂主要针对水气病、湿病，五苓散是基本方，临证可加减组合。水气病肢体浮肿，可用五皮饮，实脾饮，疏凿饮子，禹功散；甚者用浚川散；孕妇用鲤鱼汤。湿病，属风湿者可用防己黄芪汤；湿热发黄用麻黄连翘赤小豆汤，寒湿发黄用茵陈五苓散；湿热下注脚痹用薏仁酒、虎胫骨丸；湿伤腰肾用肾着汤。淋证者，热淋可用猪苓汤；膏淋用萆薢分清饮。

润燥之剂

● 【原文】

昔申先生_{或作丹溪}制琼玉_膏，干咳无痰病可复，地黄熬汁沥去渣，白蜜搅和炼之熟，再入参苓末同调，水煎盛贮朝朝服。_{臞仙于此方加琥珀、沉香，云奇效异常。}更闻仲景猪肤汤，白蜜白粉两味匡，少阴下利兼咽痛，胸满而烦此当尝。

清燥救肺_汤喻氏^{［1］}方，石膏阿胶杏冬桑，胡麻麦门冬甘草，枇杷叶共参煎尝。

炙甘草汤_{仲景}原复脉，又名复脉汤生地阿胶麦冬益，人参桂枝并麻仁，姜枣为引酒煎食，是疗脉结代心虚，或治肺痿亦奏绩。

东垣_{导滞}通幽_汤用归身，升梢炙草单桃仁，红花生地又熟地，疗治噎塞便秘

人。或加槟郎

五仁丸用柏松桃，郁李麻仁两味饶。李氏_{东垣}润肠_丸归尾列，桃仁羌活大黄交。

苁蓉润肠_丸济生配，先以苁蓉酒浸焙，称取二两细磨_{去壳}之，一两沉香末与对，另捣麻仁水少冲，沥汁和丸桐子大。白茯苓丸肾消吃，两腿渐细毫无力，花粉石斛川黄连，熟地元参覆盆益，人参萆薢还胜胵[2]，磁石汤送效必可。嘉言治此病于本方再加犀角一味，有效。

消渴方是丹溪出，生地生藕捣取汁，黄连花粉为末调，牛乳并尝效难述。

● 【校注】

[1]喻氏：指喻昌。清初著名医家。字嘉言，别号西昌老人，新建（今江西南昌）人。研读医书，在常熟行医，颇有名声。推崇《伤寒论》，在方有执《伤寒论条辨》基础上，对伤寒论条文进一步分类归纳。晚年著《尚论篇》《医门法律》《寓意草》等书。

[2]胵（chī）：鸟类的胃。

● 【评析】

润燥之剂主要治疗阴液亏损的病证。如肺燥阴虚者，可用琼玉膏、清燥救肺汤；心之气阴亏虚者，用炙甘草汤；消渴病用白茯苓丸、消渴方；咽干、咽痛者可用猪肤汤；肠燥便秘者可用五仁丸、润肠丸；噎塞便秘，上下不通，可用导滞通幽汤。

泻火之剂

● 【原文】

热肿喉痹奚以治，甘桔汤为第一义，薄荷连翘更黄芩，竹叶为引当有济。

曾闻附子泻心汤名，大黄黄连黄芩并。附去三黄泻心_汤,即伊尹三黄汤是。大黄黄连泻心汤并去芩。半夏泻心汤_汤芩连草，人参干姜更大枣。或除人参即称甘_{草泻心汤}，或冠生姜_{泻心汤}名之好。_{俱仲景方}

局方龙胆泻肝汤，佐用柴芩生地黄，栀子当归车泽泻，更宜甘草术通匡。

当归龙荟_{丸，宣明}大黄联，木麝香栀芩黛连。神曲糊丸姜泡下，肝经实火服之熠^[1]。

肺胃实热白虎汤_汤尝，石膏知粳甘草详。或加桂枝_{白虎汤}或加苍术_{白虎汤}，或号人参白虎汤。_{俱仲景方}人参白虎去粳米，是名化斑_汤治斑以。白虎柴芩半夏增，柴胡石膏汤即是。

上中二焦火曷熄，局方用是制凉膈_散，连翘大黄更芒硝，甘草栀芩薄荷益，竹叶生蜜作引煎，方本仲景调胃辟。

清心凉膈散_散东垣制，薄荷连翘黄芩比，生草桔梗更山栀，竹叶加来共七味。

本事利膈汤_奚治，膈热咽痛当有济，薄荷荆防桔梗甘，牛蒡人参好相系。_{或加僵蚕}

泻黄散_散防风并藿香，栀子石膏生草襄。清骨散_散银柴胡黄骨，蒿知芄鳖甘草详。

竹叶石膏_汤仲景立，专治肺胃有虚热，炙草人参又麦冬，半夏生姜粳米列。

丹溪左金_丸连吴云，肝盛胁痛吞吐酸。加入芍药号戊己_{丸，局方}，热痢热泻服之安。左金除吴换制附，连附六一汤_汤宜知数，胃脘痛时合煎尝，寒因热用明者悟。

朱砂安神_丸本东垣，生地当归甘草连，心烦怔忡并发热，寤中惊悸头晕安。

导赤散先小生地，草梢木通淡竹系。泻白散首桑骨皮，甘草粳米交相济。_{俱钱乙方}

导赤各半汤_汤本节庵，连芩犀角知母甘，栀滑麦冬茯神列，人参灯心姜枣添。

五淋散内用栀仁，赤芍当归又赤苓，细草灯心容并入，膀胱流洁化源清。

莲子清心饮或作清心莲子饮局方，石莲为主麦冬匡，参芪地骨柴芩入，炙草车苓并煮尝。

白头翁汤仲景佐秦皮，黄连黄柏应相资；热痢下重欲饮水，热去痢除效可期。

一切火热表里盛，狂躁心烦干呕病；黄连解毒汤堪施，芩栀黄柏佐之称。此方相传太仓公所制，又或作崔氏。

普济消毒饮传东垣，芩连甘草元参抡，僵蚕翘蒡陈薄桔，升柴马勃板蓝根。虚者人参可添入，便闭宜加大黄煎。

消斑青黛饮节庵为，犀角黄连知母随，生地元参还共草，石膏栀子更兼柴，枣姜苦酒应加入，临服参汤和一杯。便闭者不用人参，加大黄。

赤斑狂言吐脓血，阳毒升麻汤取用决，射干黄芩甘草参，临服磨冲犀角汁。

局方紫雪丹金以百，磁滑寒膏四般石，捣煎去滓入犀羚，甘草元参升麻择，沉木丁香并和熬，沥下朴硝硝石益，柳木频搅候汁凝，麝香辰砂搀始得，内外烦热兼发狂，斑黄毒甚呕与吃。

风热偏教病鼻渊，方书苍耳散无择曾传，薄荷白芷辛夷共，为末葱茶调下便。

【校注】

[1] 熸（jiān）：火熄灭。

【评析】

泻火之剂所选《伤寒论》方较多，可作为清热泻火基本方的有：白虎汤，大黄黄连泻心汤，调胃承气汤，竹叶石膏汤，白头翁汤等。后世在这些汤方基础上衍生出诸多方剂，如出自《和剂局方》的凉膈散，而化斑汤、柴胡石膏汤在6世何渊《伤寒海底眼》中亦有记载，何书田当是继承沿用。本节还选录了一些针对某脏作用的方剂，如清肝泻火的龙胆泻肝汤，清心通利的导赤散，清肺降逆的泻白散。此外，还有治疗咽喉、头面红肿疼痛的甘桔汤、普济消毒饮；对于热盛神昏、痉厥，则用紫雪丹，以泄热解毒，镇痉开窍；阴虚内热，虚火上炎，可用清骨散，莲子清心饮等。至于《伤寒论》半夏泻心汤、生姜泻心汤、甘草泻心汤、附子泻心汤是治疗寒热交错，虚实夹杂的病证。

消导之剂

● 【原文】

局方平胃_散，或作东垣苍术朴，炙草陈皮四般药。或不换金正气_散，局方名，即是此方加夏藿。再添茯苓除湿_汤称，或加姜枣腹泻身重治须明。平胃去苍入草蔻，木香干姜茯苓增，虚烦胀满皆可疗，厚朴温中汤另登。

痢疾香连丸堪治，佐以陈皮槟郎二，枳壳枳实六一_{散，见前清暑}添，槐角地榆交相济。

● 【评析】

消导之剂以平胃散为基本方，主治湿浊中阻，气滞不通的病证，以腹胀、腹泻为主症。辨证属寒者，以平胃散加减，属热者以香连丸、六一散加味。

消补之剂

● 【原文】

三因[1]四兽_饮四君_{见前补养}资，添入乌梅草果宜，大枣生姜堪并用，消痰和胃疟魔治。或加陈皮、半夏，不用大枣。

资生丸用四君全，白蔻山楂泽泻莲，神曲麦芽山药芡，藿陈薏桔扁黄连；固胎止呕调中好，繆氏[2]良方啧啧传。古方只有参、术、苓、草、陈皮、楂肉、白蔻、神曲、黄连九味，后人更加藿、桔、薏、芡、莲肉、扁豆、山药、麦芽、泽泻或再加砂仁，或再加厚朴。

枳实消痞_丸本东垣，添入四君又黄连，干姜朴夏麦芽共，蒸饼一味糊

　　　　　　　　　　　　　　　何书田医著八种校评

为丸。

茯苓饮记外台方，白术还借参共匡，枳实橘皮应并入，生姜作引好煎尝。

附橘术丸、枳实丸、橘半枳术丸、香砂枳术丸

结痞本因久疟致，鳖甲饮子制严氏，白术白芍更黄芪，草果乌梅槟榔比，川芎厚朴陈皮甘，姜枣为引应有济。

● 【校注】

[1]三因：指《三因极一病证方论》。

[2]缪氏：指缪希雍。明代医家。（介绍见前补养之剂）

● 【评析】

消补之剂所选方主要针对两种病况，一是久疟结痞，正气虚损，可用四兽饮、鳖甲饮子治疗；二是脾虚而食积，或痰湿内结不化，治用资生丸，枳实消痞丸等。

除痰之剂

● 【原文】

局方二陈汤夏陈皮，茯苓甘草加姜宜。或加乌梅停痰臂痛指迷茯苓丸好，夏苓枳壳化硝施。

心迷舌强不能说，严氏涤痰汤法莫越，星夏苓参甘草菖，竹茹枳实并姜橘。按：此方系温胆汤加味。

苓桂术甘汤，金匮先茯苓，桂枝白术甘草因，用治心下有痰饮，胸腹支满目眩承。

礞石滚痰丸隐君剂，顽痰怪病此能治，大黄黄芩并沉香，体非实者不轻界[1]。礞石用朴硝制煅。

局方<u>至宝</u>_丹药偏多，镑代飞雄一一罗，龙脑牛黄还琥珀，麝香犀角更朱砂，金银箔入存魂魄，安息香收沁齿牙，卒中痰迷堪救急，参汤化服效如何。

<u>白螺丸</u>用螺师壳，方是丹溪朱氏作，半夏南星广木香，枳壳青皮苍术廓，栀滑香附更砂仁，痰积脘痛饮之霍。

韩懋^[2]<u>三子养亲汤</u>，老人气实痰盛尝，紫苏白芥莱菔子，各微炒研煎之良。

三因<u>控涎</u>_丹遂去心，大戟陈皮白芥因，等分为丸姜汤化，水湿蒸痰攻决神。_{或不用陈皮}

● 【校注】

[1] 畀（bì）：给予；付与。

[2] 韩懋（mào）：明代医家。字天爵，号飞霞道人。四川泸州人。撰《韩氏医通》。

● 【评析】

除痰之剂以二陈汤为基本方，其他还有涤痰汤，苓桂术甘汤，三子养亲汤等。如顽痰热结不化，可用礞石滚痰丸；痰饮盛可用控涎丹；卒中痰迷心窍，则用至宝丹。

固涩之剂

● 【原文】

<u>妙香散</u>昔制荆公，山药参芪远志充，二茯^[1]木香辰麝桔，添将甘草悸遗供。

三因家<u>韭子丸</u>次苁蓉，熟地当归菟鹿茸，桂仲炮姜巴戟膝，阳衰遗浊奏殊功。_{一本尚有石斛一味}

五子衍宗丸杞菟先，覆盆五味又车前；虚寒实热何须问，补髓添精瓜瓞[2]绵。

千金种子丸男子须，沙苑芡实更莲须，覆盆龙骨山萸肉，梦遗白浊并可除。聚精丸绵胶蛤粉炒，沙苑蒺藜与之俱。

曾闻水陆二仙丹，芡实金樱并一般。茯菟丹局方应资五味，石莲肉外更淮山。

治浊固本丸首莲须，柏连益智砂仁俱，炙甘半夏二苓入，湿热痰滞并能驱。

金樱膏内用人参，山药桑螵杜仲登，益智薏仁萸肉芡，青盐枸杞并熬成。

方用雄猪肚丸，经验一具，洗净煮烂捣无数，制术五两苦参三，共研为末与调互，仍以肚汁糊丸尝，体健胃开精关固。

伊谁金锁固精丸编，沙苑莲须芡实填，龙骨添来牡蛎入，建莲磨去壳粉好糊丸。

济生曾制固精丸，牡蛎桑螵好并研，白术茯苓家韭入，更教五味菟丝添。一本无白术，有龙骨、白石脂。

固精丸直指[3]用斟宜，君药先看列柏知，牡蛎应偕龙骨入，莲须好共茯苓施，山萸远志惟伻[4]使，芡实淮山任取携，精窍锁来神克静，肾虚有火合尝之。

脬[5]气不足小便频，饲以缩泉丸效如神，乌药益智并研末，酒煮山药糊丸匀。

寇氏[6]桑螵蛸散名，疗将便数治须明，参菖远志还龙骨，龟板当归白茯神。

仲景赤脂禹粮汤，利在下焦当煎尝。桃花汤,仲景可止少阴利，赤脂粳米又干姜。

● 【校注】

[1] 二茯：指茯苓、茯神。

[2] 瓞（dié）：小瓜。《诗·大雅·绵》："绵绵瓜瓞。"

［3］直指：指《仁斋直指方论》。为南宋医家杨士瀛所著。

［4］伻（bēng）：使；使者。

［5］脬（pāo）：膀胱。

［6］寇氏：指寇宗奭。宋代药物学家。原为澧州（今湖南澧县）县吏。重视对药性的研究，历经10余年，于1116年写成《本草衍义》20卷，收载常用药物460种。对后世本草学的发展有一定影响。

● 【评析】

固涩剂的作用主要有三，一是固精止遗，方如妙香散、五子衍宗丸、金锁固精丸等；二是补肾摄尿，方如缩泉丸、桑螵蛸散等；三是固涩止泻，方如赤石脂禹余粮汤、桃花汤等。固涩剂所治病证总以脏腑亏损，精气不固为主。

杀虫之剂

● 【原文】

厥阴寒厥吐蛔证，仲景乌梅丸当进，黄连黄柏更人参，附子干姜川椒并，桂枝细辛当归身，久痢服之亦能定。或去当归北细辛，加将白芍及金铃，青皮陈皮相济用，另名安胃丸可徵。

● 【评析】

本节杀虫剂所选方主要针对蛔虫证，代表方是出自《伤寒论·辨厥阴病脉证并治》的乌梅丸。乌梅丸方味酸辛苦，古人认为蛔得酸则静，得辛则伏，得苦则下，故将此方列入杀虫、驱虫方剂类。现代有从体外实验证实乌梅丸对蛔虫没有直接的杀虫作用，但有抑制蛔虫活动的作用，故主张治疗3~5日，症状缓解后，配服驱虫药，或泻下药能提高疗效。由于乌梅丸方寒温并用，虚实兼顾，又有酸敛作用，故可治疗久利。

明目之剂

● 【原文】

密蒙花散局方新，石决明添羌活因，白蒺菊花还木贼，羞明暴赤此宜珍。

睹物成二目昏昏，阴弱阳衰不升精，石斛夜光丸曾闻，二冬二地菟丝因，枸杞五味肉苁蓉，参苓炙草淮山充，白蒺川芎江枳壳，杏仁甘菊又防风，黄连草决明青葙，羚角乌犀一一从。

● 【评析】

密蒙花散有疏风清热明目作用，主治两目暴赤肿痛。石斛夜光丸出自《原机启微》，有滋补肝肾，清热明目的功效，主治肝肾两亏，视物昏花，目障等症。

小儿之剂

● 【原文】

抱龙丸内用雄黄，天竺砂朱星麝香，甘草煎汤将末捣。牛黄抱龙丸琥珀抱龙丸判丸尝，痰蒙惊搐俱须服，记取当年陈氏方[1]。

牛黄清心丸万氏[2]用，心热神昏施之中，芩连栀郁更辰砂，雪丸[3]灯心泡汤送。

肥儿丸本局中方，肉蔻黄连建曲榔，麦蘖木香史君子，腹膨疳积治相当。

此方近世所传，尚有胡黄连、雷丸、芜荑等味，大苦大寒大伤元气，勿以其有肥儿之名而滥用之。

● 【校注】

[1] 陈氏方：即指陈氏抱龙丸方。此方出自清·随霖《羊毛瘟证论》，撰于 1795 年。

[2] 万氏：指万全。明代医家。字密斋，罗田县（属湖北省）人。出身世

医，精于儿科及养生学。著有《幼科发挥》《育婴秘诀》《痘疹世医心法》《广嗣纪要》《养生四要》《保命歌括》等书。在理论上宗钱乙，强调小儿肝常有余，脾常不足的病理特点，重视调补脾胃。对小儿杂证，如痉风、痘疹等尤富经验。对后世儿科医家颇有影响。

　　[3]雪丸：指用腊雪水调面糊为丸。

● 【评析】

　　小儿外感易见高热神昏，甚则惊风，抽搐，牛黄清心丸、抱龙丸，或琥珀抱龙丸可酌情选用。小儿疳积可用肥儿丸，有杀虫消积，健脾清热的功效。

疡科之剂

● 【原文】

　　肠痈胀痛脉滑数，时时流下脓血浊，八味排脓散最宜，黄芪当归防风索，穿山白芷金银花，瓜蒌还共连翘著。

　　本元不足肛漏[1]生，漏未穿时管先成，破后脓出管仍在，消管有方疡科珍，光头蜣螂十个备，一两乌青蛇皮配，蜈蚣十条莫嫌多，全蝎二两酒浸焙，牛羊角腮分黄黑，并用火煅法宜悉，象皮真者性极黏，石膏拌炒磨始得，槐子僵蚕土连翘，三味微炒勿使焦，穿山龟板一一炙，川牛膝共白芷梢，乳香没药油务去，血竭归身并一处，分两均与全蝎同；各研细末还核数，掺偕菜油六两煎，化入十二两黄占[2]，火酒少许加之好，打糊丸如桐子然；称取九钱分三服，弱者六钱已尽足，连朝陈酒送下宜，管可消除元可复。

● 【校注】

　　[1]肛漏：病名。又名肛瘘、漏疮。多因肛门周围痈疽溃破经久不愈导滞，或由肛管直肠内壁的感染发展而成。症见肛周有疮口并与管道相通，常流脓水，疼痛，缠绵不愈。

［2］黄占：药名。为黄蜡之别名。

● 【评析】

疡科之剂选入二方，一是治疗肠痈的八味排脓散；二是治疗肛瘘的消管方，此方以动物类药居多，以活血祛瘀，祛风攻毒为法，主治疮疡，痔漏。

二、新编景岳新方汤头歌诀

补阵

● 【原文】

　　培元扶本第一方，大补元煎正相当，人参熟地归杞仲，炙甘山药山萸匡。

　　壮水左归饮殊良，阴衰阳胜宜煎尝，熟地山药山萸肉，枸杞茯苓炙甘详。炼左归丸茯草不须用，龟鹿菟膝四味襄。

　　右归饮是益火剂，山药山萸怀熟地，桂附杞仲并炙甘，阳衰阴胜此克治。甘去菟鹿当归添，炼蜜为右归丸共十味。

　　五福饮能将五脏该，心肝脾肺肾分培，参归甘术还怀熟，补损调虚气血回。七福饮枣仁远志续，心脾为甚用之佳。

　　一阴煎中君二地，芍药麦冬甘草继，牛膝丹参共入煎，水亏火胜独主治。加减一阴煎膝丹添地骨知，火更甚者此能制。

　　二阴煎治心经热，水不制火火曷灭，生地元参酸枣仁，麦冬苓草连通入，或引竹叶或灯心，烦热惊狂病宜悉。

　　火微血少用三阴煎，损及肝脾病已深，熟地当归甘草炙，枣仁芍药更人参。

　　清金保肺四阴煎供，生地沙参芍麦冬，百合茯苓生草共，阴虚火盛奏奇功。

　　五阴煎重太阴脾，脾损那堪滑润施，熟地炙甘苓芍药，淮山扁豆术莲资。

　　小营煎用归熟地，芍药山药杞草系，性味平和明者知，血少阴虚此有济。淮山白芍或弃捐，仲膝肉桂更加焉，妇人经迟血少赖，腰膝筋骨腹痛痊，另名大营煎略别，气虚参术亦可添。

　　阴虚内亏外邪侵，补阴益气煎是寻，当归熟地山药橘，生姜炙草升柴参。

　　举元煎用人参草，炙芪制术升麻炒，气陷血脱或血崩，亡阳垂危治须早。

病涉虚损大便闭，用通于补有妙剂，<u>济川煎</u>用归膝苁，泽泻升麻枳壳系。

<small>虚甚者去枳壳，肾虚者加熟地。</small>

<u>蟠桃果</u>用连芡肉，胶枣熟地胡桃续，再以猪腰五六枚，掺上茴香蒸极熟，去筋膜并捣饼存，每晨开水二个吞，遗精虚弱食之好，补脾滋肾斯为纯。

● 【评析】

张景岳补阵设方以调补脏腑阴阳为主旨，尤以补肾阴、肾阳的左归饮、右归饮为根本。五脏兼补用五福饮；心火盛者用一阴煎、二阴煎；肝脾不足用三阴煎；肺有热者用四阴煎；脾虚气陷用举元煎。

和阵

● 【原文】

二陈汤<small>陈皮、半夏、茯苓、甘草、生姜</small>加归熟地，<u>金水六君</u><small>煎</small>名特异，肺肾虚寒水泛痰，阴虚外感咳嗽治。或以杏芥易地归，驱痰理气<u>六安</u><small>煎</small>利。

煎名<u>二术</u>白苍俱，陈芍干姜次第书，朴泻木香苓炙草，肝强脾弱此方需。

<u>和胃饮</u>用朴陈皮，干姜炙草辅之宜。<u>和胃二陈</u><small>煎</small>陈夏列，苓草干姜砂仁施。

<u>大和中饮</u>首陈皮，枳实砂仁山楂随，麦芽厚朴泽泻入，饮食留滞积聚施。<u>小和</u><small>中饮</small>陈皮更山楂，苓草扁朴生姜加，胸膈胀闷此能治，妇人胎气滞满和。

寒湿侵脾泻不止，<u>苍术丸</u>内苓芍以，甘朴小茴补骨脂，添用川椒丸元米。

● 【评析】

和阵选方以和中化痰，消积除湿为主功，如六安煎，和胃二陈煎，大、小和中饮，苍术丸等，均可酌情选用。

散阵

● 【原文】

凉散一柴_{胡饮}景岳立，生地陈甘芩芍集。二柴_{胡饮}温散夏陈皮，辛朴生姜甘草入。三柴_{胡饮}陈草芍姜归，肝经血热用之宜。四柴_{胡饮}气分参归列，炙草生姜散兼培。五柴_{胡饮}脾胃术草芍，当归熟地陈皮著。正柴_{胡饮}平散防风陈，甘草生姜白芍药。

二陈汤_{见和阵, 金水六君煎}内加柴胡，新方散阵柴陈_煎呼，伤风兼寒还咳嗽，发热痞满多痰驱。

柴芩煎襄黑山栀，泽泻木通枳壳资，表邪未解外内热，泻痢烦渴脉数宜。

五苓散_{猪苓、茯苓、白术、泽泻、肉桂}内柴胡进，景岳柴苓饮另定，风湿发黄发热兼，身痛脉紧表里病，小水不利苦闭癃，中寒泄泻此方称。

阳明温热表不解，柴胡白虎煎可采，石膏黄芩更麦冬，细草添来竹叶使。

● 【评析】

散阵方列以理气散邪为主旨，柴胡疏泄理气，是必用之药。热邪盛者用凉散，如一柴胡饮，柴芩煎，柴胡白虎煎等；寒痰、寒饮者用温散，如二柴胡饮，柴陈煎，柴苓饮等；寒热不偏者用平散，如正柴胡饮。肝脾气血不调者，三、四、五柴胡饮可随证选用。

寒阵

● 【原文】

徙薪饮用芩芍陈，黄柏丹皮麦冬苓，凡火未甚宜服此。甚者抽薪饮必遵，石斛木通芩泻草，黄柏枳壳更栀仁。

小水不利由热结，或者下利因湿热。景岳用制大分清_饮，茯苓泽泻木通设，猪苓枳壳还山栀，更有车前一味列。木通车前山栀捐，薏仁厚朴二味添，小分清饮名另立，湿滞肿胀服之痊。

阳火有余水亏涸，小便癃闭或淋浊，景岳治以<u>化阴煎</u>，二地膝泻猪苓索，黄柏知母俱用生，龙胆车前绿豆廓，临煎食盐少许加，温服冷服总期霍。

少阴阳明判盛衰，煎将玉女两堪治，石膏熟地怀牛膝，知麦门冬用最宜。

血热便血用<u>约营煎</u>，生地芩芍甘草登，川续槐花地榆炭，炒焦荆芥乌梅并。

● 【评析】

寒阵所列方大多性寒凉而清热泄火，且多辅以养阴生津法。如养阴、清热泄火，有徙薪饮，抽薪饮；清热利水、益阴，有大分清饮，化阴煎；滋阴、清热通便、止血，则有玉女煎，约阴煎。

热阵

● 【原文】

<u>回阳</u>饮四味挽元汤，参附干姜炙草详。<u>六味</u>回阳饮再添归熟地，阴阳两脱急煎尝。<u>理阴</u>煎六味除参附，托表温阴用合量。^{附子理阴煎}

中气虚寒作呕泄，景岳养中煎特设，人参炙甘炒干姜，扁豆山药茯苓列。

<u>五君子</u>煎本四君子汤_{人参、白术、茯苓、甘草}，添入干姜略炒黄，脾胃虚寒吐更泻，或兼湿者服之康。

脾肾虚寒作多泻，<u>胃关</u>煎熟地炙甘罗，干姜炮黑吴萸泡，白术淮山扁豆和。

生冷伤脾患泻痢，寒湿不除痉竭异，景岳用立佐关煎，厚朴陈皮山药试，炙甘扁豆炒干姜，肉桂猪苓泽泻暨。

<u>镇阴</u>煎炙甘熟地列，桂附泽泻怀牛膝，此治阴虚上格阳，真阳失守血随溢，大吐大衄莫可遏，手足厥冷脉欲脱，服此孤阳使有归，格阳喉痹当冷呷。

<u>归气饮</u>治气不顺，呃逆呕吐寒中证，熟地茯苓炮黑姜，炙草扁藿丁陈进。

三气饮治风寒湿，历节痹痛及鹤膝[1]，枸杞杜仲当归身，熟地膝苓芍药列，桂附白芷炙草姜，或入细辛或独活。

寿脾煎_{又名摄营煎}用术当归，山药干姜莲肉随，远志枣仁参炙草，脾虚不摄血堪治。

脾肾虚寒致溏泻，五德_丸吴萸补骨列，木香五味炒干姜，蒸饼为丸勿以蜜。

● 【校注】

[1]鹤膝：指鹤膝风。病名。多因经络气血亏损，风邪外袭，阴寒凝滞而成，症见膝关节肿大，股胫变细，或有关节腔内积液肿胀，甚者破溃流脓或黏性黄液，愈合缓慢。

● 【评析】

热阵所列方剂多为性温而有温阳散寒功用，回阳饮是基本方。温阳散寒的同时还常配以补气，养血，滋阴等法，如六味回阳饮，胃关煎，镇阴煎等。对于寒凝经络骨节，气血亏损的风湿痹症，可用三气饮。

固阵

● 【原文】

秘元_煎主用在心脾，带浊遗精并可治，远志枣仁山药芡，人参苓术炙甘施，金樱五味应资佐，火入苦参虚入芪。

固阴煎主肝肾病，带浊淋遗一切证，经水不固阴素虚，菟丝熟地人参进，远志山药山茱萸，五味炙甘加之称。

脾肾虚损不摄精，苓术菟丝_丸曾闻名，佐以湘莲北五味，山药杜仲炙草登。

膀胱不藏命火衰，小水不禁有由来，<u>巩堤丸</u>制景岳手，熟地菟术五味排，益智破故还附子，茯苓家韭一一偕。

● 【评析】

固阵所设方剂主治脏腑亏损，尤其是脾肾亏虚所引起的遗精不摄，尿频失禁，妇人带下，崩漏等证，如秘元煎，固阴煎，巩堤丸等。

因阵

● 【原文】

血虚经滞或痛极，以水济水法当悉，用补为泻取<u>决津</u>煎，肉桂当归怀牛泽，泽泻熟地乌药添，气虚乌药无容入。

气滞血积经水阏[1]，痛极拒按苦难说，产后瘀留痛非虚，男妇血厥或血逆。诸病通用<u>通瘀煎</u>，山楂香附红花联，乌药木香当归尾，青皮泽泻并一般。

冲任失守胎不固，景岳<u>胎元</u>饮克保护，参归杜仲芍陈皮，熟地炙甘白术互。

胎气不安由内热，<u>凉胎</u>饮生地生草设，芍芩枳壳当归身，石斛茯苓并添入。

产后或患儿枕痛，景岳<u>殿胞煎</u>宜送，当归川芎并炙甘，茯苓肉桂均资用。

<u>脱花煎</u>内首当归，芎桂红花车膝偕，气怯加参阴熟地，催生胎死并佳哉。

催生者不用红花亦可

产后或因火发热，及血妄行<u>清化</u>饮入，麦冬芍药牡丹皮，生地黄芩苓斛集。

<u>毓麟珠</u>，妇人须，调经种子诸病除，四君四物 地黄制熟用 八味并，鹿霜菟仲川椒俱，经迟腹痛破桂入，甚者再加吴茱萸 带多腹痛破味输，或加龙骨。此丸若与男子服，应加鹿角杞戟胡桃山药山茱萸。

<u>何人饮</u>用首乌参，归橘煨姜并作邻，疟久不除应可疗，气阴两顾益虚人。

疟经屡散不克止，血气未衰追疟_饮以，柴胡首乌当归身，甘草半夏青陈使。

● 【校注】

［1］阏（è）：阻塞。

● 【评析】

因阵是按病因统证而设的方剂。如治疗痛经，血虚经滞用决津煎；气滞血瘀用通瘀煎。治疗胎气不固，冲任失守用胎元饮；内热不安用凉胎饮。又如疟久不除，气阴不足者用何人饮；疟邪不散者用追疟饮。

三、新编《温疫论》方汤头歌诀

● 【原文】

温疫先寒后发热，继则但热勿寒栗，脉数不浮并不沉，舌白身疼头似裂，吴氏制有达原方，厚朴草果与槟榔，三味协力攻巢穴，知母芩甘芍药匡。生津润燥和营血，证现三阳柴葛羌，舌根渐黄将入胃，募原之邪未尽退，加入大黄名三消，消内消外不内外。

数下唇舌干亡液，清燥养营汤宜择，知母花粉芍归身，甘草陈皮灯心益，生地捣沥临服冲，阴枯血燥允宜吃。若还身表热留余，柴芩二味加必须，枣姜同煎灯心去，柴胡养营汤名又殊。

数下亡液仍热渴，里证未尽终须撤，承气养营采小承，大黄、厚朴、枳实归芍生地知姜入。又有蒌贝养营汤，橘红当归白芍匡，知母花粉姜苏子，痰涌胸膈此为良。

证本应下或失治，火邪壅闭耗血气，循摸撮空因寻来，惊惕肉瞤随之至，肢体振战元将脱，补泻兼施庶有济，陶氏黄龙汤：大黄、厚朴、枳实、芒硝、人参、地黄、当归。或但大承气汤大黄、厚朴、芒硝、枳实进，下证稍减神稍定。续得惊悸并怔忡，肢体振战肢厥病，眩晕郁冒项背强，并现循摸撮空证，此皆大虚势殊危，人参养营服正宜，麦冬五味归芍草，地黄知母更陈皮，俟夫虚候少退后，仍议缓下法当知。

疫留心胸痞满多，下后痞满应即和，今反痞者乃因虚，愈下而痞愈弗舒，或缘他病先亏乏，或缘禀赋素娇怯。因下愈虚失健运，邪留痞塞用何法？允宜参附养营汤，佐用干姜生地黄，归芍添来成六味，果如前证效立致。或者下后脉仍实，痞在再下法宜悉。

下后或当数下余，募原尚有余邪居，热不顿除姑待之，待邪聚胃下勿迟。间服缓剂宜何方？柴胡清燥正相当，黄芩陈皮并甘草，花粉知母生姜枣。

疫邪已退脉证平，元气未复力不胜，稍或劳动病即复，复则发热前证乘。惟脉不沉实为辨，攻下清凉两非善，轻者静养可自安，重者安神养血选，茯枣远志当归身，陈芍甘桔地黄并，加将龙眼肉煎服，表里融合渐回春。

举斑汤用柴升麻，归芍穿山芷亦加，下后中气已不振，升提托里莫迟差。

● 【评析】

本节收录《温疫论》中治疗疫病初起的达原饮、里证已具的三消饮、正虚斑出不透的托里举斑汤等方。还收载了治疗温疫初解，余热尚存，阴血未复的养营汤系列方。何书田用简洁明了的语言，以歌赋形式将汤方的主治功效表达尽致，既体现了原著精神，又融入了自己的临床经验，值得学习记诵。

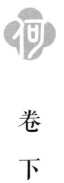

卷
下

一、汪昂《汤头歌诀》补录

补益之剂

● 【原文】

升阳益胃汤，东垣参术芪，黄连半夏草陈皮，苓泻防风羌独活，柴胡白芍枣姜随。

黄芪鳖甲散，罗谦甫[1]地骨皮，芤菀参苓柴半知，地黄芍药天冬桂，甘桔桑皮劳热宜。

秦艽鳖甲散，罗谦甫治风劳，地骨柴胡及青蒿，当归知母乌梅合，止嗽除蒸敛汗高。

秦艽扶羸汤，直指鳖甲柴，地骨当归柴菀偕，半夏人参兼炙草，肺痨蒸嗽服之谐。

百合固金汤[2]，赵蕺庵[3]二地黄，玄参贝母桔甘藏，麦冬芍药当归配，喘咳痰血肺家伤。

补肺阿胶散，钱乙马兜铃，鼠粘甘草杏糯停，肺虚火盛人当服，顺气生津嗽哽宁。

益气聪明汤，东垣蔓荆，升葛参芪黄柏并，再加芍药炙甘草，耳聋目障服之清。

● 【校注】

[1]罗谦甫：即罗天益，元代医学家。字谦甫。真定（今河北正定）人，是金代医学家李杲的学生。他继承李杲学说，集录诸家之说，并结合自己的经验良方，撰成《卫生宝鉴》一书。还有《内经类编》等著作。

[2]百合固金汤：出自明·周之干《慎斋遗书》卷七方。

[3]赵蕺庵：清代医家。《汤头歌诀》言其制百合固金汤。

● 【评析】

本节所载补益之剂，多为养阴清虚热的方剂，与卷上补养之剂可互补。

发表之剂

● 【原文】

大青龙汤仲景桂麻黄，杏草石膏姜枣藏，太阳无汗兼烦躁，风寒两解此为良。

小龙青汤仲景治水气，喘咳呕哕渴利慰，姜桂麻黄芍药甘，细辛半夏兼五味。

升麻葛根汤钱氏，钱乙再加芍药甘草是，阳明发热与头疼，无汗恶寒均堪倚，亦治时疫与阳斑，痘疹已出慎勿使。

九味羌活汤，张元素用防风，细辛苍芷与川芎，黄芩生地同甘草，三阳解表益姜葱，阴虚气弱人禁用，加减临时在变通。

人参败毒散，活人，毒即热湿也茯苓草，枳桔柴前羌独芎，薄荷少许姜三片，时行感冒有奇功。去参名为**败毒散**。加入消风治亦同，名消风败毒散[1]。

再造散节庵用参芪甘，桂附羌防芎芍参，细辛加枣煨姜煮，阳虚无汗法当谙。

麻黄人参芍药汤，东垣桂枝五味麦冬襄，归芪甘草汗兼补，虚人外感服之康。

神白散用白芷甘，姜葱淡豉与相参。一切风寒皆可服，妇人鸡犬忌窥探。

● 【校注】

[1] 消风败毒散：明·龚廷贤《万病回春》卷八载方由归尾、川芎、赤芍、生地黄、升麻、葛根、黄芩、黄连、黄柏、连翘、防风、羌活、银花、甘草、蝉蜕等药组成。

【评析】

本节收录的发表剂，多为表里兼治方，如兼清里热的大青龙汤，九味羌活汤；兼化水饮的小青龙汤；兼扶正气的人参败毒散，再造散，麻黄人参芍药汤等。

攻里之剂

【原文】

木香槟榔丸，张子和**青陈皮**，枳壳柏连棱莪随，大黄黑丑兼香附，芒硝水丸量服之，一切实积能推荡，泻痢食疟用咸宜。

温脾汤，千金**参附与干姜**，甘草当归硝大黄。寒热并行治寒积，脐腹绞结痛非常。

【评析】

本节攻里剂仅收 2 方，一为泄热通瘀逐水，一为温下，可作为卷上攻里之剂的补充。

涌吐之剂

【原文】

瓜蒂散仲景**中赤小豆**。或入藜芦郁金凑[1]，此吐实热与风痰。虚者**参芦**散一味匀。古人尚有**烧盐方**，一切积滞功能奏。

稀涎散严用和**皂角白矾**，或益藜芦微吐间。风中痰升人眩仆，当先服此通其关。**通关散**用细辛皂，吹鼻得嚏保生还。

[1]或入藜芦郁金凑：指两种三圣散方。一是由瓜蒂、防风、藜芦研细末煎服；一是由瓜蒂、郁金研细末，用韭菜汁调服后，再用鹅翎探喉间催吐。

● 【评析】

涌吐剂主要用于邪气积于胸中或胃，且病势向上，故因势利导而用吐法以驱邪外出。瓜蒂散是基本方。瓜蒂苦寒有毒，能刺激胃黏膜，引起反射性呕吐。研末服 0.6~0.9 克。过量可致中毒。

和解之剂

● 【原文】

黄芩汤^{仲景}用甘芍并，二阳合利枣加烹，此方遂为治痢祖，后人加味或更名。再加生姜与半夏，前症兼呕此能平。单用芍药与甘草，散逆止痛能和营。

逍遥散^{局方}用当归芍，柴苓术草加姜薄，散郁除蒸功最奇，调经八味丹栀着。

痛泻要方[1]^{刘草窗}陈皮芍，防风白术煎丸酌，补土泻木理肝脾，若作食伤医便错。

● 【校注】

[1]痛泻要方：出自《丹溪心法》卷二引刘草窗方。又名白术芍药散。

● 【评析】

黄芩汤、逍遥散在卷上和解剂中有列，但歌诀有不同。痛泻要方为新增。

表里之剂

● 【原文】

　　<u>大柴胡汤</u>仲景用大黄，枳实芩夏白芍将，煎加姜枣表兼里，妙法内攻并外攘。<u>柴胡加芒硝汤</u>义亦尔。仍有<u>桂枝加大黄汤</u>。<small>小柴胡汤加芒硝，即柴胡加芒硝汤。桂枝汤内加大黄，治太阳误下，大实痛者，转属太阴。俱仲景方</small>

　　<u>防风通圣散</u>，河间大黄硝，荆芥麻黄栀芍翘，甘桔芎归膏滑石，薄荷芩术力偏饶，表里交攻阳热盛，外科疡毒总能消。

　　<u>五积散</u>局方治五般积　麻黄苍芷芍归芎，枳桔桂姜甘茯朴，陈皮半夏加姜葱。除桂枳陈余略炒，<u>熟料</u>尤增温散功。温中解表祛寒湿，散痞调经用各充。

　　<u>葛根黄芩黄连</u>汤仲景，甘草四般治二阳，解表清里兼和胃，喘汗自利保平康。

　　<u>参苏饮</u>元戎内用陈皮，枳壳前胡半夏宜，干葛木香甘桔茯，内伤外感此方推。参前若去芎柴入，饮号<u>芎苏</u>治不差。<u>香苏饮</u>局方仅陈皮草，感伤内外亦堪施。

　　<u>茵陈丸</u>用大黄硝，鳖甲常山巴豆邀，杏仁栀豉蜜丸服，汗吐下兼三法超，时气毒疠及疟痢，一丸两服量病调。

　　<u>大羌活汤</u>即九味，已独知连白术暨，散热培阴表里和，伤寒两感差堪慰。

● 【评析】

　　本节收录的表里之剂较卷上为多，除大柴胡汤外，均为新增方剂，可资补充。

消补之剂

● 【原文】

　　<u>保和丸</u>神曲与山楂，苓夏陈翘菔子加，曲糊为丸麦芽汤下，亦可方中用麦

芽。<u>大安丸</u>内加白术，消中兼补效堪夸。

<u>葛花解酲</u>_汤香砂仁，二苓参术蔻青陈，神曲干姜兼泽泻，温中利湿酒伤珍。

● 【评析】

保和丸消食积，葛花解酲汤消酒湿，是消导方之不可或缺。

理气之剂

● 【原文】

<u>乌药顺气</u>_{汤，严用和}芎芷姜，橘红枳桔及麻黄，僵蚕炙草姜煎服，中气厥逆此方详。

<u>四七汤</u>_{三因}理七情气，_{亦名七气汤}半夏厚朴茯苓苏，姜枣煎之舒郁结，痰涎呕痛尽能纾。又有局方名<u>四七</u>_汤，参桂夏草妙更殊。

绀珠<u>正气天香散</u>，香附干姜苏叶陈，乌药舒郁兼除痛，气行血活经调匀。

● 【评析】

本节新增理气方剂，可资卷上理气之剂的补充。

理血之剂

● 【原文】

<u>养心汤</u>用草芪参，二茯芎归柏子寻，夏曲远志兼桂味，再加酸枣总宁心。

<u>当归四逆汤</u>_{，仲景}桂枝芍，细辛甘草木通着，再加大枣治阴厥，脉细阳虚由血弱。内有久寒加姜茱，_{名当归四逆加吴茱萸生姜汤。}仲景发表温中通脉络，不用附子及干姜，助阳过剂阴反灼。

咳血方_{丹溪}中诃子收，瓜蒌海石山栀投，青黛蜜丸口噙化，咳嗽痰血服之瘳。

东垣秦艽白术丸，归尾桃仁枳实攒，地榆泽泻皂角子，糊丸血痔便艰难。仍有苍术防风剂，润血疏风燥湿安。本方除白术、当归、地榆，加苍术、防风、大黄、黄柏、槟榔，名秦艽苍术汤；除枳实、皂角、地榆，加防风、升麻、柴胡、陈皮、炙甘草、黄柏、大黄、红花，名秦艽防风汤，治并同。

小蓟饮子藕蒲黄，_{炒黑}木通滑石生地襄，归草黑栀淡竹叶，血淋热结服之凉。

四生丸_{济生}用三般叶，侧柏艾荷生地协，等分生捣如泥煎，血热妄行吐衄惬。

复元活血汤_{发明}[1]柴胡，花粉当归山甲俱，桃仁红花大黄草，损伤瘀血酒煎祛。

【校注】

[1]发明：指《医学发明》。金·李杲撰

【评析】

本节收录的理血剂，有补血活血的养心汤，当归四逆汤；有凉血止血的咳血方，小蓟饮子，四生丸；更有活血化瘀见长的复元活血汤。

祛风之剂

【原文】

大秦艽汤_{机要}羌独防，芎芷辛芩二地黄，石膏归芍苓甘术，风邪散见可通尝。

三生饮_{局方}用乌附星，三皆生用木香听，加参对半扶元气，卒中痰迷服此灵。星香散亦治卒中，体肥不渴邪在经。胆星散痰，木香行气，为末服，易简[1]加姜煎服，名星香饮。

顺风匀气_散术乌沉，白芷天麻苏叶参，木瓜甘草青皮合，喎[2]僻偏枯口舌暗。

黄柏苍术天南星，桂枝_{横行}防己_{下行}及威灵_{上下行}，桃仁红花龙胆草_{下行}，羌芷_{上行}川芎_{上下行}神曲停，痛风湿热与痰血，上中下通用_{痛风方，}_{丹溪}之听。

清空_{膏，}_{东垣}芎草柴芩连，羌防升之入顶巅，为末茶调如膏服，正偏头痛一时蠲。

人参荆芥散_{妇宝}熟地，防风柴枳芎归比，酸枣鳖羚桂术甘，血风劳作风虚治。

【校注】

[1]易简：指《易简方》。宋·王硕撰。1卷。约刊于 12 世纪末期。本书选方以《三因方》为基础，结合其他著作，并选录常用方药编成，切于临床实用。

[2]喎（wāi）：嘴歪。

【评析】

祛风之剂所载方，除了治疗中风的大秦艽汤，三生饮，顺风匀气散，还有治疗痛风的痛风方，且方中配有上行、下行、横行等药物，故无论发生于何处的痛风症，均可选用。此外，偏头痛可用清空膏，血虚生风宜用人参荆芥散。

祛寒之剂

【原文】

吴茱萸汤_{仲景}人参枣，重用生姜温胃好，阳明寒呕少阴_下利，厥阴头痛皆能保。

益元_{汤，}_{活人}艾附与干姜，麦味知连参草将，姜枣葱煎入童便，_{冷服}内寒外热名戴阳。

回阳救急_{汤，}_{节庵曰：即四逆汤。}用六君，桂附干姜五味群，加麝三厘或_猪胆汁，三阴寒厥见奇勋。

寒疝痛用**导气汤**，川楝茴香与木香，吴茱煎以长流水，散寒通气利小肠。

橘核丸_{济生}中川楝桂，朴实延胡藻带昆，桃仁二术酒糊合，癫疝痛顽盐酒吞。

● 【评析】

本节增入方剂可作卷上祛寒之剂的补充。

祛暑之剂

● 【原文】

缩脾饮用清暑气，砂仁草果乌梅暨，甘草葛根扁豆加，吐泻烦渴温脾胃。

● 【评析】

缩脾饮温脾胃，祛暑气，较之卷上清暑之剂中的大顺散更为平和适用。

利湿之剂

● 【原文】

小半夏加茯苓汤，_{仲景}行水散痞有生姜。_{除茯苓，名小半夏汤。}加桂除夏治悸厥，**茯苓甘草汤**名彰。

甘姜苓术汤_{金匮，即肾着汤}干姜，茯苓甘草白术襄。**黄芪防己**_{汤，金匮}除姜茯，术甘姜枣共煎尝。

羌活胜湿_{汤局方}羌独芎，甘蔓藁本与防风，湿气在表头腰重，发汗升阳有异功，风能胜湿升能降，不与行水渗湿同。若除独活芎蔓草，**除湿汤**升麻苍术充。_{名羌活除湿汤}

大橘皮汤治湿热，五苓六一二方啜，陈皮木香槟榔增，能消水肿及泻泄。

八正散，局方木通与车前，萹蓄大黄滑石研，甘草梢瞿麦兼栀子，煎加灯草痛淋蠲。

当归拈痛汤，东垣羌防升，猪泽茵陈芩葛朋，二术苦参知母草，疮疡湿热服皆应。

● 【评析】

甘姜苓术汤在卷上利湿之剂中亦有载，其他汤方均为新增，可资补充。

润燥之剂

● 【原文】

滋燥养营汤二地黄，芩甘归芍及艽防，爪枯肤燥兼风秘，火燥金伤血液亡。

活血润燥生津饮，丹溪二冬熟地兼瓜蒌，桃仁红花及归芍，利秘通幽善泽枯。

韭汁牛乳饮，丹溪反胃滋，养荣散瘀润肠奇。五汁安中饮，张任候姜梨藕，三般加入用随宜。

搜风顺气丸大黄蒸，郁李麻仁山药增，防独车前及槟枳，菟丝牛膝山茱仍，中风风秘及气秘，肠风下血总堪凭。

猪肾荠苨汤，千金参茯神，知芩葛草石膏因，磁石天花同黑豆，强中消渴此方珍。

地黄饮子易简参芪甘，二地二冬枇斛参，泽泻枳实疏二腑，躁烦消渴血枯含。

酥蜜膏酒千金用饴糖，二汁百部及生姜，杏枣补脾兼润肺，声嘶气惫酒温尝。

清燥汤，东垣二术与黄芪，参苓连柏草陈皮，猪泽升柴五味曲，麦冬归地痿方推。

【评析】

本节所增养阴润燥方，可作卷上润燥之剂的补充。

泻火之剂

【原文】

升阳散火汤，东垣葛升柴，羌独防风参芍侪，生炙二草加姜枣，阳经火郁发之佳。

清胃散东垣用升麻黄连，当归生地牡丹全，或益石膏平胃热，口疮吐衄口血、鼻血及牙宣。

钱乙泻黄散升防芷，芩夏石斛同甘枳，亦治胃热及口疮，火郁发之斯为美。

泻青丸钱乙用龙胆栀，下行泻火大黄资，羌防升上芎归润，火郁肝经用此宜。

清震汤河间治雷头风，升麻苍术两般充，二味，局方名升麻汤荷叶一枚升胃气，邪从上散不传中。

桔梗汤济生中用防己，桑皮贝母瓜蒌子，甘枳当归杏薏仁，黄芪百合姜煎此，肺痈吐脓或咽干，便秘大黄可加使。

清咽太平丸薄荷芎，柿霜甘桔及防风，犀角蜜丸治膈热，早间咯血颊常红。

辛夷散严氏藁本防风，白芷升麻与木通，芎细川芎、细辛甘草茶调服，鼻生息肉此方攻。

【评析】

本节所列泻火之剂，有清胃热，如清胃散，钱乙泻黄散；清肝热，如泻青丸；清肺热，如桔梗汤，清咽太平丸，辛夷散等。

除痰之剂

青州白丸_{星夏并}，白附川乌俱用生，晒露糊丸姜薄引，风痰瘫痪小儿惊。

清气化痰_丸星夏橘，杏仁枳实瓜蒌实，芩苓姜汁为糊丸，气顺火消痰自失。

顺气消食化痰丸，_{瑞竹堂}[1]青陈星夏菔卜苏攒，曲麦山楂葛杏附，蒸饼为糊姜汁抟。

金沸草散_{活人}前胡辛，半夏荆甘赤茯因，煎加姜枣除痰嗽，肺感风寒头目眩。局方_{金沸草散}不用细辛茯，加入麻黄赤芍均。

半夏天麻白术汤，_{东垣}参芪橘柏及干姜，苓泻麦芽苍术曲，太阴痰厥头痛良。

常山饮_{局方}中知贝取，乌梅草果槟榔聚，姜枣酒水煎露之，劫痰截疟功堪诩。

截疟七宝_{饮，易简}常山果，槟榔朴草青陈伙，水酒合煎露一宵，阳经实疟服之妥。

● 【校注】

[1] 瑞竹堂：指《瑞竹堂经验方》。元·沙图穆苏撰。15卷。约刊于1326年。本书分门列方，计有310余方。均选自各家方书及采录见闻中经验效方。

● 【评析】

顺气消食化痰丸又名化痰丸，出自《瑞竹堂经验方》卷二方。原方中还有白矾、皂角。本节所录方可作卷上除痰之剂的补充。

收涩之剂

● 【原文】

诃子散_{东垣}用治寒泻，炮姜粟壳橘红也。河间_{诃子散}木香诃草连，仍用术芍煎汤下。二方药异治略同，亦主脱肛便血者。

　　真人养脏汤，罗谦甫诃粟壳，肉蔻当归桂木香，术芍参甘为涩剂，脱肛久痢早煎尝。

　　柏子仁丸[1]人参术，麦麸牡蛎麻黄根，再加半夏五味子，阴虚盗汗枣丸吞。

　　阳虚自汗**牡蛎散**，黄芪浮麦麻黄根。**扑法**芎藁牡蛎粉，或将龙骨牡蛎扪。

● **【校注】**

　　[1] 柏子仁丸：出自《普济本事方》卷六方。治阴虚火旺，夜寐不安，盗汗。

● **【评析】**

　　本节所列汤方主要为涩肠止泻，如诃子散，真人养脏汤，以及收敛止汗，如柏子仁丸，牡蛎散。

杀虫之剂

● **【原文】**

　　化虫丸鹤虱及使君，槟榔芜荑苦楝群，白矾胡粉糊丸服，肠胃诸虫永绝氛。

痈疡之剂

● **【原文】**

　　真人活命饮金银花，防芷归陈草节加，贝母天花兼乳没，穿山角刺酒煎嘉。

金银花酒加甘草，奇疡恶毒皆能保。护膜须用蜡矾丸，_{加雄黄，名雄矾丸。蛇咬尤宜服之。}二方均是疡科宝。

托里十补_{散，即局方十宣散}参芪芎，归桂白芷及防风，甘桔厚朴酒调服，痈疡脉弱赖之充。

托里温中_{汤，孙彦和}[1]姜附羌，茴木丁沉共四香，陈皮益智兼甘草，寒疡内陷呕泻良。

托里定痛_汤四物兼，乳香没药桂心添，再加蜜炒罂粟壳，溃疡虚痛去如拈。

散肿溃坚_{汤，东垣}知柏连，花粉黄芩龙胆宣，升柴翘葛兼甘桔，归芍棱莪昆布全。

● 【校注】

[1] 孙彦和：元代医家。擅外科。

● 【评析】

卷上疡科之剂仅载 2 方，本节收录了诊治痈疡的常用方，如真人活命饮，又称仙方活命饮，托里温中汤，散肿溃坚汤等。

经产之剂

● 【原文】

海藏妊娠六合汤，四物为君妙义长。伤寒表虚地骨桂，_{名表虚六合汤。}表实_{六和汤}细辛兼麻黄。少阳柴胡黄芩入，_{名柴胡六合汤。}阳明石膏知母藏，_{名石膏六和汤。}小便不利加苓泻，_{名茯苓六合汤。}不眠黄芩栀子良，_{名栀子六合汤。}风湿防风与苍术，_{名风湿六合汤。}发斑升麻连翘尝，_{名升麻六合汤。}胎动血漏加胶艾，_{名胶艾四物汤。}虚痞朴实颇相当，_{名朴实六合汤。}脉沉寒厥亦桂附，_{名附子六合汤。}便秘蓄血桃仁黄，_{名大黄六合汤。}安胎养血先为主，余因各症细参详。后人法此治经水，过多过少别温凉。温六合汤加芩术。色黑后期连附商，_{名连附六合汤。}热六合汤栀连益。寒六合汤加附姜。气六合汤加陈朴。风六合汤加芄羌。此皆经产通用剂，说与时师好审量。

黑神散_{局方}中熟地黄，归芍甘草桂炮姜，蒲黄黑豆童便酒，消瘀下胎痛逆忘。

清魂散_{严氏}用泽兰叶，人参甘草川芎协，荆芥理血兼祛风，产中昏晕神魂帖。

羚羊角散_{本事方}杏薏仁，防独芎归又茯神，酸枣木香和甘草，子痫风中可回春。

当归生姜羊肉汤，_{金匮}产中腹痛蓐劳匡。亦有加入参芪者[1]。千金_{羊肉汤}四物甘桂姜。

达生散，_{丹溪}紫苏大腹皮，参术甘陈归芍随，再加葱叶黄杨脑，孕妇临盆先服之。若将川芎易白术，_名紫苏饮子_{严氏}子悬宜。

妊娠转胞参术饮，_{丹溪}芎芍当归熟地黄，炙草陈皮兼半夏，气升胎举自如常。

牡丹皮散_{妇人良方}延胡索，归尾桂心赤芍药，牛膝棱莪酒水煎，气行瘀散血瘕削。

固经丸_{妇人良方}用龟板君，黄柏樗皮香附群，黄芩芍药酒丸服，漏下崩中色黑殷。

柏子仁丸_{良方}[2]熟地黄，牛膝续断泽兰芳，卷柏加之通血脉，经枯血少肾肝匡。

● 【校注】

［1］加入参芪者：指当归羊肉汤加人参、黄芪。为《济生方》所载。

［2］良方：指《校注妇人良方》。明·薛己校注。原书名《妇人良方大全》，又名《妇人良方》。24卷。宋·陈自明撰于1237年。本书整理编辑了宋以前有关妇产科的著作，分门论证，共200余论，经薛己校注后增删了部分内容，并逐篇附加按语及治验。

● 【评析】

经产之剂首选王海藏妊娠六合汤，以四物汤为基本方，随证加味变化而成多种六合汤，方便可行，切合实用。还收录了治疗子痫的羚羊角散；治疗小便不通的妊娠转胞参术饮；产中腹痛宜服当归生姜羊肉汤；临盆先服达生散；产后瘀阻用黑神散等。此外，还有治疗妇人崩漏的固经丸；瘀阻癥瘕用牡丹皮散；经枯血少用柏子仁丸等，均为经验实用方。

便用良方

● 【原文】

望梅丸_{韵菴}用盐梅肉，苏叶薄荷与柿霜，茶末麦冬糖共捣，旅行赉[1]服胜琼浆。

骨灰固齿_{牙散}猪羊骨，腊月腌成煅研之，骨能补骨咸补肾，坚牙健啖老尤奇。

软脚散中芎芷防，细辛四味碾如霜，轻撒鞋中行远道，足无箴疱汗皆香。

● 【校注】

[1] 赉（lài）：赏赐；赠送。

● 【评析】

此三方方便实用，不妨可试。

小儿稀痘方

● 【原文】

稀痘神_{米以功}[1]丹三种豆，粉草细末竹筒装，腊月厕中浸洗净，风干配入梅花良。丝瓜藤丝煎汤服，一年一次三年光。又方蜜调忍冬末，_{顾骧宇}[2]不住服之效亦强。更有玄参菟丝子，_{娄江王相公}蜜丸如弹空心尝，白酒调化日二次，或加犀麦生地黄。此皆验过稀痘法，为力简易免仓皇。

点舌珠黄熊胆冰，蟾酥没药乳香沉，朱砂血竭雄莩莳，人乳为丸衣用金。

● 【校注】

［1］米以功：人名。明代医家。擅幼科。江右（今江西省）人。《医学广笔记》云其传有稀痘方，神方也。

［2］顾骧宇：人名。清代医家。擅幼科。

● 【评析】

此列小儿稀痘方当为民间传说，仅供参考。

二、古方歌诀补遗

● 【原文】

至宝人参珀麝香，朱砂龙脑瑁牛黄，犀雄安息金银箔，卒中痰迷赖此方。

牛黄清心万氏传，神昏心热服之安，芩连栀子辰砂郁，君重牛黄面和丸。

伤寒发狂紫雪择，磁滑寒膏四般石，麝木沉丁香二硝，犀羚二角升麻翊，辰砂元草及黄金，热烦内外皆堪息。

抱龙丸内有雄黄，天竺朱砂星麝香，甘草煎汤将末捣，牛黄琥珀判丸尝，痰蒙惊搐俱须服，记取当年陈氏方。

紫金锭丹号神方，文蛤山茨与麝香，大戟续随[1]成五品，堪医百色疫邪狂。

芦根汤治伤寒呕，竹茹粳米生姜受，干霍乱吐用烧盐，童便热调方不苟。

陶氏黄龙用大承，参归甘草枣姜增，体虚病实多谵语，热结旁流用必真。

柴葛解肌柴葛先，黄芩甘桔芷羌添，枣姜芍药俱收入，身热阳明病不眠。

参胡三白首参柴，芍术苓姜大枣排，汗下虚微并少气，口干发热服之谐。

葛根葱白汤芍药，川芎知母生姜续，伤寒已汗未汗者，服此淋漓头痛释。

吴氏柴胡清燥汤，柴芩花粉枣生姜，陈皮知母[2]生甘草，下后阳明热反张。里结去兮脉何数？疫邪未尽饮之良。添将生地并归芍，名更养营余热凉。

局方柴胡升麻汤，少阳阳明外感伤，桑白前胡芩葛芥，石膏赤芍豉兼姜。

十全消暑首香薷，扁朴陈苓术草供，苏藿木瓜取汗速，头痛发热暑风驱。

资生丸内异功先，苡蔻楂砂曲建莲，扁豆麦芽山药芡，藿香桔朴与黄连，阳明气弱胎难保，养胃调中病自痊。

脾约丸先小承气，麻仁杏仁芍药比，胃强脾弱布津难，小便数而大便闭。

木香顺气蔻青陈，益智吴萸苍朴苓，归半升柴姜泽泻，益脾消胀效如神。

中满分消丸六君，芩连朴实泻猪苓，姜砂知母姜黄入，脾胃调和热胀平。

枳实丸中二术收，木香橘半麦芽投，山楂神曲姜黄选，积痞消之脾胃瘳。

鳖甲煎丸芩大黄，朴柴参半桂丹姜，桃仁芍药蜂瞿麦，鼠妇阿胶石韦螆，葶苈紫葳乌扇䗪，赤硝清酒龟灰尝。

　　　　　　　　　　　　　　　　　　　　何书田医著八种校评

痞气丸中巴豆茵，芩连参术朴砂仁，吴萸苓泻椒姜桂，灯草川乌并作邻。

肥儿四味首芜荑，体瘦疳膨目翳施，神曲黄连并麦蘖，汁须猪胆作丸宜。

若加橘朏损前汁，退热消疳虫亦宜。

安胃丸以附桂枝，椒姜连朴橘青皮，乌梅川椒人参芍，汤用椒梅丸法宜。

香砂枳实丸四味，消食和中破滞气，加味枳实去木香，曲麦楂砂香附比。

白螺丸用螺蛳壳，苍星滑夏青皮续，枳壳香砂栀子加，积痰脘痛丹溪作。

小温中丸本丹溪，脾虚不运胀堪医，二陈加入生香附，白术黄连神曲施，

醋炒针砂并苦参，醋水各半打如泥。

养元粉是用川椒，芡实淮山莲肉饶，元米一升须熟用，实脾养胃白糖调。

化肝煎疗怒伤肝，芍药青陈栀子餐，泽泻丹皮土贝母，胁疼气逆胀皆宽。

寇氏方传含化丸，枇杷桑叶款冬先，大黄杏菀兼通草，热嗽成劳服此痊。

清燥救肺首冬桑，阿胶参麦石膏襄，杏草胡麻枇杷叶，痰加蒌贝热犀羊。

黄连阿胶汤芍药，少阴不寐心烦灼，尚有鸡子共黄芩，降火归原病可却。

麦门冬汤金匮制，参甘夏米枣加四，胃中津涸虚火炎，大补中气咽喉利。

生地黄煎四般汁，麦冬生地姜竹沥，石膏知母瓜蒌根，地骨葳蕤苓白蜜，

烦渴晡甚喘咳多，能食便闭此方执。

肺痈神方士材[3]立，贝防甘桔甜葶苈，白及银花薏苡陈，溃后参芪堪并切。

脾肾双补参莲肉，菟丝五味淮山药，戟天砂蔻及车前，萸肉陈皮补骨属。

使君子丸杀虫积，南星姜制槟榔择，生米麦芽土炭茶，任其所喜炒之食。

膀胱不藏水不止，命火衰微巩堤使，熟地补骨附云苓，智仁五味菟丝子，

白术韭子虚用参，山药糊丸并可食。

鲤鱼汤用鱼煎汁，掺入苓陈归芍合，胎有水气肿周身，溺闭尝之尿汩汩。

先期汤用知柏连，艾叶阿胶四物煎，香附条芩与炙草，固经凉血治期先。

饮有过期四物君，红花香附桂桃仁，木通甘草蓬莪术，补血行经气不凝。

丸名猪肚用桃仁，地骨参芪赤茯苓，柴鳖香连藏豕肚，热劳羸瘦妇回春。

五子衍宗枸杞先，覆盆五味兔车前，虚寒实热何须问，补髓添精瓜瓞绵。

千金种子首沙蒺，龙骨莲须芡实宜，萸肉覆盆成六味，遗精白浊亦堪医。

家韭子丸地鹿茸，菟丝仲膝桂苁蓉，当归石斛姜巴戟，遗浊阳衰并见功。

青娥补骨仲胡桃，炼蜜为丸温酒调，或益苁蓉茴戟肉，肾虚腰痛助阳高。

● 【校注】

［1］续随：植物名。指续随子。入药的是其种子，名千金子。又名打鼓子、小巴豆。辛、温，有毒。有逐水消肿，破血散结的功用。

［2］知母：原为"栀子"。疑误。

［3］士材：即李中梓。明末医家。字士材，号念莪，华亭（今上海市松江）人。对《内经》《伤寒论》等典籍，及宋元名家之说研究较深，临证常有奇效，求治者颇多。著有《内经知要》《士材三书》《医宗必读》《雷公炮炙药性解》《伤寒括要》《颐生微论》等书。

● 【评析】

本节所载方大多前面各篇已有收录，但歌诀有所不同。前未收录的补遗方剂有：紫金锭，芦根汤，葛根葱白汤，十全消暑汤，木香顺气丸，中满分消丸，痞气丸，养元粉，化肝煎，寇氏含化丸，麦门冬汤，生地黄煎（与补养之剂中治阴虚盗汗方不同），肺痈神方，使君子丸，青娥丸，以及妇科的先期汤，过期饮等。

三、景岳新方歌诀（又一种）

补阵

● 【原文】

大补元煎妙如神，地黄枸杞炒归身，山萸杜仲同甘草，山药人参可补真。

<u>左归</u>壮水饮偏灵，甘草山萸白茯苓，山药地黄同枸杞，阴衰阳胜效兼行。

<u>右归</u>益火饮称良，川附山萸熟地黄，杜仲淮山兼枸杞，再加肉桂好扶阳。

<u>左归丸</u>是补真阴，牛膝山萸熟地增，山药菟丝和枸杞，鹿胶补血又生津。

<u>右归丸</u>乃补元阳，桂杞菟丝熟地黄，萸芍鹿胶归附子，命门不足此方良。

<u>五福饮</u>扶气血亏，人参熟地术甘归。枣仁远志如加入，<u>七福</u>饮心脾赖此医。

水亏火胜<u>一阴煎</u>，芍药丹参二地兼，牛膝麦冬甘草共。此方加减更须参，

怀牛若共丹参去，知母还同地骨添。借问心经如蕴热，<u>二阴煎</u>治火之然，

麦冬生地仍增入，生草元参用拣连，酸枣木通兼白茯，加将灯草味俱全。

<u>三阴煎</u>治肝脾虚，枣芍参地黄归草扶。减却枣参归熟地，再增生地<u>四阴煎</u>呼，

清金保肺沙参入，百合麦冬苓不可无。失血脾虚<u>煎第五</u>，参地黄扁豆泄溏驱，

茯苓芍药兼甘草，五味淮山焦术俱。

血少经迟仗<u>大营</u>煎，炙甘熟地共归身，爱他杞桂怀牛仲，腰膝疼时用更灵。

杜仲桂牛除却去，淮山白芍<u>小营</u>煎称，阴虚血少宜煎服，一盏琼浆气味平。

一方通补<u>济川煎</u>，病涉虚时大便艰，牛膝升麻和泽泻，归身枳壳肉苁全。

久疟须用<u>休疟方</u>，参甘白术首乌当归，煎时必用阴阳水，弱质衰年赖此康。

● 【评析】

本节除休疟方外，其余方剂在本书卷上景岳新方补阵中均有载，但歌诀不同，可互参。

和阵

● 【原文】

新方金水六君煎，地草归苓陈夏先，若用此汤医老弱，风寒咳嗽妙无言。
减去地归添杏芥，痰多全赖六安煎痊。

二陈和胃二陈煎和胃用干姜，半夏砂仁甘草襄，新会茯苓俱入用，
胃寒痰呕是神方。

苓术二陈煎最奇，二苓泽泻共陈皮，干姜夏术草须炙，呕吐吞酸服此宜。
饮名和胃治中虚，紫朴陈皮姜草须，吐泻有痰兼脘胀，总之寒湿暴伤脾。
中宫积食大和中饮，枳实陈楂厚朴同，泽泻砂仁兼麦蘖，水煎温服自然松。
胸前胀用小和中饮，甘扁陈苓楂朴同，若是妇人胎气滞，外加香附缩砂通。
二苓厚朴实堪夸，枳壳米仁去滞邪，水利肿消须泽泻，小分清饮妙无涯。
米仁厚朴皆除去，积热车前栀子加，闭结木通功最速，大分清饮更为嘉。
解肝煎治怒伤肝，芍朴陈苓性最安，半夏砂仁苏叶佐，肋疼气逆定松宽。
脾弱肝强二术煎，治从气湿木香先，陈皮芍朴干姜炒，泽泻云苓共炙甘。

● 【评析】

本节和阵列方较卷上景岳新方和阵增加了苓术二陈煎，大、小分清饮，解肝煎等方。其中大、小分清饮在卷上是列入寒阵中的。

攻阵

● 【原文】

敦皋丸攻积食嘉，木香皂角与山楂，青皮乌药陈皮择，巴豆丁香并麦芽。

● 【评析】

本书卷上景岳新方中无攻阵，此方可谓攻阵的代表方。

散阵

● 【原文】

　　第一柴胡为水作，　黄芩生地休忘却，　柴胡甘草与陈皮，　此内何容无白芍。

　　第二柴胡为火作，　陈皮半夏生姜朴，　细辛甘草共柴胡，　温散较前寒散各。

　　第三柴胡为木作，　也用陈皮与芍药，　当归甘草共生姜，　溏泻用地归可削。

　　第四柴胡为金作，　姜归炙草人参酌，　此从气分治来宜，　不与第三血分若。

　　第五柴胡为土作，　当归熟地术兼芍，　陈皮酌用炙草随，　脾胃病来服此霍。

　　大温中饮治阳虚，　主涤伤寒阴暑疴，　参术麻黄归草桂，　干姜熟地及柴胡。

　　柴苓饮内二陈偕，　白术宜焦桂泽柴，　风湿发黄寒泄泻，　身疼发热用多佳。

　　柴胡白虎煎称灵，　甘草须生更用芩，　竹叶麦冬温热解，　石膏兼以治阳明。

● 【评析】

　　本节散阵与卷上散阵比较，有不同之处，一是五张柴胡饮的歌诀，本节更能体现其各自立方旨意；二是柴苓饮的组方在卷上中是柴胡、猪苓、茯苓、泽泻、白术、肉桂，本节歌诀中有二陈汤，疑误。三是增入了大温中饮。

寒阵

● 【原文】

　　保阴煎治带和淋，　二地还将川断寻，　芍药要兼山药用，　生甘黄柏与黄芩，
　　阴虚内热经期早，　男妇尝来病恙宁。

　　诸凡火炽用抽薪，　泽泻山栀并淡芩，　石斛木通兼枳壳，　生甘黄柏热能清。

　　徙薪饮以涤三焦，　内热还将芩柏调，　芍药麦冬皆可入，　陈皮苓共牡丹高。

　　茵陈饮内首茵陈，　泽泻青皮栀子匀，　甘菊还须甘草共，　疸黄湿热效如神。

　　火盛水亏玉女煎，　少阴不足地黄先，　石膏知母麦冬膝，　六脉浮洪滑大痊。

　　约营煎治在中州，　血热二肠生地援，　芍药地榆川续断，　条芩荆芥炒焦收，

乌梅甘草槐花入，便血膀胱用此瘳。

● 【评析】

保阴煎、茵陈饮为本节寒阵新增，可作卷上寒阵之补充。

热阵

● 【原文】

元阳虚脱用何方？四味回阳饮最良，全赖人参元气补，炙甘川附及炮姜。
须知六味加归地，调燮阴阳定不妨。

理阴煎内赤肉桂，姜归炙草地黄制，真阴不足素多劳，吐泻恶心皆可济。

养中煎可去沉疴，中气虚寒参草罗，扁豆茯苓山药佐，只因呕泻炒姜和。

中寒呕吐与吞酸，温胃饮来泄泻安，参术陈皮兼炙草，归姜扁豆治胎寒。

虚寒久泻胃关煎，熟地淮山扁豆先，炙草煨姜白术炭，茱萸冷痢炒无言。

佐关煎治冷泻和痢，朴草陈皮姜泽试，扁豆淮山肉桂兼，猪苓加入诸般备。

暖肝煎里茯归身，乌药茴香桂杞均，更有沉香驱疝气，阴寒腹痛肾肝因。

寿脾煎内有归身，山药人参莲肉珍，远志枣仁和白术，干姜炙草治脾神。

● 【评析】

本节热阵增入暖肝煎，其余方剂卷上热阵中均有载。

固阵

● 【原文】

秘元煎主益心脾，带浊遗精芡实宜，苓术人参远志肉，枣仁山药炙甘医。

固阴煎内首人参，山药山萸远志寻，熟地菟丝五味子，炙甘草以治虚阴。

惜红煎疗妇人红，白术乌梅山药同，川断炙甘北五味，地榆荆芥芍和中。

血崩漏疾称神品，下血肠红并奏功。

梦遗精滑固真丸，牡蛎金樱苓各般，再入菟丝虚久制，空心酒送自然安。

● 【评析】

本节固阵增入惜红煎、固真丸，可资前篇的补充。

因阵

● 【原文】

决津煎内首当归，牛膝还兼乌药宜，肉桂地黄须用熟，血虚经滞痛堪医。

通瘀煎说先归尾，泽泻青皮共木香，乌药山楂香附使，红花行血允称良。

胎元饮善保胎宁，熟地甘归芍药停，杜仲陈皮参术采，任冲失守此方灵。

肝脾多火固胎煎难，屡堕胎元归芍安，白术条芩新会选，阿胶兼用缩砂餐。

饮号凉胎地草生，芍苓钗斛淡黄芩，归身枳壳胥抡选，绣阁妊娠胎热清。

产后殿胞功最洪，归芩肉桂草川芎，腹中儿枕疼常作，活水煎吞定自松。

清化饮来产后扰，麦冬生地茯苓投，黄芩白芍丹皮斛，血热妄行症可瘳。

调经种子毓麟珠，参术归苓地草须，芎芍川椒杜仲炒，菟丝鹿角各般俱。

痘疹初形身热随，疏邪饮子火炉炊，柴胡芍药兼苏叶，荆芥还同甘草宜。

柴葛煎登痘疹科，养阴散毒扫瘟魔，柴胡干葛连翘配，甘草黄芩芍药多。

截疟何人饮最奇，煨姜三片又陈皮，参归何首乌同补，气血俱虚久疟宜。

追疟饮中何首乌，青皮甘草并柴胡，归身半夏同新会，气血非衰赖此驱。

● 【评析】

本节因阵增加了固胎煎、疏邪饮子、柴葛煎等方。余皆与前重复，然歌诀较为简洁，便于记诵，可资参考。

附文：

《删订医方汤头歌诀》校读之记

何时希

汤头用诗歌体编为歌诀，最早可能是清康熙年间的汪昂（号讱庵，休宁人），他编成二百首，一首之中常有附方，故总方三百有奇，风行一时，脍炙人口。他另有方剂名著《医方集解》，分成二十一门，收正方附方约七百余，体例、分门，则悉遵明·吴昆（字鹤皋，歙县人）的《医方考》。其收辑较为广泛，最主要的是增入些明（吴昆著书是万历十二年即1584年）、清（汪昂著书是康熙二十一年即1682年）之际，这百年间通用之方。据此略可想见医学也与其他科学一样，日新月异，不断有所发明的。

从汪昂至何书田撰成《删订医方汤头歌诀》之时（道光元年即1821年），又是一百四十年，某些著作刊布、盛行了，也有人补注，校订等等，如书田先生"序"中所谓"方之适用于时者尚伙"，也可以说"为汪昂未见未辑之方不少"。所以书田先生删订了汪昂原著，存一百六十方，增补的古方三百六十七首。以"景岳新方"和《温疫论》属于新方，得九十九首。他在汪昂之外，增补的竟达四百余首之多。我们不能设想这位名医暂停了繁忙的诊务，优厚的收入，而过着典衣质钗，负逋度岁的日子，闭门却客，以从事于著书，而悠然自得的咕哔吟哦，拈髭推敲，留下了十种医著，这种舍己为人的精神，可以说非比寻常的。

我在校读数遍之后，对某些歌诀意义精辟之处（歌诀本以简括便读为主，一般限于格律，没有理论性的要求，而这本书中有些歌诀却不然，故多寻味），有些体会，略记数条：

一、风引汤歌诀："风自内发由火热，风生害土主四末"二句，说明肝风炽盛，木旺侮土，脾主四末，故见症为瘈疭。

二、同方"使火勿拒取干姜",既属风火交织,何以用干姜,乃是同气"从治"之故。

三、同方"引风内泄兹方宜",指出本方诸药祛风、清热、润燥、重镇、反佐之外,仅桂枝一药祛外风,也可作为通络的引经法。总的治则应为引风内泄,所以方名"风引"。

四、丁香柿蒂汤:"火逆还看从治良",此方四味甘温,纯为肾寒上逆,胃寒不降的治疗。若肾寒而有胃热者,则生姜可起"从治"的作用。对生姜的辛散止逆和其"反佐"之用,我们在痰热的竹沥生姜汁、萝卜生姜汁,和胆热呕吐黄连生姜、山栀生姜、竹茹生姜、紫苏生姜等配合中,都可见其效果。

五、黄连汤:"连能苦泄以降阳,升其阴分炮姜偶"。盖谓用黄连以泄热止呕,炮姜以温寒暖痛,寒散则阳气自然得舒。

六、同方"半夏添来桂枝增,阴阳升降义须剖"。此指半夏降阴,桂枝升阳之意。

七、同方"再佐炙草、枣、人参,甘缓和中法不苟"。甘能缓痛,和中可以降逆,仲景以三味甘药治呕吐腹痛,有"砥柱中流"的要义。连、半苦降,姜、桂辛升,得甘缓则上下定而中焦乃治。

八、四逆散:"试即四肢厥逆观,在臂、胫下断可识";"若是病从阴证来,必上过肘、下过膝"。这是鉴别诊断,言四逆散证真热假寒,此假寒由于阳气拂郁,郁者发之,故可用柴胡之发。其逆冷在臂及胫下,与阴寒之真寒,逆冷从四末而起,以渐至肘至膝者,有不同的鉴别。

九、黑锡丹:"苦寒反佐资金铃";"沉香末引至阴分"。金铃、沉香一是"反佐",一是"引经"。读古人方,必须具有这些理解力,才能理会其制方之深意,否则,仅是以药配症,有时对不上号,便觉此药为多余,为无用,实则起到画龙点睛的作用者,还正是此药。例如不用"反佐",则药入或逆而作吐,或即起副作用,令人不能忍受。若忘却"引经",则不能使药直达病所,得到应有的指挥如意,即不能驱遣药物而为我用,更重用的是,此药逗留他处,触动他病,又常造成其他脏腑的偏亢而致病,所谓"有意种花花不发,无心惹起别风波"了。古人治上热下寒证,有用紫雪丹研冲先服,继吞附子理中丸,这紫雪丹先清上热，对上是"逆治"法，对下是"反佐"法，可以予人很多启发，决不是怪治也。我们在研透古方真义后，豁然开朗，方可大胆使用，然如狐疑不解，吃不透时，则当慎用。

十、常用治胃的螺狮壳，出于丹溪的白螺丸："痰积脘痛饮之霍"，方有苍术、半夏、南星的化痰湿；香附、青皮、枳壳的理气畅中；山栀的反佐；滑石的渗痰湿，配合极好。这痰积的胃痛病因，近来临床不多见，但可体会到胃酸过多的症状，则诸药正可相投。白螺狮壳与乌贼骨、煅瓦楞同用，制胃酸而舒胀止痛，每取良效。

十一、《景岳新方·因阵》的决津煎，为书田先生得心应手之方："血虚经滞或痛极，以水济水法当悉，用补为泻取决津"。"以水济水，用补为泻"八字，可以令人联想近代用"腹膜透析法"，输入营养液体以治腹水，颇相类似。《何书田医案》中有松江雷氏一例，略引以证此方之妙："松江雷氏年三十二岁，产后百余日，因事动怒，左胁作痛而胀，医者屡投舒肝理气之剂罔效。半年后腹胀渐甚，医误为孕，服安胎药，日重一日。渐又脐突出半寸，自胃脘至少腹如抱一瓠。大便闭结，气闷发喘，卧不着枕，纳食作酸，脉细弦迟，两尺尤甚。此产后营虚，肝气与宿瘀凝结，滞而不散，内伤冲任诸脉，而成此癥癖也。问其平昔有无他病，据述三年前产后曾患脐窍流脓，隐而不言，故近脐处其胀势尤高。其为络伤阴竭，命火失化无疑矣。前医用参、术、阿胶、肉桂、炙草等味，服之其胀愈甚，甚属棘手。乃用温补下元，宗景岳决津润肠之法：上肉桂、炙龟板、肉苁蓉、五味子、怀牛膝、大熟地、枸杞子、菟丝子、紫石英、白茯苓。此方服两剂，腹鸣如雷，秽气下泄，大便得通，每日一次。四五剂后，夜得偃卧，能进稀粥一碗。至十五六剂，吃饭可碗许，腹胀渐松，脐之突者收缩而平，大势已减十之三四。复方服三十余剂，腹软脐收，霍然如常。再服丸方，一月而经阻得通，两月后，期亦不愆矣。（复方与丸方从略，见《何书田医案》一名《竹竿山人医案》）

我的体会：书田先生的取效，除"以水济水，用补为泻"外，还有润肠通幽、温阳化水二法。

十二、羌活胜湿汤："风能胜湿升降能，不与行水渗湿同"。不行水而能渗湿，其药理何在？一则风药多辛温，则能燥经络皮表之湿；二则羌活、藁本、防风、川芎、蔓荆等药，均是太阳经药，明·易思兰（名大艮，抚州人）有治瑞昌王孙太阳痉病一案，取风以胜湿法，即是用风燥之药，行太阳之经，而治湿痉也；三则诸药可助膀胱之气化，气行水去，虽非渗湿，而效相同。风药升而能降湿者，太阳府膀胱之功也。

十三、《温疫论》十一方的歌诀，不啻是温疟等辨证论治的简歌，概括力很强。

十四、何书田不愧是清代有名的诗家，撰写这些歌诀，当然游刃有余，所以不拘于一般的七言格律，如毓麟珠以三三字起句，而以十三字收末句。搜风顺气丸末句为十一字，可以见其变化，实也是古风常有的句法。

十五、香连丸另有八味为佐，未注方名，不易查得，不知是错简，还是却有此治痢的古方。

总的说，在一本歌诀中，能读到这样理论、治法、辨证，和作者丰富经验的融合，而又文辞简洁，铿锵可诵，是比较可取的。

一九八三年十月于东吴

杂症总诀

清·何书田 著

何时希 编校

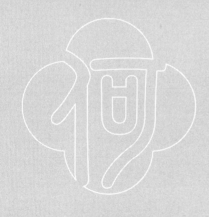

本书提要

　　《杂症总决》系嘉、道间名医何书田47岁后精心之作，书名与内容可谓名实相符，后人改称为《医学妙谛》，绝非书田先生谦退之本意。另一本《杂症歌括》，则是本书的概诀，又增加了不少鉴别诊断、脉法、死候等内容，两书相辅为用，可以互为参读。

　　本书分为上、中、下三卷，述及外感、内伤病证60余种，举凡诊断、鉴别诊断、辨证、治法、方药，悉以韵语括之，并附不同证型所用方药于后。论述涉及《内经》《伤寒论》《金匮要略》及各家，并有不少何氏经验以及家制验方。

　　书田先生长于诗文，所以本书的歌诀，颇有诗味，辞简意赅，朗朗上口，曾传诵于一时。是学医、行医的参考佳书。

◎ 校评说明

本书据何时希编校本《杂症总诀》（学林出版社，1984年11月）为底本，此书系何书田曾孙何子愚（名绅书，号艮夫）精笔手抄，他于内、妇科之外，兼工小儿推拿，亦有名于时。本书另有三种版本，一是陈松（书田次子昌福（字平子）之门人）于清光绪十九年（1893）橘香书屋刻本，将书名《杂症总诀》改为《医学妙谛》，并将原书中何书田自注之语改为陈参。二是裘吉生于1924年杭州三三医社铅印本。三是何廉臣于中华民国五年（1917）绍兴医药学报社刻本（仅存上卷）。裘吉生本与何廉臣本均据陈松本翻刻，均名《医学妙谛》。何时希在本书按语中称《医学妙谛》本为二本。

何时希编校本为手抄影印本，本次校评中对原书存在的舛误和不妥之处作了修改，主要有以下方面：

1. 原书有姚椿所撰《竹竿山人传》及林则徐《何氏家谱跋》，因《何书田先生年谱》中均有录，故删。

2. 原书首有何时希撰写的"《杂症总诀》各家评价及佳句选录"及考定，现均放于附文。

3. 原书目录病证分列与正文不一，今作修正。如目录腰痛与腿、膝、足痛分列，正文为腰痛（附腿、膝、足痛），从正文改。目录中痫症、癫狂、怔忡、健忘、不寐合为一列，正文中痫症单列，且名"痫、痉"，从正文改。正文中癫狂、怔忡、健忘、不寐合为一列，目录从正文改。目录中梦遗、滑精分列，正文合列，从正文改。目录淋症、浊症分列，正文合列，从正文改。目录小便不通不禁、大便不通、二便闭、脱肛均分列，正文则合为一目论述，从正文改。目录为三消，正文作"三消（附嘈症）"，从正文改。目录口舌牙病为一列，正文口病舌病与牙痛分列，从正文改。

4. 原书目录病证名与正文不相符者，或病证名不妥者，今作修正。如目录为暑病，正文作暑症，从正文改。病证名"虚损发热诸症"，据正文内容，今改为"虚损"。

5.原书中双排小字、眉批均用括号标志，且字不加深。

6.原书歌诀中出现的汤方名，遵抄本标下划线。其余如药名，人名等下划线则去之。

7.药名、方名，除歌诀外，均补用全称，如参，用人参；玉屏风，用玉屏风散。

8.鉴于古医著中"症""证"常混用，本书中多以"症"称之，为保留原貌，凡作为病证名者不作改动，如中风症、暑症、痹症等，以与书名相合。其他涉及辨证的证候名则作修正，如阳症→阳证、阴症→阴证、实症→实证、里症→里证等。

9.原书中有标点符号不当处，直接改正，不出校注。

10.错别字、异体字直接改正，不出校注。

目录

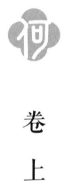

卷

上

中风

（大指次指麻木不仁，或肌肉微掣，即为中风先兆）

● 【原文】

　　中风之症须思，审其所中好治之。中腑风邪四肢著，恶寒拘急脉浮迟。中脏唇缓治九窍，鼻塞便闭不语时。若中血脉口眼歪，又有中经亦要知。六经无病溺调和，口不能言肢不持。中脏当下腑当汗，中经补血养筋宜。中血脉者无他治，养血通气效最奇。若中脏而兼中腑，伤寒两感症同危。东垣（李杲，金人）大率主气虚（中风虽缘外中之风，亦因内气之虚也，虚则气多不贯，一为风所入，而肢体于是乎废矣）。河间（刘完素，字守真，金人）肾虚兼火治（将息失宜，心火盛而壮水亏，热郁而生痰，痰甚而发热，痰热相因而生风）。丹溪（朱震亨，元人）主湿内生痰。总是类中分明著，治之先用开关法，皂半辛藜俱为末，加以麝香吹鼻中，有嚏则生无不活。醒后先投三合汤，陈甘茯半应相当，南蒌归桔芩连术，竹沥姜汁共一汤。左瘫属血右属气，血虚加芍芎生地（四物恐泥痰，用姜汁炒）；瘀血桃仁与红花（瘀血症小便利，大便黑，或腹中块痛）；气弱参芪也同剂，遗尿盗汗亦如之。小便不通不可利，僵蚕全蝎闭塞加，钩藤可治牙关闭。肥人乌附以引经（乌头、附子童便煮用），气实人参亦须忌（右寸有力，用参恐滞痰涎瘀经络，故忌）。风盛自汗身体痛，羌活防风并薄桂。头目不利或头疼，芎芷蔓荆辛芥穗。无汗身疼加芷羌，芎防苍术秦艽配。心血内亏神恍惚，茯神远志菖蒲合；或心摇动惊悸者，竹茹酸枣辰砂益。风痰炽甚须胆星，防芷牙皂瓜蒌仁。食伤曲麦山楂枳，便闭还须三化行（枳实、厚朴、大黄、羌活）。

　　肝肾虚，内风动：黑芝麻、天麻、桂圆、黄芪、甘草、山萸肉、牛膝、甘菊、熟地黄、女贞子、远志肉、五味子、苁蓉、当归、枸杞、首乌、牡蛎、刺蒺藜、虎骨。

　　阳虚卫疏：人参、黄芪、附子、白术，或玉屏风散加减，当归、天麻、桑叶。

卫虚络痹：桂枝、黄芪、附子、羌活、远志、姜黄。

气虚：人参、黄芪、白术、甘草、当归、陈皮、天麻、姜、枣。

肝肾同治：人参、茯苓、白蒺藜、甘菊、陈皮、半夏、枸杞、天麻、钩藤。

风湿中脾络：六君子汤加南星、附子。

肾阴虚，肝风动：熟地、苁蓉、枸杞、首乌、甘菊、菖蒲。

痰火阻窍：羚角、胆星、竹沥、丹皮、连翘、花粉、钩藤、橘红、菖蒲。

液虚风动：复脉汤去生姜、桂枝；固本丸[1]去熟地加五味、龟板、虎骨、苁蓉、黄柏、枸杞、淮牛膝。

包络热邪阻窍（眉批：痰火上实，清窍为蒙；下虚上实，多致颠顶之疾。）：至宝丹（犀角、朱砂、雄黄、玳瑁、水安息[2]、西牛黄、麝香、龙脑、金银箔、琥珀）。

凡中风症有肢体缓纵不收者，皆属阳明气虚，当以人参为主，附子、芪、草之类佐之。若短缩牵挛，则以逐邪为急。丹溪云：麻为气虚，木是湿痰败血。（何时希眉批："凡"字以下，二本皆作陈松参，误也。当是原著。）

● 【校注】

[1] 固本丸：考《删订医方汤头歌诀》固本丸有二，此方当为人参固本丸。

[2] 水安息：指安息香。辛、苦、平。有开窍醒神，豁痰辟秽，行气活血的功效。

● 【评析】

何书田认为中风首先要分中脏与中腑，中脏者病变较重，多为中血脉；中腑者较轻，多为中经络。中脏者症见神昏不语，口眼歪斜，偏瘫，遗尿失禁，当属类中风，治疗先用开关法，醒后投三合汤，然后治以养血祛瘀，补气通气，实证可用下法，据证选方用药。中经络者症见口眼歪斜，四肢拘急，脉浮迟，治以补血养筋，祛风通络，实证可用汗法。中风的病机可有气虚，如卫气虚则易感风邪；或肾虚，阴亏火旺，虚风内动；或湿浊内生，痰阻经络等。

伤风

（风能兼寒，寒不兼风）

● 【原文】

伤风元气本素虚，乘虚而入风邪居。鼻塞声重头亦痛，恶寒发热汗有余，脉来浮缓且无力，**参苏饮**服旋当祛（眉批：参苏饮：半夏、枳壳、陈皮、前胡、葛根、木香、桔梗、茯苓、甘草）。咳嗽去参加桑杏，内有痰热芩连进，痰睡如胶全福花，胸满痰多贝蒌顺。冬间自汗桂枝添，若还无汗麻黄应。伤食麦芽曲朴须，中酒乌梅蔻仁定。头痛芎羌不可无，气喘杏苏亦莫剩。

风伤卫：苏梗、淡豆豉、杏仁、厚朴、桔梗、连翘、木通、滑石。

体虚感风：参归桂枝汤加陈皮。

● 【评析】

伤风虽为风邪外袭，但元气本虚是内因，故用参苏饮祛邪兼扶正。冬令可加桂枝，若无汗可加麻黄，此亦继承了前辈的经验。体虚感风用参归桂枝汤，当是桂枝汤加人参、当归，以增益气养血之功。

中寒

（太阳脉行，由背抵腰，外来风寒，先伤阳经，经气逆，病发）

● 【原文】

中寒伤寒症非一，伤则渐深中直入。初起怖冷四肢寒，无热不渴身战栗，脉来无力又沉迟，加味理中汤有益，参甘白术并干姜，加桂陈皮功妙极。寒甚朱萸及川附，半夏茯苓吐有功。生姜煎就须冷服（伏其所主，先其所因也）（何时希眉批：二本夹注作"伏其所主，治其所因"也），无脉麝香猪胆吃。泄泻不止加芪升，姜汁三匙呕吐入。舌卷囊缩指甲青，脉绝蒸脐法当习（用麝香、半夏、皂角末，填实脐中，以生姜一片贴脐上，放大艾丸于上灸之）。

寒邪客肺：苏梗、豆豉、桑皮、橘红、桔梗、连翘、杏仁、厚朴、枳壳。

风寒伤卫：桂枝汤加杏仁。

寒邪兼湿：豆豉、苏梗、杏仁、厚朴、防己、苓皮、木通。

寒客太阳，膀胱经气逆：五苓散。

劳倦阳虚感寒：杏仁、厚朴、桂枝、广皮、苓皮、生姜。

● 【评析】

伤寒乃风寒之邪侵袭肌表，逐渐由表入里。直中是指风寒病邪不经表而直入于里，多见有直中太阴，治宜温中散寒，可用理中汤，或加桂枝。如寒邪甚，或素体阳虚，则病邪直中少阴，治宜温阳散寒，如四逆汤类，若阳虚阴盛而无脉者，可用通脉四逆加猪胆汁汤，此皆仲景法，加麝香乃何氏医家经验，可增强开窍驱邪的作用。更值得借鉴的是病入厥阴，用蒸脐法外治，药物合以艾灸，可谓温阳散寒，通窍急救的良法。何氏医家治外感，常用生姜，以发散邪气，对于中寒者，取冷服，乃从治法，可取。

暑症

（暑与湿为熏蒸粘腻之邪，治不中窍，暑热从阳上蒸，而伤阴化燥；湿邪从下阴沉而伤阳变浊。六气伤人，因人而化，阴虚者火旺，邪归营分为多；阳虚者湿盛，邪伤气分为多。）（何时希眉批："因人而化"下四句，二本俱缺，却系在歌诀后，非陈参。）

● 【原文】

夏月暑盛气注人，令人病热生暑症；总由阴虚夹痰火，脉虚身热症可认。腹痛水泻兼呕吐，恶心头晕冒暑病。伤暑身热兼头痛，身如针刺躁难静。中暑寒热自汗多，咳嗽倦怠不知性。动而得之为属阳，加味香薷汤可定，香薷麦味与甘陈，豆朴木瓜次第寻，黄连灯心姜枣服。气虚白术与参芪，寒热柴芩为要约。呕加藿半法尤精，泻用泽猪功最速，渴增知粉效如神。绵绵腹痛伤冰冷，干姜滑石法从心。小水不利或短赤，泽泻山栀并滑石。搐搦加羌号暑风，胸满枳实槟榔用。自汗不止参芪补，水泻木通泽有益。头痛川芎并石膏，痰闷瓜蒌及枳实。（以上阳证治法）若居凉馆喜风凉，恶寒头痛头项强。身形拘急热无汗，静而得之阴寒伤。宜用羌活与苍术，厚朴干姜及藿香，紫苏等分姜三片，水煎热服号升阳。兼食神曲滑石妙，内伤冰冷用炮姜。

（何时希眉批：何元长先生家制）（眉批：何氏家制加味定中丸，共十九味：陈香薷三两、软柴胡一两、法半夏二两、川羌活一两五钱、白檀香一两、苏叶二两、宣木瓜二两、茅山术二两、广木香一两、赤茯苓三两、建泽泻二两、飞滑石四两、公丁香一两、山楂肉四两、川厚朴一两、粉甘草二两、广藿四两、葛根二两、陈枳壳一两。研末蜜丸，每丸重二钱，朱砂为衣，开水送下。孕妇及血症忌服。）

暑伤气分，上焦开郁：杏仁、通草、象贝、郁金、射干、石膏、竹茹、山栀、豆豉、滑石、黄芩、橘皮、芦根、薏苡仁、半夏、连翘、元参、香薷、竹沥、益元散、菖蒲、制厚朴、丹皮、甘草、赤芍、犀角、细生地、西瓜衣。

暑风伤肺：石膏、连翘、竹叶、杏仁、薏苡仁、橘红、甘草、六一散、桑皮。

暑热阻气，中痞不运：半夏泻心汤去干姜、甘草，加杏仁、枳实；薄荷、竹心、黄芩、白芍、茯苓、山栀、紫朴[1]、藿香、夏曲、广皮、知母、白蔻、麦芽；生脉四君汤；清暑益气汤[2]。

烦劳伤暑，胃虚：《金匮》麦门冬汤；左关大：木瓜、麦冬、甘草、乌梅、沙参。

暑入心营：鲜地黄、丹参、黄连、连翘、菖蒲、人参、银花、犀角、竹心。

暑病久延伤液：生脉散；茯苓、白芍、辰砂；三才汤（人参、天冬、地黄）。

暑热深入劫阴（防痉厥）：阿胶、生地、麦门冬、人参、黄连、乌梅。（眉批：暑热必先伤气分，故舌本发燥，口渴，身痛。）

暑厥中恶：苍术白虎汤加滑石。

暑瘵（寒热，舌白，不渴，吐血）：瓜翠、杏仁、苡仁、竹心、滑石、荷叶。

暑邪入厥阴危症（消渴，吐蛔，舌缩）（眉批：肺气阻塞，若逆传膻中，必致昏厥。心之下有膈膜，与脊胁周围相着，所谓膻中也。暑病必夹湿）：黄连、黄芩、乌梅、白芍、人参、干姜、川椒、枳实。

暑兼血症：鲜地黄、知母、连翘、杏仁、川贝、橘红、桑叶、石膏、元参、竹心、郁金、苡仁、丹皮、通草、枇杷叶；六味（地黄丸）加阿胶、门冬、沙参、六一散、绿豆衣、豆蔻。

经云：病自上受者，治其上，在上者，以微苦辛凉，如竹叶、杏、翘、薄荷等。在中者，以苦辛宣通，如半夏泻心等。在下者，以温行寒性，质重开下，如河间桂苓甘露饮之类。乃治三焦之大意。（眉批：暑病用苦辛味，自能泄降。）（桂苓甘露饮：肉桂、云苓、滑石、石膏、甘草、寒水石、泽泻、猪苓、白术）。张司农集诸贤论暑病，谓入肝则麻痹，入肾为消渴。瘦人之病，虑涸其阴；肥人之病，虑虚其阳。胃中湿热，得燥热锢闭，下痢稀水，即协热下痢。热病之瘀热，留络而为遗毒，注肠腑而洞利，皆属棘手。

● 【校注】

[1] 紫朴：即厚朴。又名川朴、紫油厚朴、厚皮、重皮。苦、辛、温。有温中下气，燥湿消痰的作用。

[2] 清暑益气汤：出自《脾胃论》卷中方。方由黄芪、制苍术、升麻、人参、泽泻、炒神曲、橘皮、白术、麦冬、当归、炙甘草、青皮、黄柏、葛根、五味子等药组成。

● 【评析】

暑邪属火热之邪，易夹湿，故多见暑热、暑湿致病，又暑邪易伤津耗气，故暑病多兼有气阴亏虚，何书田以歌诀形式阐明了这些病理变化及其证候表现，以及相应的治法方药。并据病因病机、症状表现而冠以不同的病证名，如冒暑、中暑、暑风、阳暑、阴暑、暑厥、暑瘵等。何氏家制加味定中丸乃二十二世何元长所创制，有清暑祛湿和中的功效，可作为中暑的基本方。

注夏

● 【原文】

湿热蒸人夏日长，体虚气弱热因伤。胸中气促四肢倦，心烦食少不如常，好卧口干或泄泻，<u>清暑益气法无忌</u>。若还盗汗不时出，煎服可加浮小麦。便赤山栀滑石宜，口渴乌梅天花（粉）吃。头痛川芎与石膏，嗽加杏仁升苍却（何时希眉批："却"句下注：用杏仁、石膏，而去升麻、苍术）。木香砂仁胸不舒，泻可茯苓肉蔻益。

● 【评析】

注夏多因素体脾胃虚弱，又遇长夏润溽之气，感受湿热所致，治以健脾清暑化湿为主。

湿症

● 【原文】

东南之地恒多湿，居民感受病非一。或涉水中雨露蒸，或过饮冷因而得。小便短赤身体重，骨肉酸麻行不疾，渐加浮肿及身黄，<u>燥土渗湿汤</u>可则，茯苓香附半陈皮，厚朴泽猪苍白术，引用砂仁并枣姜，临服半匙盐可入。外湿寒热身肿痛，羌活防通加有力。内湿胸满兼呕吐，喘胀腹膨用枳实。黄连山楂炒萉子，溺闭车前木通益。湿热发黄仗茵陈，山栀车前兼滑石。丹溪云：湿得燥收，苍术为先不可却。湿从风散独羌须，湿久生热连栀吃。麻黄可用不宜多，汗甚变端恐莫测。

湿阻上焦，宜开肺气，佐淡渗，通膀胱，即启上闸，开支河，导水势下行之理。经言：脾窍在舌，邪滞窍必少灵致，语言欲謇，法当分利，佐辛香以默运坤阳，是太阴里证治法。仲景云：湿家大忌发散，汗之则变痉厥（切记）。（眉批：脾阳不运，湿滞中焦，宜术、朴、姜、半以温通之，苓、泽、腹皮、滑石以淡渗之。）

● 【评析】

湿证的辨证要分外湿、内湿、湿热、寒湿。外湿从风散，内湿当燥收；湿热用苦寒，寒湿用温辛。治湿不忘健脾运；还要辨三焦，在上宜开肺，在下宜通利；同时还要注意治湿不可发汗太过，或攻下太过，以免湿邪粘腻未去，正气反而受损。

火症

● 【原文】

相火命门君火心，二火一水难相均（惟肾属水，所谓一水不胜二火）。五脏气升皆是火（气有余便是火），须知妄动烁真阴（经所谓一水不胜五火也）。心火亢极阳强病，人壮气实咸冷进。癫狂便闭承气汤，大便如常解毒应（治大热错语，呻吟不眠，烦躁，脉数，干呕）。（眉批：解毒散：黄连、黄芩、黄柏、栀子等分）实火可泻从上方，随经调治须臾定。饮食劳倦身发热，元气不足内伤症，补中益气味甘温，阳虚之火功偏胜。相火炽盛以乘阴，朝凉暮热血虚成，阴中之火甘寒降，知柏四物功堪称。肾水受伤阴虚病，面红耳热浮火盛，左尺洪数无根火，龟柏六味治如神。（以上补虚火法）胃虚过食生冷物，阳气抑遏不得升，火郁之症升散好，升阳散火用之灵。（眉批：升阳散火汤：柴胡、防风、葛根、升麻、羌活、独活、人参、白芍、炙草、生草，加枣姜）命门火衰阳脱病，面赤烦躁虚火升，足冷脉沉阴极躁，回阳救急医中圣（眉批：回阳救急汤：六君、桂、附、干姜、五味，加麝香、猪胆），六君桂附五味姜，猪胆麝香加可进。阴虚发热火旺甚，脉数无力属心肾。内伤发热乃阳虚，脉大无力肺脾分。气从左起肝之火，阴火还从脐下引。脚下热来侵腹者，斯人虚极药难问。治火之法始和凉，次而寒取效可望。寒取不效从热之，从之不效心茫茫。是徒知热以寒治，至理尚未细推详。不知火热不能退，总由真水不能长，妙法壮水以为主，壮水自克制阳光。寒而热者取之阴，阴即肾水经言彰。肾水既足心火降，火非水制谁能当。

● 【评析】

火热证首辨虚实，实证当清泻，可用解毒汤、承气汤等。虚证要辨气虚、阴虚、阳虚，其中阴虚火旺尤多，因一水不胜五火，治当补肾水为主；气虚生热，宜用补中益气法；阳虚至极，虚阳外越，是为假热，治当回阳救逆。

内伤

● **【原文】**

饮食劳倦是内伤，或因饥饱过行房。风寒伤人名外感，辨明调治病无妨。人迎紧甚手背热（何时希眉批："人迎"下有"左寸脉"三字注），寒热邪作无间歇。恶寒无汗鼻不通，此是外感症可别。内伤之症气口洪（何时希眉批："气口"下有"右寸"二字注），手心有热微恶寒。风热间作不知味，更兼气弱言语慵。内伤恶寒得暖解，外感近火寒仍攻。外感内伤相夹者，脉症并见须辨通。内伤不足急补之，外感有余泻不同。或先补养或先散，先后之间毋苟从。益气汤加姜枣吞，气和微寒最为精。救肾水亏酒炒柏，入心养血红花增。升麻柴胡自汗去，夜间不寐加枣仁（何时希眉批："枣仁"下有"姜炒"二字注）。川芎蔓荆头痛用，口干干葛斯为灵。颠顶痛时辛藁本，怔忡惊悸枣茯神（甚者用远志、柏仁、菖蒲）。食加麦曲山楂实，泻添泽泻与云苓。黄连枳实除胸闷，有痰前半茯为君。防己木瓜治脚弱，龙骨牡蛎疗遗精。身热羌防芎芷用（何时希眉批："用"字下注：兼风寒头痛者加之），火升知母柏元参。连芩两味清内热，菊花熟地治眼疼。

● **【评析】**

内伤病要与外感病鉴别，然临证亦多见外感内伤兼夹者，两者治疗不一，需权衡斟酌，或先扶正，或先祛邪，或扶正祛邪兼顾。内伤病的治疗，或为益气健脾，或为补肾滋阴，或为养心补血，此为常法，临床还当随症加减，以除病患。

伤食

● 【原文】

后天之本属脾胃，纳化饮食滋营卫。养生妙诀节饮食，脾胃受伤体弱意。（眉批：胃主纳，饮食不下，胃有病也。脾主化，饮食不消，脾有病也。）胸腹饱闷并作酸，嗳气恶食腹痛累。甚则发热与头疼，唯身不痛伤寒异。左关和平右关紧，香砂平胃功堪济，川芎枳实并藿香，水姜煎服食须忌。消肉楂果消面䴸，消糯米食槟神曲。饭食神曲兼麦芽，生冷瓜果姜青逐。鱼伤橄榄椒紫苏，稻草可堪消牛肉。麝香能消蔬果积，葛梅白蔻酒伤入。夹痰半夏与生姜，夹气香砂枳壳益。夹寒苏梗葛根柴，食冷草蔻桂朴吃。伤饮须合四苓汤，呕吐临服加姜汁。茯苓术芍治脾虚，泄泻肉蔻车白术。食积郁久成湿热，芩连大黄不可缺，再入白术并泽泻，去藿砂仁与苍术。丹溪谓受寒饮食，初起温散温利适，久则成郁郁成热，热久生火温不得，宜用辛凉发表之。辛寒理中邪易辟，轻则损谷重逐滞，东垣妙论总莫忽。

● 【评析】

伤食则伤脾胃，脾胃乃后天之本，故养生要诀是节制饮食。伤食的表现有时与外感相似，要注意鉴别。伤食的主方是平胃散，伤饮的主方是四苓汤，如积久化热，则可加入黄芩、黄连、大黄等药。此外，据所伤食物，对症选药亦是可取之法。伤食轻证，少食即可，重证则需消积祛滞。

六郁

（气郁、湿郁、痰郁、火郁、血郁、食郁）

● 【原文】

滞而不通病名郁，气血痰火湿与食。丹溪制成**越鞠丸**（眉批：越鞠丸：茅术、香附、山栀、川芎、神曲），能解诸郁有功绩。寒热头疼胸膈痛，目暗耳聋脉沉涩，气郁木香乌药加，砂薄青皮桂枝及。湿郁周身骨节痛，阴寒则发肢无力，脉来沉细茯苓芷。咳嗽气急为痰郁，手足麻木脉滑沉，痰块坚硬咯不出，须加桔梗杏仁蒌，半夏南星及海石。火郁口渴心烦甚，头痛惺惺目昏黑，小便赤涩脉沉数，青黛黄连功妙极。午后发热为血郁，小腹痛处移不得，脉来沉涩或芤结，上下失血桃红入。嗳气作酸为食郁，胸腹饱闷面黄色，痛不思食脉沉紧（右关），枳实砂仁加亦适。春加防风夏苦参，秋冬之令吴萸益。

郁则气滞，气滞久则必化热，热郁则液耗而不流，升降之机失度。初伤气分，久延血分，甚则延为郁劳。用药大旨，宜辛苦凉润宣通，不宜燥热敛涩呆补。

● 【评析】

郁证从病因来分，可有六郁，但气、血、痰、火、湿、食之间可互相影响，互相转变，因此常可共存，越鞠丸可治六郁，乃因方中药物针对诸邪，故为治郁的基本方，临证可据病邪的偏盛而随证加减，以取佳效。何书田提出用药大旨，可鉴。

气

● 【原文】

捍卫冲和之谓气，妄动变常火之例。局方燥热与辛香，以火济火有何利。生冷生气高阳言（误言也），气多是火丹溪意。随症调治辨虚实，虚者右手脉无力，言懒气短身倦怠，胸中虚满不思食，塞因塞用六君子（何时希眉批："用"字下有注："内经有明文"五字），补中益气亦有益。滞气实者脉洪实，忧愁愤怒因而得，胸胁胀满噎不通，吐酸恶心心郁抑。种种气滞若何医，分心气饮[1]最相宜，通半茯苓赤芍桂，羌桑苏梗青陈皮。术香甘腹引姜枣，香附壳槟胸满施。胁痛芎柴为要药，痛居小腹吴萸移。气滞气虚合补剂，六君兼用功诚异。性急加柴热加芩，女人乌药香附利。气滞腰痛枳壳瓜（何时希眉批："瓜下"注："木瓜"），翻胃沉香磨顺气。

● 【校注】

[1] 分心气饮：出自《太平惠民和剂局方》卷三方。组方有二，一是由木通、半夏、茯苓、赤芍、肉桂、羌活、桑白皮、苏叶、大腹皮、青皮、陈皮、甘草等药组成。二是由白术、木香、桑白皮、炮大腹子、桔梗、麦冬、草果仁、大腹皮、厚朴、人参、丁香皮、香附、苏叶、陈皮、藿香、甘草等药组成。二方均加姜、枣、灯心。

● 【评析】

气病有气滞、气虚，气滞宜疏通，气虚宜补益，然两者常并存，故歌诀明言"气滞气虚合补剂"，六君子汤通补兼施是为常用，临证再据症加减变化。可谓经验之谈。

痰

（仲景五饮互异，其要言不烦，当以温药和之[1]。仲景云：脉沉而弦属饮[2]；面色鲜明为饮；饮家咳甚，当治其饮，不当治咳。仲景外饮治脾，内饮治肾。经云：不得卧，卧则喘甚、痹塞，乃肺气之逆乱也。着枕咳呛，如上气不下，必下冲上逆，其痰饮伏于至阴之界，肾脏络病无疑。昔肥今瘦为饮[3]。）

● 【原文】

百病怪病皆痰甚，脾胃虚弱湿不渗。湿热相蒸遂生痰，痰游行到处成病。脾气散精津液生，为气为血体丰盛。或感气郁湿热风，津液皆化为痰饮。痰随气升先治气，气升属火降火胜。实脾燥湿为良方，（眉批：实脾饮：茯苓、白术、木瓜、甘草、附子、木香、厚朴、大腹子、草豆蔻、炮姜、枣）（何时希眉批：续有注：因痰生于脾胃也。）降火顺气能接命。古人总用二陈汤，随病加减如神应。有火益以栀芩连，降气苏壳苁蓉顺。头疼鼻塞是夹风，紫苏羌活防风进。面红咳喘咯不出，卒倒痰涎为痫痉。热痰青黛芩连蒌，花粉知母桔梗入。身重疲倦名夹湿，面目浮肿气喘急，脉形濡滑为湿痰，燥湿健脾苍白术。吐咯不出痰硬极，动则气喘名夹郁，右脉沉滑左手平，星蒌附贝兼海石（何时希眉批："附"下注：香附）。呕吐恶心胸痞塞，遇寒则甚滑迟脉，寒痰治用肉桂姜，益智款冬细辛吃。猝倒仆地不知人，角弓反张风痰立，星卜白附半天麻，僵蚕牙皂兼（姜）汁（竹）沥。恶心呕吐口嗳酸，胸膈饱满为夹食，右关紧滑名食痰，平胃曲芽楂枳实。气虚须用六君汤，贝母二冬花粉合。血虚须用四物汤，地芍芎归姜汁益。胁痰白芥子青皮，经络滞痰须汁沥（注：姜汁、竹沥）。

外寒引动，宿饮上逆：干姜、杏仁、米仁、五味、半夏、桂枝、茯苓、甘草、白芍、蛤粉。

痰热（内闭神昏）：半夏、菖蒲、桔梗、郁金、橘红、竹沥、枳实、姜汁。

木火犯中，胃虚（何时希眉批："虚"，二本作"火"）：二陈汤去甘草，加丹皮、川斛、桑叶；羚片、连翘、半夏、厚朴、橘红、白蒺藜、降香。

湿热蒸痰：茅术、川柏、瓜蒌、枳实、山栀、莱菔、黄连、半夏、厚朴、橘红白蒺藜、降香。

肾虚多痰（何时希眉批："痰"下有注："治痰之本"四字）：熟地、茯苓、补骨、胡桃、枸杞、五味、怀膝、远志、车前，宜蜜丸。

脾胃阳虚：六君子汤加木香、益智；外台茯苓饮（眉批：外台茯苓饮：人参、白术、枳实、茯苓、广皮、生姜）；茯苓桂枝汤。

寒饮（不卧）浊邪（迷呆）上冲膻中：南星（姜汁炒）、白附（姜汁炒）、菖蒲、茯苓、桂枝、炙草。

中虚湿热（何时希眉批："湿热"下注曰：中焦阳气健运不息，阴浊痰涎焉有窃踞之理）：二陈加参、斛、米仁、枳实、茯苓。目黄龈血，不作实热治。

痰饮夹燥：杏仁、花粉、茯苓、象贝、橘红、夏曲。

胸次清阳少旋，支结饮（头中冷痛，筋脉掣痛，四肢时冷）：瓜蒌、薤白、半夏、茯苓、桂枝、姜汁。又茯苓饮（参、术、橘红、枳实、生姜）。

哮喘伏饮：小青龙汤去细辛。

气火不降：二陈汤去甘草，加瓜蒌、山栀、郁金。又左金丸、枳实、竹沥、姜汁。

肝络久病，悬饮流入胃络，致痛不已，宜太阳阳明开合法：人参、茯苓、甘草、桂枝、姜、枣。腑中之气开阖失司，最虑中满。夫太阳司开，阳明司合，浊阴弥漫，通腑即是通阳，宜仿仲景开太阳法，牡蛎、泽泻、防己、茯苓、五味、干姜。

嘉言谓浊阴上加于天，非离照当空，氛雾焉得退避？反以地黄五味阴药，附和其阴，阴霾冲逆肆虐，饮邪滔天莫测，当用仲景熟附配生姜法，扫群阴以驱饮邪，维阳气以立基本。

● 【校注】

［1］当以温药和之：出自《金匮要略·痰饮咳嗽病脉证并治》："病痰饮者，当以温药和之。"

［2］脉沉而弦属饮：出自《金匮要略·痰饮咳嗽病脉证并治》："脉沉而弦者，悬饮内痛。"

［3］昔肥今瘦为饮：出自《金匮要略·痰饮咳嗽病脉证并治》："其人素盛今瘦，水走肠间，沥沥有声，谓之痰饮。"

● 【评析】

痰，既是致病因素，又是病理产物，脾失健运，则痰浊内生，故治痰离不开治脾。又痰湿、痰饮为阴邪，故治疗当以温药和之。实脾饮、二陈汤、苓桂术甘汤等均是常用的治痰方剂。痰湿夹热当用清热化痰法，黄芩、黄连、瓜蒌、竹沥等药可加入。痰饮侵犯人体何部亦当明辨，如犯肺，咳逆喘息，可用小青龙汤；上犯清空，内闭神昏，则宜开窍豁痰；流窜经络，需用搜风剔痰，如僵蚕、白芥子、竹沥等。此外，何书田告诫的"痰随气升先治气，气升属火降火胜"亦是治痰的要诀和原则。

咳嗽

（附干咳）

● 【原文】

咳嗽当分二病为，有声无痰咳症知；有痰无声名曰嗽。嗽属脾家湿痰欺；咳为肺金邪气盛，均为肺病总无疑。新者痰嗽风寒属，或泻或散易治之。久者劳火阴虚症，虽可收补却难医。治用贝母杏紫苏，花粉桔梗及前胡，栀芩清火宽中壳，半茯消痰甘橘（薄）荷，引用生姜与灯草，饮时食后起沉疴。风痰添以星沥汁，肺实桑葶不可无（眉批：肺实脉，右寸浮洪有力，或气急喘甚）。若还风嗽声难转，麻黄羌活膏防苏。清晨咳多肺火动，天麦二冬在所用。上午嗽者胃火伏，知母石膏病自中。下午嗽多属血虚，四物补阴二冬共，阿胶五味款冬花，元参北沙皆可奉。春嗽柴芎芍加入，夏宜清火门冬得。秋用桑防冬解表，麻防桂半干姜吃。呕吐痰涎无声者，二陈平胃治之适，再增术枳亦多功，姜汁加头不可忽。

寒：桂枝、杏仁、苏梗、桑叶、象贝、桔梗、桑皮、生草、苡仁、生姜。

寒包热：麻杏石甘汤。

风：杏仁、苏梗、桑皮、橘红、贝母、薄荷、前胡、桔梗。

风温化燥：玉竹、沙参、桑叶、花粉、山栀、橘红、贝母、杏仁、甘草、芦根、梨。

暑（忌发散）：沙参、花粉、杏仁、贝母、橘红、山栀、香薷、滑石、六一散、甘草、麦冬、竹叶。

温化燥，伤胃阴：麦冬汤；玉竹、桑叶、沙参、扁豆、甘草、蔗浆、梨。

胆火犯肺（解木火郁）（何时希眉批：解木郁之火。）：羚角、连翘、山栀、薄荷、杏仁、瓜蒌、苦丁、菊叶。

郁火伤胃（益土泄木）：玉竹、沙参、茯苓、丹皮、白芍、扁豆、甘草、桑叶、枣子。

营热：生地、麦冬、元参、百合、竹叶、甘草。

劳嗽（金水同治）：熟地、扁豆、沙参、川斛、麦冬、茯神；六味丸；都气丸加青铅；异功散加燕窝。

肾胃阴兼虚（摄纳下焦）（何时希眉批："焦"下有"纯甘清燥"四字）：熟地、五味、怀膝、茯苓、山药、车前、胡桃、莲子、黄芪、沙参、麦冬、扁豆、甘草、枣子、柿霜。

中气虚：归芪建中汤；都气丸；异功散。

劳倦阳虚（左咳甚，木乘金也）：干姜、五味、桂枝、茯苓、枣子、甘草。

胃嗽（呕痰）（当用甘药）：沙参、扁豆、麦冬、茯神、枣子、糯稻根。有伏邪：麻黄、石膏、杏仁、半夏、甘草；小半夏加姜汁。

肝犯肺胃（气左升，吞酸）：安胃丸；小青龙去麻黄、细辛、甘草，加石膏、丹皮、桑叶、钩藤、茯苓、半夏、陈皮。

大肠嗽（便溏，畏风）：白术、茯苓、石脂、禹粮、白芍、炙草、木瓜、姜汁、枣子。

肝风（巅胀，和阳息风）：阿胶、青黛、淡菜、牡蛎。左升太过，木反刑金：阿胶、生地、天冬、女贞、鸡黄、糯稻根。

胁痛：旋覆花汤加桃仁、柏仁。寒热右胁痛：芦根、杏仁、白蔻仁、冬瓜子、枇杷叶、薏苡仁。（眉批：木叩金鸣，清金制木。）

暑与风寒热兼症，理肺治胃为主。风用辛平，寒用辛温。土虚不生金，甘凉、甘温二法，合乎阳土阴土[1]。

干咳（何时希眉批：二本皆另立一门）日久用滋阴，内热无痰最害人，四物汤堪为主剂，再加知柏及元参，灯心甘草和诸药，桔梗天花火用芩。茯苓贝母清痰用，二冬款桑润燥增。血见加丹北沙菀，肺伤白及参芪吞。酸收诃味泻桑壳，辛散姜防用有灵。面红吐血火炎上，童便藕汁效如神。

● 【校注】

[1] 阳土阴土：阳土指胃，治宜甘凉；阴土指脾，治宜甘温。二十二世何元长《伤寒辨类》卷上中说："阳中之阳土，阳明是也。……阴中之阴土，太阴是也。"

● 【评析】

　　咳嗽无痰责之于肺，咳嗽有痰责之于脾，然肺气失于宣肃则一。咳嗽一症首分外感，抑或内伤，外感宣肺祛邪即愈。内伤则需辨属虚，属实，或虚实夹杂；病在气分，还是血分；病变仅在肺，还是已累及其他脏腑等诸多因素。何书田介绍了从咳嗽的声音、时间来辨别，并指导用药。此外，季节时令的不同，选药亦有所异。干咳日久多属阴虚内热，治当滋阴养血，清肺敛肺。

喘

（喘病之因，在肺为实，在肾为虚）

● 【原文】

（眉批：丹溪外感之喘治肺，内伤之喘治肾。以肺主出气，肾主纳气耳。）

肺最清高无窒塞，一有邪干便喘急。内因痰火外风寒，六脉浮洪更有力，是为实证五虎汤，半辛甘石和麻黄，桑皮杏壳姜葱益，随症加减无成方。若有痰升痰喘症，茯苓香附南星应。乍进乍退名火喘，麦冬苏味栀芩并。食后作喘食积因，曲芽腹实楂同进。大便燥结不能通，苏子元明大黄胜。何者乃为正气虚，遇劳则发似邪欺，吸吸气短脉无力，补中益气汤堪施。黄芩山栀兼火用，茯苓半夏夹痰宜。（眉批：先喘后胀治肺，先胀后喘治脾。肺宜辛则通，微苦则降。直入中下，则治肺之方法。）（何时希眉批："则"句作"非治肺之方法。"）

肺郁，水气不降：麻杏苡甘汤；干姜、茯苓、人参、半夏、五味；葶苈、桑皮、厚朴、猪苓、木通、泽泻、腹皮；小青龙汤去桂、芍，加杏仁、人参，此澈饮以就太阳也。

肝升，饮邪上逆：越婢汤（麻黄、石膏、甘草、姜、枣）；旋覆汤亦用。

中气虚：人参建中汤去姜。此中气虚馁，土不生金也。

胃虚：黄精、胡麻、茯苓、炙草。

肾阳虚，浊阴上逆：人参、茯苓、干姜、附子、泽泻、猪苓。

肾气不纳：熟地、阿胶、黄肉、茯苓、龟版、怀膝、远志、五味、磁石、秋石；八味丸；附子、车前、补骨、淡菜、人参、山药、炙草、黄芪、白术、海参、胡桃、芡实、枸杞、莲肉、青盐、姜汁、清铅。

精伤者填以浓厚之剂，兼镇摄：肾气丸加沉香；都气丸入青铅。

● 【评析】

喘证当分虚实，实证多因外感风寒，或内有痰火所致，脉象呈六脉浮洪，治用五虎汤，方以《伤寒论》麻杏石甘汤，加桑白皮、细辛、半夏、生姜等药，其宣肺散邪，降逆化痰力增强，是谓经验方。虚证的临床特点是遇劳则发，短气，脉无力，当责之脾肾，可用补中益气汤，或八味丸加减。

哮

（此症初感外邪，失于表散，邪伏于里，留于肺俞，时发时止，淹缠岁月。更有痰哮、咸哮、酸哮，过饮生冷，及幼稚天哮诸症。）

● 【原文】

喉中为甚水鸡声，哮喘原来痰病侵。若得吐痰并发散，远离厚味药方灵。定喘之汤可参用，化痰为主治须明。（定喘汤：黄芩、半夏、苏子、白果、麻黄、甘草、杏仁、桑皮、款冬）（眉批：气脱脉浮，吸伤元海，当急续真元，则如人参、河车、五味、石英之类。）

哮兼痰饮：真武丸；小青龙汤去麻、辛，加糖炒石膏。

气虚：四君子汤。治以温通肺脏，下摄肾真为主，又必补益中气。其辛散苦寒、豁痰破气之药，皆非所宜，且忌用金石药。（眉批：养正：肾气丸去肉桂、牛膝。）

寒：桂枝、干姜、茯苓、五味、杏仁、甘草、制麻黄；小青龙，橘红、半夏、炒芥子。

● 【评析】

何书田认为哮喘从其病因，或诱发因素看，可分为痰哮、咸哮、酸哮、饮冷致哮以及幼稚天哮等多种。然邪留于肺俞，痰饮内停是病发的主要病机，因此哮喘的治疗中，化痰散邪是十分重要的，定喘汤可治痰热，小青龙汤治寒饮。哮喘久作，必致正虚，健脾益气，补肾纳气当随证用之。

疟

（古语云：疟不离乎肝胆，亦犹咳不离乎肺也。）

● **【原文】**

寒热往来名曰疟，正气与邪相击搏，风寒暑湿食与痰，亦有阴虚兼气弱。阳分日发邪气轻，阴分深兮间日作。（眉批：太阳行身之背，疟发背冷，不由四肢，是少阴之阳，不营太阳。）在气（分）早临血（分）晏临，于阳为热寒为阴。并则寒热离则止（暑风邪气与营卫并行，则病作，离则病止），营卫邪气交相争。邪不胜正到时早（邪达于阳，则病退），正不胜邪移晚行（邪陷于阴，则病进）。总因感邪汗不泄，汗闭不泄痰郁成。痰郁不散发寒热，要看受病久与新。新疟宜泄宜发散，久疟补气和滋阴。无痰无食不成疟，初起清脾饮服灵（眉批：清脾饮：白术、茯苓、青皮、厚朴、草果仁、柴胡、甘草、半夏、黄芩、生姜）。自汗去半加知料，无汗加苍干葛吞。多热黄芩知母进，多寒薄桂胥堪增。头痛川芎羌芷要，烦渴不眠粉葛凭。夏月香薷白扁豆，冬天无汗麻黄应。若既日久精神倦，六脉细微出盗汗，滋阴鳖甲归芍佳（眉批：疟发久，邪必入络，络属血分，汗下未能逐邪。仲景制鳖甲煎丸，络聚血邪，攻则血下），补气人参芪最善。清脾除却果厚朴，姜枣加之病痊渐。又生疟母左胁间，令人多汗胁痛连，治宜消导用何药，鳖甲棱蓬附四般，醋煮停匀加海粉，桃青芽曲红花兼，为末糊丸日三服，块当化散不为艰。

暑热（理上焦肺脏清气）：桂枝白虎汤、天水散。（眉批：温疟例忌足六经药，柴胡、葛根、桂枝白虎汤主之。）

湿邪（治中焦脾胃阳气）：正气散；二陈汤去甘草，加杏仁、白蔻、生姜。

太阴（脾病）虚浮胀满：通补用理中汤；开腑用五苓散。

少阴（肾病）痿弱成劳（滋阴温养）：复脉汤。

厥阴（肝）厥逆吐蛔及邪结疟母：乌梅丸；鳖甲煎丸。

（眉批：三疟皆邪入阴络，故汗下为忌，攻逐瘀聚，升降以通阴阳，乃仲

　　　　　　　　　　　　　　何书田医著八种校评

景成法。）

瘅疟（但热不寒）（甘寒生津，重后天胃气，治在肺经）：**生地、元参、花粉、薄荷、瓜翠、蔗汁、麦冬、知母、杏仁、贝母、竹叶、梨汁。**

暑湿格拒三焦（呕逆不纳）：**宗半夏泻心法。**

胃虚呕逆：**旋覆代赭汤。**

热邪痞结：**半夏、黄连、人参、枳实、茯苓、姜汁。**

脾胃阳虚（腹胀，舌白，不喜饮）：**生於术、半夏、草果、知母、生姜、人参、茯苓、厚朴、杏仁。**

疟兼热痢：**人参、广皮、白芍、干姜、黄芩、黄连、归身、山楂、银花、枳实。**

阴虚热伏血分：**熟地、白芍、五味、山药、茯苓、芡实、莲子、首乌、桑叶、丹皮、天冬、泽泻、炙草、鳖甲、知母、草果、生地、桃仁、花粉、青蒿；六味加龟板、川柏；清骨散。**

心经疟（热多昏谵，舌边赤、心黄，防痉厥）：**犀角、元参、竹叶、银花、连翘、麦冬；救逆汤去干姜，加白芍。**（眉批：心经疟久，动及其营，必烦渴见红，宜滋阴。肺经疟久，伤及其津，必胃秘肠痹，宜清降。）

古称三阴大疟，以肝脾肾三脏之见症为要领。阳疟之后养胃阴，阴疟之后理脾阳。

● 【评析】

疟病以往来寒热为主症，乃正邪相争的表现。疟病分新、久，初起治宜宣泄发散，清脾饮是代表方；久病则邪入血分，甚者成疟母，宜用鳖甲煎丸。疟病伤及正气，可兼用补气、滋阴法治疗。

霍乱

● 【原文】

霍乱之症起仓猝，外有所感内有积。胃中停蓄难运消，吐泻交作腹痛极。上焦但吐而不泻，下焦但泻无吐逆。中焦吐泻两兼之，偏阴多寒偏阳热。因风怕风有汗沾，因寒怕寒无汗焉。因暑烦热并躁闷，因湿倦怠身不便，因食胸膈自饱胀，治用藿香正气堪，红花木瓜转筋用，食伤曲麦山楂添。腹痛须加炒白芍，寒痛肉桂炮姜权。枳实青皮心下痞，柴胡干葛寒热缠。小便不利猪苓泻，中暑发热连薷传。手足厥冷脉将绝，盐纳脐内烧艾烟。火灸人醒后施药，细将寒热阴阳参。又有一种干霍乱，腹痛欲死病势悍。不吐不泻绞肠痧，盐水吐之神妙案。但得吐泻病无妨，米饮热汤不可劝。

● 【评析】

霍乱多因外感所致，症以吐泻交作，挥霍缭乱为特征。实证者以祛邪和中为主，可用藿香正气散加减治疗。如阳气受损，症见手足厥冷，脉将绝，当急救回阳；外治法亦可试，如用盐纳脐内烧艾烟。另有干霍乱，可用盐水探吐，以祛病邪外出。

泄泻

（古称注下症）

● 【原文】

泄泻之原分六说，虚湿寒痰食与热。五泄之名（湿多成五泄）《内经》传（溏、泄、利、滑、洞），三虚（脾肾肝）之旨先贤诀。饮食伤脾虚不化，色欲伤肾肾虚极。**肾虚自不能用藏**（眉批：脾阳微，中焦聚湿则少运，肾阴衰，固摄失司为瘕泄。是中宜旋则运，下宜封乃藏。肾阳自下涵蒸，脾阳始得变化。王氏以食下不化为无阳），**忿怒伤肝木土克**（肝虚则木来侮土）。健脾利水是主方，燥湿升提不可缺，芍陈曲朴木香车，二苓木通泻二术。肠鸣腹痛属火明，方中益以栀连芩。腹不痛者是属湿，苍白术半和茵陈。完谷不化属虚意，术扁山药砂仁参。或泻不泻或多少，属痰半夏天南星。痛甚而泻泻痛止，属食枳实山楂增。泻不甚而腹微痛，是为寒泻香砂仁。新泻宜泻宜消食，久泻升提温补益。泄久下陷亦用升，升麻柴胡更有力。肾虚送下<u>四神丸</u>，防风羌活兼风入。虚泄久泄古有方，黄土一匙冲服食。

暑湿热：胃苓汤[1]；藿梗、白蔻、桔梗、杏仁、郁金、紫朴、橘皮、降香；益气汤；广皮、茯苓、泽泻、木瓜、滑石、寒水石、檀汁；香砂异功散；四苓加椒目、益智、柴胡、厚朴、广白；黄连、吴萸、石膏、丝瓜叶、扁豆、山楂、砂仁、甘草、麦芽、焦曲；资生丸。

湿热：人参、茅术、黄芩、黄连、白芍、广皮、茯苓、泽泻、山楂、厚朴、藿香、猪苓；小温中丸去川芎；五苓汤；川柏、柴胡、甘草、羌活、防风、升麻、焦曲、半夏、茵陈、苡仁、白蒺藜、益智；四苓散（茯苓、猪苓、白术、泽泻）；五苓加桂枝。（眉批：热胜湿蒸，气伤神倦，阴茎囊肿，是湿热甚而下坠入府，与方书茎窍症有间。足肿属阳微湿聚。）

中暑（头胀，喜饮冷，咳呕，心中胀，舌白，兼泻）：石膏、黄芩、厚朴、半夏、橘皮、杏仁。

中阳湿滞：胃苓汤加桂木、生姜；四君加炮姜、肉桂。

寒湿（眉批：中宜运通，下宜分利）：厚朴、藿香、益智仁、木香、茅术、吴萸、扁豆、炮姜、砂仁、术炭、木瓜、广皮、肉果、腹皮；四苓散；真武汤（白术、茯苓、白芍、附子、生姜）。

肝犯胃（消渴，吐清涎，腹痛）：黄连、黄芩、乌梅、白芍、人参、广皮、厚朴、猪苓、椒目、干姜、泽泻、川楝、延胡、桂木、甘草、半夏、木瓜、荷叶、米仁、石脂、枣仁；异功散加木瓜、桑叶。（眉批：治胃必佐泄肝，制其胜也。仲景云：脉弦为胃减[2]，大则病进。）

胆郁伤脾：柴胡、黄芩、桑叶、白芍、青皮、丹皮。

脾胃阳虚：四君子汤；干姜、当归、白芍、炮姜、胡巴、葛根、升麻、生术、益智、木瓜、泽泻、广皮、厚朴、香附、半夏、谷芽。

脾肾阳虚：晨泄，用治中汤（人参、白术、甘草、干姜、青皮、陈皮）；去青、陈皮即理中汤，加附子名附子理中汤。夕泄，用四神丸（吴萸、补骨、五味、肉果），可加杜仲、苁蓉、沙苑、归身、木瓜、小茴香；理中汤加五味、胡巴、炒杞子、赤石脂。胃苓散；平胃散（苍术、厚朴、陈皮、甘草）；五苓散（白术、桂枝、泽泻、茯苓、猪苓）；苓桂术甘汤加鹿角、姜、枣；禹粮石脂丸加炒枸杞。

（眉批：脾脏宜补则健，胃腑宜疏乃清。脾宜升，胃宜降，苦寒必佐风药，是东垣之旨。久泄必伤肾，八味、承气乃从阴引阳。水泻，少腹胀满，少腹为厥阴肝位，肝失疏泄，当以五苓导水利湿，仿古急开支河之法。）

中虚腹痛：炙草、白芍、茯苓、南枣、炒饴糖。

食伤：人参、葛根、炙草、广皮、谷芽、荷蒂。

少阳为三阳之枢，相火寄焉，风火扇胃而腐熟五谷。少阴为三阴之枢，龙火寓焉，熏蒸脏腑而转输糟粕。胃之纳，脾之输，皆火之运也。然非雷藏龙驯，何能无燥无湿、无冒明燎上之眚？必土奠水安，斯不泛不滥，无清气在下之患。故曰：五泄之治，平水火者清其源，崇堤土者塞其流耳。

●【校注】

[1] 胃苓汤：出自《丹溪心法》卷四方。方由茯苓、苍术、陈皮、甘草、白术、官桂、泽泻、猪苓、厚朴等药组成。有健脾和中利湿功效。胃苓散即本

方作散剂。

［2］脉弦为胃减：《伤寒论·辨脉法》："脉弦而大，弦则为减，大则为芤，减则为寒，芤则为虚。"与本文所说有出入。

● 【评析】

泄泻一证，从病邪来说有湿、寒、热、痰、食等，从正气来讲，有虚，尤以脾肝肾三脏为主。其中水湿滞留，脾虚失运是为主要，故健脾、燥湿、利水是主要治法，方有理中汤，五苓散等，如有热邪，可用葛根黄芩黄连汤。久病及肾，可用四神丸类，以补肾止泻。如肝木犯脾土，则当佐以平肝祛风，小柴胡汤可参。

痢

（痢疾，古称滞下，乃湿热气薄肠胃。河间、丹溪金[1]用清热导气。六腑属阳，以通为用，五脏皆阴，藏蓄为本。先泻后痢，脾传肾则逆，即土克水意。由伏邪垢滞，从中不清，因而下注矣。）

● 【原文】

痢疾由来下血脓，里急后重腹痛攻。总因食积兼气滞，青黄赤白黑不同。白自大肠来伤气，赤是血伤小肠中。气血俱伤兼赤白，食积为黄是真的。白脓粘腻是属痰，黑者须知死血色。诸痢下迫皆属火，勿妄以白为寒则。后重端应调气舒，清血便脓应自除。通滞之汤条芩朴，木通苏梗姜槟俱。热用黄连痛煨木，胸中不宽陈壳须。小便短则车前滑，后重制军不可无。头疼身热风邪痢，葛羌苍术防风驱。恶心作酸食积痢，麦芽曲实山楂配。内伤痢疾小腹疼，桃红柴黑血能治。身不热而腹不疼，大孔迫甚黄水利，此为气郁用升麻，更有柴防不可弃。噤口烦热腹痛加，水谷入胃即吐地。胃热石莲参米（陈仓）宜，酒积葛梅白蔻济。（眉批：酒客湿滞肠中久痢，非辛味风药佐苦味入肠，何能胜湿逐热？久病饮食不减，肠中病也。）天行疫痢老幼传，合用败毒无他剂。夏月香薷扁豆增，银花肠癖血能清。诸痢日久须豆芍，补脾山药术云苓。下陷升柴亦必用，白久气虚黄芪参。红久血虚归芍进，血痢不止阿胶应，荆芥蒲黄同炒黑，姜炭从治少许吞。若犹不止血余益，痢久之人虚极明，四物四君可兼用，脉迟肉蔻炮姜灵。

暑湿热：湿热用药同泄泻。

厥阴伏热（先厥防痉）：黄连、黄芩、丹皮、白芍、广皮、女贞、黄柏、银花、炮姜、阿胶、麦冬、炒地黄、滑石、枳实、秦皮、甘草、谷芽、白豆翁。

协热痢：白头翁汤（白头翁、秦皮、黄连、黄柏）加黄芩、炒白芍；茯苓、厚朴、陈皮、扁豆、山楂、泽泻、木香、银花；益元散（滑石、甘草、

　　　　　　　　　　　　　　　何书田医著八种校评

辰砂）。

脾营虚寒（脉沉微，不渴，舌白）：当归、芍药、肉桂、炮姜、茯苓、益智、青皮、炙草、楂肉。

血痢（血水有红有紫，纯血难治）：**生茅术、紫朴、山楂、肉果、槐花米、广皮、银花、樗皮、羌活、人参、当归、白芍、白术、肉桂、煨姜、炙草、地榆、南枣；六味地黄丸**（地、萸、药、茯、泽、丹）加山楂、延胡；**制军、黄芩、黄连、黄柏、生芪、丹皮、猪苓**。（眉批：六味加知、柏为凉，八味附桂为热。）

阳明不阖（堵截阳明法）：**人参、粳米、炮姜、赤石脂**。（眉批：变胀为未传，脉见弦动，是无胃气。）

阳虚：胃苓散加炮姜、益智、青皮、赤石脂、丁香、粳米；六君加肉桂。（眉批：阳虚者，以温药通之。）

脾肾兼虚：人参、菟丝、炮姜、补骨、萸肉、巴戟、覆盆、茯苓、莲子、熟地、禹粮、五味、山药、赤脂、木瓜、苁蓉、芡实。

痢伤阴液：熟地炭、归身、白芍、茯苓、炙草、升麻、山药、乌梅、麦芽、生地、阿胶、丹皮、山栀、猪苓、泽泻、木瓜、防风根、楂肉；复脉汤去桂枝、麻仁。复脉汤即炙甘草汤。热病阴涸，急救其阴，胃关得苏方妙，否则犯喻氏所指客邪内陷，液枯致危之戒，宜甘酸化阴法。（眉批：痢久阴液消亡，无以上承，必唇燥舌干，肛坠胀。阴液涸则小便不通，胃气逆则厌食欲呕。此皆痢之疑症。）

久痢伤肾，下焦不摄：人参、鹿茸、茯苓、骨脂、砂仁、菟丝；苓姜术桂汤；济生肾气丸，地黄炭、赤脂、山楂；黑地黄丸，苍术、五味、干姜；当归、杜仲、沙蒺藜、白术、苁蓉、附子。（眉批：久痢久泻为肾病。）

虚气下陷（陷者举之）：人参、西芪、炙草、广皮、归身、白芍、防风、升麻、荷叶。

疟变痢：柴胡、黄芩、人参、当归、芍药、丹皮、焦楂；复脉汤；泻心汤；救逆汤去干姜；人参、茯苓、甘草、乌梅、吴萸、香附、附子、秦皮、肉桂、牡蛎。

肠风（无积泪之声）：地炭、荑炭、归身、枸杞、川断、五味；赤石脂丸；四苓加滑石、桂心。此分消其湿。

噤口痢：黄连、黄芩、人参、白芍、草决明、山楂、炒银花；白头翁汤；干姜、熟地、阿胶、木香汁。治阴气消亡：四君加扁豆、薏仁、桔梗、砂仁、炮姜、肉果为散，香粳饮调服。要药：石莲、煨葛根、青皮、乌梅。（何时希注：三三本另立一目曰："噤口日久，圊次多。"）

右脉搏大（死症），乃痢疾所大忌，脾阳动则冀其运，肾阳静则望其藏。早痢：肾气丸，炒焦莱菔子；午痢：参苓白术散加益智。

自痢不渴者，属太阴，呃忒之来，由乎胃少纳谷，致冲气上逆，则有土败之势也。（何时希眉批：多一条[2]曰："痢日久则难冀脏腑自复，非助以提补不可。"）

● 【校注】

［1］佥（qiān）：都、皆。

［2］多一条：当指另一版本（即三三本）将噤口痢另立一条，故云多一条。即噤口痢条目。

● 【评析】

痢疾总由湿热下注大肠，气滞血瘀所致，症以下利便脓血，里急后重为主。治以清热化湿，凉血解毒为主，方如通滞汤、荆防败毒散、白头翁汤等。久痢正气损伤，则兼以补气养血，如四君子汤、四物汤等，甚者液亏肾虚，可用复脉汤，肾气丸加减治疗。

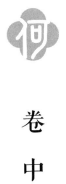

卷
中

痞块　积聚

● 【原文】

满而不痛谓之痞，满而痛者结即是；结者积滞有余因，痞者中气不足致。一消一补诚分明，脾气素虚者自异；补则积滞邪愈深，消则土伤虚愈至；消补相兼养正宜，<u>枳术</u>之丸为主治。不动为癥动为瘕，瘕假癥真有妙义。右胁食块蔃曲（草）果，左胁血块芎桃桂。痰块在中海石须，瓜蒌白茯槟榔备。壮健亦用青棱蓬，瘦弱参芪少许配。香砂青陈可共加，苏梗当归姜枣类。妇人有块俱死血，莫将痰食为疑似。

痞（古人治痞，不外以苦为泄、辛甘为散二法。外感如仲景泻心汤，内伤如苓桂甘姜法。上焦不舒，枳桔杏蒌开降，栀豉除热化腐，疏畅清阳之气。法古人有形至无形妙论也）：

痰热内闭：白金丸、山栀、豆豉、郁金、瓜蒌、杏仁、半夏、枳壳、菖蒲、黄连。

热邪里结：泻心汤、枳实、乌梅、白芍、杏仁、橘皮。

热邪入厥阴（吐蚘，消渴）：泻心汤去人参、甘草，加枳实、白芍。

气闭化热：瓜蒌、白蔻、杏仁、白蒺藜、山栀、橘皮、苏梗、郁金、麻仁、钩藤、桑叶、绿豆壳。

暑邪阻气：竹茹、黄芩、知母、滑石、桔梗、枳壳、郁金、半夏、大麦仁；保和丸（山楂、六曲、半夏、茯苓、连翘、陈皮、莱菔子）。

湿阻气分：半夏、茯苓、干姜、杏仁、郁金、橘皮、白蔻、广藿、乌药。

中阳不运：桂枝、茯苓、干姜、半夏、广皮、厚朴、藿香、草果、附子。

胃寒（涌涎）：吴萸、干姜、茯苓、半夏、楝子、广皮。

胸次清阳不运（宗仲景转旋胸次之阳法）：苓桂术甘汤。

寒热客邪互结：姜汁、炒黄连、干姜、黄芩、半夏、枳实。

积聚（积为阴邪聚络，大旨当以辛温入血络治之。盖所以容此阴邪者，必无阳动之气以旋运之，而必有阴静之血以倚仗之。故必仗体阴用阳之品，方能入阴出阳，以施其温散辛通之力也）：

木犯土，虚中夹滞：厚朴、白芍、益智、人参、川楝、姜汁、茯苓、广皮、丁香、半夏、吴萸、牡蛎。

湿热食滞：茅术、白术、黄芩、枳壳、广皮、莱菔子、白芍、鸡肫皮。

痰凝脉络（右胁有形高突，按之不痛）：**白芥、蛤粉、半夏、橘红、瓜蒌、山栀、郁金、姜皮。**

血络凝痹：归须、延胡、橘核、青皮、厚朴、茺蔚子、香附、益母草、枳壳、郁金、川芎、桃仁、木通、韭白、蜣螂、䗪虫。

（眉批：景岳云：心之积名伏梁，起脐上，大如臂，上至心下，令人烦心。脾之积曰痞气，在胃脘，覆大如盘，令人发黄疸。肺之积曰息贲，在右胁下，覆大如杯，令人洒淅寒热，喘咳肺壅。肝之积曰肥气，在左胁下，如覆杯，有头足，令人发咳。肾之积曰奔豚，发于少腹，上至心下，若豚，或上或下无时，令人喘逆，骨痿少气[1]。阴气所积曰积，阳气所聚曰聚。积者五脏所生，聚者六腑所聚也。）

（眉批：积为血伤入络，必伏蠕动之物，以搜逐病根。初为气结在经，久则血伤入络。经络系于脏腑外廓，仲景于劳伤血痹通络方法，每取虫蚁飞走诸灵，伏梁病在络。）

● **【校注】**

[1] 景岳云……骨痿少气：此段论五脏积病，原出自《难经·五十六难》，引文中有节略。

● **【评析】**

痞，或痞块，均因中气不足，气机阻滞所致，痞块属聚、瘕范畴，表现为移动无定处，满而不痛，治以补中消痞为法，方如半夏泻心汤、苓桂术甘汤等。积，或癥，多因邪气内结，初为气结，久则入络，表现为胀满疼痛，痛有定处，治当温散辛通，活血祛瘀等，以消癥积。

呕吐　恶心

（胃司纳食，主乎通降，其所以不降而上逆呕吐者，多由肝气冲逆，阻胃之降而然也。故《灵枢·经脉》云：足厥阴所生病者，胸满呕逆[1]。况五行生克，木动必犯土，胃病治肝，隔一之治[2]也。呕吐青黑，必从胃底肠中逆涌而出。）

● 【原文】

干呕有声吐有物，声物兼有呕斯实（何时希眉批：呕下注：即"哕"）。吐轻呕重干呕凶，呕乃渐出吐频出。不呕不吐为恶心，总是胃虚不能食。胃中有火膈有痰，降火调气治痰适。平胃散可加减投，橘半竹茹汤亦得。烦渴脉弱洪数来，黄连竹茹山栀该。吐水冷涩沉迟脉，炮姜肉桂吴萸偕。呕吐痰沫脉洪滑，南星芩术门冬裁。水停心下声汩汩，茯苓泽泻猪苓入。饱闷作酸嗳气升，食伤芽曲槟榔及。及病不食脉细微，芪茯人参与白术。酒伤白蔻泻葛（花）添，伤风合用紫苏葛（根）。（眉批：痰饮都是浊阴所化，阳气不振，势必再炽。仲景以温药和之。）

肝犯胃：温胆汤合左金丸，安胃丸，全福代赭汤。

厥阴浊逆：同前。

胃阳虚，浊阴上逆：生术、半夏、厚朴、益智、茯苓、姜汁；苓姜术桂汤加厚朴、椒目、黄连、附子、粳米。

中阳虚：人参、白术、附子、炙草、半夏、茯苓、砂仁、川椒、炒干姜、饴糖、大枣。

阳虚，吸受秽浊气：人参、茯苓、广藿、厚朴、广皮、益智、木香、煨姜、砂仁、肉果、丁香。

呕伤胃中，邪热劫津：温胆汤去甘草，加山栀、豆豉、姜汁。

肝肾虚，冲脉气动：苁蓉、枸杞、归身、沙苑、肉桂、鹿角霜、茯苓。

邪热内结：半夏泻心汤去甘草、枣，加枳实、山栀、杏仁、姜汁。

暑秽内结：同前。

肝火刑金：桑皮、丹皮、苏子、麦冬、杏仁、沙参、郁金、瓜蒌、橘红、山栀、豆豉、杷叶、竹沥。

温热结于厥阴（何时希眉批：注有："身热肢冷，神昏呕吐，厥逆险症"十二字）：黄连、半夏、枳实、广皮、山楂、菖蒲、黄芩、干姜、竹心、滑石、连翘、菖蒲、绿豆皮。

（何时希眉批：夺一条曰：痰涎呃逆，续呕黑汁倾囊（危症，此由胃底肠中涸涩而出）真西甘草四两，熬浓服之，呃停呕止可救。）

吐蛔（古以狐惑虫厥，都是胃虚少谷之故。仲景云：蛔虫厥都从惊恐得之）：安胃丸、延胡、枳实、芦荟；半夏泻心汤、人参、吴萸、细辛、茯苓；理中汤加姜[3]、附子、川连；旋覆代赭汤加白芍、附子。

◉ 【校注】

[1]足厥阴所生病者，胸满呕逆：《灵枢·经脉》云："肝足厥阴之脉，……是主肝所生病者，胸满呕逆飧泄，狐疝遗尿闭癃。"

[2]隔一之治：五脏五行相生关系中，肝木与脾土中间相隔心火，故称隔一之治。

[3]姜：当为生姜，有降逆止呕作用。

◉ 【评析】

呕吐一证，虽为胃气上逆所致，但何书田认为与肝气犯胃密切相关，故治疗除治胃外，亦当治肝。治胃要分寒热虚实，夹气、夹痰，方如平胃散、半夏泻心汤、四君子汤等加减。治肝可用左金丸、旋覆代赭汤等加减。此外，如呕吐青黑，要防其夹杂瘀血，乃病深重危，当重视。吐蛔乃寄生虫病，与胃虚寒、蛔虫上逆有关，文中所说仲景云似衍文。

噎膈　反胃

（经云：三阳结谓之膈[1]。又一阳发病，其传为膈。丹溪谓噎膈反胃，多由气血两虚而成。噎膈多由喜、怒、悲、忧、恐五志过极，或纵情嗜欲，恣意酒食，致阳气内结，阴血内枯而成。治当调养心脾，以舒结气，填养精血，以滋枯燥。反胃乃胃中无阳，不能容受食物，命门火衰，不能熏蒸脾土，以致朝食暮吐，暮食朝吐。治宜益火之源以消阴翳，补土通阳以温脾胃。）

● 【原文】

噎膈之症多因火，熏蒸津液成痰阻；七情妄动五脏伤，阴血渐槁无生所。咽喉痛塞不能食，病起贲门上焦膈。中膈饮食得水行，食下半日又吐出。下膈饮食如平人，朝食暮吐浑无力。主治加味二陈汤，韭汁牛乳服之适。血虚四物气四君，痰饮沥贝瓜蒌应。瘀血归尾桃韭汁，气急槟术沉香吞。便结大黄合四物，苏子桃杏麻蒌仁。反胃为轻噎膈重，三阳热结精血空。薄味勤药静养之，香燥之品切忌用。

（眉批：经云：味过辛热，肝阳有余，肺津胃液皆夺，为上燥。）

阳气结于上，阴液衰于下，关格：人参、半夏、姜汁；附子泻心汤，黄连、枳实、竹沥；进退黄连汤（眉批：进退黄连汤：黄连、人参、枣、半夏、桂枝、干姜）；大半夏汤，黄连、姜汁；杏仁、杷叶、桂枝、干姜、茯苓。（眉批：通阳开痹，通补胃腑。）

肝阴伤胃汁枯：人参、乌梅、生地、阿胶、白芍、玉竹、天冬、麦冬、杏仁、胡麻、梨、柿霜、川贝。（眉批：酸甘济阴，胃属阳土，宜凉宜润。肝为刚脏，用柔则和，酸甘两济其阴。）

烦劳阳亢，肺胃津液枯：生地、麦冬、杏仁、柏仁、黑芝麻、苏子、松子，为汁熬膏。清燥救肺，生地、麦冬、石膏、麻仁、甘草、桑叶、梨。

胃阴虚：大半夏汤，茯苓、益智、新会、瓜蒌、杏仁、豆豉、丁香皮、粳米、姜汁、黄连、枳实；外台茯苓饮（人参、茯苓、白术、枳实、广皮、生姜）加竹沥；吴萸理中汤，附子、郁金、竹茹。（眉批：胃气下行为顺。积劳伤阳，治宜通补清和，苦降辛通，利痰清膈。）

忧郁痰阻：黄连、茯苓、半夏、杏仁、桔梗、姜汁、竹沥、陈皮、枳实、瓜蒌。

肝郁气逆（通厥阴阳明）：半夏、杏仁、茯苓、橘皮、姜汁、竹沥。

液亏气滞：半夏、茯苓、枳实、枇杷叶、竹沥。

肺胃气不降：杏仁、郁金、瓜蒌、山栀、豆豉、杷叶。

酒热郁伤肺胃：黄连、半夏、枳实、杏仁、豆豉、郁金、杷叶、茯苓、桃仁、姜汁、紫菀、苏子。

阳衰脘痹血瘀：桃仁、红花、延胡、川楝、半夏、郁金、瓜蒌、橘皮、人参、制军、茯苓、益智、归身、枳实、姜汁、韭白汁。

● 【校注】

[1]三阳结谓之膈：语出《素问·阴阳别论》。

● 【评析】

噎膈多见反胃，甚则滴水不能进，具体表现与膈阻部位有关，可分上焦膈、中膈、下膈等。其病机以阳气内结，阴血内枯为主，治以舒结祛痰，活血化瘀，益气养血，滋枯润燥为法。方如二陈汤、四物汤、四君子汤等，并推崇服韭汁、梨汁、牛乳等。

呃逆

● 【原文】

俗称打呃名呃逆，胃火上冲肝火翼。肺金之气下降难，和胃清金肝自抑。<u>橘皮竹茹丁蒂汤</u>，丁柿橘皮竹茹吃。（丁、陈辛温，理中气之痞塞；茹、柿苦寒，治下焦之逆气。）（眉批：橘皮竹茹汤：橘皮、竹茹、人参、甘草、姜、枣。）饮食太过储胸膛，曲芽枳实和槟榔。痰涎塞壅脉来滑，木香苓夏应同尝。水停心下汨汨声，白术泽泻猪云苓。发热烦渴脉来数，石膏知半柴胡芩。滞气盈兮胸腹满，砂夏木香此其选。胃中虚冷脉来迟，附术干姜官桂暖。脉形无力气甚虚，<u>六君子汤</u>妙自如。沉香磨用治诸呃，姜汁兼入全消除。

胃虚，虚阳上逆：仲景橘皮竹茹汤。

肺气郁痹：郁金、射干、通草、豆豉、杷叶、贝母（开上焦之痹，理阳驱阴，从中治法。此与下浊阴上逆一门同看）。（眉批：心胸背部，须藉在上清阳舒展，乃能旷达。）

阳虚，浊阴上逆：人参、附子、丁香皮、柿蒂、茯苓、干姜、吴萸、川椒、乌梅、代赭、半夏、糯米。

中焦脾胃虚寒：理中汤加丁香；温胃饮加丁香。

下焦虚寒，阳气竭：景岳归气饮，或理阴煎加丁香。

（何时希眉批：中焦、下焦二条为二本所无。）

食滞呃：大和中饮加木香、干姜。

肝肾阴虚，气从脐下冲起（此相火炎上，夹其冲气）：用大补阴丸（峻补真阴，承制相火。此丹溪法）。

阴火上冲，而吸气不能入（胃脉反逆，阴中伏阳，即为呃）：用滋肾丸（以泻阴中伏热。此东垣法）。

● 【评析】

呃逆总由胃气上逆所致，其病因有积食、痰涎、水停、实热、虚寒等，治当明辨，因证选方用药。沉香、姜汁可随证加入，则疗效倍增。呃逆除责之于胃外，还当详辨有无肺气郁阻，或肝肾阴虚，相火或阴火上逆等证情，以对证治之。

吞酸　吐酸

● 【原文】

　　饮食入胃脾不运，湿热相蒸为酸病。吐出酸水名吐酸，吐咯不出吞酸认。此而勿药渐恶心，反胃噎膈日渐进。吐因津液随气升，郁积已久湿热盛，乃从火化（木火也）遂作酸，病属于热分明应。吞因积热在内脏，酸水酿成寒束定，外寒束之难外行，心胃之间作酸甚。二陈越鞠主治之，寒用吴萸热连进。再戒怒气以平肝，滋味薄时胃清净。

● 【评析】

　　吞酸、吐酸总因中焦湿热为患，但如吐出酸水多，亦有虚寒所致，治当明辨。

水肿

（肿本乎水，胀由乎气。水分阴阳，外来者为有余，即为阳水；其或因大病后，脾肺虚弱，不能通调水道，或因心火克金，肺不能生肾水，致小便不利，或因肾经阴亏，虚火烁肺金而溺少，误用行气分利之剂，致喘急痰甚，小水短少，酿成肿症，此内发者为不足，即为阴水。）

● 【原文】

人之生全资水谷，脾主谷兮肾水属。水旺土虚不胜水，水气泛溢浮肿肉。实脾饮于阴水宜（便利，不渴而肿胀者，为阴水），阳水舟车丸可录（口渴，面赤，气粗，便秘而肿胀者，为阳水）。（眉批：舟车丸，此方慎用。甘遂、大戟、大黄兼黑丑、芫花、轻粉、橘皮、青皮、木香）上（肿为）风麻黄防风要，下（肿为）湿米仁防己足。又有虚证气血分，四物汤兮合四君。朝宽暮急血虚病，暮宽朝急气虚成。先胀后喘用二术，先喘后胀加麦芩。水肿总因湿热积，道不流通遂闭塞。邪水随气注络中，甚至唇肿脐突出（眉批：唇肿，脐突出者死症）。虽云湿胜实脾虚，大法补中最有益。

脾胃阳虚（腑阳不行）：人参、白芍、茯苓、归身、益智、广皮、炮姜、紫朴、白术、附子、砂仁、草果、槟榔、肉桂。（眉批：脾阳虚：白术、附子；胃阳虚：人参、茯苓。）

肾胃阳虚：肾气丸；五苓散；人参、附子、干姜、茯苓、菟丝、胡巴（刚剂）；人参、法半夏、干姜、枳实。

木火犯土：逍遥散去白术，合左金丸，川楝、川椒、紫朴、枳实、干姜、白芍、炒栀、楂肉、铁锈汁。

木郁气滞，血涩（通幽法）：川楝、橘核、桂枝、小茴、香附、延胡、桃仁、当归、钩藤、丹皮、桑叶、神曲、楂肉；禹余粮丸。

湿浊凝滞（小便不利，当开太阳）：五苓散，川椒、寒水石、橘核、桂木、牡蛎、厚朴、金沙、防己、通草、干姜、五味子。

湿壅三焦，肺气不降（清肃上焦治之）：蜜炙麻黄、石膏、杏仁、苡仁、紫菀、前胡、姜皮、苓皮、通草、杷叶。

下焦寒湿流经（辛香通经腑之郁）：生于术、炮川乌、北细辛、防己、独活、茯苓。

湿郁兼热：半夏泻心汤（苦辛通降）。

气血郁积，兼夹湿热：小温中丸（清理相火，健运中州）。

湿热寒水之气交横（气喘溺少）：禹粮丸（崇土制水，暖下泄浊）。

肝脾不和，清阳痹结（以滑润治之）：瓜蒌、薤白、桂木、生姜、半夏、茯苓、川楝、延胡、归须、桃仁。

肝脾不和，夹暑邪：半夏、广皮、茯苓、广藿、郁金、紫朴、甘草、山楂。

● 【评析】

水肿分阳水、阴水。阳水属实证、热证，治以祛邪逐水为主，方如舟车丸；阴水属虚证、寒证，多有脏腑亏损，尤以脾虚不运为要，治当健脾行水为主，方如实脾饮、肾气丸等。水肿还应辨病在气分，抑或血分；肿胀在人体上部，抑或下部，病证不同，则治法用药随之变化。

鼓胀

（经云：浊气在上，则生䐜胀[1]。太阴所至为腹胀[2]。病能篇骤胀属热。）

● 【原文】

（眉批：四肢皆肿，饮食如常，其病在外，势尚轻，名双鼓胀。至腹大身瘦，饮食不进，则病在内而重矣，名单鼓胀。）

鼓胀水肿一原病，皆是脾虚不得运。气入于脏鼓胀成，腹大身瘦食不进。实土分消是妙方，二苓二术陈皮香，香附朴砂桑泻腹，沉香磨汁兼水姜。腹实痛块红筋系，血鼓归芍红丹尝。水鼓小便若秘结，<u>五苓散</u>加大枣入。食积鼓胀大便凝，槟牵蒳子棱蓬术。气实鼓胀或吐酸，胁肋痛胀并面黑，<u>分心羌桂苓夏</u>通，青陈桑腹甘苏芍。气虚胀满劳役来，气急溏泄元气衰，<u>补中益气汤</u>必用，分条而治休疑猜。（眉批：气陷则跗肿，气呆则脘闷。）地气为云天气雨，天地不交[3]为鼓。脾土之阴既受伤，转运之司亦失所。胃虽受谷不运行，清浊相淆隧道阻。（眉批：木乘土位，清阳不得舒展，浊气痞塞僭踞。）郁而为热热为湿，湿热相生病即取。此病宜补不宜攻，燥湿补中是为主。

脾阳虚，单胀（健阳运湿，温通脾阳）：五苓散、紫朴、广皮、木瓜、人参、炮姜、附子、益智、腹皮、草蔻、草果、毕拨、茅术、干姜、桂木、川椒。

肾气伤：加减八味丸；济生肾气丸。（眉批：肿胀由足入腹，治在少阴肾、太阴脾。）

养阳明：大半夏汤。（眉批：冲脉隶于阳明，胃阳伤极，中乏坐镇之真气。冲脉动则诸脉交动，浊阴散漫上布，由此卧着欲立矣。）

疏厥阴：逍遥散。

六腑为阳，以通为补。通阳则浊阴不聚，守补恐中焦易钝，喻氏谓能变胃，而不受胃变[4]。脏寒生满病，暖水脏之阳，是培火生土法。喘胀要旨，开鬼门以取汗，洁净府以利水，无非宣通表里。经云：自上之下者治其上。又云：从上之下而甚于下者，必先治其上，而后治其下[5]。语云：膏粱无厌发痈疽，淡泊不堪生肿胀（何时希眉批：肿，三三本作"膜"）。

● 【校注】

[1] 浊气在上，则生膜胀：语出《素问·阴阳应象大论》："寒气生浊，热气生清；清气在下，则生飧泄；浊气在上，则生膜胀，此阴阳反作，病之逆从也。"

[2] 太阴所至为腹胀：《素问·六元正纪大论》："太阴所至为湿生……太阴所至为雷霆骤注烈风……太阴所至为积饮否隔……太阴所至为蓄满……"

[3] 否（pǐ）：闭塞、阻隔不通。

[4] 喻氏谓能变胃，而不受胃变：语出喻嘉言《寓意草·论吴圣符单腹胀治法》："刚药者气味俱雄之药，能变胃而不受胃变者也。"

[5] 经云……而后治其下：此处上、下当指外、内。《素问·至真要大论》："从外之内者，治其外；从外之内而盛于内者，先治其外而后调其内。"

● 【评析】

鼓胀虽与脾虚不运有关，但与肝气郁滞，瘀血内结密切相关，故为气、血、水交结而成，临床以腹大，身瘦，饮食不进为主症。本证属本虚标实，治宜扶正祛邪兼顾，不宜峻攻，故何书田主张燥湿补中，方如补中益气汤，五苓散，济生肾气丸，逍遥散等。

虚损

（久虚不复谓之损，损极不复谓之劳。元无所归则灼热，劳力伤阳，酒色伤阴。越人云：阴伤及阳，最难调复。）

【原文】

阴虚恹恹[1]真阴竭，午后发热少饮食，数大无力脉象明，干咳失血盗汗出。阳虚汗出并头疼，脉细迟弱午前热。阴虚血虚肾精亏，阳虚气虚劳役得。阴虚四物苓柏丹，二冬杞味龟知甘。清骨散可骨蒸用，枣仁芪术自汗堪。咳嗽气急桑贝菀，瓜蒌贝母治有痰。见血胶沙丹菀（犀）角，泄泻山药苓苡添。盗汗浮麦堪为佐，牡蛎黑豆用之妥。衄血栀芩茅草根，声哑喉干粉桔可。阳虚益气与补中，散火升阳亦得所。感寒伤阳阳则虚，阳虚阴盛虚损初；此损自上而及下，一损于肺皮毛枯；二损于心血脉少（不能荣于脏腑，妇人则月事不通），三损于胃宜急图（过于胃则不治矣）。感热伤阴阴则虚，阴虚阳盛损却殊；此损自下而及上，一损于肾骨痿徂（注：不能起床）；二损于肝筋即急，三损于脾速当扶（饮食不化，过于脾则不治矣）。

阴虚：复脉汤；六味丸。

阴虚阳浮（介潜、填下、镇逆）：大造丸；固本丸。

阳虚：人参、鹿角霜、归身、枸杞、茯苓、沙苑、五味、苁蓉、怀膝、胡桃肉。

阳虚奇脉兼病：鹿角、苁蓉、归身、菟丝、沙苑、柏仁、枸杞。

阴阳并虚：熟地、黄芪、苁蓉、五味、归身、枸杞、鹿角、茯苓、青盐；八味丸；复脉汤。

上损及胃：生地、茯苓、麦冬、扁豆、甘草；建中汤去姜，熟地、人参、五味、女贞、山药、枸杞。

下损及中：八味丸；异功散；建中汤；鹿角、菟丝、枸杞、韭子。

胃虚呕泻：人参、赤石脂、乌梅、新会、炒粳米。

阴虚阳浮，兼胃阴虚：生地、麦冬、扁豆、茯苓、人参、炙草。

脾肾兼虚：资生丸；济生肾气丸；人参、茯苓、五味、坎炁；人参、菟丝、益智、广皮、沙苑、茯苓。

劳伤心神：归脾汤。

中虚（当用胃药，坐镇中官）：四君子汤；生脉散；麦门冬汤；建中汤。

肾气不纳：人参、坎炁、菟丝、五味、茯苓、胡桃肉；八味丸。

气血滞，升降阻：全福花汤加桃仁、归须、蒌皮。

冲任皆虚：河车、熟地、五味、苁蓉、茯神、黄柏。

劳力伤脾胃：霞天膏[2]。

劳动伤经脉：苁蓉、归身、枸杞、茯苓、沙苑、川芎。

烦劳伤气，宜治上、治中，甘凉补肺胃之清津，柔剂养心脾之营液，或甘温气味建立中宫，不使二气日偏，营卫得循行之义。纵欲伤精，当治下而兼治八脉，又须知填精补气之分，益火滋阴之异。或静摄任阴，温理奇阳。肾虚气攻于背，肝虚热触于心，宜血肉有情，重镇以理其怯，填补以实其下。（眉批：形不足者温之以气，精不足者补之以味。）

● 【校注】

［1］恹恹（yān）：精神不振貌。

［2］霞天膏：出《药性裁成》。为黄牛肉熬炼而成的膏剂。有补气益血、健脾安中功效。

● 【评析】

虚损又称虚劳，属人体气血阴阳亏虚，且久虚不复之证。其中阴虚内热证候，在十九世何嗣宗《虚劳心传》中有详论，何书田在此有节论，并有五脏阴阳虚损的治法与方药，可参。文中论及损至脉的病证，原出自《难经·第十四难》，有一损损于皮毛，二损损于血脉，三损损于肌肉，四损损于筋，五损损于骨的论述，对应的五脏分别是肺、心、脾、肝、肾。脾脏居中，因此无论疾病从上至下，还是自下而上传变，大凡过了中位脾，则病情已深，预后不良，故曰不治。

失血

● 【原文】

心生血兮肝藏血，随气而行无处缺；目视舌言耳能闻，足能步履手能摄。如何错经致妄行，劳伤火动因而得。吐因肺胃积热蒸，逐口吐出随火升。呕或醉怒或劳役，胃口之血无端行。咯血之血出于肾，阴火上炎殊分明。咳衄肺金心火克，咳者为重衄为轻。犀角地黄汤主理，归（地）骨栀芩麦知杞，侧柏藕汁共茅根，童便服之浮火已。咳嗽沙参天麦冬，寒热鳖甲青蒿庸。有痰贝蒌花粉入，有泻药苡苓甘同。（失血）不止蒲黄炒荆芥，韭汁大黄去紫块。血不藏摄体极虚，八珍可用阿胶配。（眉批：《内经》分上下失血为阳络阴络，是腑络取胃，脏络取脾。）

理肺胃（甘凉肃降）：沙参、麦冬、玉竹、桑叶、花粉、川斛、知母、杏仁、茜草、竹心、绿豆衣。

治心营（轻清滋养）：生地、元参、丹参、地骨、连翘、山栀、生草、竹叶。

风淫津涸（甘寒）：芦根、羚角、薄荷、蔗汁。

温淫火壮（苦寒）：石膏、黄芩、山栀、杏仁。

暑逼气、营分（宜开解、宜清芳）：滑石、苏梗、鲜荷；犀角、生地、银花。

（以上外因。）

嗔怒动肝阳，血随气逆（用缪氏气为血帅法）：苏子、郁金、杏仁、丹皮、桑叶、降香、贝母、钩藤、橘红、丹参、白蒺藜。

郁勃伤肝阴，木火内烁阳络（柔肝育阴治）：阿胶、生地、麦冬、芍药、甘草、鸡子黄。

烦劳损心脾，气不摄血（甘温培固）：保元汤；归脾汤。（眉批：保元汤：人参、黄芪、甘草、肉桂。）

纵欲伤肾：青铅六味；肉桂七味并加童便。

精竭海空，气乏血涌（急固真元，大补精血）：**人参、熟地、五味、枸杞、河车、紫石英。**

（以上内因。）

烟辛烁肺，酒热戕胃（治上，治中）：**苇茎汤；甘露饮，茅根、藕汁。**

坠堕伤，瘀血泛（先导下，后通补）

努力伤（属劳伤之根，阳动则络伤血溢，法与虚损有间，滋阴补气为主）：**当归建中汤，旋覆汤，虎潜丸。**

（以上不内不外因。）

血之主司系心肝脾，血之生化系胃。胃为血之要道，当先治胃，《仁斋直指》云：一切血证，经久不愈，以胃药收功。薄味调养胃阴，如《金匮》麦冬汤及沙参、扁豆、鲜斛、茯苓。甘温建立中阳，如人参建中汤及四君子加减。滋阴生津，如复脉汤（人参、生地、阿胶、麦冬、炙草、姜、枣）加减。沉着浓厚，属肝肾之血，用熟地、枸杞、归身、牛膝、茯苓、青铅。阴虚阳升，头中微痛，当和阳镇逆，用生地、阿胶、牛膝、白芍、茯苓、青铅。思虑太过，劳伤肾阴，时时茎举，此失血皆骄阳独升，用人中白、龟版、知母、黄柏等味。心火吸肾，随阳升腾，阳翔为血溢，阳坠为阴遗，腰痛足胫冷。（眉批：夏月藏阴，冬月藏阳。阳不潜伏，升则血溢，降则遗精。血室宁静，不宜疏，动则有泛溢之虞。）（何时希眉批：室当为宜字，动字重一字。）何一非精夺下损见症，治以人参、熟地、河车膏、紫石英、茯苓、五味、枸杞、沙蒺藜，谓莫见血以投凉，勿因嗽以理肺，为要旨耳。（眉批：过投凉剂，则清气愈伤。）肾传脾胃，元海无纳气之权，急急收纳根蒂，人参、河车膏、坎炁、枸杞、熟地、五味、沙蒺藜、茯苓、胡桃肉等味，在所必用。

衄血治法：

温邪（辛凉清润）：黄芩、杏仁、元参、连翘、山栀、郁金。

风温：丹皮、元参、连翘、橘皮、赤芍、茅花。

酒热伤胃：生扁豆、麦冬、沙参、粳米。

湿热胃火上蒸：玉女煎（石膏、地黄、麦冬、知母、牛膝）。

胆火上升，心营热：犀角、元参、丹参、知母、牛膝、荷叶、生地、连翘、山栀、丹皮、侧柏。

阴虚阳冒：生地、阿胶、天冬、麦冬、人参、熟地、龟板、黄柏、生白芍、茯苓、山药、川石斛、丹皮、泽泻、元参、牛膝、石决明、萸肉、补骨脂、莲子、芡实、淡菜。

● 【评析】

本节失血证重点论述衄血、吐血、咯血等证，其病因有外因，即外邪侵入血分所致；有内因，即脏腑受损，血络不宁所致，如肝阴亏，肝火烁阳络，或肝阳亢，血随气逆，或脾虚不摄血等；有不内外因，即外伤，烟辛烁肺，酒热伐胃等所致，治疗当因证施之。大凡失血之证，以凉血宁血为要，方如犀角地黄汤，但亦不能过投凉剂，以免损伤元气。又脾胃为气血生化之源，且脾主统血，故治血证，健脾养胃至关重要，方如人参建中汤，沙参麦冬汤等均可选用。

便血

（便血不外风淫肠胃、湿热伤脾二义。《内经》谓是阴络受伤[1]，阴络即脏腑隶下之络也。）

● 【原文】

溺血郁热由膀胱，<u>五苓散</u>合莲子汤。知柏山栀皆可入，不痛为虚益气良。（茎中不痛，可用补中益气汤。）下血大肠多湿热，肠风脏毒清浊详。粪前近血热在下，粪后远血热上藏。<u>四物</u>荆槐榆悉炒，棕灰陈壳芩甘襄。发热柴胡胶板效，血虚血余熟地尝。瘀块桃红丹尾鳖，延胡赤石同前方。（清心莲子饮：人参、黄芪、柴胡、茯苓、黄芩、甘草、地骨皮、车前、麦冬、石莲）

湿热：黄连、黄芩、乌梅、白芍、广皮、厚朴、荆芥炭、甘菊花；茅术、槐米、地榆、于术、茯苓、泽泻、桑葚、丹皮。

阳虚寒湿：苍术、厚朴、广皮、炮姜、炙草、升麻、柴胡、地榆；人参、茯苓、附子、炮姜、葛根、防风根、白芍、焦曲、荷叶。

大肠血热：生地、丹参、黄柏、料豆皮、地榆炭、柿饼炭、槐花、炒丹皮、炒芩、山栀、元参、炒樗皮、当归、炒白芍、五加皮、炒银花。

脾胃阳虚（下血如注）：四君子汤加木瓜、炮姜，或禹粮石脂丸。

阴伤阳冒：生地、元参、丹皮、连翘、竹叶心、天冬、茯苓、牛膝，补阴丸；虎潜丸。

阴虚血涩（肛坠刺痛）：生地、料豆皮、楂炭、冬葵子、麻仁、归须。（眉批：肛热若火烙，阳不和平，仍是阴精失涵。）

脾肾虚：归脾丸；六味加芡实、五味、莲肉；黑地黄丸。

肾阴虚：熟地、龟板、萸肉、白芍、五味、归身、知母、茯神、料豆衣、山药、地榆、炒丹皮、乌梅、龙骨。

肾阳虚：人参、苁蓉、补骨脂、巴戟、远志、茯苓、归身；熟地、鹿茸、鹿角、柏仁、菟丝、韭子。

劳力伤络：人参、炙草、当归、白芍、茯苓、肉桂。

血瘀在络：归须、桃仁、全福、新绛、柏仁、青葱。（眉批：瘀必结于络，瘀由肠胃而后下，乃一定之理。）

阳明不合：人参、萸肉、石脂、禹粮、木瓜、乌梅、五味、炒川柏、粳米。

便血一症，古有肠风、脏毒、脉痔之分，其实不外乎阴络受伤也。能别其血之远近，而决其脏腑之性情，则不致气失统摄，血无所归，如漏卮不已耳。肺病致燥涩，宜润降，如桑麻丸[2]及天冬、地黄、银花、柿饼之类。心病则火燃血沸，宜清化，如竹叶地黄汤及补心丹之类。脾病必湿滑，宜燥升，如茅术理中汤及东垣益气汤之类。肝病有风阳痛迫，宜柔泄，如驻车丸及甘酸和缓之剂。肾病见形消腰折，宜填补，如虎潜丸及理阴煎之类。至胆经为枢机，逆则木火扇营，有桑叶、山栀、丹皮之清养。大肠为燥腑，每多湿热风淫，宜辛凉苦燥。胃为水谷之海，多气多血，脏病、腑病无不兼之，宜和、宜补、应热、应寒难以尽言。脾肾为柔脏，可受刚药，心肝为刚脏，可受柔药。罗谦甫[3]治便血，以平胃散作主，加桂、附、干姜，重加炒地榆以收下湿，颇见神效。温煦奇督用斑龙丸，疏补中土用枳实丸[4]，守补心脾用归脾丸，脾湿肾燥用黑地黄丸，大补精气用天真丸，升降脾胃用平胃散，堵截阳明用禹余粮赤石脂丸。复从前之汤液，用五仁汤，善病后之元虚，用养营汤。

【校注】

[1]阴络受伤：《灵枢·百病始生》："阳络伤则血外溢，血外溢则衄血，阴络伤则血内溢，血内溢则后血。肠胃之络伤，则血溢于肠外……"

[2]桑麻丸：又名扶桑丸。出自《寿世保元》卷五方。方由桑叶、黑芝麻、白蜜组成。有润脏腑、除风湿功效。

[3]罗谦甫：元代医学家。名罗天益，谦甫乃其字，真定（今河北正定）人。是金代著名医学家李杲的学生。他继承李杲学说，集录诸家之说，并结合自己的经验，撰成《卫生宝鉴》《内经类编》等著作。

[4]枳实丸：当指枳术丸，出自《内外伤辨惑论》卷下引张洁古方。方由

白术、枳实组成。本方由《金匮要略》枳术汤衍化而来。有健脾、除湿、化滞功效。

● 【评析】

本节便血包括尿血和大便出血。尿血有虚有实，实者多因膀胱郁热所致，治宜通利；虚者多责之脾肾，治可补益。大便出血分近血和远血，远血多病在脾胃，近血病在大肠，又可分为肠风、脏毒、脉痔等证，湿热内蕴，气滞血瘀是主因，但可夹虚，尤其是病久不愈，临证当辨明所病脏腑，属虚属实，以因证治之。如病在肺，宜润降；病在心，宜清化；脾病宜燥升；肝病宜柔泄；肾病宜填补；胆病宜清养；大肠病宜辛凉苦燥；而胃病则诸病均可兼有之，宜随证治之。此均为经验之谈，可参。

汗

（经曰：阳加于阴谓之汗[1]。又曰：汗者心之液[2]。又曰：肾主五液。故凡汗症，未有不由心肾虚而得者。夫心为主阳之脏，凡五脏六腑、表里之阳，皆心主之，以行其变化。故随其阳气所在之处而气化为津，亦随其火扰所在之处，而津泄为汗。是汗本乎阴，乃津液所化也。）（眉批：津液散于外而为汗，此为虚者言，若实证不可拘泥。）

● 【原文】

克肖天地名曰人，天地有雨人汗生。时逢久雨天地否，久汗之人病自成。觉来无汗寐自出，盗汗阴虚兼内热；不动而汗时时来，自汗阳虚兼有湿。脉细阳弱太阴亏，自汗补阳调卫急，浮麦熟芍陈蛎梅，加减归脾服多帖。盗汗滋阴降火宜，当归六黄功最奇，麻黄根兼知杞骨，前方选用堪同施。宁神安心药为妙，汗为心液当先知。

卫阳虚（振[3]阳理阴）：人参、黄芪、附子、于术；真武汤或玉屏风散；人参、半夏、茯苓、牡蛎、炙草、浮小麦、南枣。

营卫虚（自汗）：黄芪建中汤加防风根。

劳伤心神：生脉散；四君子汤。

胃阴虚：人参、茯神、枣仁、白芍、炙草、龙骨。

阳虚自汗，补气以卫外；阴虚盗汗，补阴以营内（用柏子仁丸）。火与元气不两立，气泄为热为汗，以治在无形，实火宜清，虚火宜补耳。（眉批：心之阳虚，不能卫外而固密，则外伤而自汗。肾之阴虚，不能营内而退藏，则内伤而盗汗。自汗由阴蒸于阳分也，盗汗由阳蒸于阴分也。）

● 【校注】

[1] 阳加于阴谓之汗：出自《素问·阴阳别论》。

[2] 汗者心之液：语出《素问·宣明五气》："五藏化液：心为汗，肺为

涕，肝为泪，脾为涎，肾为唾，是为五液。"

［3］振：原为"镇"。疑误。

● 【评析】

汗出需分盗汗、自汗。盗汗多为阴虚内热，治宜滋阴降火，方如当归六黄汤；自汗多为阳气虚夹湿，治宜补阳气，固卫气，方如真武汤、黄芪建中汤、归脾汤等。此外可对症加入敛汗药，如麻黄根、浮小麦、牡蛎等。因汗为心之液，故宁神安心不可忽，又心为火脏，实火宜清，虚火宜补。

头痛

（头为诸阳之会，与厥阴肝脉会于巅，诸阴寒邪不能上逆。惟阳气窒塞，浊邪得以上据。厥阴风火，乃能逆上作痛。头痛症，皆因清阳不升，火风乘虚上扰所致。）

● 【原文】

头痛之症虽主风，亦有痰火虚不同。巅顶属风太阳火，眉棱骨痛由痰攻；脑后血虚脉来大，滑痰弦数风火逢。<u>九味羌活汤</u>主治，芩连治火殊多功。痰合<u>二陈</u>虚<u>四物</u>，气虚<u>四君</u>亦可庸（何时希眉批：庸下注曰：用也）。风亦属阳，头为会（诸阳之会），两阳相争痛势凶；气血虚者无力拒，风不与争痛故松。若因痰壅作痛者，胸膈饱闷非风从。（眉批：火风变动，与暑风邪气上郁，辛散轻清主之。）

风火（辛散轻清）：连翘、元参、丹皮、山栀、桑叶、荷叶、黄芩、羚羊片、薄荷、夏枯草、菊叶、苦丁茶、蔓荆、白芷、木通。

肝风（息肝滋肾）：首乌、生地、菊花、枸杞、白芍、料豆衣、柏仁。

伏暑：石膏、连翘、山栀、蔓荆、滑石、生草、夏枯、紫朴、木通、羚羊片、苦丁茶、桑叶、荷叶。

胆胃伏邪：羚角、连翘、菊叶、赤芍、白芷、牛蒡、葛根。

凡头痛而属阴虚阳越者，用复脉汤、甘麦大枣法，加阿胶、牡蛎、白芍、生地、沙参。因阳虚浊邪阻塞，气血瘀痹而痛者，用虫蚁搜逐血络，宣通阳气，半夏、当归、川芎、北细辛、蜂房、炮川乌、炙全蝎、姜汁。

（眉批：头风初起，以桑叶、山栀、丹皮、荷叶边轻清凉泄，使少阳遏郁之邪倏然而解。若久则伤及肝阴，参入酸凉柔剂可也。或肝阴久耗，厥阳无一息之宁，痛掣之势已极，此岂轻剂可解，惟复脉汤之纯甘壮水，胶、黄之柔婉以息风和阳，庶足使刚兀之盛一时顿息。阿胶、鸡子黄柔以息风。）

● 【评析】

头痛之因总由风、火、痰浊等上扰所致，其证有虚有实，实者祛邪即可，宜用辛散轻清，方如九味羌活汤（羌活、防风、川芎、细辛、甘草、苍术、白芷、黄芩、生地）；虚者有气虚、血虚，清阳不升，而浊邪上乘，更有肝肾亏虚而风火上扰所致者，治宜补气养血，驱散浊邪，或滋阴息风，方如四君子汤、四物汤、复脉汤等。气血痹阻者，可加入虫蚁类药，以搜风通络止痛，如全蝎、蜈蚣、蜂房等。

心痛

● 【原文】

心痛从来类分九，胃脘疼痛当心口。风热悸冷饮食虫，痊与去来痛皆有。得暖缓者属于寒，前后应痛因郁久；血痛逆气唧唧声，痰痛脉滑吐痰垢。恶心恶食因食伤，嘈食善饥胃火诱。口吐黄水是蛔虫（时作时止，痛止能食者），闷痛吐宽郁痰厚。初起得寒温散之，姜半香砂青广蔻。稍久成郁郁火生，曲壳栀芩滑芎守。痛则不通郁自成，通则不痛便无咎。

（眉批：寒甚，炮姜、肉桂；火甚，炒川连、竹茹；瘀血，桃仁、归须、延胡索、五灵脂；痰饮，南星、瓜蒌；虫厥，川椒目、使君子、乌梅。）（何时希眉批：若真心痛，十指甲俱青，夕死旦危，不治。）

惊伤（闻雷被惊，心下漾漾作痛，此肝阳上逆，不容升达也。养血平肝治之）：**逍遥散去柴胡，加钩藤、丹皮。**

积劳损伤（劳伤血痹，痛极昏厥。通络和营治之）：**生鹿角、归须、半夏、官桂、桃仁、姜汁。**

脾寒厥（吐涎肢冷，病在脉络。辛香开通治之）：**良姜、姜黄、生茅术、丁香、草果、厚朴。**

心营受伤（重按而痛减者，攻劫难施。用辛甘化阳法）：**人参、川椒、桂枝、炙草、白蜜。**

● 【评析】

本节所述心痛的部位当在胃脘、心下。其证可因症分为九种，即脾寒、胃火、瘀血、痰、食伤、蛔虫、惊伤、劳伤、心营伤等，可见病证以脾胃为主，但可涉及肝、心，尤其是心所致病，即何时希所注的真心痛，病情危急，需重视救治。因不通则痛，故治疗以通为大法，具体治法何书田有明言，如脾寒宜辛香开通；心营伤宜辛甘化阳；惊伤宜养血平肝；劳伤宜通络和营等。

腹痛

● 【原文】

腹痛之症芍药甘，甲乙化土方须谙；苍朴术苓附实芷，用药堪与心痛参。虚者手按痛止软，手不可近是实焉；寒痛绵绵小腹冷，火痛时作时止然。痛处不移瘀血聚，或东或西气攻坚。痰则脉滑小便秘，怒痛肝伤两胁连。血虚偎偎筋抽引，气虚呼吸少气绵。泻后痛减知食积，燥湿消导汤为先。冒暑吐泻香茹薷，伤湿木通茅术痊。

上中二焦气阻（呕吐，脉数而涩）：半夏、豆豉、白蔻、广皮、山栀、桔梗。

阳气不通（兼腰痛，冷则愈甚）：桂枝、艾绒、香附、青皮、茯苓、小茴。

秽浊阻气（芳香逐秽法）：藿香、半夏、菔子、厚朴、橘白、杏仁。

郁伤脾阳：半夏、川楝、厚朴、延胡、苏梗、草果、生姜。

阴浊内阻，腑阳不通（通阳泄浊法）：生术、吴萸、附子、良姜、茯苓、半夏、厚朴、生益智、姜汁、小茴。

肝气郁：逍遥散去白术，加郁金、香附。

郁久血滞（癸水不调，痛而有形）：肉桂、当归、香附、川芎、吴萸、五灵脂、炒白芍、木香。

郁伤肝脾、络血凝瘀（宣达营络治）：桃仁、桂木、归须、穿山甲、老韭白；阿魏丸[1]，当归、芍药、制军、枳实、桂枝、炙草。

劳伤中阳（浮肿，食入痛甚）：当归、白芍、煨姜、炙草、益智、广皮、枣肉。营分虚寒，如当脐而痛，冬发春愈者，加肉桂、茯苓。

郁怒饮气入络：南星、桂枝、牡蛎、橘核、川楝、李根东行皮[2]。

暑伤中气：人参、白芍、广皮、茯苓、益智、谷芽。

● 【校注】

[1]阿魏丸：当指《济生方》卷四方。方由木香、槟榔、胡椒、阿魏等药

组成。

[2] 李根东行皮：当为李根皮，又名甘李根白皮。苦、咸、寒。有清热，止渴，降逆，下气，解毒的功效。

● 【评析】

腹痛喜按且软，属虚证；拒按硬满属实证。虚证以脾胃虚寒，中气不足为主，治宜温中散寒，益气健脾，方如理中汤，小建中汤。实证有邪气内阻，如湿邪、暑热、食积、气滞、瘀血等，治疗以祛邪为主，兼以疏肝理气，和营通络，方如逍遥散，阿魏丸。芍药配甘草，又名芍药甘草汤，有酸甘化阴，缓急止痛作用，故腹痛常可配用之。

胁痛

（胁痛多属少阳、厥阴。伤寒胁痛皆在少阳胆经，以胁居少阳之部耳。杂症胁痛皆属肝厥阴经，以肝脉布于胁肋耳，此季胁也。）

● 【原文】

胁与肋属肝胆部，肝主藏血又主怒。凝血成瘀疼痛加，郁怒不舒痛则布。怒痛且膨得嗳宽，血痛不膨无时住；痛连胃脘夹宿餐，右胁气滞湿痰注。<u>逍遥四物小柴胡</u>，朴果青砂二苏（香）附。热须胆黛痰芥星，健脾二陈亦可付。

（眉批：肝主阴血，而属于左胁；肺主阳气，而隶于右胁。左胁多怒伤，或留血作痛；右胁多痰积，或气郁作痛。但痰气亦有流于左胁者，必与血相持而痛；血积亦有伤于右胁者，必因肺气衰而致。）

肝郁：川楝、半夏、橘叶、香附叶、姜渣；川连、半夏、牡蛎、夏枯、白芥子；郁金、山栀、川斛、降香末。

金不制木（咳血后痛）：川贝、杏仁、白蔻、橘红、杷叶、降香汁。

营络虚寒：肉桂、归身、干姜、茯苓、小茴、丁香皮、炙草、大枣。（眉批：重按得缓，属阴络虚也。）

寒入络脉，气滞（吐涎，身寒栗）：川楝、半夏、吴萸、良姜、延胡、茯苓、蒲黄、荜拨。

血络瘀痹（辛泄宣瘀）：桃仁、归须、川楝皮、延胡、郁金、丹皮、五加皮、桑叶、栀皮、绛屑[1]、柏仁、牡蛎。（眉批：进食痛，加大便燥结，久病已入血络。）

肝肾阴虚（五心热，嗌痛，左胁痛）：生地、人参、天冬、麦冬、柏仁、生白芍。

肝风入络（易饥，吐涎）：生地、阿胶、白芍、柏仁、天冬、丹皮、枸杞、泽兰、桃仁。（眉批：甘缓理虚，温柔通补。）

肝胃皆虚：人参、茯神、枣仁、当归、柏仁、龙骨、桂圆、金箔。

胆络血滞（上吐下泻。春深，寒热不止）：青蒿、丹皮、郁金、归须、红花、泽兰。

温热壅滞：小温中丸。

痛兼痰饮：半夏、白蒺、广皮、钩藤、茯苓、甘草、芥子。

治胁痛症，不外仲景旋覆花汤，河间金铃子散，以及辛温通络、甘缓理虚、温柔通补、辛泄宣瘀等法。《内经》肝病三法，治虚亦主甘缓，况病久必伤阳明胃络，渐归及右，肝胃同病矣。当用甘味，佐摄镇治之，人参、茯苓、枣、甘草、龙骨、金箔。

● **【校注】**

［1］绛屑：指新绛。《金匮要略·五脏风寒积聚病脉证并治》中旋覆花汤，方中有新绛一药。现多用茜草代之。

● **【评析】**

胁痛多责之肝胆，但常痛连胃脘而病及脾胃，亦可见肝肺同病。胁痛常见肝气郁滞，胆络痹阻之病理变化，治宜疏肝理气，利胆通络，方如逍遥散，四物汤，小柴胡汤等。久病可致肝肾亏虚，治宜甘缓滋养，温柔通补。

腰痛

（附腿、膝、足痛）

● 【原文】

先天之本唯两肾，位在腰间精足甚。房劳太过致精亏，邪气客之腰受病。六味可增附断龟，补骨杞味仲柏知。一切寒药皆禁用，妇人血滞更血亏。天阴腰痛因湿热，苓柏仲芎苍白术。日轻夜重瘀不通，归尾桃红赤膝没。身冷发寒炮姜桂，痰积二陈风小续[1]。闪气肾离法同瘀，又有肾着治宜速，便利身重腰冷冰，利湿苓甘姜术足。（眉批：腰者肾之府，肾与膀胱为表里，在外为太阳，在内属少阴。又为冲督任带之要会，则腰痛不得专以肾为主病。）

湿郁：防己、茯苓皮、厚朴、滑石、杏仁、萆薢、草果、晚蚕砂、苡仁、桂枝尖、炒杞、小茴、桑寄生。

寒湿伤阳（辛温通阳，泄浊）：杜仲、归身、枸杞、五加皮、牛膝、茯苓、炒白芍、炙草、桂枝、羊肾、胡桃肉、煨姜、大枣，炒苑[2]。

湿伤脾肾之阳（嗜饮，便涩遗精，腰痛麻木，用祛湿暖土法）：苓桂术姜汤；术苑丸[3]。

老年奇经病（用血肉有情之品，温养下焦）：鹿角霜、苁蓉、肉桂、柏仁；虎胫、牛膝、枸杞、杜仲、川斛。麻木者，萆薢、白蒺。

膝腿足痛（温热湿蒸，阻流行之隧，宜宣通之）：石膏、滑石、杏仁、防己、苡仁、威灵仙、寒水石。

足膝肿痛久不止（内热）：生虎骨、牛膝、金狗脊、归身、萆薢、仙灵脾。

右腿痛，不肿，入夜势笃（此邪留于阴，治从肝经）：杜仲、归须、小茴、穿山甲、干地龙、北细辛。

足痛，攻冲吐涎，大拇趾疼：吴萸、附子、独活、细辛、归身、防己。

两足皮膜抚之则痛，此厥阴犯阳明胃也，川楝、延胡、青皮、山栀、归须、橘红、楂肉、桃仁。饱食则哕，两足骨骱皆痛，此阳明不克司束筋骨，用转旋阳气法，苓桂术甘汤。

（眉批：内因治法：肾藏之阳有亏，则益火之源，以消阴翳，桂附八味丸。肾藏之阴内夺，则壮水之主，以制阳光，知柏八味丸。外因治法：寒湿伤阳用辛温，以通阳泄浊。湿郁生热用苦辛，以胜湿通气。不内不外因治法：劳役伤肾，以先后天同治。倾跌损伤，辨其伤之轻重与瘀之有无，为或通或补。）

（眉批：腿足痛，外感者为寒湿、湿热、湿风之流经入络。经云：伤于湿者，下先受之[4]。以治湿为主，或佐温佐清佐散。若内伤，不外肝脾肾三者之虚，或补中，或填下，或养肝为治。）

● 【校注】

[1] 小续：指小续命汤。出自《备急千金要方》卷八方。方由麻黄、防己、人参、黄芩、桂心、甘草、芍药、川芎、杏仁、附子、防风、生姜等药组成。有祛风通络、益气温阳作用。

[2] 炒苑：苑，当指沙苑蒺藜。又名沙苑子，潼蒺藜。性甘、温。有补肾固精，养肝明目的功效。

[3] 术菟丸：当指苓术菟丝丸。出自《景岳全书》卷五十一。方由茯苓、白术、莲肉、五味子、山药、杜仲、菟丝子、炙甘草等药组成。有补脾肾、摄精固本作用。

[4] 伤于湿者，下先受之：出自《素问·太阴阳明论》。

● 【评析】

治疗腰痛，包括腿膝足痛，当分虚实，实证多因寒湿或湿热内侵，甚者气血瘀阻所致，治宜通阳泄浊，或苦辛通气，或祛瘀通络。虚证多为肾阳、肾阴亏虚，或夹有寒湿、湿热，治当补肾壮腰，兼以祛湿通络。六味地黄汤、二陈汤、小续命汤等加减，可随证选用。

臂背痛

（背者，胸中之府，肺俞为病，即肩背作痛。又背为阳明之府，而阳明为十二经络之长，虚则不能束筋骨，利机关，即肩垂背曲，而臂亦作痛矣。阳明脉衰，肩胛筋缓，不举而痛。）

● 【原文】

手臂因何作疼痛，经络血虚风湿中。二术南秦二活防，寒桂艾血芎归用。热芩痰芥气参芪，伤用威灵红桃送。背属太阳膀胱经，此经气郁痛不禁，羌活胜湿汤[1]最妙，一点冷痛痰二陈。劳役过度时时痛，十全大补应平安。

营虚脉络失养，风动筋急（痛绕耳后，仿东垣舒筋法）：当归、生芪、桂枝、生术、防风根、姜黄，化服活络丹一丸。

（眉批：劳倦肩背痛，桂枝、防己、生米仁、白术、五加皮、茯苓、白蒺。何时希眉批：此宜立一条。）

阳明虚，肝风动（当柔甘温养）：首乌、归身、柏子仁、枸杞、胡麻、菊花炭、白蒺、桑枝、羚羊角、海桐皮、天麻。

寒郁气隧，胸引肩背（宗《内经》诸痛皆寒之义，以温药两通气血）：桂枝、川椒目、熟附子、焦白术、远志肉、茯苓；吴萸、延胡、香附、乌药、橘皮、红花、苏梗。

肝浊攻逆作痛：干姜、乌梅、黄连、川楝、炒白芍、黄柏、细辛。

失血胃络虚（填补阳明）：人参、茯神、枣仁、归身、炙草、炒白芍。

督脉虚，肾气上逆（用奇经药，以峻补真阳为主）：鹿角、鹿霜、归身、枸杞、厚杜仲、茯苓、沙蒺藜、青盐、菟丝子。（眉批：肾气攻背，项强溺频，是督脉不摄。）

凡冲气攻痛，从背而上者，系督脉主病，治在少阴。从腹而上者，系冲任主病，治在厥阴。此治病之宗旨也。散肺俞之风，用防风散；痰流臂背痛，用指迷丸[2]。

● 【校注】

[1]羌活胜湿汤：当指《内外伤辨惑论》卷中方。方由羌活、独活、炙甘草、藁本、川芎、防风、蔓荆子等药组成。有祛风胜湿、止痛之功。

[2]指迷丸：即指迷茯苓丸。出自《证治准绳·类方》第二册方。方由半夏、茯苓、枳壳、风化硝等药组成。有燥湿化痰、软坚润下功效。

● 【评析】

臂背痛从经络而言，与足太阳膀胱经，足阳明胃经，任、督脉等经脉的阻滞不通关系较大。临证当辨证候的虚实，实者以风寒湿邪流注经络为主，治宜温通祛邪，方如羌活胜湿汤，二陈汤，桂枝附子汤等。虚者因脉络失养，经气为之不利所致，治当甘柔温养，方如十全大补汤，甚者可加峻补真阳。

痛风

● 【原文】

遍身走痛名痛风，血虚气滞风湿攻。湿热生风木克土，痰壅经络难宣通。风淫末疾四肢属，日甚夜甚气血从。（眉批：五行六气，流行最速，莫如风火。）治主四物红桃益，痰热二陈蒌柏同。上风羌防桂薄芷，下湿薏膝宣汉（防己）庸。小便短涩四苓散，桑枝酒炒加汤中。此虽血瘀筋不养，总由血虚不内荣。（眉批：重按少缓，是为络虚。）寒气凝滞湿痰结，因风行走痛自凶。

血络瘀痹（久痛必入络，气血不行，发黄）：旋覆、绛屑、桃仁、归尾、葱管、生鹿角。

积伤入络：归须、降香末、木香、郁金、柏仁、小茴。

阴分伏热（头巅致足，麻木刺痛）：用东垣滋肾丸。

肝肾奇经，脉络不和：鹿角、枸杞、归身、杜仲、川斛、白薇、桑寄生。

肝肾虚，下焦痛（病后精神未复，多言伤气，行走动筋。当甘温和养）：人参、枸杞、归身、沙蒺、茯神、菊花炭。（眉批：相火寄于肝，龙雷起于肾，并从阴发越，根蒂先亏，藏纳失职矣。）

经云：诸痛痒疮，皆属于心[1]。夫心主君火，自当从热而论，然此但言疮耳，不可概诸他病也。诸痛，古人总以通字立法，非攻下通利之谓，谓通其气血则不痛也。然必辨其气分血分，在气分者，但行其气，弗动其血。在血分者，兼乎气治，所谓气行则血随之也。证实者，气滞血凝，通其气而散其血。证虚者，气馁不能充运，血衰不能滋荣，当养气补血，兼寓通于补。（眉批：诸痛宜辛润宣通，不宜酸寒敛涩，恐邪留也。）

● 【校注】

［1］诸痛痒疮，皆属于心：出自《素问·至真要大论》。

● 【评析】

痛风一证虽遍身可作，然尤以四肢末端肿痛为多。病多由风湿、痰热所

杂症总诀

致，病及气分或血分，或气血同病，治宜通利祛邪，方如四物汤，二陈汤，四苓散等加减用之。病久则肝肾不足，脉络失养，治宜益气补血，调养肝肾，寓通于补。

头眩

（经曰：诸风掉眩，皆属于肝[1]。头为六阳之首，耳目口鼻皆系清空之窍，所患眩晕，非外来之邪，乃肝胆风阳上冒耳。内风乃身中阳气变动。）

● 【原文】

头眩昏晕气血虚，风寒暑湿痰火居。《内经》头眩责肝木（风木主动），丹溪痰火原相俱。元虚夹火动痰致，虚火上炎痰则无。化痰清晕二陈用，菊本荆桔羌防（芎）芜。劳役气虚补中妙，产后血虚四物须。冒暑藿香麦薷味，寒而无汗麻黄苏。（眉批：肝肾虚则多惊恐，阳动莫制，皆脏阴少藏。）

火（清泄上焦窍络之热）：羚角、山栀、连翘、花粉、桑叶、生地、元参。

肝风：阿胶、生地、麦冬、萸肉、白芍、甘菊、牡蛎。（眉批：肾宜温，肝宜凉。）

络热：羚角、元参、连翘、郁金、生地、菖蒲。

营血虚：枸杞、川斛、胡麻、牡蛎、柏仁、桑叶。

内风夹痰：天麻、白蒺、半夏、茯苓、枸杞、甘菊、竹沥、姜汁、广皮。

阴虚阳升（补肾滋肝，育阴潜阳，兼镇摄治）：熟地、龟板、牡蛎、萸肉、麦冬、五味子、远志、怀膝、茯神、磁石。

下虚：都气丸加车前、天冬。

动怒郁勃，痰火风交炽：二陈汤，龙荟丸加减治之。

精液有亏，肝阴不足，血燥生热，热则风阳上升，窍络阻塞，头目不清，眩晕跌仆。治宜缓肝之急以息风，滋肾之液以驱热。如虎潜丸、侯氏黑散、地黄饮子、滋肾、复脉等方。介以潜之，酸以收之，厚味以填之，或清上实下之法。风木过动，必犯阳明，呕吐不食，法当泄肝安胃，或填补阳明。又法辛甘化风，甘酸化阴，清金平木。

（眉批：治痰须健中，息风可缓晕。）

【校注】

［1］诸风掉眩，皆属于肝：出自《素问·至真要大论》。

【评析】

头眩多因清空之窍阳气变动所致，证多虚实夹杂，或因肝肾阴虚，风阳上扰；或因元气虚损，夹火动痰，亦有气虚冒暑，清窍阳郁所致者。治法可取补肾滋肝，育阴潜阳，或益气补中，化痰祛暑等。因头眩多因肝风过动，故肝气犯胃而伴呕吐是为常见，法当泄肝安胃。

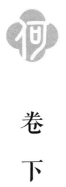

卷
下

麻木

● 【原文】

麻木不仁症何治，二陈四物汤须识。总是湿痰死血成，活血开痰要先试。两臂桂枝不可无，下部灵仙牛膝使。补中益气青附香，白芥红桃（赤芍）药兼备。

（何时希注：二本以麻木系痿症下而以痹症为下卷之首。）

（何时希注：歌后夺二则：一、营虚肝风夹痰，指末胀麻：煨天麻、羚羊片、桂枝、茯苓、胆星、白芍、钩藤、石决明、桑枝、秦艽、归身。二、肝肾虚，眩晕耳鸣，心悸，指末麻：生地、杞子、远志、石菖蒲、桂枝、阿胶、羚羊角、茯神、炙龟板、牡蛎、归身、白蒺藜、胡麻、湖丹皮、白芍、料豆皮、桑叶、炒山栀。）

● 【评析】

四肢麻木多由风、痰、瘀血阻滞经脉所致，二陈汤化痰，四物汤活血，可收良效。然此风乃内生之风，如血虚生风，阴虚阳亢动风，故需补气生血，育阴潜阳，则虚风自灭，麻木自消。

痹症

（痹与风病相似，但风则阳受之，痹则阴受之，故多重着沉痛。大凡邪中于经为痹，邪中于络为痿。《金匮》云：经热则痹，络热则痿[1]。初病湿热在经，久则瘀热入络。）

● 【原文】

痹症有五原归一，皮脉与肌筋与骨。风行寒痛湿著彰，《内经》三气风寒湿。以致麻木疼痛加，不能行动但能食。痹者闭不通之云，邪阻正气经络塞。皆由虚损腠理开，三气乘虚自外袭。留滞于内为病多，湿痰浊血都凝涩。治法祛邪养正先，畅达气血通络脉。峻补真阴为属阴，风燥之品用不得。舒筋赤芍草姜黄，沉（香）汁归羌海桐术。（眉批：痹当作痹，痹音卑，鸟名，与痿痹字不同。痹症之因，由风寒湿三气互相杂合，非可分属，但以风气盛者为行痹，风性善行故也；寒气盛者为痛痹，寒主收急故也；湿气盛者为着痹，湿主重着故也。治行痹者祛风为要，御寒利湿仍不可废，大抵参以补血之剂，盖治风先治血，血行风自灭也。治痛痹者散瘀为主，疏风燥湿仍不可缺，大抵参以补火之剂，非辛温不能释其凝寒也。治着痹者利湿为主，祛风散寒仍不可少，大抵参以补气补脾之剂，盖土强可以治湿，气足自无顽麻也。）

湿热（疏通脉络，使清阳流行）：生术、生芪、半夏、防风、羌活、姜黄、桑枝、石膏；肉桂、桂枝、当归、炙草；羚角、防己、苡仁、杏仁；生地黄、阿胶、龟板、料豆衣、茯苓、通草；苏梗、厚朴、茵陈、花粉、郁金、石膏、川斛、丹皮。

暑伤气，湿热入络：人参、生术、黄连、半夏、广皮、枳实、茯苓、泽泻、姜汁、竹沥。

寒湿（微通其阳，兼以通补）：白术、当归、枸杞、萆薢、泽泻、茯苓、防己、苡仁、晚蚕砂；金狗脊、生虎骨、牛膝、杜仲、附子、仙灵脾、桂枝。

肝胆风热（甘寒和阳）：羚角、白蒺、元参、丹皮、茯苓、桑枝、桂枝、生地、川斛、天冬、枸杞。

肝胃虚滞（阳气烦蒸，当两补厥阴、阳明）：黄芪、白术、首乌、归身、白蒺、料豆衣。

气滞热郁（病后过食肥腻）：蒌皮、苏梗、杏仁、橘皮、郁金、半夏曲。

血虚络涩：首乌、黑芝麻、桑枝、桂枝。

热入下焦血分：归身、丹皮、柏仁、白蒺、钩藤、苡仁、萆薢、虎骨、牛膝、茯苓。

风寒湿入下焦经隧（辛温以宣通经气）：活络丸；地龙、山甲、川乌、大黑豆皮。

卫阳疏，风邪入络（风淫治以甘寒）：羚角、桂枝、杏仁、花粉、防己、海桐皮、桑枝；元参、绿豆衣、连翘。

肝阴虚，疟邪入络：熟地、龟板胶、阿胶、秋石、天冬、麦冬、五味、茯神。

气虚：舒筋汤加黄芪、广皮、茯苓、桂枝、防风根。

营虚：人参、茯苓、白芍、归身、炙草、南枣、桂枝。

精血虚：鹿角胶、枸杞、苁蓉、杜仲、桑葚子、虎骨、天冬、沙苑、茯苓。

治痹之法，只宜峻补真阴，宣通脉络，使气血得以流行，不得过用风燥药，以再伤真阴。

● 【校注】

[1] 经热则痹，络热则痿：《金匮要略》中无此语。叶天士《临证指南医案》中有记载。

● 【评析】

痹证以肢体关节疼痛，甚则肿胀，活动不利为主症。多因正气有亏，风寒湿三气杂合乘虚侵犯人体肌皮、筋脉、骨节，邪阻经络，不通则痛。治当扶正祛邪兼顾，以畅达气血，疏通脉络。何书田认为治疗痹症，用药不可过于风燥，以免伤及真阴。

痿症

（邪中于络为痿，又络热则痿。痿不外乎肝、肾、肺、胃四经之病。肝主筋，肝伤则四肢不为人用，而筋骨拘挛。肾藏精，精血相生，精虚则不能灌溉诸末，血虚则不能荣养筋骨。肺主气，为清高之脏，肺虚则高源化绝，化绝则水涸，水涸则不能濡润筋骨。阳明为宗筋之长，阳明虚则宗筋纵而不能束筋骨，以利机关。经云：湿热不攘，大筋软短，小筋弛长。软短为拘，弛长为痿[1]。）

● 【原文】

四肢软弱痿症成，不痒不痛难趋行。五痿（肝）筋（肾）骨（心）脉（脾）肉（肺）气，治法独取阳明经。阳明本是宗筋长，主润宗筋合相养；虚则宗筋纵不收，束骨利机职不掌。总由肝肾肺胃伤，四末无用肝脾殃。肺热何由得濡润，高源化绝水涸彰。清心补肾二四[2]利，栀芩化热桔引肺，仲膝蒌冬芪味瓜，木通通窍升（麻）提气。治痿之法专补阴，壮骨补虚药须备。（眉批：痹者，风寒湿三气杂至，为外来有余之邪，治当疏风散寒。痿则本于肺热，精血内虚，而后病及五脏，为内伤不足之证。法当独取阳明，兼泻南补北。）

肺热叶焦[3]（形瘦脉数）：用玉竹、沙参、地骨、麦冬、百合、桑叶、杏仁。面瘰跗软，宜连翘、花粉、山栀、桑叶、通草、赤小豆。

湿热蒸烁筋骨：茅术、茵陈、黄柏、茯苓、寒水石、防己、萆薢、龙胆草、杏仁、滑石、木通。

胃气窒塞（气寒筋骨不利）：加味温胆汤，更衣丸[4]。

邪气入络（口鼻㖞斜而起）：羚角、犀角、生地、元参、黄柏、萆薢、川斛。

阳明虚，营络热，内风动（清营热、息内风）：犀角、生地、元参、明天麻、桑叶、连翘、丹皮、钩藤。

胃阳督任脉皆虚（当两顾中下）：鹿角胶、苁蓉、归身、杞子、骨脂、巴戟肉、怀牛膝、柏子仁、茯苓、川斛。

肝肾虚（息风，纳下）：河间地黄饮子；虎潜丸。

冲任虚寒：薛氏加减八味丸。

脾肾阳虚（晕忡，肌木，腹鸣，瘕泄）：脾肾双补丸。

督阳奇脉兼虚：鹿角、苁蓉、菟丝、杜仲、归身、五味、远志、茯苓、覆盆子、大茴香、韭子。

督阳虚（如历节汗出，筋骨腰软，冬月为甚）：鹿茸、归身、麝香、川乌、生羊肾，酒煮为丸。

骨痿（精血内夺，奇脉少气，当填补精髓）：鹿角胶、羊胶、线鱼胶、猪脊、青盐、苁蓉、巴戟、枸杞、牛膝、杜仲、茯苓、沙苑、熟地、虎骨、龟板、川柏、当归。

治痿，经云：独取阳明[5]。无非流通胃气，以胃脉主乎束筋骨，利机关也。齐颈轰然热蒸，痰涎涌出，味酸，此督脉不司约束，肾虚摄纳无权，阴火上炎，内风齐扇，宜通纳八脉，以收拾散失之阴阳。

● 【校注】

［1］湿热不攘……弛长为痿：出自《素问·生气通天论》。

［2］二四：应指二阴煎、四阴煎方。出自《景岳全书·新方八阵》。二阴煎由生地黄、麦冬、酸枣仁、甘草、黄连、玄参、茯苓、木通、灯心组成，有清心养阴功效。四阴煎由生地黄、麦冬、白芍、百合、沙参、甘草、茯苓组成，有滋阴清肺功能。

［3］肺热叶焦：语出《素问·痿论》："岐伯曰：肺者，藏之长也，为心之盖也，有所失亡，所求不得，则发肺鸣，鸣则肺热叶焦。故曰：五藏因肺热叶焦，发为痿躄，此之谓也。"

［4］更衣丸：当指《先醒斋医学广笔记》引张选卿方。方由朱砂、芦荟组成。有泻火通便功效。

［5］独取阳明：语出《素问·痿论》。

● 【评析】

　　痿证以四肢软弱无力，难于行动为主症。此节论五痿为筋、骨、脉、肉、气，对应肝、肾、心、脾、肺五脏。痿证的成因总由肝肾肺胃伤所致，尤其是肺热，此外还有湿热，冲、任、督脉等奇经的亏损等。治痿之法，除《内经》"独取阳明"外，何书田认为补阴、壮骨十分重要。

痫痉

（痫症，或由惊恐，或由饮食不节，或因母腹中受惊，以致内脏不平，经久失调，一触积痰厥气，内风猝焉暴逆，莫能禁止，待其气反然后已。至于主治，要在辨其虚实。方书小儿有五痫，五脏各有所属，声如羊者心痫，声如犬者肝痫，声如牛者脾痫，声如鸡者肺痫，声如猪者肾痫。痓[1]，风病也。）

【原文】

痫痉晕倒时流涎，声类畜叫五痫传。痫醒身软痉反是，皆由痰与惊专权。惊由神志不守舍，舍空痰聚心窍填。肝胆胃经夹痰火，三阳合并升而然。行痰为主清热次，犀角二陈胆菖连，壳蒌藤橘姜竹沥，茯神郁志宜同煎。

惊恐痰火升：黄连、黄芩、山栀、枳实、广皮、远志、胆星、菖蒲。

阳气郁，窍络阻（痫厥）：羚角、胆星、远志、连翘、钩藤、天麻、广皮；黄连、阿胶、川柏、半夏、白芍、郁金、元参。

木火郁血滞（妇人经紫黑）：生地、丹皮、丹参、山栀、茺蔚、琥珀屑、胡连。

肝肾阳升（入冬不寐，阳不潜藏）：**用虎潜丸。**

（眉批：痫有风热，有惊邪，皆兼虚与痰。）

（眉批：《难经》督脉为病，脊强而厥[2]。张仲景云：脊强者，五痓之总名。其症卒口噤，背反张而瘛疭[3]。）

【校注】

[1]痓（zhì）：出《素问·五常政大论》。病名。同痉。

[2]督脉为病，脊强而厥：出自《难经·第二十九难》："督之为病，脊强而厥。"

[3]症卒口噤，背反张而瘛疭：语出《伤寒论·辨痉湿暍脉证第四》："病身热足寒，颈项强急，恶寒，时头热面赤，目脉赤，独头面摇，卒口噤，背反

张者，痉病也。"

● 【评析】

　　痫证为发作性神志异常的疾病，以突然仆倒，昏不知人，口吐涎沫，四肢抽搐，或口中如作猪羊叫声，移时苏醒。痉病亦有四肢抽搐，甚至口噤，角弓反张，与痫证有相似之处，当鉴别。痫证虽与七情失调，先天因素有关，但痰邪逆上是为主因，或夹火邪，故何书田说治痫"行痰为主清热次"。如兼有正虚，则当调补之。

癫狂　怔忡　健忘　不寐

（癫由积忧积郁，病在心脾包络，三阴蔽而不宣，致气郁痰迷，神志为之混淆。狂由大惊大恐，病在肝胆胃经，三阳并而上升，致火炽痰涌，心窍为之闭塞。不寐总由阳不交阴所致，若因外邪而不寐者，当速去其邪，攘外即所以安内也。若因里病而不寐者，或焦烦过度而离宫内热，或忧劳愤郁而耗损心脾，或精不凝神而龙雷震荡，或肝血无藏而魂摇神漾，胃病则阳跷穴满，胆热则口苦心烦。审病用方，法无一定。）

● 【原文】

狂症属阳主多怒，癫症属阴主多喜。心热为狂肝实癫，均为热证河间议。心经有损七情伤，镇心安神最为利。天王补心用三参，酸枣地归二冬味，远志柏仁桔茯神，灯草辰砂石菖配。怔忡健忘都可医，加减天王补心治。怔忡人呆将捕如，惕惕不宁神明殊。心为人主血心主，神不守舍心血虚。健忘虽因气血隔，盛怒伤志亦成疾。静则神藏躁消亡，心气不充神惫极。阳不交阴非外邪，此方亦可不寐吃。（《灵枢》云：阳气下交入阴，阳跷脉满，令人得寐[1]。）

狂，木火动，心神虚：人参、元参、丹参、茯神、枣仁、川连、天冬、麦冬、生地、柏仁、远志、菖蒲、桔梗。

癫，火郁，心肾不交（脉不鼓指）：生地、酒炒黄连、石菖蒲、龟板、黄柏、山栀、茯神、远志肉、竹叶。

不寐，心火：鲜生地、元参、麦冬、银花、竹叶、绿豆衣。

胆火（轻清少阳）：粉丹皮、山栀、半夏、竹叶、桑叶、橘红、钩藤；温胆汤。

脾营虚：归脾汤为主。

胃病，阳跷脉虚：早服八味丸，晚服半夏秫米汤。

胆液亏，阳升虚烦：《金匮》酸枣仁汤。

肝肾阴亏阳浮（咸苦酸收甘缓）：龟板、熟地、淡菜、黄柏、萸肉、五味、茯苓、远志；龟鹿胶、熟地、苁蓉、羊肾。

癫之实者，以滚痰丸开痰之壅塞，清心丸泄火之郁勃；虚者当养神而通志，归脾丸、枕中丹。狂之实者，以承气汤、白虎汤直折阳明之火，生铁落饮重制肝胆之邪；虚者当壮水以制火，二阴煎之类，生地、麦冬、枣仁、甘草、黄连[2]、元参、茯苓、木通。思虑烦劳，身心过动，风阳内扰，则营热心悸，惊怖不寐，胁中动跃，治以酸枣仁汤、补心丹、枕中丹清营中之热，佐以敛摄神志。

● 【校注】

[1]《灵枢》云……令人得寐：语出《灵枢·邪客》："行于阳则阳气盛，阳气盛则阳跷陷；不得入于阴，阴虚，故目不瞑。"

[2]黄连：原为黄芩。疑误。

● 【评析】

癫狂是精神失常的疾患，癫证沉默痴呆，静而多喜，故属阴，狂证喧扰不宁，动而多怒，故属阳。何书田认为心热则狂，肝实则癫，然临床上两者可互相转化，治宜清心疏肝，化痰定志。怔忡是以病人心中动悸不安为主症，健忘、不寐常同时伴有，以虚证为多，或虚中夹实，治宜养心安神，或兼以祛火、化痰、活血等法，方以天王补心丹加减治之。

　　　　　　　　　　　　　　　　　　何书田医著八种校评

黄疸

（疸分阴阳，而总以湿得之。阳黄者，湿从火化，瘀热在里，胆热液泄，与胃之浊气共并，上不得越，下不得泄，熏蒸遏郁，侵于肺则身目俱黄，热流膀胱，溺变赤，其色明，阳主明，治在胃。阴黄者，湿从寒水，脾阳不能化热，胆热为湿所阻，渍于脾，浸淫肌肉，溢于皮肤，黄如熏，其色晦，阴主晦，治在脾。黄疸者，身黄、目黄、溺黄之谓也。）

【原文】

黄疸分五名固有，黄汗女劳湿食酒。总归湿热相郁蒸，脾胃兼虚为日久。<u>茵陈五苓散</u>主之，随病增减方堪施。病久腹胀亦黑色，此为不治须当知。

谷疸（不宜下，犯足太阴则变胀）：猪肚丸，白术、苦参、牡蛎；茵陈、茯苓、杏仁、枳实皮、白蔻、桔梗、花粉。

酒疸（酒客多湿，先清中分利，后顾脾胃）：四君加陈皮、当归、芍药、柴胡、姜、枣。

湿热郁蒸（湿在上，以辛散，以风胜；湿在下，以苦泄，以淡渗）：防己、半夏、大豆黄卷、枳实、滑石、苡仁、姜汁、生牡蛎、银花；石膏、杏仁、山栀、连翘、花粉、赤小豆、黄柏、通草。

疸变肿胀：大腹皮、鸡肫皮、海金沙、紫朴、猪苓、通草

疸后郁伤心脾：归脾丸。

脉络瘀热（与水谷气交蒸）：用河间金铃子散加黄芩、山栀、谷芽、枳实、柴胡、半夏。

脾液外越（夏热泄气，脾虚为黄，非湿热之疸）：人参、炙草、扁豆、山药、茯神、米仁。

脉弦胁痛，少阳未罢，仍主和。渴饮水浆，阳明化燥，急当泻热。如狂畜血，主攻。汗后溺白，主补。表虚者实卫，里虚者健中。女劳有秽浊，始以解毒，继之滑窍，终当峻补肾阴。

● 【评析】

《金匮要略·黄疸病脉证并治》中将黄疸分为谷疸、酒疸、女劳疸，其中除论述黄疸外，还涉及其他病证。黄疸以身黄、目黄、溺黄为主症，病因与湿邪相关，湿热郁蒸是为阳黄，寒湿阻滞是为阴黄。治疗当以利湿退黄为主，茵陈五苓散是为基本方，热盛者宜用茵陈蒿汤；里虚者可用小建中汤、理中汤；夹有瘀血者，治从蓄血证，可用抵当汤攻下。

斑疹

（不外太阴、阳明为患，故缪氏专以肺胃论治。附痧瘰。）

● 【原文】

红点遍身名曰斑（斑无头粒），瘰生头粒原多番（瘰有头粒浮小，随出随殁）。先红后赤人昏愦，脉来洪大还心烦。热伤血分乘虚出，鲜红稀朗方为吉。紫黑稠密定伤生，和解辛凉消毒得。将出未出升麻汤[1]，已出石膏汤可喫。

（眉批：斑症总以鲜红起发者为吉，色紫成片者为凶重。黑者为凶，青者为不治。）

斑：

三焦伏热：犀角、羚角、元参、连翘、鲜生地、银花、花粉、菖蒲。

邪伏厥阴（喜饮暖汤）：桂枝、黄连、黄芩、花粉、牡蛎、枳实。

痧疹（眉批：痧者疹之通，有头粒而如粟象）：

湿温（口渴不寐，强食邪炽）：用疏斑凉膈散，连翘、薄荷、郁金、杏仁、枳实、牛蒡、山栀、石膏。

湿温入血络（舌边赤，昏谵，早轻夜重，斑疹隐约。宜清疏血分，芳香开窍）：犀角、元参、连翘、银花、菖蒲。

湿热（发疹、便闭，先开上焦）：杏仁、苏子、姜皮、紫菀、山栀。

发痧：

风温：连翘、山栀、薄荷、桔梗、杏仁、桑皮、牛蒡、甘草、赤芍、西河柳。

热邪入包络（疹不外达，有内闭外脱之忧，下迫自利）：连翘、滑石、射干、菖蒲、银花、通草。

湿热郁肺（痧后，多痰喘急）：芦根、滑石、杏仁、桔梗、桑叶、通草。

痧后阴伤（内热身痛）：玉竹、地骨、麦冬、白芍、谷芽、沙参、川斛、甘草、扁豆。

阳明血热（口燥而痛，上半发瘾疹赤纹）：用犀角地黄汤。（眉批：瘾者疹之属，肿而易痒。）

外寒内热（咳嗽，身热发疹）：薄荷、连翘、杏仁、桑皮、苡仁、石膏、竹叶。

温邪内伏：黄芩、连翘、牛蒡、桔梗、豆豉、薄荷、杏仁、橘红、通草。

瘰：

胆火胃湿郁蒸（瘰肿，九十月发，五六月愈，此阳气宣越之时，营卫流行，至秋冬气血凝滞，故发瘰也）：山栀、米仁、菊叶、夏枯草、郁金、苦丁、鲜荷边、羚角。

风湿（麻木，高肿发瘰，乃躯壳病，宜宣通）：羚角、桂枝、半夏、白芥子、姜黄、川芎。

发斑之症，殆伤寒瘟疫诸病失于宣解，蕴于胃腑，而走入营中，故有是患。方书治法不一，大抵由失表而致者，当求之汗；失下而致者，必取乎攻。火甚清之，毒甚化之。营气不足者，助其虚而和之、托之。然必参之脉象兼症方妥。

● 【校注】

[1]升麻汤：当指元参升麻汤。《医方集解》有载。方由元参、升麻、甘草组成。有升阳解毒，散斑透疹功效。

● 【评析】

斑疹是指热病过程中发于肌表的斑和疹两种病证。点大成片，抚之不碍手的称为斑，形如粟米，高出皮肤，抚之碍手的称为疹，两者皆为邪气外露之象。本节所说痧疹、发痧，均指疹，当指麻疹病。发斑治宜清胃解毒，凉血化斑，发疹治宜宣肺解毒。瘾疹是皮肤上出现瘙痒性风团，发无定处，骤起骤退，消退后不留痕迹，治宜祛风凉血。瘰，指瘰疬，相当于淋巴结肿大，多因风热结毒，或肺肾阴虚，肝气郁结，虚火内炽，治宜祛风清热，或滋补祛邪兼顾。

梦遗 滑精

（有梦为心病，无梦为肾病，湿热为小肠膀胱病。夫精之藏制虽在肾，而精之主宰则在心，其精血下注，湿热混淆而遗滑者，责在小肠膀胱。故治是症，不外宁心益肾，填精固摄，清热利湿诸法。有梦者治心，无梦者治肾。）

● 【原文】

左肾藏精右气火，相火一动精不固。外动酒浆湿热欲，内动多思多想故。精者犹水本静居，无以扰之凝然如。一扰便动且妄行，遗精滑精渐致虚。年少元阳气盛极，如瓶之满满而溢。心有妄念邪火乘，如瓶之侧侧而出。相火易动真元虚，精道不禁肾液竭。如瓶之罅漏渐干，此病最重最难涩。安神降火主治之，四物归脾收涩喫。

阴虚阳冒（用厚味填精，介类潜阳，养阴固摄诸法）：**熟地、桑螵、莲肉、芡实、覆盆、青盐、淡菜、茯神、山药、川斛、沙苑、麦冬、线鱼胶、远志、金樱子、柘子**[1]、**女贞、牡蛎、黄肉、川柏、生地、天冬、龟板、炙草。**

阴虚湿热（苦泄兼通腑）：**川柏、萆薢、泽泻、茯苓、川连、苡仁、知母、芡实；猪苓汤**（猪苓、泽泻、滑石、茯苓、阿胶）。

下损及中（有梦而遗，烦劳过度，致脾胃受伤，心肾不交，上下两损。当培土固摄）：**妙香散**（眉批：人参、益智仁、甘草、龙骨、茯神、茯苓、远志、辰砂），**归脾丸，补心丹，参术膏，生脉散，四君子汤，桑螵蛸散。**

肾气不摄：**熟地、河车、五味、黄肉、山药、芡实、湘莲、龙骨、金樱、菟丝、覆盆、沙苑。**

兼失血：**熟地、人参、枸杞、五味、茯神、山药、牛膝、龙骨、鱼鳔胶、桑螵、秋石。**

房劳过度，精竭阳虚，寐则阳陷，而精道不禁，随触随泄，不梦而遗，当用《济生》固精丸（牡蛎、菟丝、龙骨、五味、茯苓、韭子、桑螵、白石脂），升固八脉之气。饮食过厚，脾胃酿成湿热，留伏阴中而梦泄者，当用刘松石[2]

猪肚丸（白术、苦参、牡蛎、以猪肚一具同煎），**清脾胃蕴蓄之温热。无梦遗精，肾关不固，精窍滑脱而成，用桑螵蛸散**（人参、茯神、远志、菖蒲、龙骨、龟板、当归、桑螵）**填阴固摄，滑涩互施。上实下虚，火风震动，脾肾液枯，用斑龙二至百补丸**（人参、鹿角、熟地、菟丝、枸杞、萸肉、五味、芡实、楮实、黄芪、天冬、麦冬、茯苓、山药、牛膝、金樱、龙眼肉）**通摄下焦。龙相交炽，阴精走漏，用三才封髓丹及滋肾丸**（黄柏、知母、肉桂）、**大补阴丸**（熟地、龟板、黄柏、知母、金狗脊）**峻补真阴，承制相火，以泻阴中伏热。**

● **【校注】**

［1］柘（zhè）子：当为柘树的子。柘树的根亦入药，又名穿破石。微苦、微凉，有祛风利湿，活血通络的作用。

［2］刘松石：明代医家。著有《保寿堂经验方》。

● **【评析】**

遗精一证的病因主要责之于心、肾、脾，如心神妄念则邪火相乘，肾阴亏虚则相火易动，肾气不摄则精关不固，脾虚酿成湿热则混淆下滑等。治宜宁心益肾，填精固摄，清热利湿诸法，方如妙香散，大补阴丸，桑螵蛸散，归脾丸，猪苓汤等。

淋症　浊症

（淋属肝胆，浊属心肾。痛则为淋，不痛为浊。遗由精窍，淋在溺窍，异出同门，最宜分别。）

● 【原文】

淋症血石劳气膏，滴沥疼痛常呼号。心与小肠相表里，心火偶动相火烧。欲住不住住又至，总将津液常煎熬。<u>八正四苓</u>兼<u>四物</u>，山栀知柏淋应消（八正散治湿热便秘。车前、木通、瞿麦、萹蓄、甘草、山栀、大黄、木香、滑石、灯草）。浊症原分赤与白，白属气分赤属血。脾胃湿热注膀胱，水液浊浑皆属热（本《内经》）。主治<u>清心莲子饮</u>，痰注膀胱<u>二陈</u>合。白由肾虚<u>萆薢饮</u>，赤是血虚合<u>四物</u>。

浊淋二症参看：

湿热下注：萆薢、木通、海金沙、赤苓、茵陈、竹叶、猪苓、泽泻、黄柏、山栀、丹皮、防己；子和桂苓饮；猪胆丸。（眉批：湿热盛而不宣，澈其泉源也。）

阴虚湿热：用滋肾丸；丹溪大补阴丸；用水陆二仙丹加牡蛎、金樱膏；六味去萸肉，加车前、牛膝、黄柏、萆薢。

心火下陷：分清饮加山栀、丹皮，茯苓、猪苓；清利火府，用导赤散加赤苓、瞿麦；又方人参、黄连、黄柏、生地、茯苓、丹参、桔梗、菖蒲。（眉批：心阳亢而下注，利其火府。）

气闭成淋：紫菀、杏仁、萎皮、郁金、山栀、杷叶、降末[1]；食入痞闷，便淋，照前方去紫菀、山栀，加米仁。（何时希眉批：食入痞闷自立一条。）

膀胱蓄热，血淋（小便短赤带血）：导赤散加赤苓、珀屑五分；黄柏、知母、山栀、生地、丹皮，加竹叶；酒大黄、龙胆草、郁李仁、红花、当归。

精浊阴虚：熟地黄、龟板、黄柏、天冬、淡秋石、猪脊筋、茯苓、贝母。

肾虚不摄（脉细腰酸，遗沥胃减，宜收纳肝肾）：熟地、枸杞、柏仁、归身、补骨、杜仲、茯苓、青盐加胡桃肉；肾气汤。

败精浊瘀阻窍：用虎杖散加麝香少许，入络通血。韭白汁、制大黄、白牵牛、炒桃仁、归须、桂枝、小茴香；杜牛膝、黄柏、归尾、两头尖[2]、川楝子；苁蓉、柏仁、山栀、远志、茯苓、小茴、生鹿角、大黄，加麝香；生地、阿胶、女贞、料豆、珀屑。（眉批：厥阴内患最急，少腹绕前阴如刺，小水点滴难通，环阴之脉络皆痹，气化机关已息，必须仿朱南阳[3]法，兼参李濒湖[4]意，用滑利通阳，辛咸泄急，佐以循经入络之品。）

奇脉病（败精内滞，因溺强出，积久精血皆枯，当以冲任督带调理，亦如妇人之漏下也）：鹿茸、龟板、归身、枸杞、茯苓、小茴；人参、菟丝、补骨、覆盆子、柏子霜、茯苓、韭子、鹿茸、胡桃肉、沙苑、舶茴香。

便浊只在气虚与湿热，实者宣通水道，虚者调养中州，虚实两兼又宜益脏通腑。精浊总因肝肾损伤，而有精瘀精滑之分，精瘀当先理离宫，腐浊然后补肾。精滑用固补敛摄，不应从真气调之，景岳所谓理其无形，以固有形也。然又必知治八脉，用孙真人九法，升奇阳，固精络，使督任有权，漏卮自已。尿血一症，虚者居多，若有火亦能作痛，当与血淋同治。如清之不愈，专究乎虚，上主心脾，下主肝肾，久则主乎八脉。

● 【校注】

[1] 降末：指降香末。

[2] 两头尖：当指五灵脂，以通利血脉，散瘀止痛。

[3] 朱南阳：指朱肱，宋代医学家。专心研究仲景学说数十年，著有《南阳活人书》。

[4] 李濒湖：指李时珍，明代医药学家和科学家，字东璧，号濒湖。著有《本草纲目》《濒湖脉学》《奇经八脉考》等书。

● 【评析】

淋证以小便频数短涩，滴沥刺痛，欲出未尽，小腹拘急或痛引腰腹为主症，据症可分为血淋、石淋、劳淋、气淋、膏淋等，合称"五淋"。淋证初起多为湿热蕴结下焦，治当清利湿热，八正散为主方，日久则转为虚证，或虚实夹杂，治宜补虚养正，兼以清利，方如萆薢分清饮、六味地黄丸加减。浊症分便浊和精浊，便浊包括血淋、膏淋，精浊多见于前列腺炎，或兼有便浊症，治当清泄通利，祛瘀通络。

小便不通不禁　大便不通　二便闭　脱肛

● 【原文】

　　人身秽浊二便消，通则浊降塞则淆（便通则浊降清升，否则清浊混淆矣）。小便不通膀胱热，用药可与淋同条。小便不禁膀胱火，火邪妄动难自料。水不得宁故不禁，<u>三神丸</u>[1]合桑螵蛸。大便不通肠液竭，活血润燥方无抛。二便闭时肝肾热，<u>八正散</u>服两可消。肛门闭结肺热致，肺与大肠表里昭。脱肛肺脏虚寒甚，泻痢久虚下陷遭；汤用<u>补中益气</u>妙，热脱<u>四物</u>知黄邀。（眉批：古云：九窍不和都属胃病，六腑为病，以通为补。脾宜升则健，胃宜降则和。盖太阴阴土得阳始运，阳明阳土得阴乃安，以脾喜刚燥，胃喜柔润。仲景急下存津，治在胃也；东垣大升阳气，治在脾也。）

　　小便不通：

　　小肠火结：导赤散加丹皮、赤苓。

　　膀胱气化失司：五苓散。

　　湿壅三焦（用河间分消法）：杏仁、连翘、桔梗、木通、滑石、藿香、紫朴、广皮、猪苓、泽泻、木瓜、芦根；黄连、黄芩、防己、寒水石。

　　湿郁热伏小肠痹：枳壳、石膏、金沙、六一散；小温中汤。

　　湿热甚而下坠入府[2]（阴茎囊肿，用河间法）：石膏、滑石、寒水石、杏仁、厚朴、猪苓、泽泻。

　　肾阳不通（通其阳）：五苓散加干姜、炮姜、附子、猪胆汁。

　　肾与膀胱阴分蓄热致燥（无阴则无以化，通下焦至阴之热闭）：用滋肾丸。

　　大便不通：

　　火腑不通：更衣丸。

　　湿火（用大苦寒，坚阴燥湿）：茅术、黄柏、黄连、萆薢、防己、蚕沙、独活、海金沙、大黄、细辛。

　　湿热大肠痹（清热燥湿）：小温中汤。

　　肾燥热（温通下焦）：滋肾丸。

何书田医著八种校评

郁热燥结气阻（苦寒泄热，辛以开郁，此三焦通法）：川连、芦荟、莱菔、炒山楂、广皮、川楝、山栀、厚朴、青皮、杏仁、郁金、赤苓。

血结：桃仁、李仁、冬葵子、郁金、降香；又桃仁承气汤。

血液枯燥（养血润燥为主）：归身、麻仁、柏仁、松子仁、麦冬、茯苓、沙苑、白芍、生地、龟板、阿胶；桃仁、红花、李仁、牛膝、菠菜、五灵脂、丹皮、炒枸杞、天冬、人中白、川斛；三才汤；五仁汤；通幽汤；虎潜丸去锁阳，加苁蓉、猪脊筋。（眉批：通幽汤：生地、熟地、归身、桃仁、红花、甘草、升麻。）

老年阳衰风闭（温润通调）：半硫丸。

二便闭：

小肠火结：川楝、芦荟、桃仁、李仁、归须、红花，夜服小温中丸。

温热，肺气不降：苇茎、桃仁、滑石、通草、西瓜翠衣。又养胃法，北沙参、麦冬、杏仁、知母、苡仁。

湿热壅腑：黄连、黄芩、栀皮、厚朴、枳实、青皮、丹皮、莱菔。

气血结痹：桃仁、李仁、红花、制军、归须、小茴、川楝、桂枝；川芎、青皮、五灵脂、楂炭、肉桂、香附、葱白。

血液枯燥：生地、苁蓉、归身、柏仁、牛膝、李仁、茯苓、车前、冬葵子、小茴。

厥阴热闭（二便皆涩，少腹胀满，背寒烦渴，此为癃闭。当用秽浊气味之品，直泻厥阴之闭）：韭根、两头尖、穿山甲、归须、小茴、川楝、橘红、乳香；川连、黄柏、川楝、吴萸、山栀、麦冬、通草、海金沙、滑石。又仿东垣治癃闭法，用滋肾丸。（眉批：胃腑邪热化燥，便坚。太阳热邪，传入膀胱之腑，癃闭。又当仲景伤寒门中，酌用承气、五苓等法。）

凡小便闭而大便通调者，或膀胱热结，或水源不清，湿症为多。大便闭而小便通调者，或大肠气滞，或津液不流，燥症居多。二便俱闭，当先通大便，则小便自利矣。肾司二便，肝主疏泄，须辨阴结阳结，或下病治上之法，开提肺气。喻氏上燥治肺，下燥治肝。

脱肛：

湿热，气虚下陷（从东垣补中益气汤）：人参、川连、归须、白术、炙草、广皮、白芍、石莲、乌梅、升麻。

肾气不摄（少腹痛，肛坠便滑）：熟地、五味、黄肉、茯苓、远志、菟丝、山药、禹粮、楂炭。

年老气陷：鹿茸、补骨、阳起石、人参、大茴香、茯苓；禹粮石脂丸。

脱肛一症，有因痢泻气陷而脱者，有因中气虚寒不能收摄而脱者，有因酒湿欲伤而脱者，有因肾虚湿注而脱者。或年老气血已衰，或年少气血未旺，亦致脱肛。经云：下者举之[3]。徐之才[4]曰：涩可去脱。皆治脱肛之法。《指南》[5]治此症，不外升举、固涩、益气三法（方已前见）。至气热血热而肛反挺出者，则用连、芩、槐、柏及四物、升、柴之类。然亦间有此症，非可训之法，存之以备一说。

（眉批：脱肛一症，不宜过用苦凉，大约以《指南》说为正。）

● 【校注】

[1] 三神丸：论中未列组方。可参吴鞠通《温病条辨·卷三》三神丸，方由五味子、补骨脂、肉果组成，有补肾助阳、收涩作用。

[2] 湿热甚而下坠入府：此条原为眉批，何时希注曰：可自立一条。故立之。

[3] 下者举之：语出《素问·气交变大论》。

[4] 徐之才：南北朝时期北齐医家。字士茂，丹阳（今江苏镇江）人。修订《雷公药对》与《药对》。

[5]《指南》：指叶天士《临证指南医案》。

● 【评析】

小便不通不禁可见于两种病证，一为淋证，二为癃闭。癃闭是以排尿困难，甚则小便闭塞不通为主症的病证，其病主要在膀胱、肾，可见于现代医学尿潴留，肾功能衰竭所引起的无尿症中。病机与肺热气壅，水道不利，或膀胱气化不利，或湿热蕴结，或肾阳亏损，不能化气行水等有关，临床当辨证分治。小便不禁还可因肾气虚，固摄无权所致。大便不通与热结气阻，或液亏津燥，或高年气虚乏行等因素有关。何书田还指出，大便与小便两者相关，大凡小便闭而大便畅者，湿证为多，大便闭而小便通者，燥证居多。二便俱闭，当先通大便，则小便自利。脱肛多为气虚下陷，治当益气升提为主。

三消

（附嘈症）

（经云：二阳结谓之消[1]。二阳者，手足阳明也，手阳明大肠，主津，病消则目黄口干，是津不足也；足阳明胃主血，热则消谷善饥，是血中夹火，血不足也。末传能食，必发痈疽；不能食，必传胀满，皆不治。经云：饮食入胃，精气输脾[2]，又脾与胃膜相连[3]，又脾主为胃行其精液。脾属阴，主血；胃属阳，主气。胃易燥，全赖脾阴以和之；脾易湿，必赖胃阳以运之。故一阴一阳，合中和之德，而为后天生化之源也。若脾阴一虚，则胃家游溢之精气，全输于脾，不能稍留津液以自润，则胃过于燥而有火矣。故急欲得食以自资，迟则嘈杂愈甚，若失治，必延消膈之症。）

● 【原文】

上消肺因心移热（清金降火），二便如常饮水适。中消胃热食偏多（消胃理中），大便硬兼小便赤。下消肾热渴饮汤，耳轮焦干便淋沥。虽分肺胃肾三般，总是肾水不足得。肾水不足虚火炎，津液干枯血虚极。地黄饮子六味丸，消息用之定有益。

郁火（善饥而渴，日加瘰瘦，心郁火燃，当清阳明之热，以滋少阴）：生地、石膏、麦冬、知母、生芍、生草。（眉批：丹溪消渴方：川连、生地、花粉、藕汁、牛乳）

烦劳心营热（肌瘦饥渴，是中上消病）：犀角、鲜地、元参、麦冬、沙参、地骨、柿霜、生草；又固本丸加沙参。

肝阳犯胃：石膏、阿胶、生地、知母、生芍、生草；人参、麦冬、川斛、陈皮、粳米、佩兰。

元阳变动烁津（此甘缓和阳生津法）：河间甘露饮，又生地、麦冬、知母、生芍、生枣仁、炙草。

肾消（饥渴便浑，舌碎而赤，是阴虚阳气上燔。补足三阴，壮水以制阳）：

六味丸加车前、牛膝。（眉批：肾消，两腿渐细，腰足无力，此因中消之后，胃热入肾，消烁肾脂，令肾枯槁，溲如膏脂。昔人云：肺主气，肺无病则气能管束津液，其精微者荣养筋骨血脉，余者为溲。肺病则津液无气管摄，而精微者亦随溲下如膏脂也。）

肾阴虚，胃火旺（脉左数，能食）：六味加二冬、龟版、女贞、川斛、旱莲。

肾阴虚，心火亢（形瘦脉搏，渴饮善食，三消症也。古人谓入水无物不长，入火无物不消。河间每以益肾水制心火、除肠胃燥烈、济身中液枯，是真治法）：用景岳玉女煎。

三消症虽有上中下之分，其实不越阴亏阳亢，津涸热淫而已。当以仲景之肾气丸、《本事方》之神效散为主。肾气丸助真火蒸化，上升津液；神效散取水中咸寒之物，遂其性而治之，白海浮石、蛤粉、蝉退为末，以大鲫鱼七个调服。（眉批：白茯苓丸：茯苓、川连、熟地、人参、元参、覆盆、草薢、蛇床、川斛、腮胵[4]）

附：嘈症

嘈有虚实真伪，其病总在于胃。胃过燥，则火升而嘈，得食可止，久延便闭，消膈之症。说见三消症第二条注。（眉批：脾阴虚则胃燥而有火矣。）

阳升：生地、麦冬、柏仁、川斛、茯神、料豆皮。

心肠热（烦热，头汗）：淮小麦、柏仁、茯神、炙草、南枣、辰砂。

血虚（兼咽呛）：生地、天冬、麦冬、女贞、生芍、炙草、茯神、麻仁。

肝阴虚（妇人经半月一发，夜嘈痛甚）：生地、阿胶、天冬、茯神、白芍、丹参。

治当补脾阴，养营血，兼补胃阴，甘凉濡润，稍佐微酸。

● **【校注】**

［1］二阳结谓之消：语出《素问·阴阳别论》："二阳结谓之消，三阳结谓之隔，三阴结谓之水，一阴一阳结谓之喉痹。"

［2］饮食入胃，精气输脾：语出《素问·经脉别论》："饮入于胃，游溢精

气，上输于脾，脾气散精，上归于肺，通调水道，下输膀胱。水精四布，五经并行。"

[3] 脾与胃膜相连：语出《素问·太阴阳明论》："帝曰：脾与胃以膜相连耳，而能为之行其津液，何也？岐伯曰：足太阴者，三阴也，其脉贯胃属脾络嗌，故太阴为之行气于三阴。阳明者，表也，五脏六腑之海也，亦为之行气于三阳。脏腑各因其经而受气于阳明，故为胃行其津液。"

[4] 脙（pí）胵（chī）：鸡脙胵，即鸡内金。

● 【评析】

三消指上消、中消、下消。上消责之肺热，中消责之于胃热，下消则为肾水不足，虚火内炎。故三消证以阴虚内热为主，治宜清肺胃，补肾水，方如白虎汤，地黄饮子，六味地黄丸，玉女煎等。嘈症多属脾阴虚，胃燥有火，治当补脾阴，泄胃火。

脚气

● 【原文】

脚气脚膝时酸疼，赤肿兼患胀腹心。不肿热痛干脚气，肿而痛者湿气明。因风则麻因寒痛，呕吐喘急忧危临。寒（宜）温湿（宜）渗风宜汗，热（则）下（之）诸法须评论。又有下陷致跗肿，脾气虚弱胃气沉。脾坤静德乾健运，中气冲和清浊分。脾土受伤不制水，水谷之气下陷应。足跗肿者用何法，<u>补中益气汤提升</u>。

脾肾虚寒（腿肚及跗浮肿，按指下陷，酸冷）：巴戟肉、猺桂、香附、於术、金狗脊、川附子、茯苓、独活、牛膝、宣木瓜、淡苁蓉、人参、炮姜、车前、五加皮、益智、山萸、山药。

足三阴虚（脚背、足心跗肿，气逆喘急，水泛为痰）：**熟地、虎胫骨、杜仲、白芍、龟板、人参、熟川附、杞子、香附、牛膝、茯苓、上肉桂、麦冬、干姜、陈皮、广沉香、五味；附桂八味丸。**

湿热（跗肿酸软，足背赤肿皮亮，溲黄）：**川独活、猪苓、木瓜、黑栀皮、滑石、赤茯苓、泽泻、椒目、料豆皮；知柏八味丸。**

寒湿（腿酸跗肿痛）：**川桂木、熟附子、茯苓皮、蚕砂、川独活、宣木瓜、制香附、牛膝。**

● 【评析】

脚气，又称脚弱，古名缓风、壅疾，多因外感湿邪风毒，或饮食厚味所伤，积湿生热，流注腿脚而成。可见腿脚麻木，酸痛，软弱无力，或肿胀，进而入腹攻心，出现呕吐不食，心悸，胸闷，气喘等症。治宜祛风渗湿，调血行气，或兼清热，或兼散寒，其中除湿是为主要。如脾虚不运，则不能制水，故健脾助运不可或缺。

疝

（七疝在肝，《内经》谓冲脉为病[1]，又《内经》谓任脉为病[2]。男子内结七疝，女子带下瘕聚，同为奇经主之。胁中少腹皆肝脉游行之所，气凝聚为胀，聚久结形为瘕疝。暴疝多寒，久疝多热。）

● 【原文】

《素问》诸经之疝云：任脉为病结七疝，督脉生病为冲疝。脾传之肾病名疝瘕，三阳为病发寒热，传为癫疝。邪客于足厥阴之络，令人卒疝暴痛。（眉批：少阳上聚为瘕，厥阴下结为疝。）

疝气：冲，气上冲心不得前后，能上不能下为冲。狐，昼出夜入如狐，乃肝本病。㿗癃疝，肾脉滑甚为㿗癃疝，裹脓血，溺秘，脾邪传肾也。癫，顽痹不仁，丸大如升如斗。厥，肝木乘脾，厥逆上升也。疝瘕，脾传之肾，少腹冤热而痛，状如黄瓜。㿉，足阳明病㿉疝，脉滑为㿉疝，乃肝木乘胃也，裹大脓血。七般，热郁于中寒包热，小腹急痛连睾丸。<u>导气汤</u>[3]加荔橘核，附姜故仲青通餐。偏坠不痛<u>木肾气</u>，苍苣滑半加可宽。妇人厥阴寒气聚，小儿食积治无难。

督任阳虚（气坠下结，升阳为主）：鹿茸、归身、炒沙蒺藜、鹿角、菟丝、川桂枝。

奇脉阳虚（疝瘕绕脐，汩汩有声）：苁蓉、枸杞、沙蒺藜、红枣、归身、小茴香、茯苓。

筋疝（怒劳所致也）：苁蓉、归身、韭子、胡桃肉、补骨脂、小茴香、茯苓、青盐，以羊肾为丸。

肝疝犯胃（纳食涌吐，宿疝上冲）：黑附子、吴萸、猪胆汁、干姜、川楝子。

浊阴凝聚肝络（脐旁动气，少腹结疝，睾丸偏坠）：归身、枸杞、舶茴香、苁蓉、茯苓、安息香；川连、川楝子、木香、穿山甲、吴萸、延胡索、橘叶；

桃仁、小茴香、郁李仁、葱白、归尾、炒橘核、山楂；吴萸、牡蛎、青皮、桂枝、泽泻、茯苓。

膀胱寒湿凝滞（阴囊茎肿）：五苓散加独活、防己。

郁怒肝疝肿胀（用丹溪通阳泄浊法）：归须、木香、小茴香、葱管、橘核、青皮、山栀；川楝、香附、延胡、小茴香。

久疝湿热郁：黄柏、山栀、海金沙、泽泻、细辛、龙胆、知母、猪苓、芦荟；川楝、山栀、木香、桂枝、川连、橘核、郁李仁（按：此皆治肝法）。肉桂、归身、小茴香、茯苓、生姜、冬葵子、鹿角、炙甘草、川芎，以羊肉胶和丸（按：此则温通法）。

疝兼疟母（阴疟久延，邪入肝络，少腹痛渐硬，绕阴筋痛）：苁蓉、枸杞、穿山甲、黑川乌、水安息、归身、鹿茸、小茴香、黑大豆、大茴香。

疝不离乎肝，又不越乎寒。以肝脉络阴器，为至阴之脏。足太阳之脉，属肾络膀胱，为寒水之经。故仲景以温散祛寒、调营补气为主，而子和又以辛香流气为主，谓肝得疏泄乃愈，则金铃散、虎潜丸二法是也。

● 【校注】

［1］冲脉为病：语出《素问·骨空论》："……其少腹直上者，贯脐中央，上贯心入喉，上颐环唇，上系两目之下中央。此生病，从少腹上冲心而痛，不得前后，为冲疝。"此所说经脉乃督脉之别络。

［2］任脉为病：语出《素问·骨空论》："任脉为病，男子内结七疝，女子带下瘕聚。"

［3］导气汤：论中未详组方，据《医方集解》方由吴茱萸、川楝子、木香、小茴香组成。有行气散寒止痛作用。

● 【评析】

关于疝病，《内经》提出七疝，如冲疝、癫疝、癥疝、瘣疝、厥疝、狐疝、疝瘕等。《金匮要略》记载有寒疝，并治以散寒止痛法，方如大乌头煎，当归生姜羊肉汤，乌头桂枝汤等。何书田认为疝与肝气郁结相关，并认为暴疝多寒，久疝多热，治疗以疏肝、散寒、清热为主。

喉痹

（经云：一阴一阳结，谓之喉痹[1]。一阴者，手少阴君火，心之脉气也。一阳者，手少阳相火，三焦之脉气也。夫二经之脉，并络于喉，故气热则内结，内结则肿胀，甚则痹，痹甚死。十二经惟足太阳别下项，其余皆凑咽喉。经何以独言一阴一阳，以君相二火独胜则热且痛矣。）

● 【原文】

喉痹总因风热冲，血虚虚火游上攻。更夹风痰喉间客，遂有此症肿痛凶。缓者祛风与清热，急用桐油探吐松。

风火上郁（辛凉清上治）：薄荷、射干、马勃、杏仁、绿豆衣、连翘、大力子、桑皮、滑石、西瓜翠。

肺燥热：沙参、川斛、桑叶、花粉、地骨、芦根、川贝、元参、绿豆皮、苡仁、枇杷叶、百部。

浊秽上受，喉肿痹（清降开泄法）：连翘、马勃、山栀、橘红、郁金、大力子、杏仁、竹叶心。

气分热毒：银花、马兜铃、通草、芦根、川贝、连翘、白金汁；又杏仁、甘桔、花粉、川贝。

阴虚火炎：生地、元参、天冬、阿胶、鸡子黄、糯稻根须；六味丸加车前、牛膝、建莲、芡实；复脉汤去姜桂；猪肤汤。

少阴喉痛（肌肉消烁，下焦易冷，骨髓已空）：牛骨髓、猪骨髓、羊骨髓、鹿角胶（此说不可从）。（眉批：近时喉痹之证，多因失血后水不制火而起。治法以滋水敛阳为主。丹溪之说可宗也。）

古方治标法用辛散咸软、去风痰、解热毒为主，如元参升麻汤、圣济透关散，及玉钥匙[2]、如圣散[3]、普济消毒饮[4]，皆缓本而以治标为急者也。恐缓则伤人，故急于治标。

［1］一阴一阳结，谓之喉痹：语出《素问·阴阳别论》："二阳结谓之消，三阳结谓之隔，三阴结谓之水，一阴一阳结谓之喉痹。"

［2］玉钥匙：方剂名。出自《三因极一病证方论》卷十六方。方由火硝、硼砂、樟脑、白僵蚕等药组成。治风热喉痹及缠喉风。

［3］如圣散：方剂名。出自《仙传外科集验方》。方由雄黄、生藜芦、白矾、皂角，加蝎尾等药组成。为细末，每用一字，吹入鼻中以吐出顽痰为度。治缠喉风。

［4］普济消毒饮：出《东垣试效方》卷九。方由黄芩、黄连、人参、橘红、玄参、生甘草、连翘、牛蒡子、板蓝根、马勃、白僵蚕、升麻、柴胡、桔梗等药组成。功能清热解毒，疏风散邪。

● 【评析】

喉痹总因风热郁结而疼痛肿胀，甚则危及生命，虽邪之所凑，其气必虚，但证情危急，故急则治其标，方用普济消毒饮，元参升麻汤等疏散风热，清热解毒。

耳病

（肾开窍于耳，心亦寄窍于耳。耳为清空之窍，清阳交会流行之所，一受风热火郁之邪，及水衰火实，肾虚气厥者，皆能耳鸣失聪。）

● 【原文】

耳为肾窍病属肾，肾虚耳聋不能听。少阳胆经绕耳中，邪气感之耳鸣应。湿热扰胃胃火炎，亦致耳鸣红肿甚。右属阳明左少阳，肿而出脓风热病。

风温上郁（温邪暑热，火风侵窍。用轻可去实法，轻清泄降）：**薄荷、马勃、桔梗、连翘、杏仁、通草；苦丁茶、银花、绿豆皮、菊叶、川贝、荷梗、益元散；羚羊角、连翘、元参、石膏、大力子、荷叶汁；黄芩、滑石、蔓荆子、山栀、夏枯草、淡竹叶。**

胆火上郁（头重耳胀，治法与前略同）：**桑叶、青蒿、象贝、丹皮、山栀、连翘。**

郁伤心肾，胆火上炎（精泄耳鸣，病由于郁，用煎方以清少阳，丸药以补心肾）：**生地、夏枯草、女贞、生甘草、丹皮、山栀、赤苓。丸方：熟地、麦冬、白芍、建莲、茯神、辰砂、龟板、牡蛎、五味、磁石、沉香。**

气闭（耳鸣）：**鲜荷叶、厚朴、木通、苦丁茶、杏仁、广皮、连翘、防己。**

肾虚（阴虚阳亢，内风上旋蒙窍。当壮水制阳，填阴镇逆，佐以咸味入阴，酸味和阳）：**熟地、锁阳、远志、磁石、萸肉、龟板心、牛膝、茯神、秋石、五味。**

下虚上实（八十耳聋，当固补下焦）：**磁石六味加龟板、五味、远志。**

耳病治法，不外乎通阳镇阴、补心益肾、清胆等法。体虚失聪，治在心肾；邪干窍闭，治在胆经。

● 【评析】

耳鸣、耳聋证有虚实，虚者责之于心肾，治当补心益肾，实者乃风热之邪侵袭所致，治从胆经，主以轻清泄降。

目病

（经云：五脏六腑之精华，皆上注于目[1]。又云：目者肝之窍也[2]。肝与胆为表里，肝液胆汁充足，目乃能远视。故无论外感内症，皆与肝胆有关系焉。六淫之邪，风火燥居多，内起之症，肝胆心肾为主。）

● 【原文】

白睛属肺曰气轮，乌珠属肝曰风轮，大小眦心曰火轮，上下胞脾曰肉轮，瞳神属肾曰水轮，五脏五轮多肝经。目得血养视乃明，肝有风热目病生。

风温上郁（目赤，左脉弦）：桑叶、夏枯草、连翘、草决明、菊叶、苦丁茶、桑白皮、料豆皮。

燥热（何时希注：目赤且痛）：鲜荷叶、冬桑叶、生甘草、赤芍、绿豆皮、料豆皮、薄荷、黄芩、山栀、夏枯草、菊叶、苦丁茶、桑皮、连翘。

暑湿郁蒸（何时希注：目红）：冬桑叶、望月砂、通草、茯苓、谷精草、苡仁、绿豆皮。

木火上郁（何时希注：目赤肿痛）：羚角、夏枯草、石决明、山栀、绿豆皮、生地、连翘、桑叶、丹皮、苡仁、谷精草、菊叶。

脾肺蕴热（目胞浮肿，不饥不运）：桑白皮、大腹皮、姜皮、通草、茯苓、广皮、苡仁。

血络虚热（何时希注：眼痛，白上红丝）：羚角、菊叶、桂枝、连翘、当归、丹皮。

阴虚火郁（微寒汗出，下有痔漏，左眼疼）：六味丸去萸肉，加白芍，蔓荆子。

胃虚肝风（右眼多泪，心[3]嘈杂）：嫩黄芪、白芍、煨姜、归身、茯神、大枣。

肝阴虚（左目痛，热泪翳膜）：冬桑叶、小胡麻、黄菊、制首乌、枸杞、望月砂、料豆皮、石决明。

肝肾虚（何时希注：目痛。治法同前）：熟地、萸肉、茯神、白蒺藜、归身、五味、菊花、柏子仁、生地、山药、桑椹子、天冬、枸杞、谷精草。

治法，外感者必有寒热、头痛、鼻塞、骨疼，脉见紧数、浮洪，方可清散。内因者如肝胆之风热盛，当散热除风；如肾经之水火衰，当壮水益火；若阴血虽亏，而风热未尽，则当审其缓急，相参而治。

● 【校注】

［1］五脏六腑之精华，皆上注于目：语出《灵枢·大惑论》：“目者，五脏六腑之精也，营卫魂魄之所常营也，神气之所生也。”

［2］目者肝之窍也：语出《灵枢·五阅五使》：“黄帝曰：愿闻五官。歧伯曰：鼻者，肺之官也；目者，肝之官也；口唇者，脾之官也；舌者，心之官也；耳者，肾之官也。”

［3］心：此指胃脘部。

● 【评析】

目病虽与五脏均有关，然目为肝之官，故目病与肝关系密切，内伤诸证所致目病，或清肝胆风热，或滋肝肾阴亏均为常用之法。如外邪侵犯，则清散即安。

鼻病

（经云：肺和则鼻能知香臭[1]。又云：胆移热于脑，令人辛頞鼻渊，传为衄衊瞑目[2]。是知初感风寒之邪，久则风化热，热郁则气痹而窒塞矣。）

（眉批：衊，音蔑，鼻出血也。）

● 【原文】

无形之气通于鼻，鼻塞声重风寒被。胆移热脑鼻渊生，喜饮鼻赤伤肺气。

清邪郁久，肺气窒塞（眉批：鼻起红椒。当开上宣郁）：**连翘、荷叶、滑石、苦丁茶、蔓荆、白芷。**

热壅肺气：知母、贝母，梨肉煎膏。

精虚鼻渊（脑髓不固，淋下无秽气，此劳怯之根也）：**天真丸**（人参、黄芪、白术、山药、苁蓉、当归、天冬、羊肉）。

脑热鼻渊（兼耳鸣，左甚。）：**初用苦辛凉散：羚角、苦丁茶、菊叶、连翘、山栀、夏枯草、滑石。久则用咸降，滋填镇摄：虎潜丸**（熟地、陈皮、锁阳、白芍、羊肉、牛膝、龟板、知母、虎骨、归身）**加天冬、淡菜、脊筋。**

● 【校注】

[1] 肺和则鼻能知香臭：语出《素问·五藏别论》："是以五藏六府之气味，皆出于胃，变见于气口，故五气入鼻，藏于心肺。心肺有病，而鼻为之不利也。"

[2] 胆移热于脑……传为衄衊瞑目：语出《素问·气厥论》："胆移热于脑，则辛頞鼻渊，鼻渊者，浊涕下不止也，传为衄衊瞑目。故得之气厥也。"

● 【评析】

鼻为肺之官，故鼻病多责之于肺，治宜开上利肺。鼻渊一证易久病迁延，何书田主张初用苦辛凉散，久则滋填镇摄。

口病舌病

● 【原文】

口属脾经舌属心，舌和五味自知音。肝热口酸心热苦，脾热口甘疳亦生。肾热口咸虚则淡，寒亦口咸食酸明。肺热口辣内热苦，口干欲饮皆热因。

心脾郁热（口舌生疳，唇赤且燥）：小生地、生甘草、麦冬、鲜石斛、滑石、炒山栀、生苡米、银花、连翘心、通草。

湿温郁蒸（口舌满布糜疳，唇红秽气，胃火胸烦）：淡豆豉、犀角尖、黑山栀、金石斛、花粉、羚羊片、净银花、西甘草、川贝、青蒿子、连翘、淡竹叶、郁金、鲜苇茎、野蔷薇花露、荷花露、枇杷叶露、玫瑰露。

● 【评析】

口病舌病热证居多，因口唇为脾之官，舌为心之官，故清心泻火，化湿除热是常用治法。

牙痛

（牙痛不外风火、虫、虚，此但言其痛也。他如牙宣[1]、牙揩[2]、牙疳[3]、牙菌[4]、牙痈[5]、穿牙毒[6]、骨槽风[7]、走马牙疳[8]之类，皆由于湿火热毒，蕴结牙床。须分上下二齿，辨明手足阳明及少阴之异。）

● 【原文】

木生于土牙生床，床本阳明牙肾乡。下床嚼物大肠属，上床不动胃经当。牙宣肿痛胃湿热，竹叶石膏是主方。

温邪上蒸（痛连头巅）：用玉女煎。

火郁（连顶巅属厥阴）：犀角、元参、生甘草、连翘、银花、羚角、知母、夏枯草、山栀。

风热（龈胀，头疼，当轻清上焦）：芦根、西瓜翠、连翘、滑石、绿豆皮、银花。

阴虚火炎（嗜饮，牙宣，衄血，痰血。阴药缓用）：人中白、川斛、泽泻、旱莲草、牡蛎、料豆皮。

牙痛后络痹（颊车穴闭口不能张，用宣通法）：羚角、煨天麻、僵蚕、钩藤、桂枝尖、炒丹皮、黑山栀。

骨槽风痛（或缓或甚，连空穴[9]胀，痛甚心烦。先用阳和汤法）：猺天桂、鹿角胶、大熟地、净麻黄、白芥子、甘草。

走马青腿牙疳（即名牙啸，牙龈出衄紫色，口臭，脉反涩细，两腿青如靛。此湿热郁火蕴结阳明，肝肾阴亏）：犀角、石膏、知母、怀牛膝、银花、元参、郁金、生地、熟地、丹皮、人中白、麦冬、旱莲、女贞子、连翘、碧玉散[10]、茯苓、龟版、炒山栀、羚羊片、生草、川石斛、川贝、安肉桂、料豆衣。

● 【校注】

[1] 牙宣：又名龈宣。症见齿龈先肿，继则龈肉日渐萎缩，终至牙根宣

露，或齿缝出血，或溢脓汁。多因胃经积热与外邪相搏，或肾气虚衰，致齿龈萎缩、齿牙动摇而成。本病相当今之慢性牙周炎，牙龈萎缩等。此外，亦有谓齿䘌为牙宣者。

［2］牙揩（tā）：多因胃火上冲而致牙龈肿痛，状似大豆，或内或外，发无定处。治宜清胃泻火，消肿。方如五味消毒饮、仙方活命饮。

［3］牙疳：以牙龈肿痛，溃烂流腐臭脓血为主症。据证可分为三种：风热牙疳、青腿牙疳、走马牙疳。治以清泄毒火为主。

［4］牙菌：指牙根龈肉肿起，色紫，因其形似菌者故名。多系火盛血热而兼气滞所致。治宜清热凉血。

［5］牙痈：又名附牙痈、牙蜞风。《疮疡经验全书》卷一："牙边生痈者如豆大，此脾胃二经火也。宜用小刀点破，搽以冰片散。"本病似今之牙周脓肿类疾患。

［6］穿牙毒：《杂病源流犀烛》卷二十四："此症……初起未破名穿牙疔，已破即穿牙毒。"

［7］骨槽风：又名穿腮毒、穿腮发。《外科正宗》卷四："骨槽风初起生于耳前，连及腮项，痛隐筋骨，久则渐渐漫肿，寒热如疟，牙关紧闭，不能进食。……初则坚硬难消，久则疮口难合。"治宜祛风、散火、解毒。本病类似今之颌骨骨髓炎。

［8］走马牙疳：简称走马疳。《景岳全书·杂证谟》："走马牙疳，牙床腐烂，齿牙脱落，谓之走马者，言其急也，此盖热毒蕴蓄而然。"治宜解毒、清热、祛腐。

［9］空穴：空，同孔。即孔穴。指经穴、穴位。

［10］碧玉散：出《宣明论方》卷十方。即六一散（滑石、甘草）加青黛。功能祛暑清热。

● 【评析】

牙痛，或牙龈肿痛甚则出血、流脓，均属湿火热毒，治当清热解毒，或兼凉血止血，竹叶石膏汤是基本方，可随证加减应用。久病阴虚，虚火上炎，则需滋阴泻火。

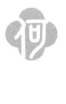

集
方

《伤寒论》方

栀子豉汤　栀子、豆豉。

大黄黄连泻心汤　大黄、黄连、黄芩。

四逆汤　附子、干姜、甘草。

猪肤汤　甘草[1]猪肤、白蜜、白粉。

白通汤　葱白、干姜、附子。

桃花汤　赤石脂、干姜、粳米。

桂苓术甘汤　桂枝、茯苓、白术、甘草。

黄芩汤　黄芩、芍药、甘草、大枣。

白虎汤　石膏、知母、甘草、粳米。加人参。加苍术（《南阳活人书》）。加桂枝（《金匮要略》）。

附子泻心汤　附子、黄连、黄芩、大黄。

白头翁汤　白头翁、秦皮、黄连、黄柏。

理中汤　人参、白术、甘草、干姜。加附子，又加吴萸[2]。加黄连、茯苓，名连理汤（《张氏医通》）。加青皮、陈皮，名治中汤（《太平惠民和剂局方》）。

白散　桔梗、贝母、巴豆。

吴茱萸汤　吴茱萸、人参、生姜、大枣。

麻黄杏仁甘草石膏汤　麻黄、杏仁、甘草、石膏。

四逆散　柴胡、枳实、芍药、甘草。

桂枝汤　桂枝、芍药、甘草、生姜、大枣。加附子。

黄连阿胶汤　黄连、阿胶、黄芩、芍药、鸡子黄。

术附汤[3]　白术、附子、甘草、生姜、大枣。

桂枝附子汤　桂枝、附子、甘草、生姜、大枣。

五苓散　白术、茯苓、猪苓、桂枝、泽泻。

猪苓汤　茯苓、泽泻、猪苓、阿胶、滑石。

小建中汤 芍药、桂枝、甘草、生姜、大枣、胶饴。加当归。加黄芪。俱《金匮》法。

甘草泻心汤 甘草、干姜、半夏、大枣、黄芩、黄连。

救逆汤 桂枝、甘草、大枣、龙骨、蜀漆、牡蛎、生姜。

半夏泻心汤 半夏、炙草、黄芩、黄连、人参、大枣、干姜。

真武汤 白术、附子、芍药、茯苓、生姜。

桃仁承气汤 桃仁、桂枝、甘草、大黄、芒硝。

牡蛎泽泻散 牡蛎、泽泻、栝楼根、葶苈子、海藻、蜀漆、商陆根。

生姜泻心汤 干姜、半夏、黄芩、黄连、大枣、甘草、人参、生姜。

小青龙汤 麻黄、桂枝、干姜、芍药、半夏、甘草、五味子、细辛。

旋覆代赭汤 旋覆花、代赭石、人参、半夏、大枣、生姜、甘草。

竹叶石膏汤 竹叶、石膏、人参、麦冬、半夏、甘草、粳米。

炙甘草汤（即复脉汤） 炙甘草、桂枝、人参、麻仁、生地、阿胶、麦冬、大枣、生姜。

乌梅丸 乌梅、人参、黄连、黄柏、附子、当归、桂枝、细辛、蜀椒、干姜。

● 【校注】

［1］甘草：《伤寒论》猪肤汤中无此药。

［2］加附子，又加吴萸：《伤寒论》理中汤无此加味方。

［3］术附汤：《伤寒论》中名"去桂加白术汤"。

《金匮要略》方

小半夏汤 半夏、生姜。

葶苈大枣泻肺汤 葶苈子、大枣。

甘草小麦大枣汤[1] 甘草、小麦、大枣。

旋覆花汤 旋覆花、新绛、青葱。

鳖甲煎丸 鳖甲、黄芩、人参、半夏、柴胡、阿胶、干姜、桂枝、厚朴、丹皮、芍药、瞿麦、乌扇、鼠妇、大黄、葶苈、石韦、紫葳、䗪虫、蜂巢、赤硝、蜣螂、桃仁、煅灶下灰、清酒。《千金方》无赤硝、鼠妇，有海藻、大戟。

大半夏汤 半夏、人参、白蜜。

瓜蒌薤白白酒汤 栝楼实、薤白、白酒。

当归生姜羊肉汤 当归、生姜、羊肉。

酸枣仁汤 酸枣仁、甘草、茯苓、知母、川芎。

赤石脂丸 赤石脂、椒蜀、乌头、附子、干姜。

附子粳米汤 附子、半夏、甘草、粳米、大枣。

越婢汤 麻黄、石膏、甘草、大枣、生姜。

木防己汤 防己、石膏、人参、桂枝。

桂苓五味甘草汤 桂枝、茯苓、五味子、甘草。

甘遂半夏汤 甘遂、半夏、芍药、甘草。一本无甘草。

防己茯苓汤 防己、茯苓、桂枝、黄芪、甘草。

麦门冬汤 麦冬、半夏、人参、甘草、大枣、粳米。

外台茯苓饮 茯苓、人参、白术、枳实、广皮、生姜。

崔氏八味丸 即肾气丸，六味加附子、桂枝。

【校注】

[1] 甘草小麦大枣汤:《金匮要略》中名"甘麦大枣汤"。

汪讱庵《医方集解》方

水陆二仙丹　金樱子、芡实。

左金丸　黄连、吴萸。

二妙丸　苍术、黄柏。

玉屏风散　白术、黄芪、防风。

二至丸　冬青子、旱莲草。

葱豉汤　葱白、豆豉。

二贤散　陈皮、甘草。

三才汤　天冬、熟地、人参。

三拗汤　麻黄、杏仁、甘草。

生脉散　人参、麦冬、五味。

黑地黄丸　苍术、熟地、五味、干姜。

孔圣枕中丹　龙骨、远志、龟甲、菖蒲。

半硫丸　半夏、硫磺。

桂苓丸　肉桂、茯苓，蜜丸。

白金丸　白矾，郁金。

滋肾丸　黄柏、知母、肉桂。

益元散　滑石、甘草、辰砂。

戊己丸　黄连、吴萸、白芍。又戊己汤，四君加陈皮、白芍。

四君子汤　人参、白术、茯苓、甘草。

驻车丸　黄连、阿胶、当归、干姜。

四物汤　地黄、芍药、当归、川芎。

二神丸　补骨脂、肉果。

四神丸　补骨脂、五味子、肉果、吴萸。

四苓散　白术、茯苓、猪苓、泽泻。

泻白散　桑白皮、地骨皮、甘草、粳米。

平胃散　苍术、厚朴、广皮、甘草。

人参固本丸　人参、生地黄、熟地黄、天冬、麦冬。

大补阴丸　熟地、知母、黄柏、龟版、猪脊髓。

越鞠丸　苍术、香附、川芎、栀子、神曲。

犀角地黄汤　犀角、地黄、赤芍、丹皮。

大顺散　干姜、肉桂、杏仁、甘草。

导赤散　地黄、木通、甘草稍、竹叶。

橘半枳术丸　橘皮、半夏、枳实、白术。

异功散　四君子汤加陈皮。

二陈汤　陈皮、半夏、茯苓、甘草。

斑龙丸　鹿角胶、鹿角霜、熟地、柏子仁、菟丝子。

柏子仁丸　柏子仁、熟地、泽兰、牛膝、川断、卷柏。

连理汤　理中汤加黄连、黄芩。

治中汤　理中汤加青皮、陈皮。

凉膈散　连翘、大黄、芒硝、甘草、薄荷、栀子、黄芩。

六味地黄丸　熟地、山药、山茱萸、丹皮、泽泻、茯苓。

六君子汤　人参、白术、茯苓、甘草、半夏、陈皮。

温胆汤　陈皮、半夏、茯苓、甘草、枳实、竹茹。加人参、熟地、枣仁、远志即十味温胆汤。

胶艾四物汤　四物汤加阿胶、艾叶。

琼玉膏　生地黄汁、茯苓、高丽参、白蜜、沉香、琥珀。一本无沉香、琥珀。

都气丸　六味地黄丸加五味。再加附子名附都气丸。

玉烛散（张子和）　归尾、川芎、地黄、赤芍、甘草、大黄、芒硝。

保和丸　山楂、六曲、茯苓、陈皮、半夏、莱菔子、连翘。

活络丹　川乌、草乌、胆星、没药、乳香、地龙。

萆薢分清饮　萆薢、乌药、菖蒲、益智仁、甘草、茯苓、盐。

通幽汤　生地、熟地、桃仁、红花、升麻、甘草、当归。

四兽饮　六君子汤加乌梅、草果、大枣、生姜。

逍遥散　当归、白芍、柴胡、茯苓、白术、甘草、生姜、薄荷。丹栀逍遥散加丹皮、山栀。

桑螵蛸散　人参、当归、菖蒲、远志、龙骨、茯神、龟版、桑螵蛸。

参苓白术散　人参、白术、茯苓、甘草、砂仁、山药、白扁豆、苡仁、陈皮、桔梗、建莲。

地黄饮子　地黄、巴戟天、苁蓉、山茱萸、官桂、附子、石斛、茯苓、麦冬、远志、五味子、菖蒲。

天真丸　人参、白术、黄芪、当归、山药、天冬、羊肉、苁蓉。

六神散　四君子汤加山药、白扁豆、生姜、大枣。一本无姜、枣。

清骨散　银柴胡、胡黄连、鳖甲、地骨皮、秦艽、甘草、青蒿、知母。

补中益气汤　人参、白术、黄芪、甘草、广皮、当归、升麻、柴胡、大枣、生姜。

虎潜丸　熟地、知母、黄柏、陈皮、牛膝、白芍、虎骨、当归、羊肉、锁阳、龟版。加龙骨名龙虎济阴丹。

归脾汤　人参、黄芪、茯苓、甘草、龙眼、当归、白术、远志、木香、枣仁、大枣、生姜。

六和汤　砂仁、藿香、厚朴、木瓜、甘草、杏仁、半夏、人参、白扁豆、白术、茯苓、生姜、大枣。

藿香正气散　藿香、紫苏、大腹皮、白芷、陈皮、白术、半夏、厚朴、茯苓、甘草、桔梗、大枣、生姜。

人参养营汤　人参、肉桂、茯苓、甘草、黄芪、地黄、白术、五味子、当归、赤芍、远志、陈皮、大枣、生姜。

甘露饮　生地、熟地、麦冬、天冬、枇杷叶、石斛、茵陈、甘草、枳壳、黄芩。

大造丸　人参、龟版、麦冬、天冬、地黄、黄柏、牛膝、杜仲、河车。

还少丹　熟地、山药、牛膝、山茱萸、茯苓、杞子、杜仲、楮实、小茴香、远志、五味子、巴戟天、苁蓉、石菖蒲。

滋阴大补丸　还少丹去楮实。

天王补心丹　天冬、麦冬、茯苓、枣仁、人参、元参、丹参、远志、五味子、柏子仁、辰砂、当归、桔梗、地黄、石菖蒲。

《景岳全书》方

两仪膏　人参、熟地，熬膏蜜丸。

秫米半夏汤　秫米、半夏。

贞元饮　熟地、当归、炙草。

三豆饮　大黑豆、赤小豆、绿豆、甘草，水煎。

猪肚丸　刘松石方，白术、苦参、猪胆一具同煎。

玉女煎　石膏、知母、牛膝、地黄、麦冬。

脾约丸　大黄、杏仁、厚朴、枳实、麻仁。

和中丸（东垣）　人参、白术、木瓜、陈皮、甘草、干姜。

青囊斑龙丸　鹿角胶、鹿角霜、柏子仁、补骨脂、茯苓、熟地、菟丝子。

华盖散　麻黄、紫苏、杏仁、桑白皮、橘红、甘草、茯苓。

参附汤　人参、附子。

补阴益气煎　人参、地黄、当归、陈皮、山药、升麻、柴胡、炙草、姜。

理阴煎　当归、地黄、甘草、干姜，或加肉桂。

何人饮　首乌、人参、广皮、当归、煨姜。

牛黄清心丸（万氏）　黄连、黄芩、栀子、郁金、辰砂、牛黄。

妙香散（王荆公）　人参、益智仁、甘草、龙骨、茯神、茯苓、远志、辰砂。

交加散　生地、生姜。

芪附汤　黄芪、附子、生姜。

金水六君煎　地黄、当归、陈皮、半夏、茯苓、甘草。

导水丸（子和）　大黄、黄芩、滑石、黑丑。

杂方

当归桂枝汤

参归桂枝汤

人参建中汤　小建中汤加人参。

归芪建中汤

吴萸理中汤

茯苓桂枝汤

参芪建中汤

加桂理中汤

黄连温胆汤

六神汤　四君子汤加山药、扁豆。

人参温胆汤　温胆汤（陈皮、半夏、茯苓、甘草、枳实、竹茹）。

茅术理中汤

五皮饮　五加皮、地骨皮、茯苓皮、大腹皮、生姜皮。

生脉四君子汤　二方合。

脾肾双补丸　缪仲淳方：人参、山茱萸、五味子、山药、莲心、菟丝子、补骨脂、巴戟天、车前子、肉果、橘皮、砂仁。

星附六君子汤　六君子汤加南星、附子。

济生肾气丸　八味加车前子、牛膝。

禹粮石脂丸

五子五皮饮　五皮饮加杏仁、苏子、葶苈子、白芥子、莱菔子。

苓姜术桂汤

香砂异功散

生脉六味汤　二方合。

安胃丸　乌梅、蜀椒、附子、桂枝、干姜、黄柏、黄连、川楝子、陈皮、青皮、白芍、人参。

清心凉膈散　东垣方：连翘、薄荷、栀子、黄芩、甘草、桔梗、竹叶。

金铃子散　金铃子、延胡索。

生姜甘草汤　生姜、甘草、人参、大枣。

归芪异功散　加当归、芍药亦用。

阿胶鸡子黄汤

温脾汤　人参、附子、干姜、甘草、当归、芒硝、大黄。

禹功散　黑丑、茴香、姜汁调。或加木香。

橘皮竹茹汤　橘皮、竹茹、人参、甘草、大枣、生姜。

清燥救肺汤　桑叶、杏仁、人参、阿胶、麦冬、石膏、胡麻仁、甘草、枇杷叶。

进退黄连汤　黄连、人参、桂枝、半夏、大枣、干姜。进法，本方三味；退法，不用桂枝，或加肉桂。

滋燥养营汤　生地、熟地、当归、白芍、秦艽、防风、甘草、黄芩。

厚朴三物汤　厚朴、大黄、枳实。

柏子仁丸　柏子仁、人参、白术、半夏、五味子、牡蛎、麦冬、麻黄。

五仁汤（丸）　麻仁、郁李仁、柏子仁、松仁、桃仁。

朱砂安神丸　朱砂、地黄、黄连、当归、甘草。

人参丸　人参、枣仁、远志、益智仁、茯苓、茯神、牡蛎、朱砂。

茯菟丸　茯苓、菟丝子、莲心，或加五味。

济生固精丸　牡蛎、韭子、桑螵蛸、龙骨、五味子、菟丝子、白石脂、云苓。

资生丸　人参、黄连、甘草、白术、苡仁、蔻仁、厚朴、橘皮、神曲、山楂、白扁豆、山药、茯苓、莲肉、桔梗、藿香、泽泻、芡实、麦芽。

小温中丸　白术、茯苓、陈皮、半夏、甘草、神曲、香附、苦参、黄连、针砂。针砂醋炒红，研细。此方可加人参或加厚朴，去炒黄连，忌羊肉、羊血。

厚朴温中汤　厚朴、广皮、干姜、甘草、云苓、蔻仁、木香。

舒筋汤（东垣）　赤芍、海桐、当归、白术、炙草、羌活、姜黄。

茵陈四逆汤　茵陈、附子、炙草、干姜。

坎炁汤　坎炁、人乳粉、人参、杞子、地黄。

补血汤　黄芪、当归。

黄连竹茹橘皮半夏汤　黄连、竹茹、橘皮、半夏。

家韭子丸　韭子、地黄、当归、鹿茸、川斛、菟丝子、巴戟天、苁蓉、杜仲、牛膝、肉桂、炮姜。

鸡金散　鸡内金、沉香、砂仁、香橼皮。

四柱饮　人参、附子、茯苓、木香。

六柱饮　四柱饮加肉果、诃子。

左归饮　地黄、山药、茯苓、山茱萸、杞子、炙甘草。

右归饮　左归饮加肉桂、附子、杜仲。去茯苓。

人参败毒散　人参、独活、羌活、柴胡、前胡、桔梗、川芎、茯苓、甘草、枳壳、薄荷、生姜。

二阴煎　地黄、麦冬、元参、甘草、黄连、茯苓、木通、枣仁、灯心。

左归丸　熟地、山药、山茱萸、杞子、鹿角胶、龟版胶、牛膝、菟丝子。

右归丸　左归丸加肉桂、附子、杜仲、当归。去龟版胶、牛膝。

金刚丸　草薢、杜仲、菟丝子、苁蓉。

四斤丸　木瓜、苁蓉、牛膝、附子、虎骨、天麻。

侯氏黑散　菊花、防风、黄芩、白术、桔梗、细辛、茯苓、人参、干姜、桂枝、牡蛎、当归、川芎、矾石。为散酒服。

五积散　苍术、陈皮、厚朴、当归、白芷、枳壳、半夏、麻黄、川芎、白芍、茯苓、桔梗、干姜、肉桂、甘草、姜、葱。

秘元煎　白术、茯苓、人参、远志、酸枣仁、山药、芡实、五味子、甘草、金樱子。

固阴煎　人参、地黄、山茱萸、山药、远志、甘草、五味子、菟丝子。

保阴煎　生地、熟地、黄芩、黄柏、淮山药、芍药、川断、甘草。

寿脾煎　人参、甘草、当归、白术、山药、莲肉、远志、枣仁、炮姜。

清心莲子饮　人参、黄芪、柴胡、茯苓、黄芩、甘草、地骨皮、车前子、麦冬、石莲。

七福饮　人参、当归、地黄、白术、枣仁、甘草、远志。

胃关煎　熟地、白术、山药、炮姜、吴茱萸、白扁豆、甘草。

七宝美髯丹　首乌、茯苓、枸杞、菟丝子、当归、牛膝、补骨脂。

三才封髓丹　黄柏、甘草、砂仁。

温胃饮　人参、白术、炮姜、当归、白扁豆、广皮、甘草。

归气饮　地黄、茯苓、炮姜、白扁豆、丁香、藿香、炙甘草、陈皮。

大和中饮　陈皮、枳实、砂仁、麦芽、泽泻、厚朴、山楂。

八仙长寿丸　六味地黄汤（熟地黄、山茱萸、山药、泽泻、丹皮、茯苓）加麦冬、五味子。

补天丸　河车、黄柏、龟板、陈皮、杜仲、牛膝。冬加干姜，夏加五味。

羊肉汤　归身、牡蛎、生姜、桂枝加葱白、白芍、龙骨、附子、羊肉四两。

五磨饮子　乌药、沉香、槟榔、枳实、木香。

吴又可《温疫论》方

达原饮　槟榔一钱　厚朴一钱　草果五分　甘草五分　黄芩一钱　白芍一钱　知母一钱

胁痛耳聋，寒热，呕而口苦，此邪热溢于少阳，上方加柴胡一钱；腰背项痛，此邪热溢于太阳，加羌活一钱；目痛，眼眶痛，眉棱骨痛，鼻干不眠，此邪热溢于阳明，加葛根一钱。

三消饮　槟榔、厚朴、草果、知母、黄芩、甘草、柴胡、羌活、葛根、大黄、白芍，姜、枣煎服。

上方即达原饮加味，因有三阳见症，故加柴、羌、葛，兼有里证，复加大黄。此治疫之全剂，以毒邪表里分传，膜原尚有余结也。

白虎汤　石膏、知母、甘草、粳米，加姜、枣。

小承气汤　大黄、枳实、厚朴。

大承气汤　大黄、枳实、厚朴、芒硝。

加减桃仁承气汤　桃仁、大黄、芒硝、当归、白芍、丹皮。本汤中减去桂枝、甘草，加当归、芍药、丹皮。

犀角地黄汤　犀角、地黄、白芍、丹皮。

芍药汤　芍药、当归、槟榔、厚朴、甘草，加姜。

柴胡汤　柴胡、甘草、陈皮、黄芩、生姜、大枣。

调胃承气汤　大黄、芒硝、甘草。

黄芪汤　黄芪、白术、归身、五味、甘草。

清燥养营汤　知母、花粉、当归、芍药、生地、陈皮、甘草。

柴胡养营汤　照前方加柴胡、黄芩。

承气养营汤　小承气汤加知母、当归、地黄、芍药。

瓜贝养营汤　蒌仁、川贝、当归、白芍、知母、花粉、橘红、苏子、水姜。

妇科方

（何时希按：此当属妇科方）

佛手散　当归、川芎，即芎归汤。

加味佛手散　川芎、当归、桃仁、红花、杏仁、川贝、延胡。

生化汤　川芎、当归、丹参、桃仁、红花、炮姜。

延胡索散　当归、芍药、桂心、生蒲黄、琥珀、红花、延胡。

更生散　川芎、当归、熟地、人参、荆芥、干姜。

知母饮（子烦）　知母、黄芩、黄芪、麦冬、茯苓、甘草。热（加）犀（角），渴（加石）膏，气虚（加人）参。

举胎四物汤（转胞）　举胎救急丹溪法，四物升麻参术陈。

小调经散　当归、芍药、没药、琥珀、桂心、细辛、麝香。

茯苓导水汤（子肿）　四苓汤加木香、木瓜、槟榔、大腹皮、桑白皮、砂仁、紫苏、陈皮。胀加枳壳，脚（肿加）防己，喘（加）葶苈。

保生汤（恶阻）　白术、砂仁、香附、甘草、乌药、陈皮加生姜。气弱加人参，气实加枳壳。

紫苏饮（子悬）　川芎、当归、白芍、甘草、大腹皮、苏叶、陈皮。

加味五苓散（子淋）　栀子、茯苓、当归、芍药、黄芩、甘草、地黄、泽泻、车前子、滑石、木通。

附
文

《杂症总诀》各家评价及佳句选录

何时希

此为何氏家藏原本。自 1893 年至 1924 年，曾有橘香书屋刻本、宁郡三益斋刻本、绍兴何廉臣重订本（仅存上卷）、《三三医书》刊本及孙纯一增新本。均以《医学妙谛》为名。凡是作者何书田先生自己引证的经典文字和各家理论，都被书田先生的再门人陈松窗易原书，一律改为"陈参"，这种文人习气，自古有之，也不足怪。今以原著并参校两种抄本，付之影印，以存面目。

本书历来医界评价很高，有称其："分门别类为七十六章，每章引《内径》及诸名家各种方书，论证根柢精审不磨之言，为宗旨焉。病因、治法，编为七言歌诀，加之参论（指被改为"陈参"的部分），朗若列眉。"有谓："何公名在缙绅间，昭昭藉甚，今读其书，乃益恍然于神明之妙。书分为三卷，举凡病情、脉理、治法、药品，悉以韵语括之。附方于后，驱遣灵枢，启发金匮。"有认为："此久为医家所搜觅而不可得之书。"或称其："就平生实践心得，以浅显韵语，辨析类症，胪列应用诸方，抒其所见，较之坊间所传时方歌括等书，似尤切用，实为初学治医规范。"以上各家所论，对本书有助于医学实用的价值，已见一斑。

本书引经据典处，能选胜撷要，说明问题。其所论列，则言简意充，如老吏断狱，片言可以析疑。所以近代名医，已故上海中医学院院长程门雪先生称为"名下无虚也"。今选录原文数段于下，略附拙见，以供阅读的参考。

一、"湿症门"："湿阻上焦，宣开肺气，佐淡渗，通膀胱。即启上闸，开支河，导水势下行之理。"按：书田先生曾著《江浙水利》一书，此节颇见其通水利于医学的识见。

二、"六郁门"："郁则气滞，气滞久则必化热，热郁则津液耗而不流，升降之机失度。初伤气分，久延血分，甚则延为郁劳。用药宜辛苦、凉润、宣通，不宜燥热、敛濇、呆补。"按：郁热聚津液而为痰，郁气久则入络伤血，辛苦香燥作实证治固不可，若认为虚证而予敛濇呆补，亦失所宜。凉润以生津柔肝，辛苦宣通以解其郁滞，斯为得之。

三、"痰门"："悬饮流入胃络，最虑中满。夫太阳司开，阳明司合，浊阴弥漫，通腑即是通阳，宜仿仲景开太阳法。"按：通阳以去浊阴，正是离照当空之意。

四、"泄泻门"："少阳为三阳之枢，相火寄焉。风火扇胃而熟腐五谷。少阴为三阴之根，龙火寓焉，熏蒸脏腑而转输糟粕。胃之纳、脾之输，皆火之运也。然非雷藏龙驯，何能无燥无湿，无冒名燎上之害？必土奠水安，斯不泛不溢，无清气在下之患。"按：说明脾胃与龙相、水火之关系，何等明简，特别是无火则脾不燥，无水则胃不润，同属于土，治法必须有此区别，有此相互照顾。

五、"泄泻门"："脾脏宜补则健，胃腑宜疏乃清。治泻中宜运通，下宜分利。苦寒必佐风药，是东垣之旨。"按：此所谓脾脏，是指久泻、虚泻；所谓胃腑，是指暴泻、实泻。运通中焦，是助其消化；分利者利小便即所以实大便。苦寒清肠，而佐风药，乃是刘草窗痛泻要方和喻氏"逆流挽舟"之法。

六、"喘病门"："先喘后胀治肺，先胀后喘治脾。"二语鉴别极明。"肺宜辛则通，微苦则降，直入中下，非治肺之方法。"按：此对辛通肺邪者，提出了忌用苦降之戒，这正是临床时常易误犯之处。

七、"水肿门"："肿本乎水，胀由于气。水分阴阳，外来者为有余，即为阳水；内发者为不足，即为阴水。"区别明白可取。

八、"虚损门"："烦劳伤气，宜治上治中，甘凉补肺胃之清津，柔剂养心脾之营液，或甘温气味，建立中宫，不使二气日偏，营卫得循行之义。纵欲伤精，当治下，而兼治八脉，又须知填精、补气之分，益火、滋阴之异，或静摄任阴，温理奇阳。"按：此节言损上主甘凉，损中主甘温，损下则分阴阳，阴虚分滋阴与填精，阳虚分补肾气与温奇脉，治法秩然有条。

九、"失血门"："心火吸肾，随阳升腾，阳翔为血溢；阳坠为阴遗。腰痛足胫冷，何一非精夺下损见症，治以参、地、河车、石英、五味、枸杞。莫见血以投凉，勿因嗽以理肺，为要旨尔。"按：相火扰于精室者易知，相火被君火所吸，而君相同炎，以伤阳络，此理易被人忽略。故上血多用凉血清肺，当引以为戒。

十、"汗门"："随其阳气所在之处，而气化为津；亦随其火扰所在之处，而津泄为汗，是汗本乎阴，乃津液所化也。"按：此与仲景汗吐下伤其阴液而无汗诸条，可以参证。津又为阳气所化，故夺汗者可致亡阳。又曰："津液散于外而为汗，此为虚者言，若时证不可拘泥"；"气泄为热为汗，以治在无形，实火宜清，虚火宜补耳。"按：可见治汗宜别阴阳，当分虚实，可清可补，不斤斤于止之敛之也。

十一、"腰痛门"："腰者肾之腑，在外为太阳，在内属少阴；又为冲、任、督、带之要会，则腰痛不得专以肾为主病。"按：《素问》之论腰痛，既有六经，又有维、跷。然杜仲、桑寄、独活之类，作为引经，亦为必要。

十二、"痛风"："凡冲气攻痛，从背而上者，系督脉主治，治在少阴。从腹而上者，系冲任主病，治在厥阴"；"诸痛宜辛润宣通，不宜酸寒敛涩，恐邪留也。"；"诸痛，古人总以通字立法，非攻下通利之谓，谓通其气血则不痛也。然必辨其气分、血分：在气分者，但行其气，弗动其血。在血分者，兼乎治气，所谓气行则血随之也。"按：治气弗动血，治血兼治气二语，度尽金针。一则辛温治气，必耗其血，不可更参行血药；一则病在气为浅，不可治其深处，耗伤其血，或且引邪入血。至于病在血分而兼用气药，则既可血随气行，又能引血分之邪而出于气分。

十三、"淋浊门"："淋属肝胆，浊属心肾。痛则为淋，不痛为浊。遗由精窍，淋在溺窍。异出同门，最宜分别。"；"便浊只在气虚与湿热，实者宣通水道；虚者调养中州。虚实两兼，又宜益脏通腑。"；"精浊总因肝肾损伤，而有精瘀、精滑之分：精瘀当先理离官，腐浊（瘀精化）然后暖肾。精滑用固补敛摄，不应，从真气调之，景岳所谓'理其无形以固有形'也。然又必知治八脉，用孙真人法，升奇阳，固精络，使督任有权，漏卮自已。"按：此数节乃辨证要旨，可法可从。其虚实、阴阳及调真气、升奇脉诸法，皆予人启发不少。

十四、"二便门"："凡小便闭而大便通调者，或膀胱热结，或水源不清（指肺热），湿症为多。大便闭而小便通调者，或大肠气滞，或津液不流，燥症居多。二便俱闭，当先通大便，则小便自利矣。"；"肾司二便，肝主疏泄，须辨阴结、阳结，或下病治上之法，开提肺气。"按：开肺以通小便，出《内经》"开鬼门、洁净府"法。开肺以利大便，宋史堪用紫菀，见于《指南方》。

十五、"三消门"："脾属阴主血，胃属阳主气。胃易燥，全赖脾阴以和之；脾易湿，必赖胃阳以运之。故一阴一阳，合中和之德，而为后天生化之源也。"按：书田先生所言脾胃的阴阳、血气、湿燥、和运，以及上文心肾、肝胆、水火等理论，不是从相对、相反，而是从相生、相需、相助、相成等方面立说，这才符合"阴平阳秘，精神乃治"，和五行五脏既相克，又相生；既有矛盾，又有统一，虽有时而对立，却常能以转化的中医整体观点。

十六、"疝病门"："疝不离乎肝，又不越乎寒，以肝脉络阴器，为至阴之脏；足太阳之脉属肾，络膀胱，为寒水之经。故仲景以温散祛寒，调营补气为主；而子和又以辛香流气为主，谓肝得疏泄乃愈。"按：这样治疝的方法，就比较宽广，不致拘泥于橘核、柴胡一类了。

以上几节文字，略可见其洗练精要之义，统读全书，可以俯拾即是，将会有助于认症、辨理、论治、遣法之用。后人称之为"妙谛"，虽非书田先生的原意，但也可当之而无愧。

1984 年 4 月在东吴

　　　　　　　　　　　　　　　　　何书田医著八种校评

考定

　　书田公撰述医书，多在四十七岁，即嘉庆二十五年（1820）之后，此见于公自传之《竹竿山人添岁记》中者。惟《删订医方汤头歌诀》一书有序，余皆无序、跋。盖为课徒教子之所需，一编即出，诸人传抄，未为定本，亦未尝及身刊成也。书田公亲自刊成之书不鲜，有《陈忠裕诗文集》《夏节愍全集》《庄师洛十国宫词》《何小山七榆草堂词草》，及自著《竿山草堂诗稿》、续稿、三稿等，乃无一医著刊行，惜哉。

　　公受王芑孙王兰泉之学，工诗古文词，故其医学著作多以韵语出之，如《四言脉诀》《何氏药性赋》《杂症歌括》及此书，皆是也。医方汤头韵语精当雅训，似尤胜于汪氏，且有序。钞录亦工整，当为公精心惬意之作。

　　是书本名《杂症总诀》，乃何氏再门人嘉定人陈松，于光绪十九年刻行时，改名为《医学妙谛》，书田公谦挹为怀，安能自称妙谛之理？陈松又篡乱原文，将自注之语，改为陈参，剽窃之风，不足为训。其后又有裘吉生，何廉臣两种印本，皆据陈刻本，亦均缺最后自选之用方二百余道，今见此稿本，始称全璧矣。

六世孙　时希

考定于北京中医研究院

杂症歌括

清·何书田 编写

何时希 编校

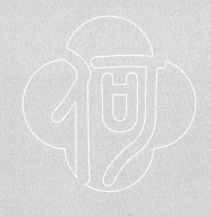

　　《杂症歌括》系清代名医何书田所编写，作为授徒、教子的课本。本书分列 45 个病证，每证有从总括、死候、病因、辨似（鉴别诊断）、脉法、治疗等方面阐述，尤详于治法方药，编为歌诀，便于记诵。语简而赅义甚广，使学者对一些常见疾病，读此得到概念，进一步分科学习时，可以有所帮助。

校评说明

　　《杂症歌括》是由学林出版社于1984年出版的抄本影印本，本次校评中对原书存在的舛误和不妥之处作了修改，主要有以下方面：

　　1. 原书首有何时希所写的"前记"，因其内容在"何书田生平传略"、"本书提要"、《何书田年谱》中已有涉及，故删去之。

　　2. 原书中有病证名称不一致，如或称痹病，或称痿症、痿病，今统一为"痹症"、"痿症"，以与书名一致。目录称泄泻，正文称诸泻，从目录改。目录称哮喘，正文称喘哮，据内容，从正文改。目录称头痛眩晕，正文称头痛眩风，据内容，从目录改。目录称心腹痛，正文称心痛诸痛，据内容，从目录改。目录称小便门，正文称小便闭癃遗尿不禁，从正文改。目录称燥结，正文称大便燥结，从正文改。

　　3. 原书目录中破伤风单列，正文中附于痉病下，从正文改。目录中有肠覃石瘕、腹满水肿，正文中均归于肿胀下，从正文改。原目录中牙齿、口舌分列，正文合为一目，从正文改，并修正名为"牙齿口舌症"。同例，眼目、咽喉、肩背、胸胁等，分别修正名为"眼目症""咽喉症""肩背痛""胸胁痛"。

　　4. 原文中双排小字，现用括号标记。

　　5. 原书歌诀中有方剂名，如方药组成未述，且此方在《杂症总诀》中亦未述及，则出校注述明。

　　6. 鉴于古医著中"症""证"常混用，本书中多以"症"称之，为保留原貌，凡作为病证名者不作改动，如痹症、痿症等，以与书名相合。其他涉及辨证的证候名则作修正，如阳症→阳证、阴症→阴证等。

　　7. 原书中有标点符号不当处，直接改正，不出校注。

　　8. 错别字、异体字直接改正，不出校注。

目录

何书田医著八种校评

中风

总括：风从外中伤肢体，痰火内发病必官。体伤不仁与不用，心病神昏不语言。尝分中络经腑脏，更审虚实寒热痰。脱证撒手为脾绝，开口眼合是心肝，遗尿肾绝鼾声肺。闭证握固紧牙关。初以通关[1]先取嚏，痰壅不下吐为先。

死候：寸口脉平卒中死，生气独绝暴脱之。五脏几息呼吸泯[2]，譬如坠溺岂能期。脉来一息七八至，不大不小尚能医。大小浮昼沉夜死，脉绝不至死何疑。脱证并见皆死候，摇头上窜气长嘘。喘汗如油痰拽[3]锯，肉脱筋痛发枯直。

通关（散）星皂细荷半。开关（散）乌梅冰片南。巴油纸皂烟熏鼻（法）。龟尿舌下点难言（解语法）。

无汗吐宜防藜

蒂（三圣散[4]）。有汗瓜蒂（散）入全蝎（散）。重剂藜豆矾皂胆。痰壅吐以巴矾丸。

乌药顺气（散）实中络，㖞斜顽麻风注疼，麻黄枳桔乌蚕共，白芷干姜陈草芎。

大秦艽汤虚中络，㖞斜偏废减参珍，秦艽生地石膏共，羌独防芷细辛芩。

中经气实宜换骨[5]（丹），㖞斜瘫痪芷芎防，冰麝硃香槐苦味，仙人麻首蔓苍桑。

小续命汤虚经络，八风五痹总能全，麻杏桂芍通营卫，参草归芎气血宣，风淫防风湿淫己，黄芩热淫附子寒。春夏石膏知母入；秋冬桂附倍加添。

黄芪五物（汤）虚经络，偏废虚风无力瘫，心清语謇因舌软，舌强神昏是火痰，补卫黄芪起不用，益营芍桂枣姜煎。左加当归下牛膝，筋瓜骨虎附经添。

三化（汤）气实风中腑，昏冒闭满小承羌。形气俱虚及风燥，搜风顺气

（丸）[6]自然康。

牛黄清心（丸）实中脏，痰壅神昏不语言，口眼㖞斜形气盛，两手握固紧牙关。

参附汤治虚中脏，唇缓涎出不语言，昏不知人身偏废，五脱证见倍参煎。

经络闭证卒中恶，气促神昏不识人，无汗拘急身偏痛，肉桂麻草杏（千金）还魂（汤）。

脏腑闭证腹满闭，昏噤痰结在喉间，危急汤药不能下，夺命（散）巴茁半葶南。

三生饮治中风寒，厥逆沉伏涌气痰，星香乌附俱生用，气虚加参脱倍添。

祛风至宝（汤）中风热，浮数面赤热而烦，通圣加蝎天麻细，白附羌独连柏蚕。

青州白丸中风痰，㖞斜瘫痪涌痰涎，小儿惊痰为妙药，白附乌星半夏丸。

羌活愈风（汤）治外中，手足无力语出难，肌肉微掣不仁用，大秦艽汤参再添，官桂黄芪杜防己，知枳柴薄蔓菊前，苍麻半朴杞地骨，调理诸风症可安。

清热化痰（汤）治内发，神短忽忽语失常，头眩脚软六君麦，芩连葛枳竹星香。

四肢不收无痛痹，偏枯身偏不用疼，其言不变志不乱，邪在分腠五物能，甚不能言为瘖痱，夺厥入脏病多凶，地黄桂附蓉巴（戟）远，萸斛冬味薄菖苓。

涤痰（汤）内发迷心窍，舌强难言参蒲星，温胆热盛芩连入。神昏便闭滚痰[7]攻。

● 【校注】

[1]通关：指通关散。见下文组方有南星、皂角、细辛、薄荷叶、半夏等。何书田《删订医方汤头歌诀》中通关散由细辛、皂角组成，以吹鼻得嚏取效，此方与用法同《丹溪心法附余》。

[2]泯（mǐn）：灭；尽。

［3］拽（yè）：拖，用力拉。痰拽锯，比喻痰液在喉间随呼吸上下如锯子抽拉鸣响。

［4］三圣散：出自《儒门事亲》卷十二方。防风、炒瓜蒂各三两，藜芦一分至一两。为细末，每服约半两，韭汁煎去渣，徐徐温服，以吐为度。

［5］换骨：指换骨丹，出自《医学入门》卷六方。苍术、槐角、桑白皮、川芎、白芷、威灵仙、人参、防风、何首乌、蔓荆子、苦参、五味子、木香各五钱，冰片、麝香各少许。为末，麻黄煎膏和捣，每两分作十丸，朱砂为衣，每服一丸。

［6］搜风顺气丸：出自《校注妇人良方》卷八。方由车前子、大黄、火麻仁、牛膝、郁李仁、菟丝子、枳壳、山药等药组成。

［7］滚痰：指滚痰丸，又名礞石滚痰丸。出自《玉机微义》卷四引《养生主论》方。方由礞石、大黄、黄芩、沉香组成。有降火逐痰功效。

●【评析】

中风从病因说，首先辨外风、内风；从症状、病机看，有中经络、中脏腑，还要辨寒热虚实，有无夹痰等。大凡中脏腑者多由内风所致，突发神昏不语，有正虚脱证和邪实闭证之分。对于闭证可用通关散开窍通关治疗。正虚脱证，阳衰阴盛者治当急救回阳，可用参附汤。

内风引动中脏腑者，如症见呼吸停止，或脉数疾且大小浮沉多变，或脉绝，或气息长出无进，或气喘汗出如油等，均为阳衰阴竭之证，故不治。

类中风

● 【原文】

总括：类中类乎中风证，尸厥中虚气食寒。火湿暑恶皆昏厥，辨在㖞斜偏废间。

尸厥无气而脉动，或脉微细有无间。缘于病后气血竭，人参（独参汤）参附（汤）星香[1]（汤）痰。气闭腹满二便闭，或腹急痛备急丹[2]，服后转鸣吐下验，喉间痰结夺命先。

补中益气（汤）疗虚中，烦劳过度气不升。虚冒有痰加芩半，郁冒生麦地归茸。

木香调气（汤）实气中，暴怒气逆噤昏痰，气浮肢温气沉冷，木藿砂蔻草丁檀。

八味顺气（散）虚气中，标本兼施邪正安，参苓术草扶元气，乌芷青陈利气痰。

食中过饱感寒风，或因怒恼塞胸中，忽然昏厥肢不举，瓜蒂（散）姜盐（汤）探吐平。

附子理中（汤）疗寒中，腹痛拘急噤牙关，有汗身寒或吐泻，附子参术草姜干。无汗身寒加麻细，阴毒川乌用生煎。呕吐丁香吴萸入，脉微欲绝倍参添。

凉膈（散）火中神昏冒，栀翘芩薄草硝黄，兼治一切胸膈热，便燥谵妄与斑狂。

暑中须分阴与阳，阴邪无汗似寒伤，壮热心烦或呕泻，香薷（饮）扁朴二香汤[3]。更兼昏愦蒸蒸汗，面垢喘渴证为阳，不省熨脐（法）灌蒜水，益元（散）苍参白虎汤。

渗湿[4]（汤）湿中内昏冒，震亨湿热热生痰。厚味醇酒生冷水，胃苓[5]香附抚砂连。

除湿（汤）阴雨湿蒸雾，卧湿涉水瘴山岚，头重身痛便溏肿，羌藁升柴防术煎。

调胃气平（散）疗恶中，庙冢忤恶卒然昏，面黑错忘苏合主，次以木香平胃匀。

● 【校注】

[1] 星香：即星香汤。《易简方》称星香散，方由天南星、木香、生姜组成。治气盛人卒中，痰气上壅。

[2] 备急丹：又名备急丸，出《金匮要略》。方由大黄、干姜、巴豆组成。功能攻逐寒积。治心腹诸卒暴百病，心腹胀满，卒痛如锥刺，气急口噤，停尸卒死等症。

[3] 二香汤：即藿香正气散加香薷、扁豆。一说是藿香正气散合香薷饮。

[4] 渗湿：指渗湿汤。出自《太平惠民和剂局方》卷二。由苍术、白术、甘草、茯苓、炮姜、橘红、丁香、生姜、大枣组成。有祛湿化痰作用。

[5] 胃苓：指胃苓汤。出自《丹溪心法》卷四。由甘草、茯苓、苍术、陈皮、白术、官桂、泽泻、猪苓、厚朴、生姜、大枣组成。功能健脾和中利湿。

● 【评析】

此节所述类中风是指类似中风，实则不属中风证，如因阳气衰竭所致的尸厥，火热邪气郁闭于内的昏厥，肠胃气阻导滞的腹胀满痛、便闭、气促等证。辨证要点是类中风者有口眼㖞斜、语言謇涩、肢体偏废等症，临证不难鉴别。

伤风

● 【原文】

总括：伤风属肺咳声重，鼻塞喷嚏涕流清。鼻渊脑热不喷嚏，浊涕秽久必鼻红。

参苏饮治虚伤风，实者（川芎）茶调（散）及头疼，芎芷薄草羌茶细，荆防痰半热膏清。

苍耳散治鼻渊病，风热入脑瞑头疼，涕流不止鼻塞热，苍耳辛夷芷薄葱。

鼻渊初病施苍耳，黄连防风[1]（通圣散）久病方。孔痛胆调冰硼散，鼻血犀角地黄汤。

● 【校注】

[1] 黄连防风：指黄连防风通圣散，出《医宗金鉴》卷三十九。方由防风通圣散加黄连组成。防风通圣散出《宣明论方》卷三，方由防风、川芎、当归、芍药、大黄、芒硝、连翘、薄荷、麻黄、石膏、桔梗、黄芩、白术、栀子、荆芥、滑石、甘草等组成。

● 【评析】

伤风鼻塞流涕与鼻渊症似，但伤风起病急，病程短，初起多喷嚏，流清涕，治宜疏风祛邪，方如川芎茶调散。鼻渊病程久，流浊涕，甚有鼻血，治当清热通窍，方如苍耳散，黄连防风通圣散，犀角地黄汤等，辛夷、黄芩、白芷等药均可选用。

痉病

（附破伤风）

● 【原文】

总括：痉病项强背反张，有汗为柔无汗刚。生产血多过汗后，溃疮犬咬破风伤。

死症：痉病脉散多应死，反张离席一掌亡。眼小目瞪昏不语，额汗如珠命必伤。

刚痉葛根汤发汗，柔痉桂枝加葛良。若兼杂因小续命，过汗桂枝加附汤。伤血桂枝合补血，里实瘀血（桃仁）承气（汤）方。溃疡十全加风药，破伤狗咬另参详。

破伤风：破伤亡血筋失养，微伤风入火之端。燥起白痂疮不肿，湿流污水紧牙关。

火盛（防风）通圣（散）加蝎尾，风盛全蝎[1]（散）左龙丸[2]。外因烧酒火罐法，大风斑（蝥）大（黄）酒同煎。

● 【校注】

[1] 全蝎：指全蝎散。出《阎氏小儿方论》。方由炒全蝎、炒僵蚕、甘草、赤芍药、桂枝、制天南星、麻黄、川芎、黄芩、天麻等药组成。主治小儿惊风、中风。

[2] 左龙丸：出《保命集》卷中。方由左蟠龙（野鸽粪）、白僵蚕、鳔、雄黄等药组成。治破伤风。

● 【评析】

痉病可因外感风寒，或血虚津亏所致，亦可因外伤感染破伤风杆菌导滞，或因被犬咬伤而患狂犬病，这些病证均以项强痉挛，甚则角弓反张为主症，然治疗各异，需因证治之。

痹症

● 【原文】

总括：三痹之因风寒湿，五痹筋骨脉肌皮。风胜行痹寒痹痛，湿胜着痹重难支。皮麻肌木脉色变，筋挛骨重遇邪时。复感于邪入脏腑，周同脉痹不相移。

周痹[1]患定无歇止，左右不移上下行，似风偏废只手足，口眼无斜有痛疼。

死症：痹在筋骨痛难已，留连皮脉易为功。痹久入脏中虚死，脏实不受复还生。

痹入腑脏症：肺痹烦满喘咳嗽，肾胀尻踵脊代头，脾呕痞硬肢懈堕，心烦悸噫恐时休。数饮卧惊肝太息。饮秘胀泻在肠究，胞秘沃痛鼻清涕，三焦胃附胆无忧。

痹虚加减小续命（汤）。痹实增味五痹汤，麻桂红花芷葛附，虎羊芪草二防羌。

三痹木通[2]（汤）长流水。湿加防己风羌防，寒痹附麻分汗入。胞肠五苓附子苍（苍术五苓散、附子五苓散）。

三痹（汤）十全无白术，牛秦续杜细独防。独活（寄生汤）加桑除芪续，入脏乘虚久痹方。

黄芪益气（汤）虚皮痹，皮麻不识痒与疼，补中益气加红柏。味秋芩夏桂加冬。

蠲痹（汤）冷痹身寒厥，附归芪草桂羌防。肌热如火名热痹，羚犀（加味）升阳散火汤。

● 【校注】

[1] 周痹：病名。风寒湿邪侵入血脉、肌肉之中所致。《灵枢·周痹》："周痹者，在于血脉之中，随脉以上，随脉以下，不能左右，各当其所。"又

曰："此内不在藏，而外未发于皮，独居分肉之间，真气不能周，故命曰周痹。"

[2]木通：指木通汤。出《医宗金鉴》。用木通一味，捣碎二两，以长流水二碗煎一碗，热服取微汗，不愈再服，以愈为度。

● 【评析】

痹证总因风寒湿邪侵犯人体肌表、筋肉、骨节，导滞经脉闭阻，气血运行不畅，而出现筋骨、肌肉、关节疼痛麻木，甚则关节肿大，活动不利等症。如邪气不去，正气亏虚，风寒湿邪可内舍于五脏六腑，即痹入脏腑，则诸症蜂起，甚则正不敌邪而不治。并提出痹证与中风的鉴别要点。

痿症

● 【原文】

总括：五痿皆因肺热生，阳明无病不能成。肺热叶焦皮毛瘁，发为痿躄不能行。心热脉痿胫节纵，肾骨腰脊不能兴。肝筋拘挛失所养，脾肉不仁燥渴频。

痿痹辨似：痿病足兮痹病身，仍在不疼痛里分。但观治痿无风药，始晓虚实别有因。

治法：痿燥因何治湿热，遵经独取治阳明。阳明无故惟病肺，胃壮能食审症攻。控涎[1]小胃湿痰热，阳明积热法三承[2]。胃弱食少先养胃，久虚按症始收功。

加味二妙（汤）湿热痿，两足痿软热难当，防己当归川萆薢，黄柏龟板膝秦苍。

时令湿热清燥[3]（汤）效，阴虚湿热虎潜（丸）灵。久虚痿软全金主，萆瓜牛菟杜苁蓉（十全大补丸、加味金刚丸[4]）。

● 【校注】

［1］控涎：指控涎丹。出自《三因极一病证方论》卷十三方。方由甘遂、大戟、白芥子组成。有祛痰逐饮功效。

［2］三承：指大承气汤（大黄、芒硝、厚朴、枳实）、小承气汤（大黄、厚朴、枳实）、调胃承气汤（大黄、芒硝、甘草）三方。出《伤寒论·辨阳明病脉证并治》。有攻下实热功效。

［3］清燥：指清燥汤。出《兰室秘藏·杂病门》。方由黄芪、橘皮、白术、泽泻、茯苓、升麻、炙甘草、麦冬、当归身、生地黄、神曲、猪苓、柴胡、黄柏、黄连、苍术等药组成。有益气养阴、清化湿热的作用。

［4］金刚丸：出自《素问病机气宜保命集》卷下方。方由萆薢、杜仲、肉苁蓉、菟丝子组成。有温肾利湿功能。加味金刚丸加入木瓜、牛膝。

● 【评析】

痿证的成因虽与五脏相关，但肺热以及湿热内侵尤为重要。痿证的治疗虽有《内经》独取阳明法，但临证还当辨中焦阳明的虚实，胃壮能食则用药无虑，胃弱食少要先养胃，慢慢缓图以收功。

脚气

● **【原文】**

总括：脚气风寒湿热病，往来寒热状伤寒。腿脚痛肿热为火，不肿不热是寒干。

死症：脚气脉急少腹顽，不三五日入心间，呕吐喘满目额黑，恍惚谵妄命难全。

脚气表解攒风散，麻桂杏草蓽乌良。里解导滞（汤）羌独活，防己当归枳大黄。湿盛重肿胜湿饼（子），二丑荞曲遂成方。寒湿五积（散）加附子，寒虚独活寄生汤[1]。

当归拈痛（汤）虚湿热，茵陈四苓与羌防，人参当归升芩草，苦参知母葛根苍。

加味苍柏（散）实湿热，二活二术生地黄，知柏芍归牛膝草，木通防己木瓜榔。

两膝肿大而疼痛，腿胫枯细鹤膝风[2]。大防风（汤）附羌牛杜，十全大补减茯苓。

● **【校注】**

[1]独活寄生汤：出《备急千金要方》卷八。方由独活、桑寄生、杜仲、牛膝、细辛、秦艽、茯苓、桂心、防风、川芎、人参、甘草、当归、芍药、干地黄等药组成。

[2]鹤膝风：病名。以膝关节肿大，股胫变细，形如鹤膝为主症。多因经络气血亏损，风寒外袭，阴寒凝滞而成。

● **【评析】**

脚气初起，治疗需分风寒与湿热，久则夹有正虚，治当虚实兼顾。如病邪不去，入腹攻心，则病势加重，甚则不治。

何书田医著八种校评

内伤

总括：内伤劳役伤脾气，饮食伤胃伤其形。伤形失节温凉过，气湿热暑火寒中。

内伤外感辨似：内伤脉大见气口，外感脉大见人迎。头疼时痛与常痛，恶寒温解烈火仍。热在肌肉从内泛，热在皮肤扪内轻。自汗气短声怯弱，虽汗气壮语高声，手心热兮手背热，鼻息气短鼻促鸣。不食恶寒内外辨，初渴后渴少多明。

补中益气（汤）升阳清，热伤气陷大虚洪。头痛表热自汗出，心烦口渴畏寒风。困倦懒言无气动，动则气高喘促声。保元（汤）甘温除大热，血归气术补脾经，佐橘降浊散滞气，升柴从胃引阳升。阴火肾躁加地柏，阳热心烦安神[1]（丸）亨。

调中（益气汤）弦洪缓沉涩，湿热体倦骨酸疼。气少心烦忽肥瘦，口沫食出耳鸣聋。胸膈不快食无味，二便不调飧血脓。保元升柴苍橘柏，去柏加木（香）亦同名。

内伤升阳益胃汤，湿多热少抑清阳。倦怠懒食身重痛，口苦舌干便不常。洒洒恶寒属肺病，惨惨不乐乃阳伤。六君白芍连泽泻，羌独黄芪柴与防。

补中升阳泻阴火，火多湿少困脾阳，虽同升阳益胃证，然毋泻数肺阳伤。补脾胃气参芪草，升阳柴胡升与羌，石膏芩连泻阴火，长夏湿令故加苍（补脾胃泻阴火升阳汤）。

冬加姜桂草蔻益，秋芍白蔻缩槟榔；夏月气冲芩连柏，春加风药鼓清阳；长夏沉困精神少，人参麦味泻芩苍。肺热咳嗽减参去，春加金沸款冬芳，夏加麦冬五味子，秋冬连根节麻黄。头痛蔓荆桑芎入，巅脑藁本苦细尝。沉重懒倦或呕逆，痰厥头疼半夏姜。口干嗌干或表热，加葛生津清胃阳。大便燥涩元明粉，血燥归桃熟大黄，痞胀香砂连枳朴，寒减黄连加炒姜。胃痛草蔻寒益智，气滞青皮白蔻香。腹痛芍草芩桂审，脐下痛桂熟地黄。内外烦疼归和血，胁下痛急草柴良。身重脚软已苍柏，身疼发热藁防羌。

长夏湿暑交相病，暑多清暑益气（汤）功，汗热烦渴倦少气，恶食尿涩便溏行，补中去柴加柏泽，麦味苍曲甘葛青。湿多痰厥清燥（汤）地，猪茯柴连减葛青。

血虚胃弱过食凉，阳郁于脾（升阳）散火汤，肌肤筋骨肢内热，扪之烙手热非常，羌独芍防升柴葛，人参二草枣生姜。火郁（汤）加葱减参独，恶寒沉数发之方。

内伤水来侮土病，寒湿白术附子汤。涎涕腹胀时多溺，足软无力痛为殃，腰背脾眼脊背痛，丸冷阴阴痛不常，苍附五苓陈半朴，虚宜（加味）理中附苓苍。

（人参）资生[2]（汤）脾胃俱虚病，不寒不热平补方，食少难消例饱胀，面黄肌瘦倦难当。

清胃理脾（汤）治湿热，伤食平胃酌三黄，大便粘秽小便赤，饮食爱冷口舌疮。

理中（汤）治虚寒湿伤，食少喜热面青黄，腹痛肠鸣吐冷沫，大便腥秽似鸭溏。

胃强脾弱脾胃病，能食不化用消食（健脾丸），平胃炒盐胡椒共，麦柏楂曲有蒺藜。

开胃进食（汤）治不食，少食难化胃脾虚，丁木藿香莲子朴，六君砂麦与陈曲。

一切伤食脾胃病，痞胀秽呕不能食。吞酸恶心并噫气，平胃（散）苍朴草陈皮。快膈枳术痰苓半，伤谷二芽缩神曲，肉滞山楂曲莱菔，滞热芩连柏大宜。

葛花解醒（汤）发酒汗，懒食热倦呕头疼，参葛术苓白蔻缩，神曲干姜陈木青。

秘方化滞（丸）寒热滞，一切气积痛攻方，巴豆醋制棱莪术，青陈连半木丁香。

【校注】

[1] 安神：指朱砂安神丸。

[2] 资生：当指资生丸。《证治准绳·类方》第五册引缪仲淳方。方由人参、黄连、甘草、白术、薏苡仁、蔻仁、橘皮、神曲、山楂、白扁豆、山药、茯苓、莲肉、桔梗、藿香、泽泻、芡实、麦芽等药组成。功能健脾开胃，消食止泻。

【评析】

内伤脾胃，中气亏虚，可见发热，手足心热，自汗短气，头痛时作，口渴食少，气口脉大等症。临床需与外感发热鉴别。治宜补中益气，升阳散火。方如补中益气汤，保元汤，升阳散火汤，资生丸等。并注意季节、兼症的不同，用药随之变化加减。

虚劳

● 【原文】

总括：虚损成劳因复感，阳虚外寒损肺经，阴虚内热从肾损，饮食劳倦自脾成。肺损皮毛洒寒嗽，心损血少月经凝，脾损食少肌消泻，肝损胁痛懒于行，肾损骨痿难久立，午热夜汗骨蒸蒸。从下皮聚毛落死，从上骨痿不起终。恐惧不解则伤精，怵惕思虑则伤神。喜乐无极则伤魄，悲哀动中则伤魂，忧愁不已则伤意，盛怒不已则伤志。劳倦过度则伤气，气血骨肉筋精极。

死症：阴劳细数形尽死，阳劳微革气脱终。枯白颧红一侧卧，嗽哑咽痛咯星红。五脏无胃为真脏，形肉虽存不久停。一息二至名曰损，一息一至行尸名。大骨枯槁大肉陷，动作益衰精髓空。真脏未见一岁死，若见真脏克期凶。喘满动形六月死，一月肉痛引肩胸。身热破䐃[1]肉尽脱，十日之内不能生。真脏脉见目眶陷，目不见人顷刻倾。若能见人神犹持，至所不胜日时终。

治法：后天之治本血气，先天之治法阴阳。肾肝心肺治在后，脾损之法同内伤。

阴虚火动用拯阴（理劳汤），皮寒骨蒸咳嗽侵，食少痰多烦少气，生脉归芍地板贞，薏苡橘丹莲合草，汗多不寐加枣仁。燥痰桑贝湿苓半，阿胶咳血骨热深。

阳虚气弱用拯阳[2]，倦怠恶烦劳则张，表热自汗身酸痛，减去升柴补中方，更添桂味寒加附。泻入升柴诃蔻香，夏咳减桂加麦味，冬咳不减味干姜。

肾虚午热形消瘦，水泛为痰津液伤，咳嗽盗汗失精血，消渴淋浊口咽疮，（六味丸）熟地萸药丹苓泽。加味劳嗽都气汤。引火归元加肉桂，火妄刑金生脉（地黄汤）良。桂附（地黄汤）益火消阴翳。知柏（地黄汤）壮水制阳光。车牛桂附名肾气，阳虚水肿淋浊方。

大补阴丸制壮火，滋阴降火（汤）救伤金，龟板知柏地髓剂，二冬归芍草砂仁。咳加百味汗地骨，血痰金贝虚芪参。虚热无汗宜散火，有汗骨蒸亦补阴。

一切气虚保元汤，芪外参内草中央，加桂能生命门气，痘疮灰陷与清浆。

脾胃气虚四君子（汤），脉软形衰面白黄，倦怠懒言食少气，参苓（七味白[3]）术（散）草枣姜强。气滞加陈异功散，有痰橘半六君汤。肌热泻渴藿木葛，虚疟六君果梅姜。

一切血病芎归汤，产后胎前必用方。气虚难产参倍入，交骨难开[4]（骨散）龟发良。

调肝养血宜四物（汤），归芎芍地酌相应。气虚血少参芪补，气燥血热知柏清。寒热柴丹炒栀子。但热无寒丹骨平（六物汤。加味四物汤。地骨皮饮）。热甚芩连寒桂附，止血茅蒲破桃红。

一切气血两虚证，八珍四物与四君，气乏色枯毛发落，自汗盗汗悸忘臻。发热咳嗽吐衄血，食少肌瘦泄泻频，十全大补（汤）加芪桂，（人参养）荣去芎加远味陈。

虚劳腹痛小建中（汤），悸衄之血梦失精，手足烦热肢酸痛，芍草饴桂枣姜同。卫虚加芪黄芪建（中汤），营虚当归建中（汤）名。温养气血双和饮[5]，三方减饴加地芎。

补肝汤治肝虚损，筋缓不能自收持，目暗眩眩无所见，四物酸枣草瓜宜。

加味救肺（饮）治肺损，嗽血金家被火刑，归芍麦味参芪草，百花紫菀马兜铃。

天王补心（丹）心虚损，健忘神虚烦不眠，柏子味苓归地桔，三参天麦远硃酸。

归脾（汤）思虑伤心脾，热烦盗汗悸惊俱，健忘怔忡时恍惚，四君酸远木归芪。

（人参）固本（方、丸）肺肾两虚病，肺痿咳血欲成劳。二冬二地人参共，保元生脉脾同调。

逍遥（散）理脾而清肝，血虚骨蒸烦嗽痰，寒热颊赤胁不快，妇人经病脉虚弦，术苓归芍柴薄草。加味栀丹肝热添，肝气滞郁陈抚附，热加吴萸炒黄连。

【校注】

[1] 膕（jiǒng）：又称肉膕，指人体肌肉较丰厚处。《灵枢·本脏》："脾应肉，肉膕坚大者，胃厚；肉膕么者，胃薄。"

[2] 拯阳：指拯阳理劳汤。出自《医宗必读》卷六方。方由黄芪、人参、肉桂、当归、陈皮、白术、甘草、五味子、生姜、大枣等药物组成。功能益气温阳。

[3] 七味白：指七味白术散。出《小儿药证直诀》卷下。方由人参、茯苓、炒白术、甘草、藿香、木香、葛根组成。有健脾止泻功效。

[4] 开：指开骨散。出自《医宗金鉴·杂病心法要诀》卷四十方。方由当归、川芎、龟甲、血余等药组成。治疗交骨不开而致的难产。

[5] 双和饮：又名双和汤。《太平惠民和剂局方》卷五。方由白芍、当归、黄芪、川芎、熟地黄、炙甘草、肉桂、生姜、大枣等药组成。有温阳气血功效。

【评析】

虚劳总属五脏虚损，而致气血阴阳的亏虚。五脏虚损可互相传变，《难经·第十四难》说：一损损于皮毛，二损损于血脉，三损损于肌肉，四损损于筋，五损损于骨。对应的五脏分别是肺、心、脾、肝、肾。损病可从上至下，即从肺损起，传至肾而终，或从下至上，自肾损起，至肺而终，即如文中所说"从下皮聚毛落死，从上骨痿不起终。"虚劳的治疗以脾肾为中心，首先是脾，其乃后天之本，气血生化之源，然后是肾，其为人体阴阳之根本。治脾之法还可参照内伤门。

痨瘵

● 【原文】

总括：痨瘵阴虚虫干血，积热骨蒸咳嗽痰。肌肤甲错目黯黑，始健不泻下为先。

治法：痨瘵至泻则必死，不泻能食尚可痊。初取利后宜详审，次服柴胡清骨煎。虚用黄芪鳖甲散，热衰大补养营参。皮热柴胡胡连入，骨蒸鳖甲青蒿添。阴虚补阴诸丸剂，阳虚补阳等汤圆。咳嗽自同咳嗽治，嗽血成方太平丸[1]。

干血大黄䗪虫[2]（丸）治。积热蒿黄胆便煎，癸亥腰眼灸七壮，后服传尸将军丸[3]。

（柴胡）清骨（散）骨蒸久不痊，热甚秦知草胡连，鳖甲青蒿柴胡骨，韭白髓胆童便煎。

黄芪鳖甲（散）虚劳热，骨蒸晡热渴而烦，肌肉消瘦食减少，盗汗咳嗽出痰血，生地赤芍柴秦草，知芪菀骨半苓煎，人参桂桔俱减半，鳖甲天冬柴陪添。

● 【校注】

[1]太平丸：又名宁嗽金丹。出自《十药神书》。方由天冬、麦冬、知母、贝母、款冬花、杏仁、当归、熟地黄、生地黄、黄连、阿胶、蒲黄、京墨、桔梗、薄荷、白蜜、麝香少许组成。功能清热润肺，化痰止血。

[2]大黄䗪虫：指大黄䗪虫丸。出《金匮要略·血痹虚劳病脉证并治》。方由大黄、黄芩、甘草、桃仁、杏仁、芍药、干地黄、干漆、虻虫、水蛭、蛴螬、䗪虫等药组成。有养阴活血祛瘀功效。

[3]传尸将军丸：出《医碥》卷六。方由大黄、麝香、管仲、牙皂、桃仁、槟榔、雷丸、鳖甲、茱萸等药组成。治虚损痨瘵。

痨瘵以阴虚内热证为主，病久脾虚，或脾肾虚而泄泻，提示阴阳两虚，病情严重。本证似同今之肺结核病。治以养阴清热为主，方如柴胡清骨散、黄芪鳖甲散等。

自汗　盗汗

● 【原文】

总括：自汗表阳虚恶冷，阳实蒸热汗津津。盗汗阴虚分心肾，心虚不固火伤阴。

自汗表虚黄芪草，玉屏风散术芪防。气虚加参阳虚附，血虚黄芪建中汤。

盗汗心下火伤阴，归芪二地柏连芩（当归六黄汤）。心虚酸枣（仁汤）芍归地，知柏芩芪五味参。

● 【评析】

自汗有气虚，或卫表阳虚所致，治宜益气固表，方如玉屏风散、黄芪建中汤等。亦有因里热迫津外出所致，此种蒸热汗出，治当清热祛邪，方如白虎汤，调胃承气汤等。盗汗多责之阴虚内热，以心肾两脏虚损为多，治宜养阴清热，方如当归六黄汤。

失血

总括：九窍出血名大衄，鼻出鼻衄脑如泉。耳目出血耳目衄，肤出肌衄齿牙宣。内衄嗽涎脾唾肾，咯心咳肺呕属肝。精窍溺血膀胱淋，便血大肠吐胃间。

死候：失血身凉脉小顺，大疾身热卧难凶。口鼻涌出而不止，大下溃腐命多倾。

阳乘阴热血妄行，血犯气分不归经。血病及腑渗入浊，中来脏病溢出清。热伤失血宜清热，劳伤理损自然平。努即内伤初破逐，久与劳伤治法同。

热伤一切失血病，犀角地黄（丸）芍牡丹。胸膈满痛加桃大，热甚吐衄入芩连。因怒呕血柴栀炒，唾血元参知柏煎。咯加二冬嗽二母，涎壅促嗽郁金丸[1]。

劳伤吐血救肺饮，嗽血加调郁金汤[2]。形衰无热气血弱，人参养营加麦良。

饱食用力或持重，努破脉络血归芎。呕血漉漉声上逆，跌扑堕打有瘀行。

参地（煎）衄吐血不已，热随血减气随亡，气虚人参为君主，血热为君生地黄。

嗽血壅逆虚苏子[3]（降气汤）。积[4]热痰黄泻肺丸，蒌仁半贝金葶杏，三黄惟火有除添。

保肺（汤）肺痈吐脓血，白及苡仁贝金陈，苦桔苦葶甘草节，初加防风溃芪参。

尿血同出痛淋血，尿血分出溺血名。溺血精窍牛（膝）四物[5]（汤）。淋血八正地金通。

溺血诸药而不效，块血窍滞茎急疼，珀珠（散）六一朱砂共，引煎一两整木通。

便血内热伤阴络，风合肠风湿藏疡，槐花（散）侧枳连炒穗，风加秦防湿棟苍。

便血日久凉不应，升补升芪苍桂秦，归芍丹陈二地草，热加吴连虚人参（升阳去湿和血汤）。

● 【校注】

[1] 郁金丸：载《类证治裁》卷四。方由郁金、朱砂、白矾组成。

[2] 郁金汤：出《杂病源流犀烛》卷二十四。方由郁金、生地、知母、阿胶、牛蒡子、杏仁、桔梗、沙参、蝉蜕等药组成。

[3] 苏子：指苏子降气汤。出《太平惠民和剂局方》卷三。方由苏子、半夏、肉桂、当归、炙甘草、前胡、厚朴（一方有陈皮；一方去肉桂，加沉香）等药组成。

[4] 积：原为"精"。疑误。

[5] 四物：指牛膝四物汤。出《医宗金鉴》卷五十五。方由牛膝、木通、郁金、甘草梢、瞿麦、当归、川芎、生地、赤芍等药组成。

● 【评析】

失血可分衄血、咯血、咳血、呕血、尿血、便血等多种表现，与所病器官脏腑相关。何书田提出腑病失血浑浊，脏病失血较清，可资参考。失血病因种种，治法与之相应，如血热所致，可用清热凉血的犀角地黄汤；虚劳所致，可用补气养血摄血的人参养营汤、参地煎等。

消渴

● 【原文】

总括：试观年老多夜溺，休信三消尽热干。饮多尿少浑赤热，饮少尿多清白寒。

生死：三消便硬若能食，脉大实强尚可医。不食舌白传肿泻，热多舌紫发痈疽。

治法：便硬能食脉[1]大强，调胃金花斟酌尝。不食渴泻白术散[2]。竹叶黄芪（汤）不泻方，黄芪黄芩合四物，竹叶石膏减粳姜。气虚胃热参白虎，饮一溲二肾气汤。

● 【校注】

[1] 脉：原为"莫"。疑误。

[2] 白术散：指七味白术散。方见"虚劳"节。

● 【评析】

消渴一证多为本虚标实，虽证候多见津伤热盛，但亦有气虚内寒者。病久则阴阳两虚，气滞血瘀，证情严重而不易获愈。本节所列治法方药是为常用，可随证选用。

神病

● 【原文】

神之名义：形之精粹处名心，中含良性本天真。天真一气精神祖，体是精兮用是神。

神之变化：神从精气妙合有，随神往来魂阳灵，并精出入阴灵魄。意是心机动未形，意之所专谓之志，志之动变乃思名，以思谋远是为虑，用虑处物智因生。

五脏神情：心藏神兮脾意智，肺魄肝魂肾志精。气和志达生喜笑，气暴志愤恚怒生。忧思系心不解散，悲哭哀苦凄然情。内生惧恐求人伴，外触骇然响动惊。

治法：内生惧恐心跳悸，悸更惊惕是怔忡。善忘前言曰健忘，如昏似慧恍惚名。失志伤神心胆弱，痰饮九气火相乘。清热朱连归地草，余病他门治法精。

恐畏不能独自卧，胆虚气怯用仁熟（散），柏仁地枸味萸桂，参神菊枳酒调服。

● 【评析】

《素问·宣明五气》："心藏神，肺藏魄，肝藏魂，脾藏意，肾藏志，是谓五脏所藏。"心藏神，主神明，体阴而用阳，古人认为思考、谋虑等均为心之功能，实际上包括了大脑的功能。本节所述神病，包括今之郁证、心悸、怔忡、健忘等病证。治以养心安神为大法。

癫痫

● 【原文】

总括：经言癫狂本一病，狂乃阳邪癫是阴。癫疾始发意不乐，甚则神痴语不伦。狂怒凶狂多不卧，目直骂詈不识亲。痫发吐涎昏噤倒，抽搐省后若平人。

治法：癫狂痫疾三圣（散）吐。风痰（青州）白丸（子）热滚痰（丸）。痰实遂心[1]（丹）气矾郁[2]（丸）。痰惊须用控涎丹。无痰抱胆（丸）镇心[3]（丹）治。发灸百会自然安。初发皂角灌鼻内，涎多欲止点汤盐。

● 【校注】

[1] 遂心：指遂心丹。《本草纲目》卷十七引《济生》。甘遂二钱，每服一丸，猪心煎汤调下。治风痰迷心，癫痫。

[2] 矾郁：指矾郁丸，又名白金丸。出自《外科全生集·新增马氏试验秘方》。方以白矾、郁金各等分，为细末，皂角汁为丸。功能豁痰开窍。

[3] 镇心：指镇心丹。参"诸气"节歌诀，方由朱砂、龙齿等药组成。

● 【评析】

癫痫包括癫、狂与痫证，临证当鉴别。表现虽有不同，但病因均与痰、热等病邪上干清窍密切相关，故治疗用方有雷同，总以祛风逐痰，清热降火，镇心开窍等为主法。急病发作还可辅以吐法、灸法等。

诸气

● 【原文】

总括：一气触为九寒炅[1]，喜怒劳思悲恐惊。寒收外束腠理闭，炅泄内蒸腠理通。喜则气缓虚极散，劳耗思结气难行。怒气逆上甚呕血，下乘脾虚飧泄成。恐则气下伤精志，惊心无倚乱忪怔。悲消荣卫不散布，壮行弱著病丛生。（寒气、炅气、怒气、劳气、思气、悲气、惊气）

辨证：短气气短不能续，少气气少不足言。气痛走注内外痛，气郁失志怫情间。上气气逆苏子降，下气气陷补中宣。臭甚伤食肠胃郁，减食消导自然安。

治法：寒热热寒结者散，上抑下举惊者平，喜以怒胜悲以喜，劳温短少补皆同。

木香流气（饮）调诸气，快利三焦荣卫行，达表通里开胸膈，肿胀喘嗽气为疼，六君丁皮沉木桂，白芷香附果苏青，大黄枳朴槟蓬术，麦冬大腹木瓜通。

分心气饮治七情，气滞胸腹不流行。正（气）减芷朴（加）通木附，麦桂青皮槟壳蓬。

苏子降气（散）气上攻，下虚上盛气痰壅。喘咳涎嗽胸膈满，气秘气逆呕鲜红，橘半肉桂南苏子，前朴沉归甘草同。郁食气血痰湿热，越鞠（丸）苍栀曲附芎。

四七七气郁生痰，梅核吐咯结喉间，调和诸气平和剂，半苓厚朴紫苏煎。快气橘草香附入，妇人气病效如仙，恶阻更加芎归芍，气痰浊滞送白丸[2]。

惊实镇心（丹）朱齿血。惊虚妙香木麝香，山药茯神参芪草，朱砂桔梗远苓菖。

● 【校注】

[1] 炅（jiǒng）：热。《素问·举痛论》："得炅则痛立止。"王冰注："炅，

热也。"

　　[2] 白丸：当指青州白丸。出《太平惠民和剂局方》卷一。方由半夏、川乌、南星、白附子等药组成。参"中风"节歌诀。

● 【评析】

　　气所生病，不外乎气虚、气滞，本节重在论气滞所致病证的治法方药。

遗精

● 【原文】

总括：不梦而遗心肾弱，梦而后遗火之强。过欲精滑清气陷，久旷溢泻味醇伤。

治法：心肾虚弱朱龙（丸）志，龙骨神苓菖蒲参。久旷火旺地知柏，胃虚柏草缩砂仁（坎离既济汤，封髓丹）。

精出不止阳不痿，强中过补过淫成。久出血痛形羸死，或发消渴或发痈。阳盛坎离加龙骨，实热解毒大黄攻。调补骨脂韭山药，磁石苁蓉参鹿茸（补精丸）。

● 【评析】

遗精一证有虚有实，治疗亦当补虚泻实有别。实者治以滋阴泻火，方如坎离既济汤；虚者治宜补肾填精，方如补精丸。

浊带

● 【原文】

总括：浊带精窍溺自清，秽物如脓阴内疼。赤热精竭不及化，白寒湿热败精成。

浊热清心莲子饮^[1]。寒萆（萆分清饮）菖乌益草苓。湿热珍珠（粉丸）炒姜柏，滑黛神曲椿蛤同。

黑锡（丹）上盛下虚冷，精竭阳虚火上攻，上壅头痛痰气逆，下漏浊带白淫精，骨脂茴香葫芦巴，肉蔻桂附木金樱，沉香阳起巴戟肉，硫铅法结要研明。

● 【校注】

[1] 清心莲子饮：何书田《杂症总诀》载，方由石莲、麦冬、人参、黄芪、地黄、地骨皮、柴胡、黄芩、炙甘草、车前、茯苓等组成。方歌参见"小便闭癃"节。

● 【评析】

浊带可因湿热，或寒湿所致，治疗宜清化，或温化。方如清心莲子饮，或萆薢分清饮。

痰饮

● 【原文】

总括：阴盛为饮阳盛痰，稠浊是热沫清寒。燥乏黏连咯不易，湿多易出风掉眩。膈满呕吐为伏饮，支饮喘咳肿卧难。饮流四肢身痛溢，嗽引胁痛谓之悬[1]。痰饮素盛今暴瘦，漉漉声水走肠间。饮留胸肺喘短渴，在心下悸背心寒。

诸痰橘半茯苓草（二陈汤），惟有燥者不相当。风加南星白附子，热加芩连寒桂姜。气合四七郁香附，虚入参术湿入苍。燥芩旋海天冬橘，风消枳桔贝蒌霜。

茯苓[2]（指迷丸）风消枳壳半，痰饮平剂指迷丸。寒实瓜蒂[3]透罗[4]治。热实大陷[5]小胃丹[6]。

流饮控涎苓桂治。伏饮神佑[7]半苓丁。支饮葶苈[8]悬十枣[9]。溢饮越术小青龙（越婢加术汤）。

● 【校注】

[1] 悬：指悬饮。《金匮要略·痰饮咳嗽病》有载，属饮停胁下的病证。

[2] 茯苓：指指迷茯苓丸。出自《证治准绳·类方》第二册方。方由半夏、茯苓、枳壳、风化硝、生姜汁组成。功能燥湿化痰，软坚润下。

[3] 瓜蒂：指瓜蒂散。出自《伤寒论·辨太阳病脉证并治（下）》。方由瓜蒂、赤小豆组成。有涌吐痰实作用。

[4] 透罗：指透罗丹。出《卫生宝鉴》卷十二。方由皂角、黑牵牛、半夏、大黄、杏仁、巴豆等药组成。有下痰泻实作用。方歌见"咳嗽"节。

[5] 大陷：指大陷胸汤。出自《伤寒论·辨太阳病脉证并治（下）》。方由大黄、芒硝、甘遂组成。有泻热逐饮的功效。

[6] 小胃丹：出自《丹溪心法》卷二方。方由芫花、甘遂、大戟、大黄、黄柏等药物组成。有峻下实热痰饮功效。

［7］神佑：指神佑丸。出《儒门事亲》卷十二。方由甘遂、大戟、芫花、黑牵牛、大黄组成。有峻下逐饮的功效。

［8］葶苈：指葶苈大枣泻肺汤。出自《金匮要略·肺痿肺痈咳嗽上气病》。有开肺、泻水、逐痰的功效。

［9］十枣：指十枣汤。出自《伤寒论·辨太阳病脉证并治（下）》。方由甘遂、芫花、大戟、大枣组成。有峻下逐饮的功效。

● 【评析】

痰饮病在《金匮要略》中分为支饮、悬饮、溢饮、痰饮、伏饮等多种病证。由于痰饮之邪属阴邪，故提出"病痰饮者，当以温药和之。"的治疗法则。本节所列痰饮病治法亦以温化痰饮为主，方如二陈汤，四七汤，小青龙汤等。但对于热实之证则合以寒凉之品，方如大陷胸汤，越婢加术汤等。

咳嗽

● 【原文】

总括：有声曰咳有痰嗽，声痰俱有咳嗽名。虽云脏腑皆咳嗽，要在聚胃关肺中。胃浊脾湿嗽痰本，肺失清肃咳因生。风寒火郁燥痰饮，积热虚寒久劳成。

参苏（饮）感冒邪伤肺，热寒咳嗽嚏痰涎，气虚用参实减去，二陈枳桔葛苏前。头痛加芎喘加杏，芩因热入麻干寒。虚劳胎产有是症，补心[1]四物量抽添。（芎苏散，茯苓补心汤，香苏饮）

泻白（散）肺火郁气分，喘咳面肿热无痰，桑骨甘草寒麻杏，血分加芩热甚连。咳急呕逆青橘半，郁甚失音诃桔添。停饮喘嗽不得卧，加苦葶苈（泻白散）效通仙。

清肺（汤）肺燥热咳嗽，二冬母草橘芩桑。痰加蒌半喘加杏，快气枳桔敛味良。

喻氏清燥救肺汤，肺气虚燥郁咳方，参草麦膏生气液，杏枇降逆效功长，胡麻桑叶阿润燥。血枯须加生地黄，热甚牛黄羚犀角，痰多贝母与蒌霜。

寒实痰清透罗丹，咳时涎壅气出难，巴（豆）杏大牵皂半饼。热实痰稠泻肺丸[2]。

积热伤肺宜（人参）泻肺（汤），喘嗽痰多粘色黄，胸膈满热大便涩，凉膈枳桔杏参桑。

（钟乳）补肺（汤）虚寒喘咳血，皮毛焦枯有多年，生脉菀款桑皮桂，钟（乳石）英（白石英）糯米枣姜煎。

（人参）养肺（汤）平剂肺气虚，劳久喘咳血腥宜，参草杏阿知母枣，乌梅罂粟（壳）骨桑皮。

咳嗽痰血清宁[3]（膏）治，甘桔麦地桂龙元，苡米川贝薄荷末。血过于痰太平丸。

琼玉膏治肺虚劳，肺痿干嗽咳涎滔，生地膏蜜参苓末。不虚燥蜜杏酥膏。

● 【校注】

［1］补心：指茯苓补心汤。出自《三因极一病证方论》卷八方。方由茯苓、人参、前胡、半夏、川芎、紫苏、橘皮、枳壳、桔梗、炙甘草、干姜、当归、白芍、熟地黄等组成。有益气养血，化痰止咳作用。

［2］泻肺丸：方歌见"失血"节。

［3］清宁：指清宁膏。19世何嗣宗所创，其著《虚劳心传》有载。方由生地、麦冬、白花百合、桑皮、款冬、百部、玉竹、薄荷、贝母、桔梗、枇杷叶、橘红、米仁、茯苓、山药、白芍、炙甘草、桂圆肉、大枣等药组成，有润肺清肺，降气止咳，健脾化痰作用。

● 【评析】

有声曰咳，有痰曰嗽，故肺失清肃则咳，脾失健运则嗽。由于肺脾两脏是咳嗽的关键病位，治疗亦从清肺润肺止咳，健脾和胃化痰入手，方如参苏饮，泻白散，清宁膏等。

喘哮

● 【原文】

总括：喘则呼吸气急促，哮则喉中有响声。实热气粗胸满硬，虚寒气乏饮痰清。

死症：喘汗润发为肺绝，脉涩肢寒命不昌。喘咳吐血不得卧，形衰脉大气多亡。

外寒喘哮华盖汤[1]，麻杏苏草橘苓桑。减苓加芩款半果（千金定喘汤）。饮喘难卧枣葶方（葶苈大枣汤）。

火郁喘急泻白散。痰盛作喘萝皂丸，蒌仁海石星萝皂，气喘苏子降气痊。

气虚味麦参陈杏，虚寒黑锡肾气汤。日久敛喘参桔味，麻杏罂粟归木香（人参理肺汤）。

● 【校注】

[1] 华盖汤：又名华盖散。出自《博济方》卷二方。

● 【评析】

喘哮包括喘证和哮证。喘证多并发于各种急慢性疾病中，哮证病有宿根，为一种经常发作性疾病。哮必兼喘，故一般通称为哮喘，而喘未必兼哮。然两者均以肺气失于宣肃，气道不利为特征，且发作多与外邪引动伏邪有关，因此治疗上常以宣肺平喘，降气化痰为大法，方如华盖汤，定喘汤等。日久脏腑虚损，尤以肾虚不纳为主，可用黑锡丹，肾气丸治疗。喘哮的危重证临床见之当重视。

肿胀

● 【原文】

总括：卫气并脉循分肉，内伤外感正邪攻。外邪客脉为脉胀，邪留分肉肤胀生。

脉胀筋起络色变，久成单腹未脱清。肤胀鏊鏊初不硬，缠绵气鼓胀膨膨。

肠覃石瘕：外感于卫客肠外，肠覃[1]月事以时行。外邪于营客胞内，石瘕[2]经闭状妊盈。

皮厚色苍多是气，皮薄色泽水湿成。气速安卧从上下，水渐难眠咳嗽徵。石水[3]少腹肿不喘，风水[4]面肿胫足同。石水阴邪寒水结，风水阳邪热湿凝。

腹满水肿死症：腹胀身热及失血，四末清脱泻数行。肿起四肢后入腹，利旋满肿腹筋青。唇黑脐突阴囊腐，缺盆脊背足心平。脉大时绝或虚涩，胀肿逢之却可惊。

胀病治法：肤胀脉胀通身胀，单腹鼓胀四肢平。肤胀木香流气饮，脉胀加姜黄抚芎。

单腹鼓胀分气血，气实肠覃厚朴（散）榔，木枳青陈遂大戟。血实石瘕下瘀汤[5]。

气虚胀病分寒热，中满分消有二方。寒胀参芪归苓朴，半夏吴萸连二姜，升柴乌麻青柏泽，荜澄草蔻益木香。热缩六君知猪泽，枳朴芩连干姜黄。（寒胀中满分消汤。热胀中满分消丸）

水肿治法：上肿多风宜乎汗，下肿多湿利水泉。汗宜越婢加苍术，利用贴脐琥珀丹。外散内利疏凿饮，喘不得卧苏葶先。阳水热浚（川丸）湿神佑，阴水实脾肾气丸。

水肿两解疏凿饮，和剂茯苓导水汤。疏凿椒目赤小豆，槟榔商陆木通羌，秦艽大腹苓皮泽。茯苓导水泽苓桑，木香木瓜砂陈术，苏叶大腹麦槟榔。

里实自然寻浚佑[6]。里虚实脾（饮）四君香，木瓜附子大腹子，厚朴草果炒干姜。投诸温补俱无验，欲诸攻下又难当。须行九补一攻法，缓求淡食命多昌。

● 【校注】

[1] 肠覃：古病名。出自《灵枢·水胀》。症见女子下腹部有块状物，而月经又能按时来潮的病证。多因气滞血瘀，癖结所致。

[2] 石瘕：病名。指女子寒瘀留积胞宫所导致的瘕块。《灵枢·水胀》："石瘕生于胞中，寒气客于子门，子门闭塞，气不得通，恶血当泻不泻，衃以留止，日以益大，状如怀子，月事不以时下。皆生于女子，可导而下之。"

[3] 石水：病证名。出自《素问·阴阳别论》："阴阳结斜，多阴少阳曰石水，少腹肿。"一指水肿病之一；一指单腹胀。《医门法律·胀病论》："凡有癥瘕积块痞块，即是胀病之根，日积月累，腹大如箕，腹大如瓮，是名单腹胀，不似水气散于皮肤面目四肢也。仲景所谓石水者，正指此也。"

[4] 风水：病证名。水肿病之一。《金匮要略·水气病脉证治》："风水，恶风，一身悉肿，脉浮而渴，续自汗出，无大热，越婢汤主之。"

[5] 下瘀汤：即下瘀血汤。出自《金匮要略·妇人产后病脉证治》。方由大黄、桃仁、䗪虫等药物组成。

[6] 浚祐：指浚川丸。出自《证治准绳·幼科》集七方。方由大戟、芫花、沉香、檀香、木香、槟榔、莪术、大腹皮、桑白皮、黑白牵牛、巴豆等组成。有峻下逐水，行气除满功效。

● 【评析】

肿胀主要指鼓胀、水肿病证，需与癥瘕积聚类病证鉴别。鼓胀又称单腹胀，水肿可分为风水、皮水、石水、正水等多种。从寒热虚实辨证看，可分为阳水、阴水。单腹鼓胀病及气血，治宜行气活血祛水。风水可发汗利水。阳水可攻下逐水，阴水则需温阳利水。肿胀病证后期多为本虚标实，故云"欲诸攻下又难当，须行九补一攻法，缓求淡食命多昌。"

疟疾

● 【原文】

总括：夏伤于暑舍营内，秋感寒风并卫居。比时或为外邪束，暑汗无出病疟疾。

日作间作：疟随经络循伏膂，深入脊内注伏冲。横连膜原薄脏腑，会卫之时正邪争。得阴内薄生寒栗，得阳外出热蒸蒸。邪浅日作日会卫，邪深间作卫迟逢。

疟昼夜作：卫不循经行脉外，阳会昼发阴夜发。邪退自然归阳分，病进每必入阴家。

疟早夜作：卫风平日会风府，邪传日下一节间。从头循下故益晏，下极复上早之缘。

治法：疟初气实汗吐下，表里俱清用解方。清解不愈方更截，久疟形虚补自尝。

疟初寒热两平者，桂麻各半（汤）汗方疗。汗少寒多麻倍入，汗多倍桂热加膏。

寒多寒疟而无汗，麻黄羌活（汤）草防寻。热多有汗为风疟，减麻添桂呕半均（桂枝羌活汤，麻羌加半汤）。先热后寒名温疟，白虎（桂枝汤）汗多合桂君。瘅疟[1]但热柴白虎（汤）。牝疟[2]惟寒柴桂[3]亲。

食疟痞闷噫恶食，草果小柴平胃（汤）宜。疟里便硬大柴（胡汤）下，硝槟果朴量加之。

疟疾已经汗吐下，清解未尽寒热方。清脾（饮）白术青朴果，小柴参去入苓姜。气虚加参痰橘半，饮多宜逐倍姜榔，渴热知膏天花粉，食滞麦曲湿泽苍。

久疟虚疟劳疟：

久疟气虚脾胃弱，四兽[4]益气等汤斟。劳疟鳖甲十全补，热除芪（肉）桂入柴芩。

诸疟发过三五次，表里皆清截法先。未清截早发不已，已清不截正衰难。截虚柴胡截疟饮，小柴（加入）梅桃槟常山。截实不二（密）陀僧散[5]，烧酒冷调服面南。

疟疟疟母[6]：

疟疟经年久不愈，疟母成块结癖癥。形实控涎或化滞，攻后余法与前同。疟在夜发三阴疟，桂麻柴物杏易桃（桂枝麻黄柴胡四物去杏仁加桃仁汤）。鬼疟尸注多恶梦，恐怖苏合[7]效功高。

● 【校注】

[1] 瘅疟：病证名。以但热不寒为主症的一种疟疾。《素问·疟论》："其但热而不寒者，阴气先绝，阳气独发，则少气烦冤，手足热而欲呕，名曰瘅疟。"

[2] 牝疟：病证名。以寒多不热为主症的一种疟疾。《金匮要略·疟病脉证并治》："疟多寒者，名曰牝疟。"

[3] 柴桂：指柴胡桂枝干姜汤。出自《伤寒论·辨太阳病脉证并治（下）》。

[4] 四兽：指四兽饮。出自《三因极一病证方论》卷六方。方由人参、茯苓、白术、半夏、陈皮、乌梅、草果、炙甘草、生姜、大枣等组成。有和胃消痰，治诸疟的功效。

[5] 陀僧散：指密陀僧散。出《外科正宗》卷四方。方由密陀僧、硫磺、雄黄、蛇床子、轻粉、石黄等组成。外用方，有清血化瘀作用。

[6] 疟母：病证名。疟疾日久不愈，瘀结于胁下所形成的痞块。《金匮要略·疟病脉证并治》："此结为癥瘕，名曰疟母，急治之，宜鳖甲煎丸。"

[7] 苏合：指苏合香丸。出自《太平惠民和剂局方》卷三方。有温通开窍，解郁化浊功效。

● 【评析】

疟疾是以寒战壮热，休作有时为主症的病证。因感受疟邪所致，多发生于夏秋之季。疟疾有间日发，二日发，三日发等不同。发作表现为热多寒少称为温疟，但热不寒为瘅疟，寒多热少为牝疟，久疟不愈，遇劳即发为劳疟。治疗以和解达邪为主，初起用清解法，方如桂麻各半汤，白虎桂枝汤。清解不愈用截疟法，方如清脾饮，截疟七宝饮。疟久正虚可用四兽饮，疟母痞块可用鳖甲煎丸。

霍乱

● 【原文】

挥霍变乱生仓卒，心腹大痛吐利兼。吐泻不出干霍乱，舌卷筋缩入腹难。

霍乱风寒暑食水，杂邪为病正气方。（藿香正气散）藿苏陈半茯苓草，芷桔腹皮厚朴当。转筋木瓜吴萸入，暑合香薷（二香汤）湿入苍。暑热六一[1]甘露饮[2]，寒极乌附理中汤。

● 【校注】

[1] 六一：指六一散。又名益元散、天水散、太白散。出自《宣明论方》卷十方。方以滑石六两、炙甘草一两为细末，每服三钱，日三次。功能清暑利湿。

[2] 甘露饮：出自《太平惠民和剂局方》卷六方。方由枇杷叶、熟地黄、天冬、炒枳壳、茵陈蒿、干地黄、麦冬、石斛、炙甘草、黄芩等药物组成。有养阴、清热、除湿作用。

● 【评析】

霍乱是以起病急骤，卒然发作，上吐下泻，挥霍撩乱为特征的疾病。因感受暑湿、寒湿等秽浊之气，及饮食不洁所致。初起治以祛邪利湿为主，方如藿香正气散。由于本病吐泻交作，很快即伤及人体阴液阳气，证见阳衰阴盛，则当急救回阳，方如附子理中汤，四逆汤，通脉四逆加猪胆汁汤等。

噎膈　反胃

● 【原文】

总括：三阳热结伤津液，干枯贲幽魄不通。贲门不纳为噎膈，幽门不放翻胃[1]成。二证留连传导隘，魄门应自涩于行。胸痛便硬如羊屎，吐沫呕血命难生。

五汁[2]大黄清燥热，丁沉君子理虚寒。便秘壅遏应利膈，吐逆不止汞硫（散）先。利膈（丸）小承[3]参草术，归藿槟桃麻蜜丸。汞一硫二研如墨，老酒姜汁服即安。

气少血枯四君物，痰多气滞二陈流（二十四味流气饮）。余者亦同呕吐法，竭思区尽待天休。

● 【校注】

[1] 翻胃：即反胃。

[2] 五汁：指五汁饮。出《医宗金鉴》卷四十二。方歌见"呕吐哕"节。

[3] 小承：指小承气汤。出自《伤寒论·辨阳明病脉证并治》。方由大黄、厚朴、枳实等药物组成。有泻下通便功效。

● 【评析】

噎膈与现代医学中之食道癌、贲门癌、贲门痉挛等疾病相关。本病属本虚标实之证，治当扶正祛邪兼顾，诸如滋阴养血，补益脾肾，理气化痰，软坚行瘀等等。至于汞硫散，因其有毒，当慎用。

呕吐哕

● 【原文】

总括：有物有声谓之呕，有物无声吐之徵，无物有声哕干呕。面青指黑痛厥凶。

呕吐半姜为圣药。气盛加橘虚蜜参。热盛姜连便闭下。寒盛丁萸姜六君。（小半夏汤。橘皮半夏汤，大半夏汤。黄连半夏汤。丁萸六君汤[1]。）

润燥止吐五汁饮，芦荠甘蔗竹沥姜。呕吐不下硫汞（散）坠，积痛作吐化滞[2]良。

● 【校注】

[1] 丁萸六君汤：原无此句，疑漏。

[2] 化滞：指化滞丸。出《血证论》卷八。方歌见"内伤"节。

● 【评析】

呕吐哕总因胃气上逆所致，半夏配生姜，即小半夏汤有和胃降逆功效，是为基本方，临证可据证候的寒热虚实作加味变化治疗。汞硫散有毒，今多不用。

泄泻

● 【原文】

总括：湿胜濡泻即水泻，多水肠鸣腹不疼。寒湿洞泻即寒泻，便溏清彻痛雷鸣。完谷不化名飧泻，土衰木盛不升清。脾虚腹满食后泻，肾泻寒虚晨数行。（湿泻、濡泻、水泻、洞泻、寒泻、飧泻、脾泻、肾泻）

伤食作泻即胃泻，噫气腹痛秽而黏。渴饮泻复渴饮泻，时泻时止却属痰。火泻阵阵痛饮冷，暑泻面垢汗渴烦。滑泻日久不能禁，大瘕今时作痢看。（食泻、胃泻、火泻、滑泻、饮泻、痰泻、暑泻、大瘕泻）

死症：泄泻形衰脉实大，五虚哕逆手足寒。大孔直出无禁止，下泻上嗽命多难。

湿泻胃苓[1]分清浊。寒泻理中附子添。飧泻升阳益胃治，倍加芍药减黄连。脾泻参苓白术散，扁豆四君莲肉兼，苡仁山药缩砂桔。肾泻二神四神丸。

食泻实下虚消导，饮泻实者神祐[2]斟。虚者春泽[3]甘露饮。痰泻实攻虚六君。火泻草芍芩连葛（汤）。暑泻红曲六一匀（青六散）。泻泽八柱[4]（散）理中附，粟壳乌梅诃蔻寻。

口糜泄泻虽云热，上下相移亦必虚。心脾开窍于舌口，小肠胃病化职失。糜发生地通连草（泻心导赤散），泻下参苓白术宜。尿少茯苓车前饮，火虚苓桂理中医。

● 【校注】

[1] 胃苓：指胃苓汤。方见"类中风"节。

[2] 神祐：指神祐散。出自《儒门事亲》卷十二方。方由甘遂、大戟、芫花、黑牵牛子、大黄等药物组成。有逐水去实功效。

[3] 春泽：指春泽汤。出自《证治要诀类方》卷一。方由白术、桂枝、猪苓、泽泻、茯苓、人参组成。有利水渗湿，益气生津作用，治泻定仍渴者。

[4] 八柱：指八柱散。出自《寿世保元》卷三方。方由人参、肉豆蔻、煨

诃子、罂粟壳、干姜、附子、白术，加生姜、乌梅、灯心等组成。有健脾收涩止泻作用。

● 【评析】

泄泻主要因湿邪所胜和脾胃功能障碍引起，夏秋季节尤为多发。湿邪致病有寒湿、湿热之分。寒湿多夹有脾虚或脾肾阳虚，治以温中散寒化湿，方如参苓白术散，附子理中汤，四神丸等；湿热多为肠胃受邪，传化失常，治宜清化湿热，方如草芍芩连葛汤。然临证亦多见虚实夹杂，寒热交错之证，或有渴饮腹泻反复不止者，可选用春泽汤，甘露饮等治疗。脾肾两虚，滑脱不禁者，可用八柱散治疗。

痢疾

● 【原文】

总括：大瘕小肠大肠泻，肠澼滞下古痢名。外因风暑湿蒸气，内因不谨饮食生。白痢伤气赤伤血，寒虚微痛热窘疼。实坠粪前虚坠后，湿热寒虚初久称。

噤口饮食俱不纳，水谷糟粕杂血脓。风痢坠重圊[1]清血，休息时作复时停。热痢鱼脑稠黏秽，寒痢稀溏白清腥。湿痢黑豆汁混浊，五色相杂脏气凶。（噤口痢、休息痢、风痢、寒痢、水谷痢、五色痢、热痢、湿痢）

死症：水浆不入痢不止，气少脉细皮肤寒。纯血噤口呕脏气，身热脉大命难全。

初痢表热宜仓廪[2]（汤）。里热冲[3]心大黄连（汤）。寒痢理中诃蔻缩，附白桂赤不须言。

初痢内外无大热，芩连枳木芍归榔，桂草尿涩滑石倍，痢数窘痛入大黄。

痢疾下后调气血，宜用香连和胃汤，黄芩芍药香连草，陈皮白术缩砂尝。赤虚更加椿榆炒，白虚参苓共炒姜。噤口参连石莲子（参连开噤汤）。贴脐（法）王瓜藤散良。

久痢寒热乌梅[4]治，寒虚滑痢（真人）养脏汤，参术肉蔻归诃桂，芍药罂粟草木香。

水谷调中益气治，湿痢香连平胃（散）方。虚湿风痢胃风（汤）治，桂粟八珍减地黄。

五色休息治法：五色休息皆伤脏，涩早滞热蕴于中。补之不应脉有力，日久仍攻余法同。

● 【校注】

[1] 圊（qīng）：厕所。引申为排便。

[2] 仓廪：指仓廪散。出自《普济方》卷二百一十三方。方由人参、茯

苓、甘草、前胡、川芎、羌活、独活、桔梗、柴胡、枳壳、陈仓米，加姜、薄荷组成。

[3] 冲：原为"中"。疑误。

[4] 乌梅：指乌梅丸。出自《伤寒论·辨厥阴病脉证并治》。方由乌梅、细辛、干姜、黄连、当归、附子、蜀椒、桂枝、人参、黄柏等组成。全方虚实兼顾，寒温并治。

● 【评析】

痢疾病在肠，以腹痛，里急后重，下利便脓血为主症。因外受湿热、疫毒之气，内伤饮食生冷，损伤脾胃肠而导致。痢疾初起治疗宜外疏内通，解表合以清化解毒，调气行血，方如仓廪汤，芍药汤；或先用攻下，用大黄黄连汤，后调气血，用香连和胃汤。病程日久，正气受损，宜攻补兼施，用乌梅丸；或温补固涩，用真人养脏汤。

疸症

● 【原文】

总括：面目身黄欲安卧，小便浑黄疸病成。已食如饥饱烦眩，胃疸谷疸酒疸名。女劳额黑少腹急，小便自利审瘀生。黄汗微肿皆湿热，阴黄重痛厥如冰。

死症：疸过十日而反剧，色若烟熏目晴青。喘满渴烦如啖蒜，面黑汗冷及天行。

表实麻黄茵陈（醇）酒（汤）。里实茵陈（蒿汤）栀大黄。无证茵陈栀子柏（皮汤）。尿少茵陈五苓汤。

谷疸热实宜乎下，不实宜用胃疸汤，茵陈胃苓减草朴，连栀防己葛秦方。

酒疸虚茵解醒汤[1]。实用栀豉枳大黄（汤）。黄汗一味蔓菁散[2]。石膏茵陈芪术防（加味玉屏风散）。

女劳实者（石）膏（散）滑麦。女劳虚者肾疸[3]（汤）医，升阳散火减去芍，加芩柏曲四苓俱。

● 【校注】

[1] 茵解醒汤：指茵陈解醒汤。即葛花解醒汤加茵陈。葛花解醒汤，出《脾胃论》卷下方。方歌见"内伤"节，但与原方差泽泻、猪苓二味药。

[2] 蔓菁散：指蔓菁子散。出自《太平圣惠方》卷八十九方。方以蔓菁子为末。蔓菁子，即芜菁子，苦、辛、寒，清热利湿，明目，解毒。

[3] 肾疸：指肾疸汤。出自《兰室秘藏·小便淋闭门》。方由羌活、白术、葛根、防风、藁本、独活、柴胡、升麻、黄柏、茯苓、人参、泽泻、猪苓、苍术、神曲、甘草等组成。治肾疸目黄，或身黄，小便赤涩。

● 【评析】

黄疸以目黄、身黄、小便黄为主症。《金匮要略·黄疸病脉证并治》中将黄疸分为谷疸、酒疸、女劳疸，其中除论述黄疸外，还涉及其他病证。黄疸的成因与湿邪相关，治疗当以利湿退黄为主，初起可用发散退黄，如茵陈麻黄汤；入里成实则用茵陈蒿汤清热利湿；湿盛，可用茵陈五苓散；有里虚者可用肾疸汤。

积聚

● 【原文】

总括：五积六聚本《难经》，七癥八瘕载《千金》。肠覃石瘕辨月事，疝[1]癖[2]之名别浅深。脏积发时有常处，腑聚忽散无本根。癥类积疝瘕聚癖，肠满汁溢外寒因。

难症：积聚牢坚不软动，胃弱溏泻不堪攻。奔豚发作状欲死，气上冲喉神怖惊。

治法：积聚胃强攻可用，攻虚兼补正邪安。气食积癖宜化滞，温白[3]桃仁控涎丹。

● 【校注】

［1］疝：指腹中痞块。

［2］癖：饮水不消之病。《诸病源候论·癖食不消候》："此由饮水积聚，聚于膀胱，遇冷热相搏，因而作癖。"

［3］温白：指温白丸。出《外台秘要》卷十二引崔氏方。方由炮川乌、柴胡、桔梗、吴茱萸、菖蒲、紫菀、黄连、炮姜、肉桂、茯苓、川椒、人参、姜厚朴、炙皂角、巴豆组成。

● 【评析】

积聚是指腹内结块，以或胀或痛为主症的病证，包括现代医学中的多种疾病，尤其是肿瘤。本证属本虚标实，病初起正气尚强，邪气尚浅，可用攻邪，诸如清热解毒，活血化瘀，软坚散结等；病久则邪气日深，正气较弱，宜攻补兼施；末期邪气浸凌，正气消残，权宜健脾扶正，理气化瘀为大法。

疝症

● 【原文】

总括：经云任脉结七疝[1]，子和[2]七疝主于肝。肝经过腹环阴器，任脉循腹里之原。疝症少腹引阴痛，冲上冲心二便难。厥吐瘕癥狐出入，溃脓癃秘木癫顽。

同名异辨：血疝便毒溃鱼口，癀癫气坠筋即疝。水疝胞病皆癀疝，冲似小肠腰痛连。

治法：治疝左右分气血，尤别虚湿热与寒。寒收引痛热多纵，湿肿重坠虚轻然。

中寒冷疝归芍附，桂索茴楝泽萸苓（当归温疝汤）。外寒入腹川乌蜜，肉桂芍草枣姜同（乌桂汤）。

外寒内热乌栀炒（乌头栀子汤），水酒加盐疝痛安。癫疝不问新与久，三层茴香[3]（丸）自可痊。

醇酒厚味湿热疝，不谨房劳受外寒，苍柏香附青益草，茴索楂桃附子煎。

膀胱水疝尿不利，五苓茴楝与葱盐。瘕硬血疝宜乎下，大黄皂刺（汤）酒来煎。

血分寒疝女产后，脐腹连阴胀痛疼，羊肉（汤）一斤姜五两，当归三两水八升。

冲疝厥疝痛上攻，脐悸奔豚气上行，吴萸一味为君主，肉桂泽泻白茯苓（夺命散）。

气疝诸疝走注痛，青木香（丸）附吴萸良，巴豆拌炒川楝肉，乌药荜澄小茴香。

（茴香）楝实（丸）狐疝一切疝，楝肉茴香马蔺花，三萸（食茱萸、吴茱萸、山茱萸）二皮（青皮、陈皮）各一两，仍宜急灸大敦[4]安。

● 【校注】

[1]经云任脉结七疝：语出《素问·骨空论》："任脉为病，男子内结七

疝，女子带下瘕聚。"

［2］子和：指张子和，名从正。金代著名医学家。精通医术，继承刘完素的学术思想，擅长用汗、吐、下三法，后人称以他为代表的学术派别为攻下派。著有《儒门事亲》。

［3］三层茴香：指三层茴香丸。又名三增茴香丸。出自《是斋百一选方》卷十五方。第一料：茴香、川楝子、沙参、木香。第二料加荜拨、槟榔。第三料再加茯苓、附子。新久大病，不过三料可愈。功能温肾散寒，疏肝理气。

［4］大敦：经穴名。属足厥阴肝经。位于踇趾外侧，趾甲角旁 0.1 寸处。主治疝气、崩漏、遗尿等病证。

● 【评析】

《内经》提出七疝，如冲疝、癞疝、癫疝、癃疝、厥疝、狐疝、疝瘕等。《金匮要略》记载有寒疝，并治以散寒止痛法，方如大乌头煎，当归生姜羊肉汤，乌头桂枝汤等。临证治疗还当辨明虚实寒热，以因证治之。

头痛　眩晕

● 【原文】

总括：头痛痰热风湿气，或兼气血虚而疼。在右属气多痰热，左属血少更属风。因风眩晕头风痛，热晕烦渴火上攻。气郁不伸痰呕吐，湿则重痛虚动增。

死症：真头脑痛朝夕死，手足厥逆至节青。泻多眩晕时时冒，头卒大痛目瞀[1]凶。

头风搐鼻热荜拨，湿盛瓜蒂入茶茗。风盛日久三圣散。内服芎芷石膏（汤）灵，芎芷石膏菊羌藁。苦加细辛风防荆，热加栀翘芩薄草，便秘尿红硝黄攻。

风热便利茶调散[2]。雷头[3]荷叶苍与升。痰热滚痰（丸）芎作引。虚寒真痛附参芎（人参芎附汤）。

偏正头风芎犀丸[4]。血虚四物薄羌天。气虚补中加芎细。气逆降气黑锡丹。

欲吐晕重风痰痛，芎麻汤下白丸康。虚者六君芪干柏，天麻曲麦泽苍同。

头晕头痛同一治，血虚物穗气补中（荆穗四物汤）。气血两虚十全补。上盛下虚黑锡（丹）灵。

● 【校注】

[1] 瞀（mào）：目不明，眼花。

[2] 茶调散：又称川芎茶调散。方歌见"伤风"节。

[3] 雷头：指雷头风，病证名。症见头痛鸣响，面起核块的病证。多因风邪外袭，或痰热生风所致。

[4] 芎犀丸：出《圣济总录》卷十二。方由犀角、川芎、桔梗、炙甘草、鸡苏叶、丹砂、细辛、天麻、白芷、防风等药组成。有祛风化痰作用。

● 【评析】

头痛和眩晕为两个病证。头痛可因外感所致，治以疏风散邪为主；或因内伤所致，如肝阳上亢，营血亏虚，肾精不足，瘀血阻络等，治疗可遵虚则补之，实则泻之的原则。眩晕以内伤居多，如阴虚肝风内动，或精血亏虚脑海失于润养，或痰浊上蒙清窍等，其中有些病机与头痛雷同，治疗可互参。

眼目症

● 【原文】

总括：目为五脏六腑精，气白骨黑骨精瞳。血为眦络肉约束，里撷系属脑项中。经热膜开因风入，合邪上攻赤肿疼。轻者外障生云翳，重者积热顿伤睛。

外障病症：火眼赤肿泪涩痛，硬肿多热软多风。睑粟烂弦鸡蚬肉，胬肉赤脉贯瞳睛。血灌瞳仁高突起，旋螺尖起蟹睛疼。拳毛风泪风痒极，赤膜下垂黄膜冲。

内障病症：内障头风五风变，珠白黄绿不光明。头风痛引目无泪，相注如坐暗室中。绿风头旋连鼻痛，两角相牵引目疼。时或白花红花起，同绿黑花为黑风。乌花不旋渐昏暗，黄风雀目久金睛。青风微旋不痒痛，青花转转目昏蒙。

暴发火眼通圣菊[1]（菊花通圣散）。外障等证减加方，风盛加羌防麻倍，热盛加连倍硝黄。痛生翳膜多伤目，洗刀[2]（散）更入细独羌，元参木贼白蒺用，草决蝉蜕蔓青葙。

内外障法：外障无寒一句了，五轮变赤火因生。内障有虚心肾弱，故如不病损光明。火能外鉴水内热，养神壮水自收功。五风内变诸翳障，眼科自有法能攻。

● 【校注】

[1] 通圣菊：指菊花通圣散。即防风通圣散加菊花。防风通圣散方见"伤风"节。

[2] 洗刀：指洗刀散。出自《证治准绳·类方》第七册方。方由防风、连翘、羌活、独活、草决明、蔓荆子、木贼、玄参、当归、荆芥、滑石、薄荷、麻黄、白术、赤芍、大黄、黄芩、川芎、桔梗、栀子、石膏、芒硝、蝉蜕、菊花、蒺藜、甘草、细辛等药物组成。有祛风明目，清热降火作用。本方含菊花

通圣散方。

● 【评析】

    眼目疾病分外障、内障。外障指发生在眼睑、两眦、白睛、黑睛的眼疾，多因外邪侵袭，或内有郁热、痰火，或外伤等引起，治以清热祛邪为主；内障是指发生于瞳神及眼内各组织的疾病，多因肝肾不足，气血两亏，目失润养所致，抑或因阴虚火旺，气滞血瘀等所致，治疗宜结合全身情况，因证治之。

牙齿口舌症

● 【原文】

总括：牙者骨余属乎肾，牙龈手足两阳明。齿长豁动为肾惫，牙疼胃火风寒虫。不怕冷热为风痛，火肿喜冷得寒疼。寒不肿蛀喜热饮，虫牙蚀尽一牙生。

骨槽[1]（风）龈颊肿硬疼，牙龈腐烂出血脓。牙疳[2]（疮）肿硬溃血臭，皆因痘疹疾癖成。

清胃（散）血分火牙痛，生地归连升牡饶。气分宜加荆防细，积热凉膈入升膏。

温风（散）风牙归芎细，荜拨藁芷露蜂房。寒牙痛加羌麻附，半服含漱吐涎良。

诸牙椒巴饭丸咬（一笑丸[3]）。玉池（散）藁芷骨槐辛，归芎大豆升防草。虫牙（或）葱（或）韭子烟熏（药）。

牙疳虽有专科治，然皆未晓累攻神。能食便软犹当下，雄黄黄荟二连芩（芜荑消疳汤）。

口舌症治：唇口属脾舌属心，口舌疮糜蕴热深。口淡脾和臭胃热，五味内溢五热浮。木舌重舌舌肿大，唇肿唇疮紧茧唇。暴发赤痛多实热，淡白时痛每虚因。

● 【校注】

[1]骨槽：指骨槽风。又名穿腮毒、穿腮发。治宜祛风、散火、解毒。本病类似今之颌骨骨髓炎。

[2]牙疳：以牙龈肿痛，溃烂流腐臭脓血为主症。据证可分为三种：风热牙疳、青腿牙疳、走马牙疳。治以清泄毒火为主。

[3]一笑丸：又名一笑散。出自《杂病源流犀烛·面部门》卷二十三方。方以川椒、巴豆，研成膏，饭和丸，绵裹放于牙齿蛀孔内。功能杀虫。

● 【评析】

　　齿龈、口舌病热证居多，尤其是急性发作的，因口唇为脾之官，舌为心之官，齿龈属阳明，故清心泻火，化湿除热是常用治法。牙痛，或牙龈肿痛甚则出血、流脓，均属湿火热毒，治当清热解毒，或兼凉血止血，方如清胃散。蛀牙可用外治法，如一笑丸咬合，葱或韭子烟熏等。

咽喉症

● 【原文】

总括：胸膈风热咽喉痛，邪盛单双乳蛾[1]生。热极肿闭名喉痹[2]，语言难出息不通。痰盛涎绕喉间响，内外肿闭缠喉风[3]。喉痹缠喉皆危证，溃后无脓肿闭凶。

咽痛消毒凉膈散。单双乳蛾刺血痊。喉痹缠喉（如意）胜金锭[4]。急攻痰热（雄黄）解毒丸[5]，昏噤牙关汤不下，从鼻吹灌度喉关。吐下之后随证治，溃烂珍珠散上安。

咽喉诸症七宝散，硝皂蝎雄硼二矾，细研如尘取一匙，吹中患处效如神。

● 【校注】

［1］乳蛾：病名。又名蛾子、单双肉蛾。发于咽喉两侧之喉核，或左或右，或两侧均见，有红肿疼痛。发于一侧名单蛾，发于两侧名双蛾。发病急骤者为急乳蛾，相当于急性扁桃体炎。若蛾如乳头，不甚疼痛，感寒易发，病难速愈者，名石蛾，相当于慢性扁桃体炎。

［2］喉痹：病名。症见咽喉肿痛，声音嘶哑，吞咽困难等统称喉痹。因病机不同，可分为风热喉痹，伤寒喉痹，阴虚喉痹，阳虚喉痹等，因发病急骤可有急喉痹，走马喉痹等。

［3］缠喉风：病证名。指咽喉肿痛，或连及胸前，项强而喉颈如蛇缠绕之状者。若漫肿延至会厌及喉关下部，则呼吸困难，痰鸣气促，胸膈气紧，手指甲青，牙关拘急，汤水难咽，证情危重。

［4］胜金锭：指如意胜金锭。出《医宗金鉴·杂病心法要诀》。方由硫磺、川芎、腊茶、火硝、薄荷、生川乌、生地黄等药组成。

［5］解毒丸：指雄黄解毒丸。出自《医宗金鉴·外科心法要诀》卷六十六方。方由雄黄、郁金、巴豆组成。有解毒、豁痰、消肿作用。

● 【评析】

　　乳蛾多因肺胃蕴热，复感风邪，风热相搏上乘咽喉所致，治宜疏风清热，消肿解毒，方如凉膈散，亦可用刺血疗法。喉痹总由外感风寒、风热，内伤阴阳、气血等导致，当辨证施治。对于急性重症，如缠喉风、喉白喉等则需及时救治，治宜宣肺豁痰，清热解毒，方如雄黄解毒丸，必要时行气管切开术。

肩背痛

● 【原文】

总括：通气太阳肩背痛，羌独藁草蔓防芎（通气防风汤）。气滞加木陈香附，气虚升柴参芪同，血虚当归白芍药，血瘀姜黄五灵红。风加灵仙湿二术，研送白丸治痰凝。

● 【评析】

肩背痛可因外感风寒引起，或加重。初起疏风散邪为主，方如通气防风汤；久则补虚活血通络，可以前方随证加减。

心腹痛

● 【原文】

总括：心痛岐骨[1]陷处痛，横满上胸下胃脘。当脐脾腹连腰肾，少腹小大肠胁肝。虫痛时止吐清水，疰即中恶寒外干。悸分停饮与思虑，食即停食冷内寒。水停痰饮热胃火，气即气滞血瘀缘。随症分门检方治，真心[2]黑厥至节难。

攻湿积热求化滞（丸）。攻寒积水备急丹。火痛二陈栀连蔻（清中汤）。虫用乌梅饮控涎。

七情郁结流气饮。思虑悸痛归脾汤。内寒理中外五积。疰痛[3]备急血抵当。

木来乘土腹急痛，缓肝和脾小建中（汤）。血虚寒痛羊肉治。气虚理中加陈青。

劫诸郁痛乌栀子（乌头栀子汤），劫而复痛入元明[4]。已经吐下或虚久，急痛欲死求鸦[5]鸣。

● 【校注】

［1］岐骨：骨骼部位名。指两骨末端互相交合的部分，状如分枝，故名。

［2］真心：指真心痛。乃心痛之极危重者。《灵枢·厥病》："真心痛，手足清至节，心痛甚，旦发夕死，夕发旦死。"

［3］疰痛：疰，即疰病，指一些具有传染性和病程迁延的疾病。《金匮翼·诸疰》："疰者，……皆因精气不足，邪气乘之，伏于筋脉，流传脏腑，深入骨髓，经久不止，时发时止，令人昏闭，无不痛处。"

［4］元明：指元明粉。又称玄明粉。苦，寒，有泻下、软坚、清热的功效。

［5］鸦：当指鸦片。有止痛作用。

● 【评析】

心腹痛，以疼痛部位分有心痛、胃脘痛、脐腹痛、少腹痛、胁痛等；以病因分有虫痛、伤食、痰饮、胃火、气滞、血瘀等。治疗当随证分门选方。对于心痛患者，即真心痛者，当重视，严重者需急救，不可耽搁。急痛者，除针对病因治疗外，亦可用镇痛剂，如罂粟壳类药物，但需慎用，以免贻误病情。

胸胁痛

● 【原文】

总括：栝楼薤白白酒汤，胸痹[1]胸背痛难当。喘息短气时咳唾，难卧仍加（栝楼薤白）半夏（汤）良。

胸痛气血热饮痰，颠倒木金[2]（散）血气安。饮热大陷小陷[3]治。顽痰须用控涎丹。

胁痛左属瘀留血，轻金芎枳草重攻（枳芎散）。右属痰气重逐饮，片姜橘枳草医轻（枳橘散）。肝实太息难转侧，肝虚作痛引肩胸。实用疏肝柴芎草，香附枳陈与川芎（柴胡疏肝散）。肝虚逍遥加芎细，陈皮生姜缓其中（加味逍遥散）。肝虚左金（丸）实（当归）龙荟[4]（丸），一条扛起积食攻。

● 【校注】

[1] 胸痹：病名。出《灵枢·本藏》："肺大则多饮，善病胸痹喉痹逆气。"一指胸膺部闷窒疼痛的病证，可见于冠心病、心绞痛等疾病中。一指胃痹，明·秦景明《症因脉治》："胸痹之症，即胃痹也。胸前满闷，凝结不行，食入即痛，不得下咽，或时作呕。"

[2] 颠倒木金：指颠倒木金散。出《医宗金鉴》卷四十三。方由木香、郁金组成。有活血止痛、行气解郁的作用。

[3] 小陷：指小陷胸汤。出《伤寒论·辨太阳病脉证并治（下）》。方由黄连、半夏、栝楼实等药组成。有清化痰热功效。

[4] 龙荟：指当归龙荟丸。出《丹溪心法》卷四。方由当归、龙胆草、栀子、黄连、黄柏、黄芩、大黄、芦荟、青黛、木香、麝香等药组成。有泻火通便功效。

● 【评析】

胸胁疼痛包括诸多病证，如心痛，胃痛，肺有痰饮，肝气郁滞等，临证当明辨而后施治。

腰痛

● 【原文】

总括：腰痛肾虚风寒湿，痰饮气滞与血瘀。湿热闪挫凡九种，面忽红黑定难医。

腰痛悠悠虚不举，寄生[1]青娥[2]安肾丸，胡芦骨脂川楝续，桃杏茴苓山药盐。

腰痛属寒得热减，五积吴萸桃杜安。寒湿重著胜湿附（羌活胜湿汤）。内实通经（丸）硫面牵。风痛无常掣引足，经虚当用寄生痊。经实非汗不能解，续命汤[3]加牛杜穿。

气滞闪挫通气散，木陈穿索草茴牵。血瘀不移如锥刺，日轻夜重活络丹[4]。

湿热热注足苍柏（散），二妙牛杜己瓜芎。腰如物覆湿痰蓄，煨肾[5]（散）椒盐遂有物。

● 【校注】

[1] 寄生：指独活寄生汤。方见"脚气"节。

[2] 青娥：指青娥丸。出《太平惠民和剂局方》卷五。方由补骨脂、杜仲、核桃肉组成。

[3] 续命汤：指小续命汤。出自《备急千金要方》卷八。方歌见"中风"节。

[4] 活络丹：又名小活络丹、小活络丸。出《太平惠民和剂局方》卷一。方由川乌、草乌、天南星、地龙、乳香、没药等药组成。有温经活络、搜风除湿、祛痰逐瘀功效。

[5] 煨肾：指煨肾散。即猪腰子割开，入川椒、食盐、甘遂末，湿纸裹煨，熟酒食之。

● 【评析】

　　腰痛有虚实之分，虚者责之于肾，治宜补肾壮腰，方如独活寄生汤、青娥丸；实者多为风寒湿邪留滞经脉，气滞血瘀，治当祛邪通络，方如羌活胜湿汤、活络丹、苍柏散等。

小便闭癃　遗尿不禁

● 【原文】

总括：膀胱热结为癃闭，寒虚遗尿与不禁。闭即尿闭无滴出，少腹胀满痛难伸。癃即淋沥点滴出，茎中涩痛数而勤。不知为遗知不禁，石血膏劳气淋分。

死症：呕哕尿闭为关格，若出头汗命将倾。伤寒狂冒[1]遗尿死，尿闭细涩不能生。

治癃闭熨吐汗三法：

阴阳熨脐葱白麝，冷热互熨尿自行。宣上木通葱探吐，达外葱汤熏汗通。

小便不通：

热实不化大便硬，癃闭八正木香痉。阳虚不化夕厥冷，恶寒金匮肾气丸。阴虚不化发午热，不渴知柏桂通关。气虚不化不急满，倦怠懒言春泽煎。

石淋犹如碱结铛，是因湿热炼膀胱。一切热淋八正（散）篇，通滑栀瞿草车黄。

血淋心遗热小肠，实热仍宜下之良，清热小蓟栀滑淡，归藕通蒲草地黄（小蓟饮子）。

膏淋尿浊或如涕，精溺俱出海草滑（海金沙散）。热盛八正加苍术。虚用秋苓鹿角（霜丸）佳。

气淋肺热难清肃，八正石韦木葵沉。内伤气虚不能化，五苓益气自通神（加味八正散）。

劳淋内伤补中苓（补中益气汤合五苓散）。肾气知柏过淫成。劳心清心莲地骨，芪苓车麦草参苓（清心莲子饮）。

痰淋七气白丸子。热燥清热用滋阴[2]。诸淋平剂琥珀（散）木，葵蓄通滑归郁金。

遗尿不禁淋尿白，桂附补中[3]白果煎。补之不应或尿赤，生地知柏萸味攒（坎离既济汤加萸肉五味子方）。

●【校注】

［1］冒：指冒眩。即头目眩晕、昏冒。多因阳气虚而遏郁，不能上达清窍所致。

［2］滋阴：指通关丸。又名滋肾丸、滋肾通关丸。出《兰室秘藏·小便淋闭门》。方歌见本节。

［3］桂附补中：指桂附地黄丸、补中益气汤。

●【评析】

小便失常的表现有癃闭、遗尿、不禁等，可因淋证，或肾气亏虚，膀胱失约等导致。淋证有热淋、石淋、气淋、血淋、膏淋、劳淋等区别，治当因证选方。治疗癃闭还可用外治法，以宣通气机，达到小便通利的目的。在危重证中，小便失常如尿闭、遗尿，亦是主症之一，当引起重视，以便及时救治。

大便燥结

总括：热燥阳结能食数，寒燥阴结不食迟。实燥食积热结胃，食少先硬后溏脾。气燥阻隔不降下，血燥干枯老病虚。风燥久患风家候，直肠结硬导之宜。

治法：热实脾约[1]三承气。寒实备急共温脾（汤），大黄姜附桂草朴。寒虚硫半握药（法）医。虚燥益气硝黄入。血燥润肠[2]（汤）与更衣[3]（丸）。气燥四磨[4]（饮）参利膈[5]。风燥搜风顺气（丸）宜。

● 【校注】

[1]脾约：指脾约麻仁丸，又名麻子仁丸，出《伤寒论·辨阳明病脉证并治》。方由麻子仁、芍药、枳实、大黄、厚朴、杏仁组成。有润肠通下功效。

[2]润肠：指润肠汤。出《证治准绳·幼科》集五。方由当归、生地、甘草、桃仁、火麻仁组成。治虚秘。

[3]更衣：指更衣丸。出《先醒斋医学广笔记》引张选卿方。方由生芦荟、朱砂组成。

[4]四磨：指四磨汤。又名四磨饮。出《济生方》卷二。方由人参、乌药、沉香、槟榔组成。有行气降逆、宽胸散结功效。

[5]参利膈：指人参利膈丸。出《顾松园医镜》卷九。方由人参、白芍、大黄、枳实、厚朴、槟榔、沉香组成。治食滞脘痞，大便燥结。

● 【评析】

大便燥结分寒、热、虚、实、气、血、风等各种燥结，其中尤以实热、虚寒两端为要。实热者属胃，治宜苦寒攻下通便，方如承气汤类；虚寒者属脾，治宜益气温中通便，方如温脾汤。年老体弱久病而大便燥结者，治当益气养血，顺气通便，方如润肠汤、四磨饮，亦可用导法。

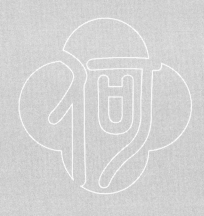

何书田医案

清·何书田 著

何时希 编校

本书提要

本书作者何书田（1774—1837），系清代嘉、道间江苏省青浦县的名医，《青浦县志》称他"医能世其传，名满江浙"；秦伯未《清代名医医案精华》谓其"医承世业，起疾如神，为嘉、道间吴下名医之冠"。

本书分上、中、下三卷，收录何书田医案690余则（复诊不计入），涉及外感、内伤、妇科，以及某些五官科等病证60余种，其中案例较多的病证有吐血、咳嗽、喘、肿胀、痞结、眩晕、虚劳、胃脘痛等，外感热病案例虽不多，但复诊记录完整，反映了疾病发展的全过程。本书还载有何书田诊断4则及医话19则，可谓辨证之精髓，颇有拍案叫绝之妙。何书田不仅继承祖辈特色，并有自己独到的见解和经验，他辨证仔细精到，分析透彻，因此临证胸有成竹，疗效应桴，堪称医者学习典范。

校评说明

何书田医案著作版本有:《竿山草堂医案》(上海中医学院出版社,1989年),《竹竿山人医案》(学林出版社,1985年,抄本影印),《清代名医何书田医案》(上海科学技术出版社,1994年,抄本影印),《重固三何医案》(学林出版社,1989年,抄本影印) 卷中,载有何书田18则医话。《竹竿山人医案》,又名《竹竿山人医案草记》,简称《草记》,为何书田后裔的家藏本,《草记》前四卷为何书田之子何平子编定,而令其子九思手抄,第一、二卷处方有剂量;第五卷有"医话"十九则,出于何书田自撰,"诊断"四则,则为门人所记。还有咽喉、女科、时症等三门医案,以及卷六所载医案,在《清代名医何书田医案》中亦有。《清代名医何书田医案》乃书田先生之子何鸿舫的门人苏州陆方石 (于光绪二年丙子入拜门下) 所钞,案二百六十有九,此书系抄录《何元长医案》第二、三卷,除缺漏卷二黄疸门及肿胀门的部分医案,其余目录次序内容均相同,当为误编,故本书不予收录。只是此书最后"时症"门六个案例及外感病通用方二首及加味变化,是何时希于《何古心医案》后录得,乃何古心学医于何书田时所记,故予以收录于温热门。《重固三何医案》"医话"内容,在《草记》中均有。《竿山草堂医案》内容与《草记》前四卷基本同,但有少许缺漏且无剂量。《竿山草堂医案》中卷温热、暑、湿、痰、痰饮、郁、疟,以及下卷便血、肠风、瘘、痹、痫厥、惊悸怔忡、健忘、蛊、疝、痔漏、头痛、胃脘痛、腹痛、耳、唇口、舌、鼻、咽喉、瘰疬、疬疮等门的内容与《何元长医案》卷四、卷五的内容大量重复,这些内容在《草记》中亦有,且均在前四卷中,而非五、六卷,因此可能是组编《世济堂医案》(《何元长医案》卷四、卷五) 的镜涵氏蘭泉误录所致,将何元长与何书田的医案混杂编纂,因无法准确区分,故保持原貌,不作删减。此外,《何书田医案、横泖病鸿医案》(上海科学技术出版社,2010年4月) 一书中所载何书田医案均出自《清代名医何书田医案》,因此,仅"时症 (二)"所录四个医案是为何书田的,其余均为何元长医案，上述已说明。

本书以《竿山草堂医案》《重固三何医案》（卷中，18 则医话）为底本，以《竹竿山人医案草记》为校本，补入剂量、缺漏医案，以及诊断四则，并补入《清代名医何书田医案》最后时症门案例及通用方。在校评中对原书存在的舛误和不妥之处作了修改，主要有以下方面：

1. 各书中有关何书田的介绍，仅取《草记》书首三篇，作为本书附文，其余从略。

2. 本书目录以《竿山草堂医案》目录为准，稍作改动，如目录中有"梅核格"一项，但正文中无此节，故删而不列；目录列"衄"，然正文中所述为鼻衄，从正文改之；目录列咳嗽（附肺痿），现分出肺痿单列；目录与正文所列耳、唇口、舌、鼻、咽喉等门，均后加"症"字；"带"改为"带下"。

3. 本书中括号内文字为据《草记》补入。

4. 原书中有标点符号不当处，直接改正，不出校注。

5. 原书中"症""证"使用有不当之处，今据文义予以纠正。如血症→血证，症属虚怯→证属虚怯，童女劳之见证→童女劳之见症等。

6. 对与文意有关的文字出入，给出校注。对于错别字、异体字直接改正，不出校注。如神痿→神萎，坎气→坎炁等。

目录

何书田医著八种校评

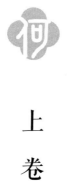

上
卷

中风

● 【原文】

平昔嗜饮，湿痰内滞，清窍被蒙，以致手指无力，舌掉不灵，言语迟钝，脉来弦大而数。此中风之候，关乎心脾两脏者，殊难痊愈。

生茅术钱半　制南星钱半　远志肉钱半　朱茯神三钱　制半夏钱半　霞天膏[1]三钱　石菖蒲一钱　瓜蒌仁三钱　陈皮一钱 (咸水炒)　钩藤钱半　竹沥一匙　姜汁少许

复诊：以泻心豁痰为主。

川连炒三分 (姜汁拌)　制附子三分　制半夏钱半　朱茯神四钱　生茅术钱半　霞天曲[2]三钱　瓜蒌仁三钱　远志肉钱半　陈皮一钱 (咸水炒)　石菖蒲一钱　生姜汁少许

下元虚损，浮阳上扰，不时足软肢麻，肩背憎寒，头眩多汗，六脉沉微不振，防有猝中之患。急须温补肝肾，兼养八脉为治。

大熟地四钱　制附子四分　菟丝子二钱　五味子四分　炙黄芪钱半　鹿角霜三钱　枸杞子钱半　怀牛膝钱半　柏子仁钱半　紫石英三钱　白茯神三钱

先天不足，右手麻木不仁，指甲欲脱，六脉细弱，大虚之候也。不易愈。

西党参钱半　制首乌三钱　白归身钱半　川断肉钱半　炙绵芪钱半　枸杞子钱半　秦艽肉钱半　制女贞钱半　白蒺藜二钱　黑芝麻一钱

湿痰之体，营分必亏，兼以年高，气血两衰。脉芤弦而神不摄，舌不便利[3]，间欲遗溺。此心脾肾三经之病，防其猝中，不可忽视。

生于术钱半　制南星钱半　化橘红钱半　白茯神三钱　生茅术钱半　法半夏钱半　瓜蒌仁钱半　远志肉钱半　石菖蒲一钱　秦艽肉钱半　白蒺藜二钱　炒竹茹钱半

气亏痰盛，肝阳内扰，六脉弦大。久防中疾，以节饮[4]不过劳为要，此方可恒服。

炙黄芪钱半　制于术钱半　白芍钱半　炙甘草四分　西党参二钱　制首乌四钱　五味子四分　广陈皮钱半　白茯神三钱　法半夏钱半　秦艽肉钱半　酸枣仁三钱

气亏阳弱，血不周流，右偏麻而不仁，久防痪疾。当用温补。

炙黄芪钱半　炒于术钱半　大熟地五钱　菟丝子三钱　潞党参二钱　制附子三分　白归身二钱　枸杞子钱半　五味子三分　秦艽肉钱半　白茯神三钱　广陈皮钱半　法半夏钱半

肝风入络，耳鸣口歪，脉形沉细而弦。中疾之根不浅矣。

羚羊片钱半　石决明六钱　甘菊花钱半　秦艽肉二钱　瓜蒌仁钱半　白蒺藜二钱　法半夏钱半　石菖蒲一钱　广橘红一钱　钩藤二钱

素体肥盛，气阴两亏，顽痰夹风，袭于足太阴之络，左偏麻痹不仁，神呆善悲，脉形空软而数。心脾俱损矣，交春防猝然之变。

生于术钱半　制附子三分　炒归身二钱　制半夏钱半　生茅术钱半　制南星钱半　秦艽肉钱半　化橘红钱半　白茯神三钱　远志肉钱半　生姜汁少许

痰体血燥生风，久防猝中。

制首乌六钱　羚羊片钱半　制半夏钱半　甘池菊钱半　秦艽肉二钱　石决明一两　广陈皮钱半　白蒺藜钱半　白茯神三钱　钩藤钱半　桑枝六钱

年高气血两虚，右手足麻木不仁，脉象弦紧，而舌不利掉。偏瘫已成，难许痊愈。

生白术一钱　制附子四分　归身二钱　制半夏一钱　生苡仁钱半　橘红八

分　川桂枝四分　制南星八分　秦艽一钱　瓜蒌仁二钱　细桑枝八分　菖蒲二钱

素体湿痰，痰火生风，不时耳鸣头晕。其原由心营内亏，君火易动，木火即随之而上炎，脉象沉[5]弱，此中风中之怔忡也。用金水六君丹，佐以柔肝息风之品。

炒熟地四钱　炒归身钱半　茯苓三钱　制半夏钱半　池菊一钱　黑芝麻一钱　制首乌二钱　枸杞子一钱　陈皮八分　石决明四钱　桑叶钱半

● 【校注】

［1］霞天膏：药名。出自明·韩懋《药性裁成》。为黄牛肉熬炼成的膏剂。甘温，补气血，健脾安中。

［2］霞天曲：药名。见《本草备要》。为霞天膏和半夏等药物制成的曲剂。甘温、微苦，健脾胃，消饮癖。

［3］利：原为"掉"。据《竹竿山人医案草记》(以下简称《草记》)改。

［4］节饮：原为"节欲"。据《草记》改。

［5］沉：《草记》作"弦"。

● 【评析】

中风是以猝然昏仆，不省人事，伴有口眼㖞斜，语言不利，半身不遂，或仅以㖞僻不遂为主症的疾病。有中经络和中脏腑之分，中经络者，一般无神志改变，仅表现为口眼㖞斜，语言不利，半身不遂；中脏腑者，有神志不清，㖞僻不遂等症。本节所述证多属中经络者，从病机看主要有肝肾不足，浮阳上扰；脾虚痰盛，上蒙清窍，总属本虚标实之证。治疗多取虚实兼顾，扶正以补肾健脾柔肝为主，祛邪以平肝息风，豁痰通络为要。何书田善以药食并用来达到标本兼顾的目的，如治疗平昔嗜饮，湿痰壅盛者，可用泻心豁痰法治标，然不宜过于滋补，则配用霞天膏，以食物补气血而治本。他还十分重视预防中风，如见足软肢麻，耳鸣头眩等先兆症，或年高气血两衰，或气亏阳弱、血不周流者，或气亏痰盛，肝阳内扰者，主张及时治疗，药如黄芪、制于术、白芍、炙甘草、党参、制首乌、五味子、陈皮、茯神、半夏、秦艽、酸枣仁等，且可恒服，此方有健脾化痰柔肝功效，治未病而防患于未然。

肝风

● 【原文】

肝风行络，左偏发麻。防眩晕猝中。

羚羊片钱半　炒归身二钱　制半夏钱半　池菊一钱　石菖蒲一钱　橘白[1]一钱　石决明四钱　秦艽肉二钱　白蒺藜二钱　茯神三钱　生枣仁三钱

证本液虚风动，舍滋水涵木，别无良策。

炒熟地[2]四钱　西党参二钱　料豆皮钱半　茯神三钱　甘菊钱半　黑芝麻一钱　炙龟板四钱　麦冬肉二钱　柏子霜二钱　远志一钱　五味子四分

产后营虚，肝失所养，则头痛眩晕，一时不能霍然。法宜滋养营阴。

炒阿胶二钱　炙鳖甲四钱　炒白芍钱半　甘菊花钱半　白蒺藜二钱　制首乌二钱　炒归身二钱　秦艽肉二钱　料豆皮二钱

肝风夹痰，流入于络，两手屈曲不舒，骨节酸楚，纳食间欲呕吐，脉弦大不摄。此有根之疾，最难奏效。拟平肝舒络法。

制首乌钱半　石决明四钱　秦艽肉一钱　白蒺藜一钱　钩藤钱半　羚羊角片钱半　当归须二钱　甘菊花钱半　广橘白[1]一钱　桑枝二钱

● 【校注】

[1] 橘白:《草记》作"橘红"。

[2] 炒熟地:《草记》作"青盐汁炒熟地"。

● 【评析】

肝风亦属本虚标实之证，临证表现多有所偏胜，以实者为主者，治以平肝息风为主，药如羚羊角片、菊花、石决明、白蒺藜等，夹痰者可加半夏、橘白、茯苓等药；以虚证为主者，治宜滋肾养肝，药如首乌、当归、料豆皮、五味子、龟板等。何书田临证常治以虚实兼顾，然有主次把握。

头风

● 【原文】

偏风头痛，肝阳内扰也。久必损目，且防延及右边。以养肝息风主治。

制首乌二钱　羚羊角钱半　蒺藜二钱　牡丹皮钱半　桑叶钱半　钩藤一钱
炒白芍钱半　石决明四钱　菊花一钱　蔓荆子三钱　荷叶一角

虚风头痛，连及脑骨，非外因浅证可比也。治在肝阴。

制首乌钱半　炒阿胶二钱　枸杞子钱半　粉丹皮二钱　甘菊花二钱　炙龟
板四钱　炒白芍二钱　料豆皮钱半　冬桑叶二钱　干荷叶一角

虚风头痛，且心跳头晕。不易脱根，防目光损坏。

制首乌一钱　炒白芍三钱　石决明四钱　桑叶二钱　料豆皮一钱　茯苓三
钱　炙龟板四钱　羚羊角一钱　甘菊花一钱　丹皮三钱　白蒺藜二钱

偏头痛，乃少阳风动为患，防损右目。治以清中兼散为主。

羚羊片一钱　石决明四钱　荆芥一钱　刺蒺藜二钱　黑山栀三钱　钩藤三
钱　冬桑叶钱半　秦艽肉三钱　甘菊钱半　橘白^[1]一钱　蔓荆子钱半
加荷叶^[2]一角

● 【校注】

[1] 橘白：《草记》作"橘红"。

[2] 荷叶：据《草记》加入。

● 【评析】

头风是指头痛经久难愈的病证。头痛在一侧者，名偏头风、偏头痛；两太
阳穴连脑痛者，称夹脑风。头风证有虚实，实者多因素有痰火，或风寒客之热

郁所致；虚者可由气血亏损，或阴液不足导致。本节案例多因肝阴不足，肝阳上亢，虚风内扰所致，证属虚实夹杂，治当养肝息风。然亦有因少阳邪热风动所患，故治以清热息风，兼以荆芥、蔓荆子、桑叶等散邪疏风。

眩晕

● 【原文】

真水枯耗，虚阳上浮，不时眩晕欲倒，六脉空豁。殊可惧也。

大熟地六钱　炒萸肉钱半　白茯神二钱　麦冬肉二钱　盐水炒知母钱半　炙龟板四钱　柏子霜三钱　生枣仁三钱　料豆皮钱半　大贡菜[1]二钱

复诊：照前方去知母，加党参、女贞。（嘉定人，年三旬，此方服数十帖大效）

肝胆火郁成痰，头眩作吐，脉弦而细。当用温胆法加减。

川黄连（姜汁炒）四分　炒枳实一钱　甘菊花二钱　陈皮八分　石决明四钱　黑山栀（姜汁炒）钱半　瓜蒌仁三钱　白蒺藜二钱　竹茹一钱　姜汁制半夏一钱

真阴不足，肝阳内扰，时欲眩晕不省，脉沉细而神萎顿。此关本元之候，未易霍然，以静养勿烦为嘱。

大生地三钱　制首乌二钱　桑叶钱半　女贞子钱半　茯神三钱　煨天麻钱半　炙龟板四钱　炒白芍钱半　丹皮钱半　料豆皮钱半　枣仁三钱　甘菊花二钱

上为末，以蜜水泛[2]丸。

肝风夹痰，头眩欲倒，甚则呕吐，脉弦而迟。未宜进补，以平肝阳兼化痰滞。

羚角片钱半　煨天麻钱半　甘菊花钱半　广陈皮钱半　瓜蒌皮三钱　石决明七钱　白蒺藜三钱　黑山栀钱半　法半夏钱半　炒竹茹五分

水不涵木，则肝风扇动；水不制火，则心阳独亢，以致眩晕欲倒。经云：诸风掉眩，皆属于肝[3]。然病之标则在肝心二经，而病之本则在乎肾。先宜平肝宁心，继当滋养真阴。

中生地三钱　羚角片一钱　白茯神三钱　远志肉八分　甘菊花二钱　炙龟板四钱　麦冬肉二钱　酸枣仁三钱　柏子霜二钱

复诊：向患遗泄，真阴亏则水不制火，火升则肝阳引之而动，眩晕气冲，势所必至。按脉弦中带豁[4]，其为真阴枯竭，已属显见。舍滋补法，别无良策。

炒熟地[5]五钱　麦冬肉二钱　柏子霜二钱　白茯神三钱　远志一钱　炙龟板四钱　炙五味三分　炒枣仁三钱　龙眼肉三枚　金箔三分

肝阴内亏，头晕，身不自主。当以滋肝息风为主。

制首乌二钱　石决明四钱　牡丹皮钱半　煨天麻钱半　茯神三钱　炙龟板四钱　女贞子三钱　炒白芍钱半　甘菊花二钱　钩藤钱半

积劳营虚，头眩时作。治宜滋养肝阴。

制首乌钱半　炒归身二钱　秦艽肉一钱　牡丹皮二钱　甘菊花钱半　炙鳖甲四钱　炒白芍钱半　白茯神三钱　料豆皮钱半　煨天麻钱半

肝阳上升，不时头眩，舌苔黄色。治宜清降木火。

炒黄连三分　黑山栀钱半　白蒺藜三钱　桑叶钱半　钩藤三钱　龙胆草一钱　石决明五钱　甘菊花钱半　丹皮二钱　橘红一钱

肝阳犯胃，头眩呕吐，兼之骨节酸疼，六脉弦细而数。不宜进补，只可清降木火。

羚羊片钱半　石决明五钱　川断肉一钱　法半夏一钱　广藿香钱半　炒白芍二钱　黑山栀钱半　白蒺藜二钱　广陈皮一钱　姜汁炒竹茹一钱

湿体痰盛，肢麻血虚，头眩，目光不明。久防中风之证。

制首乌钱半　生于术钱半　法半夏三钱　广陈皮八分　甘菊钱半　石决明

五钱　焦茅术三钱　白茯苓三钱　白蒺藜一钱　秦艽一钱

　　复诊：照前方去首乌、茅术、秦艽。加炒苏子钱半、瓜蒌仁二钱。

　　阴亏水不制火，耳鸣头眩，间发鼻衄。治在肝肾。

　　大生地三钱　制首乌钱半　炙五味三分　牡丹皮钱半　甘菊花钱半　炙龟板四钱　女贞子三钱　麦冬肉钱半　料豆衣钱半

　　肝阴内亏，虚风扇扰，头眩神倦，脉来弦大。交春防其猝中，法当滋养营阴，兼息内风为治。

　　制首乌三钱　生云耆钱半　枸杞二钱　女贞子二钱　煨天麻钱半　茯神二钱　炙龟板四钱　炒白芍钱半　甘菊钱半　料豆衣三钱　钩藤三钱

　　复诊：膏滋方：

　　西党参一两　大熟地一两　枸杞一两　炒白芍一两　萸肉一两　茯神三两　炙黄芪八钱　炙龟板二两　甘菊一两　女贞子二两　五味子四钱　枣仁二两

　　煎汁以阿胶二两，白蜜三两，烊化收膏。

　　水不涵肝，肝风上扇，以致头眩作胀，六脉沉细。虚弱之象，未易痊愈，慎勿过劳是嘱。

　　大熟地五钱　炙龟板四钱　枸杞子二钱　炙西芪[6]二钱　鹿角霜五钱　炒白芍钱半　制附子六分　柏子霜二钱　炒萸肉二钱　五味子十粒　白茯苓二钱　甘菊花钱半

　　阴虚于下，火炎于上。当滋养肝肾，使浮阳下潜。

　　原生地四钱　炒白芍钱半　酸枣仁三钱　冬桑叶钱半　甘菊一钱　炙龟板四钱　石决明四钱　白茯苓三钱　煨天麻钱半　钩藤三钱

　　肝阳内扰，胃气不开。拟滋养营阴，以理阳明之腑。

　　制首乌二钱　石决明五钱　白蒺藜二钱　白茯苓二钱　川石斛钱半　炒白

芍钱半　料豆皮二钱　秦艽肉钱半　新会皮一钱　干荷叶一角

向有肝风之患，现今木令阳升，虚风内扰，头晕耳鸣，目光闪影；左关及寸俱弦，均属痰火与肝阳交炽之象。只宜清凉平息为治。

鲜首乌五钱　羚角片钱半　茯神二钱　池菊钱半　白蒺藜二钱　橘白[7]一钱　炒归身二钱　石决明六钱　瓜蒌皮三钱　料豆皮三钱　石菖蒲一钱

肝风内扇，头眩耳鸣，不时肢麻，兼欲口燥发热。治宜清降厥阴为主。
（程门雪批："欲"字不妥，改"之"字）

炒归身　羚角片　冬桑叶　白蒺藜　秦艽肉　炒白芍　石决明　粉丹皮甘菊花

真阴内亏，水不涵肝，以致虚阳上扰，头眩不已；脉弦大不摄，尤非所宜。夏令火旺，防其加剧。

羚角片钱半　牡丹皮钱半　白茯神二钱　煨天麻钱半　甘菊钱半　石决明四钱　冬桑叶钱半　广橘白[7]一钱　白蒺藜一钱　钩藤一钱
复诊：以滋水涵木为主。
制首乌二钱　炒阿胶二钱　石决明五钱　白茯神二钱　冬桑叶钱半　炙龟板四钱　炒白芍二钱　料豆皮钱半　甘菊花钱半　黑芝麻一钱

营液内亏，肝阳扰动，所以头眩时作，肢体酸楚。当滋养营阴为主。
制首乌二钱　原生地四钱　秦艽肉二钱　女贞子二钱　石决明四钱　生鳖甲四钱　炒归身二钱　麦冬肉二钱　粉丹皮钱半　广橘白[7]一钱
丸方：照前方加炒白芍、料豆皮、白茯苓，研末以淡蜜水泛丸，每朝开水服四钱。

肝阴内损，头晕眼昏，脉形沉软，此由水不涵肝所致。法当滋养。
生西芪二钱　炒归身二钱　女贞子钱半　秦艽肉钱半　甘菊花钱半　制首

乌钱半　炒白芍钱半　料豆皮一钱　白茯苓三钱　煨天麻钱半

　　此虚风眩晕也。类中之根，当从肝肾调治。
　　制首乌钱半　炒归身二钱　女贞子二钱　刺蒺藜钱半　秦艽钱半　黑芝麻一钱　炒阿胶二钱　炒白芍钱半　料豆皮二钱　池菊钱半　桑枝一钱

　　操烦太重，肝阳上炎，不时头眩心跳，脉弦细而数。病关三阴不足，节劳静养为妙。
　　制首乌　女贞子　煨天麻　橘白　远志肉　炙龟板　甘菊花　柏子仁　茯神　酸枣仁

　　风湿入络，猝然头晕，又兼产后络痹目昏，此重候也。
　　大熟地　枸杞子　川断肉　石决明　白蒺藜　炒归身　法半夏　宣木瓜　霜桑叶　甘菊花

　　屈曲之火内炽，心烦头晕，少寐，膈胀，左脉紧大。以安神苦泄主之。
　　炒黄连　炒白芍　法半夏　白茯神　鲜橘叶　黑山栀　石决明　川郁金　酸枣仁　炒竹茹

　　耳鸣头晕，胃气日减。由肝阴不足，下焦真火微也。先用和脾启胃法。
　　西党参　菟丝子　煨益智　炒归身　新会皮　法半夏　白茯神　川石斛　炒白芍　炒谷芽

　　肝风夹痰，上焦清窍蒙蔽，以致耳鸣头晕。用交心肾、涤痰法。
　　法半夏　光杏仁　白茯神　川郁金　风化硝　陈胆星　广橘白　柏子霜　瓦楞子

　　少寐头晕，阳不交阴，六脉紧数。无疑肝火夹痰，防其类中。

制首乌　羚角片　川郁金　白茯神　法半夏　麦冬肉　石决明　白蒺藜
酸枣仁　广橘白

丸方：制首乌　石决明　胆星　法半夏　茯神　牛膝　麦冬肉　制于术
菖蒲　酸枣仁　橘白　钩藤　竹茹

水泛丸。

元海空虚，耳鸣头晕，晕甚呕恶，继则自汗，脉滑无力。乃中虚，阳不敛
阴，须重剂填补。炙西芪　炒白芍　炙五味　白茯神　怀膝　怀熟地　麦冬肉
生牡蛎　炒枣仁　竹沥

举动头眩，六脉细软。此营血已亏，内风扇动。当此春令，从三阴培补。
潞党参　炒归身　白茯苓　怀牛膝　新会皮　大熟地　炒白芍　炒枣仁
霜桑叶

● 【校注】

[1]大贡菜：贡菜，又名贡干，即淡菜。为贻贝的肉经煮熟后晒干而成的
干制食品，富有蛋白质，碘，钙和铁。因是高级营养品，古代作为进献皇室的
贡品，故名。

[2]泛：原为"法"。今改之。下同。

[3]诸风掉眩，皆属于肝：出《素问·至真要大论》。

[4]脉弦中带豁：《草记》作"脉沉弦中豁"。

[5]炒熟地：《草记》作"青盐汁炒熟地"。

[6]西芪：即西黄芪。指产于山西浑源、阳交、三阴、天镇等地者。
质佳。

[7]橘白：《草记》作"橘红"。

● 【评析】

眩，指眼花，视物黑暗不明，或感觉昏乱；晕，指头晕，感觉自身与周围

景物旋转，二者常同时并见，故统称为眩晕。根据病因、症状不同，可分为风晕、痰晕、燥火眩晕、气郁眩晕、肝火眩晕、虚晕等。可见于周围性及中枢性、耳源性、贫血、药物中毒、晕动等疾病中。中医辨证有虚实之分，但属于虚者居多。本节案例之眩晕多责之于肝，如肝胆火郁成痰、肝风扇动、肝阴不足、肝阳上亢等，究其本源，则多与肾阴亏虚，水不涵木相关，故属本虚标实之证。何书田治疗因证而异，对于火炽痰盛，脉见弦者，治宜平肝息风，燥湿化痰；如正气虚甚，脉象空豁，或六脉沉细、软而无力者，治宜滋补肝肾，大多以滋阴为主，但亦有阴阳平补，如熟地、山茱萸、枸杞、龟板等药，与鹿角霜、附子同用。有些病证虽见阴阳亏损，但胃气日减，或肝阳犯胃而见呕吐，均不宜早用滋补，先宜和脾启胃，或先清降肝火，待脾运健，肝火息，胃气和，再议进补。

虚劳

● 【原文】

营阴内亏[1]，外憎寒而内热[2]，胁痛，神倦，六脉沉数不振。非浅恙也，防汗脱。

生西芪钱半　制首乌钱半　炒归身二钱　怀膝钱半　茯苓三钱　煨姜四分　炙鳖甲四钱　秦艽肉钱半　炒白芍钱半　炙草四分　大枣二枚

复诊：胁痛已止，神色脉象少有生动之意，然本元大亏，不易收效也。

潞党参二钱　法半夏一钱　炙甘草四分　炒苏子钱半　白芍钱半　大枣二枚　生西芪钱半　新会皮一钱　白茯苓三钱　杏仁霜二钱　秦艽钱半

又复：壮年劳倦内伤，难许痊愈，天炎恐防汗脱。

炙西芪二钱　炙鳖甲四钱　炒归身二钱　怀膝炭钱半　橘白[3]八分　西党参钱半　川断肉一钱　炒白芍钱半　炒苏子钱半　大枣二枚

年近七旬，营虚失养，因生内热，脉尚有神，寿未艾也。当从血分滋养。

原生地四钱　清阿胶二钱　秦艽肉二钱　女贞子二钱　白茯神三钱　炙龟板四钱　炒归身二钱　粉丹皮钱半　柏子霜二钱　酸枣仁三钱

气血两亏，肢体乏力，手颤足软。当用温补之剂。

炙西芪钱半　制于术钱半　炒归身二钱　制首乌钱半　杜仲二钱　茯神三钱　西党参二钱　炙甘草三分　炒白芍钱半　枸杞子二钱　川断二钱　枣仁三钱

气虚[4]阳弱，恶寒多汗。温补奚[5]疑?

炙西芪二钱　制附子六分　法半夏钱半　茯苓二钱　煨益智一钱　大枣二枚　西党参三钱　炒白芍钱半　炙甘草六分　广皮钱半　煨姜四分

阳亏阴损，咳嗽多汗，六脉细弱。已近怯门矣，难愈也。

生西芪二钱　麦冬肉二钱　川石斛二钱　花粉钱半　炙草四分　红皮枣二枚　西党参二钱　炙五味四分　地骨皮钱半　橘白八分　茯苓二钱

气虚土弱，四肢不温，神萎顿而脉细微[6]，阳虚极矣。暑天防其变端。

生西芪二钱　制附子七分　法半夏二钱　茯苓皮三钱　宣木瓜二钱　生于术二钱　淡干姜四分　广陈皮八分　生苡仁三钱

丸方：炙西芪二钱　制于术钱半　大熟地四钱　补骨脂钱半　半夏一钱　陈皮八分　西党参钱半　制附子六分　炙五味四分　菟丝子钱半　苓皮三钱　木瓜二钱

以煨姜、大枣煎汤泛丸。

年少耕作受伤，曾经下血，骨热腹痛，精遗面黄，此脾肾两亏之候也。延久防其腹满。

炙鳖甲四钱　地骨皮钱半　牡丹皮二钱　淮山药二钱　陈皮八分　芡实二钱　炒白芍二钱　香青蒿钱半　生冬术二钱　生苡仁三钱　茯苓三钱　红枣三枚

复诊：照前方去白术、白芍、陈皮、地骨皮。加生地、秦艽、川断、杜仲。

骨热便红，年十七而天癸未至，终不离乎弱证也。

银柴胡五分　炒黄芩一钱　地骨皮二钱　焦楂肉三钱　新会皮钱半　鳖甲四钱　川郁金八分　香青蒿一钱　赤茯苓三钱　红皮枣三枚

气阴不足，外畏风而内憎热，全属本元虚弱之象。法当培养阳分，兼化内热。（程门雪批：当云培养气阴。）

炙黄芪二钱　生鳖甲四钱　香青蒿一钱　牡丹皮钱半　橘白[3]一钱　西

党参二钱　炒白芍二钱　地骨皮钱半　川石斛二钱

体怯，骨蒸盗汗，发热咳嗽，神恍，脉软。久恐成虚怯之候。

生西芪二钱　炙紫菀钱半　款冬花一钱　地骨皮钱半　桑叶钱半　枇杷叶二片　炙鳖甲五钱　甜杏仁三钱　川贝母三钱　花粉二钱　橘白[3]一钱

潮热干咳，经水断而左胁结癖。本元薄弱，干血劳之象也。夏令防其加剧。

西洋参一钱　炒白芍二钱　地骨皮二钱　甜杏仁三钱　天花粉二钱　炙鳖甲五钱　冬桑叶钱半　香青蒿一钱　川贝母三钱　广橘白八分

病后阴虚内热，左脉细数无度。防暑天汗脱，不可忽视。

西洋参一钱　麦冬肉三钱　香青蒿一钱　知母二钱　煅牡蛎四钱　橘白[3]一钱　生鳖甲六钱　甜杏仁三钱　地骨皮二钱　花粉二钱　生苡仁三钱

劳力内伤，骨蒸发咳；脉象细数而促，气喘痰多，汗溢不止。已入虚劳一门，殊难奏效，且当盛暑，恐防汗脱。

生黄芪钱半　炙紫菀二钱　甜杏仁三钱　青蒿一钱　煅牡蛎四钱　川斛钱半　西洋参钱半　款冬花钱半　炙桑皮[7]　地骨二钱　炒苏子[8]　花粉二钱橘红[9]八分

寒热久缠，阴阳并亏。可用补剂。

炙西芪二钱　炙甘草五分　广陈皮一钱　制首乌三钱　炒白芍钱半　西党参三钱　白茯苓二钱　炙鳖甲四钱　炒归身二钱　秦艽肉钱半

阴虚骨蒸，盗汗滑泄。近怯之候也。

生黄芪二钱　香青蒿一钱　肥知母二钱　牡蛎六钱　生苡仁三钱　炙鳖甲

　　　　　　　　　　　何书田医著八种校评

五钱　地骨皮二钱　秦艽肉一钱　山药二钱　红枣三枚

年十九，癸水从未一至，骨蒸肌削，咳呛多痰，脉形细数，怯疾垂成。且今岁又经成婚，石女作妇，譬之石田而望其秋获，有是理乎？药之徒费心力耳。

炙鳖甲　麦冬肉　川贝母　地骨皮　广橘白　北沙参　甜杏仁　香青蒿　川石斛　枇杷叶

劳倦内伤，骨蒸肌削，形悴脉数。肝肺脾俱病矣，大势不浅。

炙鳖甲　地骨皮　秦艽肉　生苡仁　赤苓　荷叶　香青蒿　牡丹皮　川石斛　麦冬肉　红枣

久咳不止，肺阴内伤，咽干微痛，脉形沉细，且肛漏脾泄。种种病状，均属虚劳已成之象，不能疗治矣。

生西芪二钱　炒阿胶二钱　地骨皮二钱　川斛钱半　山药二钱　人中白三钱　制洋参一钱　麦冬肉三钱　川贝母三钱　桑叶二钱　茯苓三钱

去秋咳呛，至今未已，近又增重，有声无痰；经阻四月，脉细数而神色㿠白，脾溏胃减，诸属童女劳之见症也。暑气炎蒸，恐有难支之势，拟方姑备一说。

制洋参一钱　川贝母二钱　地骨皮二钱　生苡仁三钱　生蛤壳四钱　金石斛三钱　款冬花二钱　天花粉二钱　广橘白一钱　枇杷肉[10]一枚

虚劳咳嗽，金水同病，精气神三者均不收摄，形憔瘦而脉虚微。病势深重，恐汗喘而脱。西党参　山药　大熟地　麦冬肉　五味　胡桃肉　白茯苓　橘白　炒枸杞　甜杏仁　怀膝

得天气薄，手太阴肺脏娇怯，神色㿠白，声音不清，脉象细弱无神。近乎

本元之候，盛暑得不见红为幸。

生西芪　肥玉竹　地骨皮　淮山药　茯苓　西洋参　干百合　制女贞　川石斛　橘白

产后阴虚内热，盗汗咳呛，病由乳疮而加剧。肝阴大损，蓐劳[11]已成，难望其痊愈也。

生西芪　北沙参　地骨皮　制女贞　茯苓　橘白　西党参　麦冬肉　牡丹皮　生牡蛎　石斛

近年来血证不作，眠食如常，略有咳呛，耳窍流水，大便不结。当从脾肺肾三经调理。

大熟地　炙黄芪　淮山药　麦冬肉　肥玉竹　炒黄肉　白茯苓　炙甘草广橘白　料豆皮

产后两载，癸水不至，时有鼻红、咳嗽，久而不止，火炎咽干，脉象弦细而数，此即干血劳之候也。防吐血。

西洋参　麦冬肉　牡丹皮　制女贞　橘白　川斛　清阿胶　甜杏仁　肥知母　天花粉　枇杷叶

复诊：服前方咳嗽已止，大象安妥，惟经水两载不至，病由产后而起，总以调营通经最善之策。

上肉桂　炒归身　制香附　川芎　怀膝炭　大熟地　炒白芍　紫丹参　丹皮　海螵蛸　月月红

久嗽不止，金水两伤，证属虚怯，急须静养。

生黄芪　西洋参　干百合　川贝母　麦门冬　光杏仁　地骨皮　生蛤壳冬桑叶

● 【校注】

[1]营阴内亏:《草记》作"营卫并亏"。

［2］内热：《草记》作"内恶热"。

［3］橘白：《草记》作"橘红"。

［4］气虚：《草记》作"气血虚"。

［5］奚（xí）：何；有什么。

［6］脉细微：《草记》作"脉沉微"。

［7］炙桑皮：《草记》案无此药。

［8］炒苏子：《草记》案无此药。

［9］橘红：《草记》案有此药，故加入。

［10］枇杷肉：原为枇杷叶，据《草记》改。

［11］蓐劳：病证名。又名产后痨。《经效产宝》："产后虚弱，喘乏作寒热状如疟，名为蓐劳。"

● 【评析】

虚劳指虚损、劳伤，是由气血、脏腑等正气损伤、久虚不复所致的虚弱证，以及某些具传染性、表现为虚弱证的疾病。后世多将前者称为虚损，后者称为劳瘵或传尸劳，包括现代医学的结核病。本节案例当包括这两种病况，从病名看，有怯证、弱证、虚劳、干血劳、童女劳、蓐劳等；从病机看，有营卫虚、气血虚、阳亏阴损、肺阴伤、肝阴损、脾肾两亏、肺肾两伤、肝脾肾俱损等。其中不少患者表现为骨蒸咳嗽，盗汗，经闭，滑泄等，证属阴虚内热，治以滋阴益气，清虚热，药如地黄、鳖甲、西洋参、黄芪、秦艽、地骨皮、青蒿等。如气血虚，阳气弱者，则用温补，以四君子汤加附子、白芍、煨姜、大枣等药。如气血虚，瘀阻经闭者，治以调营通经，以四物汤加香附、肉桂、丹参、月月红等药。

咳嗽

● 【原文】

太阴^[1]冒寒，未经透泄，咳呛鼻塞，脉形弦紧。治宜疏泄。

青防风一钱　炒苏子钱半　生桑皮二钱　川石斛二钱　广橘白^[2]一钱
光杏仁三钱　象贝母三钱　款冬花钱半　生甘草四分　生苡仁^[3]

表感咳呛，多汗鼻塞，脉不安静，肺气犹未和也。

生西芪二钱　光杏仁^[4]三钱　炙桑皮钱半　生苡仁二钱　广橘白^[2]一钱
青防风一钱　象贝母三钱　款冬花钱半　生甘草四分　川石斛二钱

寒热咳呛，脉来沉细。内伤外感并发，防失血。

炒柴胡五分　光杏仁三钱　法半夏一钱　生甘草三分　广橘白^[2]一钱
炒黄芩钱半　炒苏子二钱　瓜蒌仁二钱　草郁金一钱

温热入肺，咳喘身热，六脉弦数。非浅恙也。

薄荷叶一钱　炒苏子钱半　光杏仁三钱　淡黄芩钱半　广橘白^[2]一钱
青防风一钱　炒枳壳钱半　象贝母三钱　生甘草三分　赤茯苓三钱

体怯冬温，燥火铄金，为咳也，右脉弦大。只宜清润肺金。然须静养勿烦
为嘱，否则恐其动血。（此人干咳而生微热。）

桑白皮二钱　甜杏仁三钱　川贝母三钱　天花粉二钱　广橘白^[2]一钱
地骨皮二钱　款冬花钱半　生蛤壳四钱　川石斛二钱　枇杷叶一片

接方：（杏酪：以甜杏仁一两，白糯米半锺同浸，打烂，加白糖三钱，熬热
服一钱。）

西洋参一钱　甜杏仁三钱　川贝母二钱　地骨皮二钱　天花粉二钱　冬桑
叶钱半　款冬花二钱　肥知母钱半　川石斛三钱　甘蔗汁二汤瓢

向有哮证，兼之好饮，积湿肺脾，两经俱已受病。自前月以来，感冒咳嗽，时寒时热，舌苔白厚。现寒热已止，舌白渐退，小便通，而大便艰难，咳痰粘腻，彻夜不能安卧，能食而不能运化。按脉左寸弦细，而右寸独见浮大，此肺家余热未退，郁而蒸痰；痰多则津无所生，而便时艰涩矣。年近七旬，操烦素重，肺金之液又为君火所铄，娇脏未由沾润，能无口渴思饮而下窍闭结乎？鄙意从手太阴及手足阳明两腑清养而滋润之，方可冀其下达而上平耳。肺有余热，以清润之品制其所胜，然后用人参以益气生津，乃为要策。

炙桑皮二钱　麦门冬三钱　甜杏仁[5]四钱　金石斛四钱　橘白八分　花粉二钱　盐水炒知母钱半　川贝母二钱　款冬花二钱　枇杷露二瓢（冲）　苡仁三钱　梨肉五钱

复方：据述咳嗽稍减，胃气亦开，入夜亦能安睡，惟口干，小便短数，大便艰难，时有欲解不解之象。仍宗前方加减。

人参条一钱　麦冬肉三钱　肥知母二钱　桑白皮钱半　金石斛二钱　西洋参一钱　生石膏三钱　陈阿胶二钱　甜杏仁三钱　枇杷露二瓢

积劳内伤，感冒咳喘，脉虚数无力。表补两难之候，姑拟玉屏风参降气法。

生绵芪钱半　旋覆花钱半（绢包）　光杏仁三钱　川贝母二钱　橘白[2]一钱　青防风一钱　炒苏子三钱　桑白皮二钱　川石斛三钱　白前一钱

咳呛间作，逢冬而发，现虽渐安，而咳终未除，按脉右和平而左软弱。此金水两脏失养也。当用滋补。

西党参二钱　麦冬肉二钱　甜杏仁三钱　白茯苓钱半　生蛤壳四钱　大熟地六钱　肥玉竹二钱　川石斛二钱　广橘白一钱　枇杷露二匙

复诊：胃气不减[6]，而咳呛依然，喉干咽燥，肺家余热未清也。终恐失血，以清燥救肺法主治。

西洋参一钱　甜杏仁三钱　地骨皮二钱　天花粉二钱　麦冬二钱　橘白[7]

陈阿胶二钱　川贝母三钱　冬桑叶二钱　生石膏三钱　知母二钱

劳伤咳呛，肺病不浅。防失血成怯。

炙紫菀　桑白皮　甜杏霜　川石斛　橘白　款冬花　炒苏子　川贝母　炒怀膝

喘咳根深，金水两有不足。当用滋补之剂。

西党参二钱　枸杞子二钱　麦冬肉三钱　炒苏子钱半　云苓二钱　橘白[2]一钱　炒熟地四钱　甜杏仁三钱　五味子四分　法半夏钱半　炙草四分

证本劳伤咳呛，似宜用补，然舌色黄滞，脉来细数，实难措手。姑与清润一法，以图寸效。桑白皮钱半　甜杏仁三钱　肥知母二钱　生苡仁三钱　橘白[2]一钱　淡黄芩二钱　川贝母三

钱　天花粉二钱　赤茯苓三钱　蔗浆一匙

年高，久嗽气虚，舌苔白裂，脉软胃困。此真津枯耗也，舍补无策。

西党参二钱　麦冬肉二钱　甜杏仁三钱　金石斛二钱　橘白一钱　炒萸肉钱半　淡天冬二钱　款冬花钱半　白茯苓三钱

产后触恼，肝气上逆而为咳呕，逆则气冲不降而为浮肿矣，不可忽视。

旋覆花钱半　炙桑皮钱半　款冬花二钱　小郁金一钱　茯苓皮三钱　炒苏子钱半　光杏仁三钱　瓜蒌皮钱半　广橘白[2]一钱　冬瓜皮三钱

肝脾不和，胸[8]气贲郁，咳呛气逆，兼有胁痛，脉象弦滑。未宜腻补。

炒于术二钱　白茯苓三钱　生苡仁二钱　炒苏子钱半　瓜蒌皮钱半　法半夏钱半　广橘白[2]一钱　生谷芽[9]三钱　款冬花钱半　川石斛二钱

木火蒸痰，滞于喉际而为咳。治宜清化。

　何书田医著八种校评

羚角片一钱　旋覆花钱半　甜杏仁三钱　冬桑叶钱半　广橘白[2]一钱
石决明四钱　瓜蒌皮钱半　川贝母三钱　海浮石三钱　白茅根三钱

劳嗽多痰，缘烟酒铄肺所致。岂易奏效耶！

旋覆花钱半　光杏仁三钱　炙桑皮[10]　金石斛[11]　花粉[12]　橘白[2]一
钱　炒苏子钱半　法半夏钱半　瓜蒌皮钱半　款冬花钱半　竹茹一钱　炒怀
膝[13]钱半　川贝母[14]三钱

复诊：素嗜烟酒，以致辛辣伤肺，咳久音闪，痰声上壅。殊非浅恙，炎夏
防失音嗌痛。

炒阿胶二钱　光杏仁三钱　马兜铃二钱　天花粉二钱　橘白一钱　紫菀茸
钱半　炙桑皮钱半　川贝母三钱　海浮石三钱　白前一钱

劳伤咳呛，畏冷多汗，脉弱无神。省力培养为要。

炙西芪二钱　麦冬肉三钱　川贝母三钱　白茯苓三钱　橘白[2]一钱　冬
桑叶二钱　款冬花钱半　金石斛二钱　生甘草四分

产后阴虚，咳嗽，骨蒸，便溏，纳食作胀，脾肺两损。难愈矣。

香青蒿一钱　款冬花钱半　川石斛二钱　冬桑叶钱半　橘白[2]一钱　地
骨皮二钱　川贝母三钱　川郁金一钱　炒苡仁二钱　红枣二枚

烦劳过度，君火内炎，周体发热，纳食无味，略有咳呛。延久即是本元之
候，暑天务须静养。

生鳖甲四钱　香青蒿三钱　牡丹皮二钱　川石斛三钱　生苡仁三钱　石决
明五钱　地骨皮二钱　肥知母钱半　天花粉钱半　橘白[2]一钱

复诊：骨热未除，咳痰转甚，形瘦削而脉数。近乎本元之候矣。

西洋参一钱　甜杏仁三钱　川贝母三钱　天花粉二钱　橘白[2]一钱　地
骨皮钱半　款冬花钱半　川石斛二钱　冬桑叶二钱

先患血崩，渐致阴亏发热[15]，咳呛多痰，气不平而举动汗溢，脉形弦细而数。此从悲伤悒郁所积而成，不易治也。

西洋参二钱　炒阿胶二钱　麦冬肉三钱　川石斛二钱　橘白钱半　炙龟板四钱　川贝母三钱　甜杏仁二钱　枇杷叶二片　丹皮二钱

复诊：用清肺养阴之法，咳呛略稀，饮食如常，但素体虚弱，脉细而数，终不离乎怯证之门。诸宜静养珍摄，药饵之功，只居其半耳。

炒阿胶二钱　北沙参一钱　麦冬肉二钱　肥知母[16]　广橘白一钱　西洋参一钱　甜杏仁三钱　川贝母三钱　地骨皮二钱　枇杷叶二片　肥玉竹[17]二钱

肺家伏热，久咳不止。防其失血成怯，慎之。

西洋参一钱　地骨皮钱半　川贝母三钱　天花粉二钱　橘白[2]一钱　桑白皮钱半　光杏仁三钱　肥知母二钱　生蛤壳四钱

劳嗽已久，肺金大伤。现交盛暑，喘咳愈甚，脉沉微而数，神倦腰楚。金水两亏矣，难愈也。

西党参二钱　炒阿胶二钱　麦冬肉二钱　地骨皮二钱　贝母三钱　枇杷叶二片　西洋参一钱　甜杏仁三钱　款冬花钱半　知母二钱　牛膝一钱

劳伤咳嗽，痰腻如胶，脉沉微而气喘急，肺阴大伤。当此盛暑，防其喘脱。

西洋参一钱　桑白皮钱半　甜杏仁三钱　炒知母二钱　广橘白[2]一钱麦冬肉二钱　地骨皮钱半　川贝母三钱　天花粉钱半　枇杷叶二片

阴虚骨热，咳痰已及年余，肺津大伤，声音不亮，脉形虚数。已近怯疾，不易愈也。

西洋参一钱　甜杏仁三钱　肥玉竹二钱　川石斛二钱　广橘白一钱　北沙

参一钱　川贝母三钱　天花粉钱半　生蛤壳四钱　枇杷叶二片

　　童体努力受伤，久咳不已，肋楚痰腻，六脉细数。近怯之候也。

　　金沸草钱半　地骨皮钱半　甜杏仁三钱　款冬花钱半　广橘白[2]一钱
冬桑叶二钱　牡丹皮钱半　川贝母三钱　炒怀膝钱半　枇杷叶二片

　　复诊：劳伤成怯之候，诸宜节力静摄是要。

　　生西芪二钱　香青蒿一钱　川贝母三钱　花粉钱半　川石斛钱半　西洋参
一钱　地骨皮钱半　生蛤粉四钱　橘白一钱　霜桑叶钱半

　　丸方：西洋参钱半　原生地三钱　桑白皮钱半　麦冬三钱　花粉钱半　橘
白一钱　西党参钱半　炙鳖甲四钱　地骨皮钱半　丹皮钱半　知母钱半　茯苓
三钱

　　研末，以红枣肉六两打和为丸。

　　水亏火旺，不时上炎，面赤耳鸣，时欲咳呛，脉细数而两尺大。真阴不足
以制虚阳也。盛暑宜加意调养，否则防失血。

　　西洋参钱半　北沙参二钱　肥知母二钱　蛤粉四钱　枇杷肉二枚　川斛钱
半　炙龟板四钱　麦冬肉二钱　天花粉钱半　橘白[2]一钱　人中白二钱

　　水不足而火上炎，积久即是喉癣之患。甚可虞也。

　　炒阿胶二钱　北沙参钱半　麦冬肉二钱　炒知母二钱　盆秋石三钱　制洋
参一钱　甜杏仁三钱　川石斛二钱　天花粉二钱　白茅根三钱

　　复诊[18]：阴虚，火无所制，频咳不止。夏令火炎，防其加剧。

　　前方去秋石、阿胶、麦冬。加生地、人中白、牡丹皮、蛤粉。

　　久咳伤肺，金不生水，脉数促而音不清。将有喉癣之虞。

　　西洋参二钱　麦冬肉二钱　款冬花钱半　天花粉二钱　金石斛二钱　北沙
参钱半　甜杏仁三钱　冬桑叶二钱　生苡仁二钱　橘白一钱　炒阿胶[19]二钱

　　复诊[18]：清肺凉阴主之。

前方去阿胶、款冬花。加生地、地骨皮。

积劳内伤，咳久不止。当用金水两培之法。

炒熟地四钱　麦冬肉二钱　款冬花钱半　煅牡蛎四钱　茯苓二钱　橘白一钱　西党参二钱　甜杏仁三钱　炒怀膝钱半　川石斛二钱　胡桃肉三枚

病后阴虚，盗汗咳痰。治在手太阴经。

生黄芪一钱　炙桑皮二钱　甜杏仁三钱　白茯苓二钱　浮小麦三钱　炙紫菀二钱　炒苏子三钱　川石斛三钱　炙甘草六分　广橘白一钱

久患咳呛，音闪不清，大便溏薄，土不生金之候，且脉形细软无力。已成劳怯矣。

炒阿胶　北沙参　川贝母　淮山药　广橘白　西党参　款冬花　生蛤粉白茯苓　红皮枣

木火刑金，咳呛不止，甚则呕恶。治以清润肝肺为主。

羚羊角　冬桑叶　麦冬肉　肥知母　广橘白　石决明　牡丹皮　白杏仁川石斛　枇杷叶

咳呛音闪，咳甚呕恶，此由多言伤肺，忍饥伤胃所致，脉象细软。已近怯门。

西党参　炙草　麦冬肉　肥玉竹　生蛤壳　白茯苓　橘白　川贝母　款冬花　枇杷叶

体素虚弱，骨热郁蒸，以致多痰咳嗽，甚则欲呕，气急咽痒；腹旁结痞有形，六脉虚软而数。此肝肺同病之象，延久必成怯证，不易平复也。

西洋参二钱　甜杏仁三钱　川贝母三钱　冬桑叶二钱　丹皮二钱　陈阿胶

二钱　款冬花二钱　地骨皮二钱　石决明六钱　橘白[2]一钱

曾患血证，近复咳呛，盗汗，外寒内热，脉象细数。久防成怯。

生黄芪一钱五分　甜杏仁三钱　款冬花一钱五分　金石斛二钱　炙桑皮二钱　真川贝三钱　地骨皮一钱五分　橘红一钱　天花粉二钱

加枇杷叶 (去毛) 二片

阴虚内热，咳痰肌削，神色萎顿，脉形沉而无力。此劳怯已成之象，天气正炎，恐日渐加重。

西洋参一钱　地骨皮一钱五分　麦冬二钱　天花粉二钱　真川贝三钱　橘红一钱　生蛤壳四钱　桑白皮一钱五分　生黄芪二钱　川石斛二钱　枇杷叶二片

骨热发呛，面黄神倦，脉细而数。近乎劳怯之候，不易愈。

青蒿一钱　地骨皮一钱五分　天花粉二钱　杏仁三钱　桑皮一钱五分　款冬花一钱五分　川石斛一钱五分　橘红八分　赤苓三钱　生薏仁二钱

劳伤骨热郁蒸，多汗微脱，咳呛神倦，脉象微细。已入本元一门，治之不易见效。

生黄芪二钱　麦门冬三钱　地骨皮一钱五分　天花粉二钱　西党参二钱　五味子四分　真川贝三钱　川石斛二钱　橘白一钱　甜杏仁三钱

【校注】

［1］太阴：当指手太阴肺经。

［2］橘白：《草记》作"橘红"。

［3］生苡仁：《草记》案无此药。

［4］光杏仁：《草记》作"杏霜"。

［5］甜杏仁：《草记》作"巴旦杏仁"。

［6］胃气不减：《草记》作"胃气不开"。

［7］橘白：《草记》案无此药。

［8］胸：《草记》作"肺"。

［9］生谷芽：《草记》作"焦谷芽"。

［10］炙桑皮：《草记》案无此药。

［11］金石斛：《草记》案无此药。

［12］花粉：《草记》案无此药。

［13］炒怀膝：据《草记》案加入。

［14］川贝母：据《草记》案加入。

［15］发热：《草记》作"骨热"。

［16］肥知母：《草记》案无此药。

［17］肥玉竹：据《草记》案加入。

［18］复诊：据《草记》案加入。

［19］炒阿胶：据《草记》案加入。

● 【评析】

咳嗽有外感、内伤之分。外感咳嗽多由风寒犯肺、温热入肺、燥热伤肺所致，何书田治以疏泄邪气，清润肺脏，防风、苏子、桑白皮、橘白、杏仁、象贝母是常用之药，热甚者加薄荷、黄芩；燥胜者加花粉、石斛；喘逆者加旋覆花、白前；多汗、气虚者加黄芪；寒热往来，外感内伤并发者可以小柴胡汤加减治之。外感咳嗽日久不愈，耗伤肺气，可发展为内伤咳嗽，或他脏病变伤及肺气，肺虚易于复感外邪，使咳嗽加剧。内伤咳嗽病变不限于肺，可累及脾、肝、肾等脏，如肺脾积湿，肝气上逆，木火刑金，肺肾阴亏等等，何书田多取兼治法，如清润肺肠，以桑白皮、麦冬、杏仁与知母、石膏同用；清肝化痰，以羚羊角、石决明与海浮石、川贝母等并用；滋肾补脾养肺，用熟地、麦冬、党参、茯苓、甜杏仁、蛤壳、枇杷露等药三脏并治。可见，何书田治咳嗽不止于肺，然亦不离乎肺，其治肺以疏利、清润为大法，而不腻补呆滞，此颇合肺气宜宣肃有度之生理特点。

肺痿

● 【原文】

阴虚火炽，肺金被铄，咳吐脓血，已成肺痿[1]。高年患此，不易治也。

清阿胶二钱　马兜铃钱半　北沙参一钱　知母二钱　天花粉二钱　橘白一钱　原生地二钱　冬桑叶钱半　麦冬肉二钱　白及一钱　枇杷叶二片

先曾失血，咳久音哑，纳食咽痛。乃木火铄金、金破无声之象，肺痿已成，难治也。

蜜水炒川连三分　鸡子黄一枚　人中白二钱　川贝母三钱　天花粉二钱　蛤粉炒阿胶二钱　牡丹皮二钱　甜杏仁三钱　干百合钱半　枇杷叶二片

六脉弦数，浮阳烁金，金碎无声，咳呛音闪。肺痿之候，难许痊愈。

羚角片一钱　炒阿胶二钱　甜杏仁二钱　花粉二钱　西洋参一钱　梨肉三钱　牡丹皮二钱　人中白二钱　麦冬肉钱半　川贝二钱　枇杷叶二片

● 【校注】

[1]肺痿：指肺叶枯萎所致的病证，以咳吐浊唾涎沫为主症。《金匮要略心典·肺痿肺痈咳嗽上气病》尤在泾注："痿者萎也，如草木之枯萎而不荣，为津烁而肺焦也。"《外科正宗·肺痈论》："久嗽劳伤，咳吐痰血，寒热往来，形体消削，咯吐瘀脓，声哑咽痛，其候转为肺痿。"

● 【评析】

肺痿常由其他肺部疾患转变而来，如肺痈、肺痨、哮喘、久嗽等，因肺脏损伤而成。本节案例表现为咳吐脓血者，可能从肺痈来；久嗽失血，音哑咽痛者，可能从肺痨来，然无论从何病来，总属肺阴亏虚，内火炽烁。治疗以滋清为主，立足于治肺，但滋养不离补肾阴，清热不忘泄肝火。

吐血

肝肾络伤，血证大作，连日不止，身灼热而脉促数。危险之候也[1]。

犀角尖五分　牡丹皮钱半　麦冬肉二钱　肥知母二钱　橘白[2]八分　茅根三钱　小生地三钱　京玄参一钱　炙紫菀钱半　怀牛膝二钱　生藕[3]二片

劳伤吐红，下血。不节力必成怯证。

旋覆花(包)钱半　细生地三钱　归须二钱　川断肉钱半　怀牛膝钱半　炒苏子钱半　牡丹皮一钱　橘白[2]一钱　川郁金一钱　冬瓜子三钱

肝络内伤，陡然失血；左脉细数，知木火尚未平也。恐复吐发晕。

原生地三钱　羚角片钱半　桑叶钱半　白杏仁三钱　怀膝钱半　茅根(去心)三钱　炒阿胶二钱　石决明四钱　丹皮二钱　炙紫菀二钱　橘白[2]一钱

肝络内伤，连次失血，不戒酒恐其狂吐。

小生地四钱　牡丹皮钱半　川郁金一钱　川石斛钱半　橘白[2]八分　冬桑叶钱半　炙紫菀钱半　炒怀膝钱半　天花粉钱半　藕节二个

咳呛，胁左痛楚，肝络内伤也。防血证复发。

旋覆花钱半　冬桑叶钱半　川贝母三钱　光杏仁三钱　橘白一钱　陈阿胶二钱　牡丹皮钱半　款冬花钱半　怀牛膝钱半

努力络伤，胁楚气滞。

旋覆花钱半　炒归须二钱　秦艽肉钱半　郁金一钱　瓜蒌皮二钱　炒苏子钱半　炒白芍钱半　川断肉一钱　橘白[2]一钱　冬瓜子三钱

阴漏新痊，陡然失血，脉沉细无力。此阴亏之象，诸宜保重。

炙龟板四钱　冬桑叶钱半　京玄参一钱　肥知母二钱　泽泻钱半　原生地四钱　牡丹皮钱半　麦冬肉二钱　天花粉二钱　茅根四钱

火铄肺金，血证大作，咳呛不止，脉沉而数。防衄血狂吐。

犀角尖一钱　牡丹皮钱半　黑山栀钱半　麦冬肉二钱　蛤壳四钱　花粉二钱　小生地四钱　冬桑叶钱半　紫菀茸一钱　光杏仁二钱　生藕[3]二片

复诊[4]：痰红已止，脉尚带数，知木火尚未平也。终以静养为妙。

原生地四钱　石决明四钱　麦冬钱半　天花粉三钱　肥知母二钱　羚羊角片钱半　粉丹皮钱半　老桑叶钱半　橘红一钱　杏仁二钱

肝肾络伤，连次失血，干呛不止，火升脉数。现当盛暑，恐其狂吐，则有晕脱之虞，可不慎哉！

犀角尖一钱　牡丹皮钱半　黑山栀一钱　炙紫菀二钱　麦冬[5]　生藕[3]二片　原生地四钱　冬桑叶钱半　石决明四钱　怀膝炭钱半　茅根三钱

络瘀吐后，营阴内亏。不节力恐其复吐，且防腹满。

细生地四钱　炒苏子钱半　炒归须二钱　草郁金一钱　橘白[2]八分　牡丹皮钱半　光杏仁三钱　川断肉钱半　炒怀膝钱半

积瘀吐泻后，营络空虚，久必肿胀，不易治也。

小生地三钱　白归须钱半　川断肉一钱　牡丹皮二钱　橘白[2]八分　炒白芍钱半　炒苏子钱半　秦艽肉钱半　怀膝炭二钱　生藕[3]二片

复诊：瘀去，营虚内热，炎夏恐其增剧。

小生地三钱　炒白芍钱半　香青蒿一钱　牡丹皮钱半　生苡仁三钱　生鳖甲五钱　淡黄芩钱半　地骨皮钱半　秦艽肉一钱　赤茯苓三钱

肝肾[6]胃络致伤，连次咳吐紫血，且曾下达，现在痰中带红，或鲜或紫，总属络瘀未清[7]为患也。通达营络主治。

紫菀茸二钱　炒苏子钱半　冬桑叶钱半　炒怀膝钱半　新绛屑二钱　细生地三钱　川郁金一钱　牡丹皮二钱　茜草根二钱　橘络一钱　生藕[8]二片

复诊：连服凉营和络之剂，咯血已止，惟交秋令，又发二日[9]，较前减少。现在血止，而胁肋不舒，左脉微弦。仍照前方增减用之。金令将旺，木势可制，惟在静息勿烦而已。

原生地四钱　牡丹皮钱半　石决明四钱　光杏仁二钱　橘白[2]一钱　炒白芍二钱　冬桑叶钱半　炒怀膝钱半　天花粉钱半　枇杷露二匙

好饮伤络，咳吐紫血，脉细不数，膈次微疼。恐络中尚有积瘀，以通和为主治。

细生地四钱　炒苏子钱半　冬桑叶钱半　川郁金钱半　橘白[2]一钱　旋覆花钱半　炒归须二钱　牡丹皮钱半　怀膝炭钱半　生藕[3]二片

咳呛失血，脉象细数无神[10]，数，时一止为促[11]。此以吐下[12]太多，营卫错乱，三阴枯竭之象。夏至节恐其加剧，不治候也。拟养阴润肺，兼止呕吐。（此人二十余岁，曾努力络伤，误服伤药而致吐下黑血不止。）

旋覆花钱半　麦冬肉二钱　制女贞一钱　花粉二钱　枇杷叶二片　蛤粉炒阿胶二钱　川贝母三钱　炒怀膝钱半　橘白钱半　湖藕二片

劳力伤络，腹胀下瘀，咳呛失血。肝肺俱病，势必成臌，不可忽视。
旋覆花　炙紫菀　茯苓　川郁金　大麦芽　炒归须　川贝母　橘白　炒青皮　冬瓜子

劳力伤络，兼以气郁，不时呕吐，甚则见红。病在肝胃之间，惟有通和一法，补剂不宜投也。旋覆花　炒白芍　石决明　秦艽肉　川斛　炒归须　牡丹皮　川郁金　瓜蒌皮　橘白脘痛之患有年，近发益密，发时必呕黑血，脉形六部纯阴，重按见弦。此阳明气滞、瘀血留络为患，非下焦命火衰也。宗六腑之病以通为补调治，或有小效。

炒桃仁　花蕊石　川楝子　川郁金　赤茯苓　炒归须　新绛屑　牡丹皮　炒怀膝　真橘络

积劳内伤，兼夹肝郁。曾吐紫血三四日，自此精神萎顿，脉来虚弦。恐尚有积瘀，防下黑血。

细生地四钱　丹皮二钱　花蕊石三钱　川郁金一钱　橘络一钱　炒桃仁二钱　归尾钱半　炒怀膝钱半　赤茯苓三钱

气郁络伤，脘痛作而呕吐红痰，非阴虚证也。能节力调理，可以痊愈。

金沸草钱半　炒归须二钱　茜草根一钱　丹皮钱半　郁金一钱　生藕[13]二片　炒苏子钱半　新绛屑二钱　炒怀膝钱半　蒌皮钱半　橘络一钱

癸水阻滞，胸闷[14]噫嗳，近日吐红一二次，色紫而散，脉弦细不柔。此肝络郁滞也，通达为主。

旋覆花钱半　炒归须二钱　炒怀膝钱半　川郁金一钱　冬瓜子三钱　炒苏子三钱　新绛屑七分　牡丹皮二钱　瓜蒌皮三钱　橘白[2]一钱

阳[15]络内伤，失血腰痛。总以保重调理为嘱。

原生地四钱　冬桑叶钱半　炙紫菀二钱　川断肉一钱　橘白[2]一钱　藕节二个　羚角片二钱　牡丹皮钱半　天花粉二钱　炒怀膝钱半　山茶花[16]钱半

复诊：痰红渐稀，营络内伤，急切不能痊愈。

西洋参一钱　炙紫菀钱半　牡丹皮钱半　生杜仲二钱　橘红一钱　原生地四钱　天花粉二钱　炒怀膝钱半　川断肉一钱　茅根肉三钱

肝络内伤，咳呛少痰，人迎脉弦大有力。暑天恐血证大作，不可忽视。

炒阿胶二钱　石决明四钱　牡丹皮二钱　甜杏仁二钱　川石斛钱半　羚角片钱半　冬桑叶钱半　川贝母二钱　川郁金一钱　枇杷叶二片

木火铄金，金液被伤，咳呛失血，旬日未止；按脉沉细微数，骨热口渴[17]，知烦郁之火尚未息也，延久即是本元之候。天气炎蒸，诸宜静养调摄为要。

小生地三钱　冬桑叶钱半　北沙参钱半　川贝母二钱　花粉钱半　橘白[2]一钱　羚角片钱半　牡丹皮钱半　炙紫菀钱半　生蛤粉四钱　枇杷叶二片

复诊：四五日来，木火之势渐息，咳呛亦稀，脉虽细弱而不甚数，惟晨起痰红未尽。此属肺络内伤，急难骤愈，惟在善自珍摄。

原生地三钱　北沙参钱半　川贝母三钱　花粉二钱　桑叶钱半　枇杷露一匙　西洋参一钱　麦冬肉二钱　生蛤粉四钱　橘白一钱　冬虫夏草一钱

再复：五六两月中，血证不发，饮食如常。惟近日来，晨起咳呛多痰，口鼻中觉有火气，脉形两寸[18]俱弦，气口为甚。此由君火上炎，太阴肺金[19]蕴热未清，以致迭投参剂而终不减。鄙意秋暑尚盛，未宜进补，暂用清润肺金，以冀咳止。

西洋参二钱　煨石膏三钱　炙桑皮钱半　川贝母三钱　花粉钱半　北沙参钱半　肥知母钱半　甜杏仁三钱　生苡仁二钱　橘白[2]一钱

三复：昨用清金润肺法，脉象弦势稍减，咳痰亦稀。仍用前法加减，补剂未宜投也。

西洋参二钱　麦冬肉三钱　款冬花钱半　炙桑皮钱半　花粉二钱　橘白一钱　北沙参钱半　金石斛钱半　川贝母三钱　肥知母二钱　鲜百合二钱

春间失血，至今不发，现患咳呛有痰，纳食微胀，按脉沉细而不数。不宜用偏阴之剂，拟清泄肝火[20]，兼润肺金。

羚角片一钱　冬桑叶钱半　川郁金八分　川贝二钱　肥知母二钱　石决明四钱　牡丹皮钱半　光杏仁三钱　橘白[2]一钱　枇杷露[21]二匙

　　　　　　　　　　　　　　　　　　　　何书田医著八种校评

复诊：数日前[22]暑火铄金，血证又发，幸脉象静细而不甚数。虽有微咳，肺阴未必大伤，扶过夏令，可冀痊已。仍照前方加减。

照前方去知母、郁金。加洋参、花粉、川石斛。

再复：盛暑中血证不作，略有咳呛，六脉静细，惟觉少神，肺脏娇弱之象。法宜滋养。

原生地三钱　北沙参二钱　川贝母三钱　川石斛二钱　橘白一钱　西洋参一钱　麦冬肉二钱　生蛤粉四钱　天花粉钱半　枇杷露一匙

丸方：大熟地四钱　炙龟板四钱　西洋参一钱　甜杏仁三钱　川贝二钱　女贞一钱　大生地四钱　西党参二钱　北沙参二钱　麦冬肉二钱　山药钱半

为末，以炼蜜八两、枇杷叶膏为丸。

　　闺女年甫及笄，骨蒸痰疬，咳呛失血，六脉细数，已成怯证矣。夏令防其加重。

羚角片一钱　粉丹皮二钱　地骨皮钱半　西洋参一钱　花粉二钱　茅根三钱　冬桑叶钱半　香青蒿一钱　夏枯草三钱　川贝母三钱　橘白[2]一钱

复诊：阴虚内热，热盛则蒸痰成疬，唇边发疮，六脉细数。终不能免乎怯疾矣，难许奏效。

西洋参一钱　肥知母二钱　地骨皮二钱　川贝母三钱　花粉二钱　橘白[2]一钱　生石膏三钱　桑白皮二钱　甜杏霜三钱　鲜石斛二钱　夏枯二钱　芦根三钱

　　血证有年，逢节辄发，身热神倦，脉弦而芤。此真阴内损所致。夏至节尤宜加意调治，否则防衄血狂吐。

原生地四钱　西洋参二钱　麦冬肉三钱　生蛤粉四钱　石斛钱半　橘白一钱　牡丹皮钱半　北沙参钱半　川贝母三钱　地骨皮钱半　枇杷叶二片

　　肺络热伤，咳吐脓血，不易治之证也。姑与清燥一法，以冀小效。

清阿胶二钱　北沙参二钱　生石膏三钱　甜杏仁三钱　花粉二钱　橘白一

钱　西洋参二钱　冬桑叶钱半　肥知母二钱　麦冬肉三钱　白及二钱

骨蒸肺热，久咳不止，痰中带血，怯证之渐也。

桑白皮钱半　炙紫菀钱半　川贝三钱　天花粉钱半　生苡仁二钱　地骨皮钱半　甜杏仁三钱　橘白[2]一钱　川石斛钱半　冬桑叶钱半

血证有年，阴虚骨蒸，气喘不平，六脉沉细濡数。此怯证之最重者，炎夏恐难支持。

炒熟地四钱　麦冬肉二钱　山萸肉钱半　川贝母二钱　山药钱半　炙龟板四钱　五味子四分　牡丹皮钱半　肥知母二钱　橘白一钱

肺络受伤，咳痰带红，怯疾之根也。以节劳调理为嘱。

细生地三钱　冬桑叶钱半　炙紫菀二钱　川贝二钱　天花粉钱半　石决明四钱　牡丹皮钱半　甜杏仁二钱　橘白一钱　茅根肉三钱

产后阴亏络热，咳嗽见红。积久必成劳怯，节力为要。

小生地三钱　羚角片一钱　地骨皮钱半　炙紫菀钱半　花粉二钱　橘白[2]一钱　牡丹皮二钱　石决明四钱　炒怀膝钱半　甜杏仁三钱　茅根二钱

吐瘀后营阴内[23]亏，脉形扎弦。防其肿满，舍温补无策。

炒熟地五钱　白归身二钱　五味子四分　丹皮钱半　茯苓皮三钱　制附子六分　山萸肉钱半　炒怀膝钱半　泽泻钱半

肝肾络伤，血证复发，左尺脉动而不静。恐火炎于上，又欲见红，静养勿烦为要。

小生地四钱　北沙参钱半　肥知母二钱　川石斛钱半　橘白[2]一钱　牡丹皮钱半　麦冬肉钱半　生蛤粉四钱　怀牛膝钱半　生藕二片

肝络内伤，曾经失血。现患咳呛不止，胁痛胃减，脉形虚弦。已近怯门，炎令恐其加重。

旋覆花钱半　光杏仁三钱　川贝母三钱　冬桑叶钱半　川斛钱半　炒苏子钱半　款冬花钱半　怀牛膝钱半　牡丹皮钱半　橘白[2]八分

多劳伤气，咳久失血，脉来细数。此肺络内伤也，最易来怯，须节力调理为要。

西洋参二钱　款冬花钱半　生蛤壳四钱　川石斛钱半　橘白八分　甜杏仁三钱　川贝母三钱　天花粉二钱　冬桑叶钱半

连次失血，声音不清，咳呛不止，此木火铄金也。当此盛暑，恐复吐红。

羚角片一钱　牡丹皮二钱　甜杏仁二钱　生蛤壳四钱　橘白一钱　冬桑叶钱半　西洋参二钱　川贝母二钱　天花粉二钱　枇杷叶二片

血证根深，真阴久耗。夏至前又复吐红，喘急多痰，骨蒸肌削，脉细而数。当此盛暑，恐喘汗欲脱，甚可虞也。

炒熟地(沉香拌)六钱　西党参二钱　麦冬肉二钱　五味子四分　橘白一钱　炙龟板四钱　淮山药二钱　川贝母三钱　牡丹皮二钱　胡桃肉二枚　杏仁[24]二钱

吐血过多，阴虚内热，喘急不已，脉虚数无力。重候也，夏令恐难支持。

原生地四钱　西洋参二钱　麦冬肉二钱　肥知母二钱　川石斛钱半　炙龟板四钱　北沙参钱半　川贝母二钱　地骨皮钱半　枇杷叶二片

劳伤吐瘀后，阴虚骨热，咳呛多痰，肌削形枯，脉来虚数无根，不易治也。姑与一方，以副来意。

炒阿胶二钱　甜杏仁三钱　地骨皮二钱　川石斛钱半　橘白一钱　炙紫菀

二钱　真川贝二钱　煅牡蛎四钱　炒怀膝二钱

连次失血，咳痰时带红色，左脉数而且促，金水两伤矣。盛暑恐复见红，暂用清燥救肺法。

冬桑叶钱半　西洋参二钱　麦冬肉二钱　甜杏仁三钱　花粉二钱　地骨皮二钱　炒阿胶二钱　生石膏四钱　肥知母二钱　冬虫草一钱　枇杷叶[25]二片

接服方[26]：原生地四钱　麦门冬二钱　西洋参钱半　北沙参钱半　川贝母二钱　生蛤粉四钱　肥知母二钱　肥玉竹钱半　金石斛钱半　枇杷叶二片

肝肾[27]络伤，吐血四旬不止，脉沉细微数，神倦火炎。当此盛暑，恐衄血狂溢，益不可止矣。

原生地四钱　西洋参一钱　炙紫菀二钱　肥知母二钱　橘白[2]一钱　秋石三钱　牡丹皮二钱　麦冬肉二钱　生蛤壳四钱　天花粉钱半　枇杷叶二片

丸方[28]：熟地四钱　党参钱半　麦冬二钱　炙龟板四钱　生地三钱　西洋参一钱　五味子四分　女贞子二钱　淮山药钱半　白茯苓三钱　川贝母二钱　丹皮钱半　枇杷叶二片

上味杵细末，白蜜为丸。

金水两亏，不时咳血[29]，外憎寒而内蕴热，喘急多汗。劳怯已成之候也，不过扶持岁月而已。

炒熟地四钱　西党参二钱　淮山药二钱　麦冬肉二钱　炙草四分　橘白一钱　山萸肉二钱　白茯苓三钱　五味子四分　北杏仁三钱　胡桃肉三枚

劳伤吐红，肝阳上冒，左脉微数，头空腰楚。此怯疾之根也，及早节力调治。

小生地四钱　冬桑叶钱半　秦艽肉二钱　炒怀膝二钱　小麦冬二钱　石决明四钱　牡丹皮二钱　川断肉一钱　炙紫菀钱半　橘白[2]一钱

年逾古稀，劳心过度，以致火铄肺金。咳痰带红，周体发热，口苦无味，

428

人迎脉独大。恐水亏不能制火，则有日形憔悴之势。

原生地四钱　西洋参二钱　麦冬二钱　牡丹皮二钱　川斛二钱　知母二钱　炙龟板五钱　北沙参二钱　川贝母二钱　枇杷叶二片　冬虫草一钱

经漏半载，兼以木郁络伤，复患失血咳呛，少腹结癥，肝肺肾俱伤矣，脉象细数。急宜滋养三阴。

蛤粉炒阿胶二钱　制洋参二钱　白茯神三钱　煅牡蛎四钱　橘白八分　制女贞钱半　麦冬肉二钱　炒枣仁三钱　川郁金钱半　茅根四钱　橘叶[30]七片

久患哮喘，咳甚见红，肺气不宣，于阴分无伤，非怯症也[31]。宜固表理肺。

生西芪二钱　北沙参钱半　甜杏仁三钱　炙紫菀钱半　茯苓三钱　炒苏子钱半　川贝母二钱　款冬花二钱　川石斛二钱　橘白[2]一钱

平昔好饮，兼之积劳内伤，木火铄金，咳痰带血，渐至喘急不降，脉来弦大不摄。此劳伤成怯之候，夏令火炽防加剧。

旋覆花钱半　冬桑叶钱半　炙紫菀二钱　川贝三钱　款冬花钱半　橘白八分　羚角片钱半　炒怀膝钱半　甜杏仁二钱　蛤壳四钱　白茅根四钱

接方：清阿胶二钱　西洋参二钱　麦冬二钱　炙紫菀二钱　蛤壳四钱　川石斛二钱　冬桑叶钱半　生石膏三钱　川贝二钱　甜杏仁三钱　橘白八分　枇杷露一匙

吐血过多，真水大耗则虚阳易升，按脉较前稍缓。兹从纳补滋敛之法，调治勿烦为嘱。

炒熟地四钱　麦冬三钱　淮山药二钱　丹皮一钱五分　炒阿胶二钱　稽豆皮一钱五分　白茯苓二钱　橘白一钱　炙龟板四钱　炒知母二钱　加大贡菜二只

阴虚吐血，兼有遗泄之患，诸宜珍重自爱为嘱。以脉数无次，防狂吐衄血耳。

原生地四钱　甜杏仁三钱　肥知母二钱　金石斛钱半　橘白一钱　牡丹皮钱半　麦冬肉二钱　天花粉二钱　煅牡蛎四钱

复诊[32]：水亏火无所制，咳呛不已，兼有遗泄，脉形数促。夏令难支。

炙龟板四钱　西洋参一钱　麦冬肉二钱　天花粉钱半　川斛二钱　橘白[2]一钱　牡丹皮二钱　北沙参钱半　肥知母钱半　生牡蛎四钱　枇杷叶二片

劳力内伤，时欲遗泄，兼有痰红。金水两脏病也，节力为要。

原生地四钱　山萸肉二钱　牡丹皮二钱　肥知母二钱　茯苓二钱　山药二钱　炙龟板四钱　五味子四分　麦冬肉二钱　生杜仲二钱　芡实二钱

好饮伤肺，咳久见红，肺阴暗损，腹满胀闷，脉来弦数。虚阳上浮之象，法当气阴培补。西党参钱半　北沙参钱半　麦冬肉二钱　款冬花二钱　茯苓三钱　橘白一钱　蛤粉炒阿胶二钱　甜杏仁三钱　川贝母二钱　川石斛钱半　枇杷叶二片

复诊：脉象较前略觉有神，数象亦减；胃气稍开，惟血证频发不止。此肺气衰馁，气不生阴，水源枯涸。法当培土以生金，益金以生水。

炒阿胶二钱　西党参二钱　炙甘草四分　麦冬二钱　川斛二钱　枇杷叶二片　炙西芪二钱　淮山药二钱　北沙参钱半　川贝二钱　燕屑一钱

膏方：大熟地四钱　西党参二钱　淮山药钱半　麦冬肉二钱　川贝母二钱　干河车一钱　炙西芪二钱　干百合二钱　淡天冬二钱　款冬花钱半

以阿胶烊化，河车研细收膏。（何时希注：分量须加十倍，乃便收膏。）

吐血咳呛，音哑不清，娇脏已内损矣。且举动气喘，肾虚水耗，脉弱神困，将有日剧之势。舍滋阴潜火，别无良策。

大熟地　北沙参　川贝母　生牡蛎　橘白　清阿胶　麦冬肉　干百合　枇杷叶　燕屑

血痰频发，咳呛呕吐，肺胃兼病也。当从上焦和理。

炒苏子　甜杏仁　麦冬肉　茯苓　川石斛　炙紫菀　款冬花　川贝母　橘白　枇杷叶

积劳内伤，不善保重。去冬失血后，腰楚神倦而耳不聪，脉形空浮，失藏重患也。

炙龟板　山萸肉　淮山药　肥知母　甘菊花　大熟地　甘枸杞　生牡蛎料豆皮　大贡菜

吐血不止，咳呛咽干。少阴病也。

清阿胶　牡丹皮　麦冬肉　北沙参　橘白　冬桑叶　甜杏仁　款冬花　枇杷叶

质薄好劳，六脉细小，肝胃作痛，且咳呛见红。防入怯门。

冬桑叶　炒归身　炙紫菀　郁金　茜草根　牡丹皮　炒白芍　麦冬肉橘白

内伤络血大吐，脉象于右略见数，肝阴大亏矣；且又胸次不舒，补剂断难遽投，此证之所以难求速效也，况有腹满之虞。开怀怡养为要。

中生地　冬桑叶　石决明　郁金　瓜蒌皮　清阿胶　牡丹皮　怀牛膝　橘络　冬瓜子

复诊：服前方并不见红，肝气稍平，右脉亦和，左三部略见弦象。仍照前法加减和理。

中生地　冬桑叶　炒归须　瓜蒌皮　橘白　清阿胶　牡丹皮　川郁金　白茯苓　湖藕

阴虚失血，肝肾两亏，少腹不时作痛，久防成臌，治之不易。姑与温补下元法，以觇进止。上肉桂　大熟地　淮山药　牡丹皮　炒怀膝　淡吴萸　山萸

肉　白茯苓　福泽泻　炒小茴

失血过多，真阴亏损，神色㿠白，兼有遗泄之患，下元空竭矣，难许痊愈。舍滋补，别无他策。

大熟地六钱　山萸肉钱半　麦冬肉三钱　淮山药钱半　川石斛钱半　炙龟板六钱　炙五味四分　牡丹皮钱半　白茯苓三钱　橘白八分

产后阴虚内热，失血咳呛，脉细数而神萎顿。蓐劳已成，夏令防加重。

西洋参二钱　制女贞钱半　川贝母三钱　天花粉二钱　橘白一钱　地骨皮钱半　甜杏仁三钱　生蛤壳四钱　川石斛二钱　枇杷叶二片

阴漏吐血。此劳怯之已成者，岂能痊愈耶！

小生地四钱　牡丹皮钱半　北沙参钱半　肥知母钱半　川斛钱半　炒阿胶二钱　料豆皮钱半　麦冬肉二钱　生蛤壳四钱　橘白[2]一钱

复诊[33]：原生地四钱　炙龟板四钱　牡丹皮二钱　麦冬肉二钱　淮山药钱半　北沙参钱半　肥知母二钱　川斛钱半　牡蛎四钱　橘白八分

骨热络伤，鼻血吐红。恐成童怯之候。

银柴胡　地骨皮　牡丹皮　肥知母　橘白　香青蒿　冬桑叶　西洋参　天花粉　藕节

劳伤络热，鼻衄吐红，兼之下血，营分已损，重患也。宜节力。

生地炭　炒白芍　炒黄芩　炒枣仁　煨木香　炙鳖甲　炒丹皮　炒远志　炒苡仁　血余炭

体质素弱，先从右胁下作痛，而致咳呛，此手太阴肺络伤也。现患微寒骨热，咳势转甚，时欲带红而多秽痰，按脉右寸关弦大而尢，左见细弱。显然娇脏内损，兼木郁之火耗燥肺金，无怪其咳不止而红痰频吐矣。证属内伤，并无外感，延久即是肺痿之候，殊难见效。鄙拟理肺络润燥金一法，候高明酌用。

旋覆花钱半　紫菀茸二钱　甜杏仁三钱　款冬钱半　花粉二钱　橘络八分
羚羊角钱半　桑白皮钱半　地骨皮钱半　蛤壳四钱　茅根四钱　枇杷叶二片

复方：照前方去旋覆花、紫菀、茅根、橘络。加石膏、肥知母、白前、
橘红、鲜石斛。

肺络内伤，咳痰带血，久防肺痿。及早节力调治。

炒阿胶二钱　北沙参钱半　麦冬三钱　桑白皮钱半　橘白一钱　炙紫菀钱
半　款冬花　川贝三钱　天花粉二钱　冬虫夏草一钱　枇杷叶[34]二片

肺络内伤，火升咳呛，不时见血；按脉右关尺细数，约有七至。此娇脏内
损之验，久防肺痿。节力静养为要。

西洋参一钱　北沙参钱半　桑白皮钱半　生蛤壳四钱　橘白[2]一钱　羚
角片钱半　川贝母三钱　肥知母二钱　天花粉钱半　枇杷叶二片

肺络热伤，咳血痰秽。非轻恙也。

炒阿胶二钱　生石膏二钱　肥知母二钱　甜杏仁三钱　橘白[2]一钱　西
洋参钱半　麦冬肉三钱　桑白皮钱半　天花粉钱半　芦根三钱

肺络内伤，多痰气秽，脉形滑数。天炎暑，火铄金，恐不能支持也。

炒阿胶二钱　生石膏三钱　肥知母二钱　甜杏仁二钱　冬桑叶钱半　西洋
参钱半　麦冬肉二钱　马兜铃一钱　天花粉钱半　芦根三钱

肺家郁热蒸痰，痰多气秽。防吐脓血而成肺痿。

小生地二钱　桑白皮钱半　地骨皮二钱　川贝母二钱　橘白[2]一钱　生
石膏三钱　肥知母钱半　甜杏仁三钱　天花粉钱半　芦根四钱

咳久见血，病由产后而起，脉来细数，此蓐劳之候也。夏令防增重。

款冬花二钱　川贝母三钱　甜杏仁三钱　橘红一钱　天花粉二钱　地骨

皮一钱五分　冬桑叶一钱五分　川石斛一钱五分　生蛤壳(略杵)四钱　枇杷叶二片

去冬失血后咳呛不止，时欲见红，骨热脉数。已成怯疾之候，炎夏恐不能支持也。

阿胶二钱　麦冬三钱　北沙参一钱五分　丹皮一钱五分　天花粉二钱　紫菀二钱　杏仁三钱　地骨皮一钱五分　橘白一钱　枇杷叶二片

吐血后肺伤音烁，将有喉癣之虞矣。难许痊愈。

紫菀茸一钱五分　川贝母三钱　天花粉二钱　杏仁三钱　橘红一钱　生蛤壳四钱　北沙参一钱五分　知母二钱　川石斛一钱五分　冬桑叶一钱五分

向有血症，今夏连发数次，兼有遗泄，咳呛多痰，咽干微痛，脉象微细而数，形神瘦削。俱属本元虚弱之象，不易痊愈，现当暑火烁金，未免有喉癣之虑耳。

西洋参二钱　麦冬二钱　阿胶二钱　杏仁三钱　北沙参二钱　真川贝三钱　人中白二钱　炙龟板五钱　金石斛二钱　枇杷叶露一匙

喉癣根深，现兼咳血咽痛。如何能治耶？

紫菀茸二钱　甜杏仁三钱　生蛤壳四钱　地骨皮二钱　橘白一钱　北沙参二钱　川贝母三钱　人中白三钱　天花粉二钱　枇杷叶二片

失血音哑，喉痛而癣。不可治之证也。

川黄连四分　甜杏霜三钱　京玄参一钱　知母二钱　川斛[35]　人中白三钱　清阿胶二钱　川贝母三钱　桑白皮钱半　花粉钱半　橘白一钱　鸡子黄一枚

血证已阅五年，今春连发，真阴大亏，水衰则火益上炎，脉沉细微数。夏至后，天气炎蒸，恐有音哑喉痹之患也。

　　陈阿胶二钱　北沙参钱半　川贝母三钱　地骨皮钱半　川石斛二钱　橘白八分　西洋参一钱　甜杏仁三钱　炒知母钱半　花粉二钱　枇杷露二匙

　　劳伤吐血，渐至火铄肺金，多咳咽痛。已成喉痹，难治也。

　　炒阿胶二钱　麦冬钱半　生蛤粉四钱　冬桑叶钱半　川斛钱半　橘白一钱北沙参钱半　川贝三钱　人中白二钱　枇杷叶二片　甘蔗二寸许　橄榄二枚

【校注】

[1] 也：《草记》后加"盛暑防虚脱"。

[2] 橘白：《草记》作"橘红"。

[3] 生藕：原为藕汁，据《草记》改。

[4] 复诊：原无此诊案，据《草记》补入。

[5] 麦冬：《草记》案无此药。

[6] 肝肾：《草记》无"肾"字。

[7] 清：原无此字，据《草记》补入。

[8] 生藕：原无此药，据《草记》补入。

[9] 二日：《草记》作"一二日"。

[10] 神：《草记》作"伦"。

[11] 数，时一止为促：《草记》作"十余至一歇为促"。

[12] 下：《草记》作"血"。

[13] 生藕：原为藕节，据《草记》改。

[14] 胸闷：《草记》作"胸痞"。

[15] 阳：《草记》作"阴"。

[16] 山茶花：药名。出自《本草纲目》。又名红茶花。有凉血、止血、散瘀的功效。

[17] 渴：《草记》作"燥"。

[18] 寸：《草记》作"尺"。

[19] 肺金：《草记》作"肺经"。

［20］肝火:《草记》作"肝木"。

［21］枇杷露:原为枇杷叶,据《草记》改。

［22］前:原无此字,据《草记》补入。

［23］内:《草记》作"大"。

［24］杏仁:原无此药,据《草记》补入。

［25］枇杷叶:原无此药,据《草记》补入。

［26］接服方:原无此方,据《草记》补入。

［27］肝肾:《草记》作"肺肝肾"。

［28］丸方:原无此方,据《草记》补入。

［29］咳血:《草记》作"咳痰血"。

［30］橘叶:原无此药,据《草记》补入。

［31］非怯症也:原无此句,据《草记》补入。

［32］复诊:原此案另立,据《草记》改之。

［33］复诊:原无此案,据《草记》补入。

［34］枇杷叶:原无此药,据《草记》补入。

［35］川斛:《草记》案无此药。

● 【评析】

　　吐血指血从口中吐出,无明显呕恶或咳嗽。本节吐血病证包括上消化道出血之呕血及呼吸系统之出血,从案例看大多兼有咳嗽逆呛,或方中有紫菀、杏仁、贝母等治咳药,故以呼吸系统出血为多。吐血之因总不离血络受伤,且以阴虚络伤为多,故何书田治取滋阴凉血法,常用犀角地黄汤加减。血去过多,则气血两亏,可加入洋参、党参、冬虫夏草等补益元气;如阴阳两虚者需温补下元,可加附子、肉桂、吴茱萸等药。血证虽为血络内伤,但与脏腑虚损密切相关,何书田善用五脏相生、相克法治疗,可取事半功倍之果,如培土以生金,益金以生水,滋水以涵木等相生之法,肝木得以柔养,则阳潜火息,使木不乘土、侮金,即相克有度而不过,则胃络、肺络得宁而血不外溢。此外,何书田亦重视络中积瘀,治以通达营络,以通为补,常用当归、茜草根、郁金、桃仁、丹皮、花蕊石等药,使瘀血去,出血止,新血生。

遗精

● 【原文】

清泄龙雷之火^[1]，则头晕、遗泄可止矣。

川黄连四分　石决明四钱　小生地三钱　肥知母二钱　广橘白^[2]一钱
黑山栀二钱　牡丹皮二钱　料豆皮钱半　福泽泻二钱

少阴君火不静，相火因之而动，则滑泄不已，六脉沉微，头晕神困，非小恙也。暂拟清泄一法。

米炒川黄连四分　盐水炒知母二钱　沙苑子二钱　山药二钱　茯神二钱
苡仁二钱　牡丹皮二钱　盐水炒黄柏二钱　柏子霜二钱　牡蛎四钱　芡实二钱

君火过甚，相火引之而动，则不时梦泄矣，至咳痰带红，此属下焦火炎所致。急宜静养，勿烦为嘱。

原生地四钱　牡丹皮二钱　川贝母二钱　淮山药二钱　芡实二钱　炙龟板四钱　麦冬肉三钱　肥知母二钱　白茯苓三钱　橘白一钱

坎离不交，滑泄久缠，阴亏火炽，夜卧不安，日间时有精溢，脉散数而不摄。全属阴亏之象，难许调治获痊也。

炒熟地四钱　牡丹皮钱半　山萸肉二钱　白茯神三钱　山药二钱　炙龟板四钱　紫石英三钱　五味子四分　酸枣仁三钱　龙骨三钱

阴亏，水不制火，心跳神摇，梦寐遗滑，小便短数，有时不禁，脉形振宕不定。此手足少阴两亏之验，非浅恙也。宜静养勿烦为嘱。

炒黄连四分　原生地四钱　白茯神三钱　酸枣仁三钱　牡丹皮二钱　炒黄柏二钱　炙龟板四钱　远志肉一钱　龙骨三钱　灯心草一钱

气阴两亏，脱肛精滑。舍补无策。

大熟地四钱　炒归身二钱　西潞党二钱　淮山药二钱　炙甘草四分　炒萸肉二钱　炙五味四分　制于术钱半　白茯苓三钱　炙升麻四分

劳伤结瘰，阴虚滑泄，证关肝肾两经。年少患此，不易愈也。

中生地四钱　沙苑子二钱　肥知母二钱　淮山药二钱　生牡蛎四钱　炙龟板四钱　牡丹皮二钱　炒黄柏二钱　白茯苓三钱　芡实一钱

真水亏，相火炽，精关不固，梦泄频作，脉弦细而数。当从少阴补纳。

大熟地四钱　沙苑子二钱　炒萸肉二钱　五味四分　淮山药二钱　茯苓三钱　炙龟板四钱　麦冬肉二钱　煅牡蛎四钱　芡实二钱　湘莲肉二钱

心肾不交，矫阳滑泄，夜不得寐。阴亏极矣，难许痊愈。

原生地四钱　炒知母二钱　白茯苓三钱　炒远志一钱　龙齿二钱　煅牡蛎四钱　炙龟板四钱　淮山药二钱　酸枣仁四钱　菖蒲二钱　赤金箔三分

固阴敛精为主治。

西党参三钱　炙龟板四钱　丹皮二钱　茯神二钱　煅牡蛎四钱　龙骨[3]二钱　大生地四钱　山萸肉　知母钱半　柏子霜二钱　金樱子二钱　山药二钱

心悸梦泄，脉细鼻衄。坎离不交，阴亏内热也。

原生地四钱　麦冬肉三钱　牡丹皮二钱　酸枣仁三钱　白茯神三钱　炙龟板四钱　肥知母二钱　炒远志一钱　柏子霜二钱　煅牡蛎四钱

阴虚于下，火炎于上，不时心悸遗泄，脉来弦细。此关手足少阴之症，急切未易霍然。

西党参四钱　原生地四钱　白茯神三钱　柏子霜二钱　炒川连四分　粉丹皮二钱　酸枣仁三钱　煅牡蛎四钱　炙龟板四钱

水亏火炽，精关不固。当从少阴补纳，节欲为要。

怀熟地　五味子　煅牡蛎　麦门冬　茯神　龟板　淮山药　柏子仁　白莲须　加芡实

● 【校注】

[1] 龙雷之火：指寄藏于肝肾等处的相火。龙为阳物，故藏于坎水中，雷为震卦而属木。《医学正传》卷一："然而相火固无定体，在上则寄于肝胆、胞络之间，发则如龙火飞跃于霄汉而为雷霆也；在下则寓于两肾之内，发则如龙火鼓舞于湖海而为波涛也。"

[2] 橘白：《草记》作"橘红"。

[3] 龙骨：原为龙齿，据《草记》改。

● 【评析】

遗精的发生多由肾虚而精关不固，阴虚火旺，湿热下注，扰动精室等所致。本节案例多责之于心肝肾三脏，如肝肾相火妄动；心火过甚，引动相火；阴亏火炽，心肾不交等，治以清泄炽火，药如黄连、知母、黄柏；滋阴固摄，六味地黄丸是为基本方，加金樱子、芡实、牡蛎等药。此外，有气阴两虚，气陷失固而见脱肛精滑者，治宜益脾补肾，用六味地黄丸合四君子汤加减治之。

淋浊

● 【原文】

清利膀胱湿热为主。

炒川连四分　小生地三钱　生苡仁二钱　赤苓三钱　甘草稍四分　炒黄柏二钱　牡丹皮二钱　川萆薢二钱　泽泻钱半　淡竹叶二片

少阴络伤，膀胱气滞，所以小溲作痛。茎中上连少腹，若不通利，终恐溺后带血。青年患此，非旦夕可以奏效[1]。

原生地四钱　川连四分　炒黄柏二钱　甘草稍四分　赤苓三钱　琥珀末五分　炙龟板四钱　知母二钱　牡丹皮二钱　车前子二钱　泽泻二钱

复诊：前用滋阴通便法，小便已利，少腹胀满渐松，而下元不固，梦寐中连次遗溺。此气虚不能摄阴也，法当气阴并补。

西党参二钱　炙甘草四分　炒生地三钱　牡丹皮二钱　南芡实二钱　制于术二钱　白茯苓三钱　沙苑子二钱　淮山药二钱　煅牡蛎四钱

阴络内伤，溺浊久缠，兼下血块，真水亏竭也。急须节劳调治。

炒阿胶二钱　牡丹皮钱半　川断肉一钱　煅牡蛎五钱　茯神三钱　枣仁三钱　炙龟板四钱　炒知母二钱　怀山药钱半　象牙屑八分　远志钱半　柏子霜二钱

阴虚湿热下注，遗溺沙淋并发，君相二火内炽，六脉细弱。当用知柏八味法。

大熟地四钱　炒知母二钱　山药二钱　牡丹皮二钱　泽泻钱半　白莲粉钱半　炙龟板四钱　炒黄柏二钱　茯苓三钱　川萆薢二钱　牡蛎四钱

淋浊有年，遇劳尤甚。此关阴络内伤所致，在力田者[2]尤难治。

　　　　　　　　　　　　　　何书田医著八种校评

川黄连四分　小生地三钱　牡丹皮二钱　白茯苓三钱　车前子三钱　淡黄芩一钱　炙龟板四钱　沙苑子三钱　福泽泻二钱　瞿麦二钱

阴虚溺痛。以滋肾法加味治之。
上肉桂二分　炒熟地四钱　萸肉二钱　炒黄柏钱半　泽泻钱半　血珀末四分　西党参二钱　炙龟板四钱　知母钱半　车前子三钱　茯苓二钱

淋浊阴虚，恶寒气喘，神色暗晦，脉象沉数。病势不浅矣[3]。
熟地炭四钱　制附子五分　山萸肉二钱　淮山药二钱　生杜仲二钱　炙龟板四钱　炙五味四分　煅牡蛎四钱　白茯苓三钱　川断肉一钱

淋浊久缠，阴竭溺痛，六脉细微，舌裂脱液。大虚之候，殊难痊愈。
西党参二钱　炙龟板四钱　牡丹皮钱半　白茯苓三钱　山药二钱　大熟地四钱　山萸肉钱半　炒知母二钱　煅牡蛎四钱　芡实二钱

肾主两便，小溲淋沥而大便不爽，非阴虚而何？脉左尺沉细，此其明证也。
上肉桂　淡苁蓉　肥知母　炒怀膝　车前子　大熟地　白归身　炒黄柏　文陈皮　琥珀末

● 【校注】
［1］效：《草记》后加"并须节劳慎养是嘱"。
［2］在力田者：指在田地劳力作农活者。
［3］矣：《草记》后加"拟用温补下元法"。

● 【评析】
淋浊即指淋证，淋证是以小便涩痛，滴沥不尽，常伴有小便急迫短数为主症的病证。有根据病因或表现将淋证分为石淋、气淋、血淋、膏淋、劳淋等五种。淋证多因湿热下注膀胱所致，日久则由实转虚，或虚实夹杂。本节案例大多为虚实夹杂证，如少阴络伤，膀胱气滞；阴虚湿热，君相火炽等，故治疗多以虚实兼顾，滋阴通利是为大法，用知柏地黄丸、导赤散等方加减。对于久病而阴阳两虚者，可予六味地黄丸加附子、杜仲、五味子等药。

溺血

● 【原文】

溺血[1]便浊，缠绵不已，能无腰脊酸痿耶？惟有滋补而已。

大熟地四钱　山萸肉钱半　生杜仲二钱　淮山药钱半　煅牡蛎四钱　炙龟板四钱　牡丹皮二钱　川断肉一钱　白茯苓三钱　炒黄柏二钱

惊劳伤肾，溺血频下，真阴大亏矣。

原生地四钱　肥知母二钱　牡丹皮二钱　柏子霜二钱　福泽泻钱半　炙龟板四钱　炒黄柏二钱　远志肉一钱　白茯苓二钱　琥珀末八分

固阴以滋水，则溺血可止矣。

炒熟地四钱　山萸肉二钱　炒知母二钱　远志肉一钱　柏子霜二钱　炙龟板四钱　牡丹皮二钱　炒黄柏二钱　白茯神三钱　煅牡蛎四钱

复诊：迭投滋阴之法，溺血虽稀而未能止。兹从益气升清法。

潞党参三钱　炙龟板四钱　淮山药二钱　白茯神二钱　远志一钱　龙眼四枚　制于术二钱　炒归身二钱　柏子霜二钱　炒枣仁三钱　升麻三分

五六年前曾患中风，近虽不发，而心肾两亏，不耐深思，精神疲倦，小溲临了带血，脉形虚细微[2]，腰[3]间发块成疽，此内外交迫之象，势非轻浅。拟方候高明酌用。

原生地四钱　黑归身二钱　淮山药二钱　远志一钱　柏子霜二钱　泽泻钱半　炙龟板四钱　牡丹皮二钱　酸枣仁三钱　茯神三钱　琥珀末五分

复诊：溺痛稍缓，小溲略通，胃气亦稍开，脉象仍形尫细。少阴真水久亏，郁火内炽，致成膏淋，尚未离乎险途也。

原生地四钱　肉桂三分　炒知母钱半　煅牡蛎四钱　赤茯苓二钱　泽泻钱半　炙龟板四钱　丹皮二钱　炒黄柏钱半　琥珀末四分　象牙屑七分

年甫十五，情窦初开即遭剥削，少阴络伤，以致尿血频下不止，溺了作痛，按脉细软无神。当此华龄，而本实先拔，岂可轻视耶？

原生地　肥知母　牡丹皮　茯神　枣仁　血珀末　炙龟板　炒黄柏　柏子霜　远志　龙眼

复诊：前用清通利窍之法，尿血日渐稀少，而小溲短数不禁。不特真阴大亏，而痛已经久，气分亦伤，无怪其不能收摄也。目前虽有华色，然根元甚薄，调理殊难，拟丸方常服。

党参　炙龟板　归身 (炒)　山药　茯神　远志　芡实　生地　沙苑子　丹皮　炙草　枣仁　柏仁　龙眼

溺血久缠，小溲淋漓作痛，火升气喘。真阴亏极矣，不易愈。

炒熟地 (沉香拌)四钱　上肉桂四分　炒黄柏 (盐水拌)二钱　萸肉二钱　车前子钱半　炙龟板四钱　炒知母 (盐水拌)钱半　炒怀膝 (盐水拌)钱半　赤苓二钱　象牙屑八分

少阴络伤，小溲临了则有鲜血，脉细弱无力。阴虚极矣。

小生地　肥知母　牡丹皮　远志　车前　琥珀　炙龟板　炒黄柏　柏子仁赤苓　泽泻

阴络内伤，溺中带血，此由劳动所致，久恐血淋。以清阴凉润为治。

细生地四钱　肥知母钱半　厚杜三钱　川萆薢钱半　建泽泻钱半　牡丹皮二钱　炒黄柏钱半　生苡仁三钱　炒车前三钱　琥珀末五分

便血溺血。阴络伤也。

炒生地三钱　炒黄柏二钱　生苡仁二钱　生甘草四分　赤茯苓三钱　炒黄连四分　牡丹皮钱半　川萆薢二钱　木通四分　福泽泻钱半

复诊：少阴阳明之络并伤，溺血止，而便血频下，何能速效耶！

炒阿胶二钱　焦白芍钱半　炒远志一钱　炒苡仁三钱　地榆炭二钱　炒归身二钱　白术炭二钱　炒枣仁三钱　白茯苓二钱　血余灰八分

积劳内伤，溺血而兼便血，肌瘦骨蒸，汗喘不止，脉象如丝。此劳怯之最重者，防其日剧。西党参　大熟地　淮山药　白茯神　远志　牡蛎　炒冬术　炒归身　炙甘草　炒枣仁　血余灰

● 【校注】

[1] 溺（nì）血：溺，即尿。又名尿血、溲血。指血随小便排出而无疼痛。本证可见于肾结核、尿路感染、尿路结石、泌尿系肿瘤等多种疾病中。

[2] 微：《草记》"微"后加"数"字。

[3] 腰：《草记》"腰"后加"脊"字。

● 【评析】

临床上一般以痛为血淋，不痛为尿血。尿血多因热蓄肾与膀胱导致，或因脾肾两虚，固摄无力所致，临证亦多虚实夹杂。何书田治疗多从补肾通利，健脾摄血入手，前者以知柏地黄丸加减，后者以归脾汤出入。他还常用琥珀以利水通淋，活血化瘀，使溢于脉外之血得除；用象牙屑以清热祛邪、敛疮，使受伤之尿路得以清创愈合。此思路真可谓妙极。

汗

● 【原文】

心营内亏，虚阳浮动，不时多汗烦躁，脉象浮弦不摄。此由积劳内伤所致。

西潞党　陈阿胶　紫丹参　紫石英　远志　枣仁　炙龟板　炒归身　料豆皮　白茯神　金箔　龙眼

● 【评析】

汗证根据临床表现可分为自汗、盗汗、脱汗、战汗、黄汗等。时时汗出，动辄尤甚为自汗，本节案例即是，乃因心营内亏，气虚阳浮，营卫不调使腠理开泄而汗出。治以益气养阴，宁心潜阳，阴阳调和则汗自止，方中党参、茯神益气；阿胶、龟板、料豆皮、丹参、当归、枣仁、龙眼滋阴养心；紫石英、金箔、远志宁心潜阳。

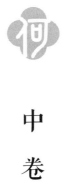

中卷

肿胀

● 【原文】

脾肾两亏，兼夹寒湿为患。舍温补中下元[1]，无良策也。

生茅术钱半　制附子四分　大熟地四钱　牡蛎三钱　茯苓皮三钱　生于术二钱　淡干姜四分　炒黄柏二钱　苦参一钱　冬瓜皮三钱

复诊：下体肿势渐退，而喘急转甚，纳减腹鸣，便溏溺短，脉象虚弦，而手渐肿，夜不安卧，全属脾肾两亏之象。夏令殊可惧也。

制附子八分　炮姜四分　炙五味四分　半夏钱半　陈皮一钱　车前子三钱　制于术二钱　熟地四钱　怀牛膝钱半　茯苓三钱　泽泻二钱　大腹皮钱半

肺脾同病，腹满所由致也。急难松减。

炒苏子钱半　炒白芍钱半　川郁金一钱　生苡仁二钱　猪苓三钱　瓜蒌皮钱半　炒怀膝钱半　新会皮一钱　大腹皮一钱　泽泻钱半

泻肺化肿主治。

炒葶苈钱半　地骨皮二钱　光杏仁三钱　茯苓皮三钱　橘白[2]一钱　红枣五枚　炙桑皮二钱　瓜蒌皮三钱　五加皮钱半　冬瓜皮三钱　大腹皮钱半

劳伤食伤，陡然腹胀，不易治也。姑与健土消食，以冀小效。

焦茅术钱半　炒厚朴一钱　广陈皮一钱　焦神曲三钱　赤苓二钱　腹皮一钱　炒枳实一钱　炒青皮二钱　川郁金八分　大麦芽二钱　冬瓜皮三钱

头胀[3]，太阳感风，久肿不退。舍宣泄一法，无他策也。

生西芪钱半　青防风一钱　光杏仁二钱　五加皮钱半　苡仁二钱　橘白[2]八分　生白术二钱　川羌活一钱　桑白皮钱半　大腹皮钱半　苓皮三钱　姜皮四分

先嗽而后腹胀者，治在肺。以肺主皮毛，肺气不利，则皮毛聚水而发肿，脉弱便短，未易即愈。法当利肺而兼以理脾之品。

旋覆花钱半　光杏仁三钱　生苡仁二钱　橘白[2]一钱　车前子二钱　冬瓜皮三钱　炒苏子钱半　桑白皮钱半　炒枳壳一钱　怀膝钱半　腹皮钱半　茯苓皮三钱

复诊：肺热脾湿，郁而内蒸，咳呛腹胀，脉形细软。殊非易治。

炙桑皮钱半　甜杏仁三钱　生苡仁二钱　炒怀膝钱半　车前子钱半　地骨皮钱半　川贝母二钱　广橘白[2]一钱　茯苓皮三钱　红皮枣三枚

脾虚[4]积湿，兼以内热阴亏，神倦面黄，脉来七至。终恐延为臌胀，难愈也。

生白术一钱　炒黄连三分　生苡仁二钱　法半夏钱半　建泽泻钱半　制附子四分　炒黄柏二钱　汉防己一钱　白茯苓三钱　冬瓜皮三钱

复诊：照前方去附子、泽泻、半夏。加生鳖甲、秦艽肉、川萆薢、木通[5]。

泄泻后，暑热交侵，纳食满闷作胀，胸次不舒，脉形弦紧，此气郁为患也。须开怀调理，否则恐腹满。

炒黄连四分　炒小朴钱半　炒白芍钱半　焦神曲三钱　茯苓[6]　陈皮一钱　焦于术钱半　法半夏钱半　川郁金一钱　煨木香四分　砂仁四分

气食凝结，兼湿痰内滞，六脉沉弦，腹胀气闭。暂用小温中汤合泻心法。

生茅术钱半　制川朴一钱　法半夏钱半　焦建曲三钱　陈皮一钱　砂仁四分　炒川连四分　淡干姜四分　广藿香一钱　川郁金一钱　赤苓三钱　车前子二钱

肝木乘土，小腹作痛，渐致胁楚腹胀，按之颇坚，神萎顿而脉细数。近鼓之候也，不易愈。拟健土泄木法。

　　　　　　　　　　　　　　　　　　何书田医著八种校评

炒川连三分　生于术二钱　宣木瓜　焦神曲三钱　新会皮一钱　泽泻钱半
淡吴萸三分　炒川朴一钱　小郁金一钱　制香附三钱　茯苓皮三钱　腹皮钱半

气郁成鼓，兼以积劳致倦。舍燥土温阳，别无计也。
制附子四分　焦茅术钱半　生苡仁二钱　广陈皮一钱　大腹绒一钱　炒白
芍钱半　法半夏钱半　五加皮二钱　带皮苓三钱　建泽泻钱半

劳伤痎疟，而致腹胀，恶寒，脉象沉微。不易治之证也。
制附子八分　生茅术钱半　法半夏一钱　大麦芽三钱　陈皮八分　苓皮三
钱　炒白芍二钱　炮姜四分　生苡仁二钱　炒青皮三钱　腹皮钱半

久痢脾虚，肝木又从而乘之，以致作胀，晨泄，每日如是，脉弦细，而腹
微膨。将有臌胀之虞，不易治。
炒川连三分　焦于术钱半　生苡仁二钱　焦神曲三钱　陈皮八分　炮姜炭
四分　焦白芍钱半　白茯苓三钱　煨木香四分　砂仁四分

肝郁伤土，又兼湿郁为患，腹臌肢肿，气喘脉沉。不易治也。
制附子四分　法半夏钱半　汉防已一钱　陈皮八分　大腹绒一钱　生白术
一钱　炒黄柏二钱　五加皮一钱　苓皮三钱　冬瓜皮三钱

肺有热而脾不运，腹满之根也。
胡黄连四分　生茅术钱半　焦建曲三钱　大腹皮一钱　陈皮八分　地骨皮
钱半　生苡仁三钱　焦楂肉三钱　茯苓皮三钱

脾[7]虚湿热为患，面黄浮肿，脉来虚数。将有肿满之虞，不可忽视。
生茅术钱半　炒黄柏二钱　法半夏一钱　陈皮八分　建泽泻一钱　生白术
二钱　生苡仁二钱　五加皮钱半　苓皮三钱　制附子四分

寒湿伤脾，先腹痛而后发胀，紧如覆釜。舍温中化湿[8]，别无良策。

制附子八分　炮姜炭三分　苡仁二钱　半夏钱半　怀牛膝一钱　泽泻一钱　炒白芍钱半　焦白术钱半　茯苓三钱　陈皮八分　大腹皮钱半　冬瓜皮二钱

平昔烦劳过度，脾土为肝木所乘，渐致腹膨如釜，脐突便缩，脉形弦细无力，殊难措手。姑与健脾抑木法。

炒黄连四分　生于术钱半　焦白芍二钱　带皮苓三钱　神曲三钱　泽泻钱半　淡干姜四分　炒川朴一钱　法半夏钱半　新会皮一钱　车前子二钱

泄痢脾伤，腹膨肢肿，六脉沉微。难治之候也。

制附子八分　炮姜四分　法半夏钱半　宣木瓜钱半　陈皮一钱　苓皮三钱　焦冬术钱半　焦茅术钱半　炒怀膝钱半　川椒目四分　腹皮一钱　车前子钱半

复诊：投温通燥湿之剂，腹胀稍松，足肿渐退，然脉象仍带沉弦。湿邪犹未尽也。

炒黄连四分　炒枳实一钱　生苡仁二钱　川郁金一钱　赤茯苓三钱　车前子钱半　生茅术钱半　法半夏钱半　炒怀膝钱半　腹皮一钱　冬瓜皮三钱

时疾后，太阴蕴热未清，积久成臌，半由用药不合所致。现在喘咳鼻干，腹热如灼。舍清泻一法，其何以为计耶？

炒川连四分　炒黄芩钱半　光杏仁三钱　通草三分　新会皮一钱　苓皮三钱　地骨皮钱半　牡丹皮钱半　大腹皮　萎皮钱半　苡仁钱半　泽泻钱半

复诊[9]：用清泄法腹胀稍舒，热势亦缓。然太阴蕴热尚未清彻，恐湿蒸则腹胀，未可知也，慎之。

劳力伤脾，脾虚则寒湿下侵而浮肿矣。

川桂枝　法半夏　汉防己　陈皮　泽泻　生冬术　生苡仁　五加皮　苓皮　姜皮

劳倦内伤，脾虚积湿，肢肿腹膨。殊非易治。

制附子　川桂枝　秦艽肉　炒怀膝　新会皮　炒冬术　法半夏　瓜蒌皮　五加皮　茯苓皮

宿痞根深，近因劳力伤脾，陡然腹满，势非轻浅。

炒川连　炒川朴　炒青皮　焦神曲　大腹皮　焦茅术　川郁金　广陈皮　茯苓皮　冬瓜皮

病后脾虚失化，渐致腹胀食减，脉弦而细，面色萎黄。不易治。

制附子四分　炒黄连三分　炒中朴一钱　防己一钱　茯苓皮三钱　腹皮一钱　炒白芍二钱　生于术钱半　生苡仁二钱　陈皮八分　冬瓜皮三钱　泽泻一钱

六郁内伤，兼之下血后肝失所养，脾土被克，腹胀不舒，纳少神倦，六脉沉细。延久即是单鼓[10]之候，殊难理治。

炒川连四分　焦于术钱半　焦神曲三钱　法半夏钱半　新会皮一钱　炒白芍钱半　炒中朴一钱　制香附三钱　赤茯苓三钱

复诊：腹胀不减，兼之溏泄，脾土伤矣。难治。

焦茅术钱半　川郁金八分　焦神曲三钱　炒青皮三钱　茯苓皮三钱　炒冬术钱半　煨木香四分　大麦芽三钱　广陈皮八分　大腹皮钱半

证属寒湿内侵，脾土受伤，而致腹胀足肿。难许速愈。

炒于术钱半　炮姜炭四分　生苡仁二钱　猪苓三钱　新会皮六分　大腹皮一钱　焦茅术钱半　法半夏一钱　宣木瓜二钱　苓皮三钱　泽泻钱半　生姜皮四分

向有结[11]痞，复兼劳伤吐血，吐后腹胀，服舟车丸而得松。现在又有腹胀之象，脉形细数。劳伤与臌胀兼病，不易治。

炒川连四分　炙鳖甲　川郁金　砂仁　茯苓皮　车前　炒川朴　焦白芍
炒枳壳　苡仁　大腹皮　每朝服资生丸、金匮肾气丸各钱半，合服十朝。

复诊：投温通疏滞法，腹胀大松，脉形稍觉有力。可投补剂。

焦于术钱半　炒白芍钱半　牡丹皮二钱　带皮苓三钱　陈皮八分　砂仁四
分　安南桂四分　山萸肉钱半　福泽泻钱半　大腹皮钱半　车前子钱半

资生丸、肾气丸每朝仍各用一钱，合服。

疟久肝脾两伤，痞满作胀，渐致肌削肢肿，大小便俱不利，甚则便泄下
痢，脉弦而空。知脏阴内损，及于下元矣。势已棘手难治。

炒于术钱半　炒白芍钱半　半夏钱半　焦麦芽二钱　带皮苓三钱　猪苓三
钱　炮姜四分　炒苡仁二钱　陈皮一钱　煨木香四分　大腹皮钱半　泽泻钱半

劳力内伤，肝脾俱病，以致疟久不止，痞胀腹膨，神色萎顿，脉形弦细。
鼓证之根不浅矣。舍温补无策。

制附子六分　焦冬术一钱　菟丝二钱　法半夏钱半　苓皮三钱　泽泻钱半
上肉桂四分　炒白芍钱半　枸杞钱半　广陈皮一钱　煨姜大枣二枚

大泻后脾肾两亏，下体发肿。恐延久上升，腹满，不可不虑也。急投温
补，或可奏效。

制附子八分　炒白芍钱半　枸杞子二钱　炮姜炭四分　陈皮一钱　制于术
钱半　菟丝子二钱　补骨脂钱半　带皮苓三钱　泽泻钱半

复诊[9]：肢肿渐退，恶寒筋收，神倦脉弱，此由脾阳亏弱所致。舍温补
无策。

黄芪二钱　菟丝子二钱　枸杞子钱半　归身二钱　制附子八分　桂枝四分
白术钱半　陈皮一钱　茯苓三钱　煨姜四分　大枣二枚

向有痔漏之患，现今两肋胀满，右关脉弦，肝木犯胃也。当用培土之剂。

西党参二钱　炙草四分　广陈皮一钱　炒白芍钱半　木香四分　煨姜四分

　　　　　　　　　　　　　　　　　　何书田医著八种校评

制于术钱半　茯苓三钱　炒归身二钱　川郁金一钱　大枣二枚

经阻数月，周体肿胀，面黄肢浮，脉沉而微。此脾阳不振，非浅恙也。

制附子六分　炮姜炭四分　法半夏一钱　秦艽一钱　带皮苓三钱　五加皮钱半　炒白芍钱半　生白术钱半　炒苡仁二钱　陈皮八分　冬瓜皮三钱

复诊：照前方去白术、秦艽、五加皮、冬瓜皮。加制于术、炒熟地、山萸肉、车前子。

再复：肢肿稍退，腹胀未舒，此脾肾两亏所致。证属棘手，安望其通经耶！

上肉桂四分　炒白芍钱半　炒怀膝钱半　生苡仁三钱　泽泻钱半　大熟地四钱　焦于术钱半　制香附三钱　茯苓皮三钱　腹皮一钱　山茱萸[12]钱半

脾肾两亏，而致面浮足肿，兼之泄泻。舍温补无他策。

制附子五分　制于术一钱　菟丝子二钱　法半夏钱半　陈皮八分　煨姜三分　西党参二钱　炒白芍钱半　补骨脂钱半　白茯苓三钱　砂仁四分

劳伤，脾肾两亏，而致腹满，六脉沉微。不易治之证也。

制附子四分　焦于术钱半　菟丝子一钱　茯苓皮三钱　陈皮一钱　赤肉桂三分　炒白芍钱半　法半夏一钱　大腹皮一钱　泽泻钱半

复诊：单腹胀之根已深，前用温补小效，愈期终不敢许。仍依前法加减。

制附子四分　大熟地四钱　甘枸杞钱半　炒怀膝钱半　泽泻钱半　车前子钱半　赤肉桂三分　炒白芍钱半　炒冬术钱半　茯苓皮三钱　腹皮一钱

久泻脾虚，致成鼓证，溲短脉微，难治之候。惟有温补中下焦[13]一法而已。

制附子六分　焦冬术钱半　补骨脂钱半　煨肉果四分　苓皮三钱　陈皮一钱　炮姜炭四分　菟丝子二钱　炒苡仁二钱　川椒目四分　腹皮钱半　车前子钱半

脾虚寒湿下侵，体浮囊肿，非浅恙也。治以温宣为主。

生茅术一钱　制附子六分　半夏钱半　五加皮一钱　木瓜二钱　大腹皮钱半　生于术钱半　川桂枝四分　陈皮一钱　葫芦巴二钱　猪苓二钱　茯苓皮三钱

火衰脾困，而致腹胀成鼓，不易治也。姑与真武法加味。

制附子五分　炒白术钱半　菟丝子二钱　陈皮八分　大腹皮一钱　焦白芍钱半　炮姜三分　法半夏钱半　苓皮三钱

产后营虚气郁，致来肿满之候，殊非易治。暂与开郁消肿法。

焦茅术钱半　川郁金一钱　新会皮一钱　五加皮二钱　大腹皮钱半　制香附三钱　法半夏钱半　瓜蒌皮钱半　茯苓皮三钱　冬瓜皮二钱

年近七旬，气血两亏，先发黄而后腰痠腹胀，六脉空虚，已成虚鼓矣。难许痊愈。

制附子七分　大熟地四钱　半夏钱半　带皮苓三钱　怀牛膝钱半　泽泻钱半　生白术钱半　枸杞子二钱　陈皮八分　生苡仁二钱　大腹皮一钱

阴虚腹胀。用都气法而稍松，兹仍用前方加减，以冀再得佳境为妙。

熟地四钱　龟板四钱　山萸萸一钱五分　茯苓三钱　泽泻一钱五分　附子七分　五味子四分　山药一钱五分　丹皮二钱　车前子一钱五分

复诊：叠投都气之法，腹胀已减五六，今用肾气丸加减，冀收全效。然须保养是嘱，否则恐复发。

肉桂三分　附子六分　熟地五钱　山萸萸二钱　五味子四分　淮山药二钱　枸杞子二钱　泽泻一钱五分　粉丹皮一钱五分　茯苓皮二钱

二复：前方去肉桂。加白术、牛膝。

劳伤失血，渐致腹满筋露，此阴虚之候也。不易治。

　　　　　　　　何书田医著八种校评

熟地四钱　山萸肉二钱　丹皮二钱　山药一钱五分　五味子四分　炒怀膝一钱五分　车前子二钱　泽泻一钱五分　带皮苓三钱　大腹皮一钱

先患溏泄，后起腹胀，脐平欲突，六脉细弱。脾土内伤失于运化，单鼓成矣，不易治。

焦于术一钱五分　川连四分　炒厚朴一钱　枳实一钱五分　法半夏一钱　陈皮一钱　青皮二钱　建曲三钱　茯苓三钱　猪苓一钱五分　大腹皮一钱　砂仁四分

肾水内亏，命火不能生土，以致腹胀脐凸，六脉沉微无力，不易治也。姑与温补下元法，得小效为幸。

炒熟地四钱　上肉桂四分　制附子六分　山萸肉一钱五分　淮山药一钱五分　五味子四分　炒牛膝一钱五分　陈皮八分　带皮苓三钱　泽泻一钱五分　大腹皮一钱

先吐血而后鼻衄，营阴之伤已不待言。现患肢肿气喘，六脉空数，虚极成鼓之象也。不易治，姑与都气法。

炒熟地四钱　山萸肉一钱五分　炒白芍一钱五分　炒牛膝一钱五分　制附子六分　淮山药一钱五分　五味子四分　粉丹皮二钱　茯苓皮三钱　泽泻一钱五分　冬瓜子三钱

积瘀吐泻，营虚气无所归，徒然腹大如釜，气喘便闭。如何能愈耶？

炒熟地四钱　上肉桂四分　制附子六分　山萸肉一钱五分　淮山药一钱五分　粉丹皮二钱炒牛膝一钱五分　带皮苓三钱　泽泻一钱五分　炒车前子一钱五分

复诊：营虚鼓胀[14]，前用《金匮》法毫无善机，胀势日甚，危险极矣。再与一方，以徇来意。

前方去牛膝、山萸肉、丹皮。加焦白术、炒白芍、大腹皮、川椒目、葫芦巴。

始患湿癣，过服猛剂，渐致脾土内损，阴水失养，足肿不温，腹满口燥，已近虚鼓之门。殊难见效。

制附子六分　炒熟地四钱　五味子四分　炒怀膝钱半　福泽泻钱半　制于术钱半　炒白芍钱半　炒山药钱半　茯苓皮三钱　大腹皮一钱

好茶积湿，足先肿而后归于腹。难治也。

生白术一钱五分　法半夏一钱五分　茯苓皮三钱　大腹皮一钱五分　制附子八分　陈皮一钱　生薏仁二钱　加砂仁四分　炒中朴一钱

先患三消，而后腹满，脉细，舌滑，真阴大亏矣。不易治。

制附子八分　萸肉二钱　怀膝钱半　陈皮八分　茯苓皮三钱　大腹皮钱半　炒熟地四钱　五味四分　山药二钱　泽泻二钱　车前子二钱

痫厥之证久愈。近患纳食胀满，气机窒滞，得运动始安，左关尺沉细无力，精神疲困。此由精[15]泄阴亏，下元火衰，不能生土所致，延久防其腹满。治以温补中下二焦为主。

制于术钱半　炮姜炭四分　菟丝子二钱　法半夏钱半　陈皮一钱　制附子八分　炒白芍钱半　补骨脂钱半　白茯苓三钱　砂仁四分

宿瘀大下，腹胀，足疮，络伤，积湿所致。立春节恐有吐下交作之变。

旋覆花钱半　花蕊石二钱　炒怀膝钱半　赤苓三钱　砂仁末四分　炒归尾二钱　小郁金一钱　生苡仁二钱　陈皮一钱

积瘀吐泻后，宿痞顿消，而营阴大困，腹胀所由致也。舍温补无以为计，然鼓根难脱。

制附子　大熟地　萸肉　广陈皮　苓皮　建泽泻　赤肉桂　炒白芍　山药　炒怀膝　车前

积劳内伤，吐瘀腹胀，两尺沉微，虚鼓之候也。舍温补[16]无策。

制附子四分　焦白术钱半　炒白芍钱半　炒怀膝钱半　泽泻钱半　车前钱半　炮姜炭四分　炒熟地四钱　五味子四分　茯苓皮三钱　腹皮一钱

复诊：证本营虚腹胀，用温补而胀势渐松，舍此又奚策耶？

制附子八分　炒熟地四钱　萸肉钱半　枸杞钱半　炒怀膝钱半　苓皮三钱　炒白术一钱　炒白芍钱半　菟丝子二钱　炒山药钱半　车前子钱半　陈皮一钱

丸方：制附子八分　炒白芍钱半　枸杞子钱半　白茯苓三钱　建泽泻钱半　炮姜炭四分　山萸肉钱半　炒怀膝二钱　炒白术二钱　炒熟地四钱　五味子三分　广陈皮八分

大腹皮煎汤泛丸。

去冬吐血后，阴亏气不归根，喘急日甚，肢浮腹满，六脉虚弦无根，不易治之证。姑与《金匮》肾气法，未知稍效否？

制附子六分　炒熟地四钱　五味子三分　牛膝[17]钱半　泽泻钱半　车前子三钱　赤肉桂四分　山萸肉钱半　山药钱半　茯苓皮三钱　腹皮钱半

下元火衰，阴虚梦泄所致，安得不肿满耶？前进温补，已见小效。昨又食冷呕吐，中气虚寒，势不能即投补阴之药，此证之所以多反复也。此方暂服，接方开后。

制附子　炒冬术　菟丝子　陈皮　白茯苓　淡干姜　煨益智　炒山药　泽泻

接方：制附子　炒冬术　菟丝子　炒山药　泽泻　大熟地　煨益智　补骨脂　白茯苓　小茴

疮后阴虚浮肿，脉象微弦无力，重患也。舍补别无他策。

制附子　大熟地　怀膝(炒)　牡蛎(煅)　茯苓皮　大腹皮　炒冬术　山萸肉　陈皮　泽泻　葫芦巴

复诊：服前方胀势略松，然命火衰微，不能蒸化谷食，腹胀颇坚，六脉沉微不振，终难收全功也。不得已用肾气法为治。

制附子　大熟地　炒冬术　炒怀膝　建泽泻　上肉桂　山萸肉　炒山药　茯苓皮

素体虚弱，春间下痢后，腹胀日甚。现在气喘肌削，背脊觉有气上冲，有升无降，脉形沉数无力，两尺为甚。此脾肾命三经俱病而成此剧疾，无能为计也。暑天防其汗喘而脱。

制附子　焦于术　大熟地　淮山药　茯苓皮　上肉桂　鹿角霜　山萸肉　煅牡蛎　建泽泻

● 【校注】

［1］中下元：原为"下元"，据《草记》改。

［2］橘白：《草记》作"橘红"。

［3］头胀：原为"头肿"，据《草记》改。

［4］脾虚：《草记》作"脾土"。

［5］木通：《草记》作"木瓜"。

［6］茯苓：《草记》案无此药。

［7］脾：《草记》作"阴"。

［8］温中化湿：《草记》作"温补中元"。

［9］复诊：原无此诊，据《草记》加入。

［10］单鼓：病名。即鼓胀。

［11］结：《草记》作"积"。

［12］山茱萸：原无此药，据《草记》加入。

［13］中下焦：原为"下焦"，据《草记》改。

［14］鼓胀：病证名。又指气胀，单腹胀。是以腹皮绷急如鼓，中满膨胀

为主症的疾患。据病因及证候的不同，有气鼓、水鼓、血鼓、虫鼓、食鼓等各名。

[15] 精：《草记》作"遗"。

[16] 温补：原为"补"，据《草记》改。

[17] 牛膝：原为"菟怀膝"，据《草记》改。

● 【评析】

水溢肌肤为肿，气滞于中为胀。本节所述病证包括水肿、腹胀、鼓胀等。何书田论水肿注重肺脾肾，病初起，或病未深入，治以宣泄，泻肺化肿，利肺理脾等法，方如五苓散、五皮饮、苓桂术甘汤加葶苈子、苏子、杏仁等药；病久脾肾阳虚夹寒湿、寒饮，治宜温补下元，温通疏滞，方如真武汤、肾气丸等，如内热阴亏，可加熟地、鳖甲、黄柏等药。论腹胀、鼓胀则治从肝脾肾入手，如气郁腹胀，肝木乘土欲作鼓胀，治以理气消导，健土泄木，药如白术、茯苓、黄连、木香、神曲、白芍、郁金、大腹皮等；如劳伤鼓胀，则温宣、温补同用，可以真武汤加菟丝子、枸杞、补骨脂、肉桂等药；阴虚者加地黄、五味子等药；虚甚者，可合以资生丸、肾气丸以增疗效。

痞积

【原文】

痞满作胀，肝脾气滞所致，将成单鼓矣。不易治。

炒川连四分　焦茅术钱半　赤茯苓三钱　制香附三钱　陈皮一钱　炒中朴一钱　法半夏钱半　炒青皮二钱　大麦芽三钱　川郁金八分

气郁食郁，腹作胀，而胸结不舒，脉弦劲不和。此木来乘土之候，延久防成鼓。暂拟疏肝化滞，以觇进退。

炒白芍　炒枳实　半夏　川郁金　赤苓　冬瓜皮　炒归须　瓜蒌仁　陈皮　黑山栀　泽泻

复诊：服前方，胸次结滞渐舒，脉弦亦和。拟从肝脾和理，勿过劳多食为嘱。

炒白芍　炒川连　炒枳实　黑山栀　泽泻　炒归须　焦茅术　广陈皮　赤茯苓

疏肝化痞主治。

生鳖甲　炒归须　制香附　青皮(炒)　赤茯苓　炒白芍　川郁金　焦神曲　陈皮

气郁成痞，纳食窒塞不化。久防腹满。

焦茅术钱半　炒枳实一钱　广陈皮一钱　黑山栀钱半　砂仁末四分　炒川朴八分　法半夏一钱　焦建曲三钱　制香附三钱

宿食结痞[1]作胀，且曾下积瘀，终恐腹满。

制香附三钱　川郁金一钱　焦建曲三钱　生苡仁二钱　赤苓三钱　炒白芍二钱　炒青皮一钱　炒黄芩钱半　冬瓜子[2]三钱　泽泻钱半

肝郁营滞，脘痞腹胀。以疏和为主。

赤肉桂七分　制香附三钱　川郁金一钱　莪蔚子二钱　赤苓三钱　炒归须二钱　川楝子一钱　瓜蒌皮三钱　炒怀膝钱半　陈皮一钱

肝郁成痞，中虚受侮，神色萎顿，脉形弦紧而数。此由积劳忧郁所致。立春腹胀可虞也，治之不易。

炒川连四分　焦茅术钱半　制香附三钱　川郁金八分　陈皮一钱　砂仁四分　黑山栀钱半　炒川朴八分　焦神曲三钱　法半夏钱半　赤苓三钱

肝郁气滞，脘次作痛成块，食不下化，大便闭结。此五积之中痞气也。不易治。

姜汁炒川连四分　淡干姜四分　瓜蒌仁钱半　归尾钱半　瓦楞子三钱　槟榔钱半　上肉桂四分　炒枳实一钱　炒白芍钱半　郁金一钱　川楝子钱半

肝木侮中，痞气塞逆，时欲作胀，脉弦细不柔。此六郁中之气郁也。久防反胃呃逆。

姜汁炒川连四分　炒白芍钱半　代赭三钱　怀牛膝钱半　山药[3]　新会皮八分　淡干姜四分　法半夏钱半　郁金八分　瓜蒌皮钱半　佛手八分

丸方：潞党参二钱　旋覆花钱半　淡干姜四分　炒白芍钱半　广藿八分　白茯苓三钱　炒于术钱半　代赭三钱　法半夏钱半　炒苏子钱半　益智钱半　新会皮八分

研末，以橘叶三钱煎汤泛丸。每朝开水服四钱。

偏产后，肝郁气滞，而致痞结脘胀，形如覆碗，脉细神倦[4]。难消也。

炒川连四分　炒白芍钱半　黑山栀二钱　川郁金一钱　陈皮八分　炒川朴八分　制香附三钱　焦建曲三钱　法半夏钱半　砂仁四分

产后血虚，积郁成痞，久痛不止，纳食格滞不舒，脉细，神倦，不易治之症也。姑与清疏一法。

　　姜汁炒川连四分　　炒白芍一钱　　制香附三钱　　黑山栀钱半　　郁金一钱　　橘叶七片　　上肉桂四分　　炒中朴钱半　　焦神曲三钱　　炒谷芽三钱　　陈皮一钱

　　疟后阴虚结癖，渐至腹满而坚，不易消去也。
　　炒柴胡八分　　生茅术钱半　　草果仁一钱　　小青皮二钱　　陈皮八分　　荷叶一角　　生鳖甲四钱　　炒川朴一钱　　川郁金一钱　　焦建曲三钱　　赤苓三钱

　　疟后结痞，滋蔓成形，腹中作胀，延久必成鼓证。惟有疏消一法而已，然恐未必速效也。
　　炙鳖甲四钱　　炒白芍钱半　　制香附三钱　　青皮一钱　　茯苓三钱　　淡海蜇二两　　焦茅术钱半　　法半夏钱半　　炒枳壳一钱　　陈皮一钱　　地栗三枚

　　肝阴伏热，类疟久缠，以致腹痞微胀，久防成鼓。此为七情郁结使然，诸宜开怀调理为要。
　　生于术钱半　　炒白芍钱半　　制香附三钱　　川芎一钱　　法半夏一钱　　淡干姜四分　　黑山栀钱半　　焦神曲三钱　　新会皮八分

　　向有疟母，痞气攻冲，脘间痛及胁肋，右脉软，左脉弦，肝木犯胃也。暂用左金法。
　　姜汁炒川连四分　　炒白芍钱半　　川郁金一钱　　乌梅肉四分　　白茯苓三钱　　淡吴萸四分　　炒川楝钱半　　煨益智钱半　　炙甘草四分　　鲜橘叶七片

　　疟后肝阴亏损，而致结痞，久防腹满。宜丸子调理。
　　炒川连三分　　炙鳖甲四钱　　牡丹皮二钱　　法半夏钱半　　炒青皮一钱　　炒于术钱半　　炒白芍钱半　　川郁金八分　　广陈皮一钱　　焦神曲三钱
　　荷叶一张、红枣四两煎汤泛丸[5]。

痃疟不已，腹胀结痞，势必成鼓。

软柴胡　炒白芍　青皮炒　焦神曲　赤茯苓　炙鳖甲　焦茅术　陈皮　大麦芽

宿痞作胀，肝郁气滞所致，久必腹满。当从肝肾调治。

炙鳖甲四钱　菟丝子二钱　制于术钱半　川郁金一钱　新会皮一钱　炒白芍钱半　枸杞子钱半　缩砂仁四分　制香附三钱　紫石英三钱

劳力内伤，肝脾俱病，以致疟久不止，痞胀腹胀，神色萎顿，脉细而弦，鼓证之根也。舍温补无策。

制附子一钱　枸杞钱半　炒白芍二钱　半夏钱半　新会皮八分　煨姜四分上肉桂四分　菟丝子钱半　炒冬术钱半　茯苓三钱　建泽泻一钱　红枣五枚

病久脉弱，肌削神困，脘次隆起，形如覆杯，此脾积[6]也。病实脉虚，难治之候。

姜汁炒川连四分　淡干姜四分　生白术钱半　大麦芽三钱　新会皮八分姜汁炒川朴八分　炒枳实钱半　焦建曲二钱　缩砂仁四分　赤茯苓三钱

疟后，肝脾不和，脘屏气怯，苔白腻，脉细不扬。当先和降。

沉香片四分　莱菔子三钱　法半夏一钱五分　制小朴一钱五分　神曲二钱象贝母三钱　炒苏子三钱　炒枳壳一钱五分　白茯苓三钱　香乌药一钱五分花槟榔一钱五分　广木香四分　砂仁壳六分　姜竹茹一钱五分

● 【校注】

[1] 宿食结痞：《草记》作"宿痞"。

[2] 冬瓜子：原为"冬瓜皮"，据《草记》改。

[3] 山药：《草记》案无此药。

[4] 脉细神倦：原无此句，据《草记》补入。

［5］荷叶……泛丸：原无此句，据《草记》补入。

［6］脾积：古病名。又指痞气。《济生方》卷四："痞气之状，留于胃脘，大如覆杯，痞塞不通，是为脾积。"

● 【评析】

痞，指胸腹部痞满，按之不痛的疾患，如《伤寒论·辨太阳病脉证并治》："若心下满而硬痛者，此为结胸也，……但满而不痛者，此为痞。"又指腹部痞块，属积聚一类。痞积亦指过食生冷油腻所致的痞块。从本节案例看，有属脾胃病、肝胆病、疟疾后等多种病证，多为肝脾郁滞所致，延久则可发展为痞块、鼓胀等病证。何书田治疗以和理肝脾、气血为大法，包括疏肝化滞、疏和气血、疏消化积、和胃降气、温补滋纳等。常以白术、茯苓、半夏、陈皮、神曲等药与白芍、郁金、香附、青皮、柴胡等药同用，以疏和肝脾；用香附、川楝子、郁金与茺蔚子、当归须、肉桂同用，以调和气血；用鳖甲、象贝、海蜇、地栗等软坚化积；用沉香、槟榔、代赭石、旋覆花、苏子降逆和胃；用白芍、菟丝子、枸杞子、紫石英、党参、益智仁等药滋补肝脾肾。

噎膈

● 【原文】

痰火郁结，恐其成格[1]。

羚羊角　黑山栀　瓜蒌皮　郁金　海浮石　石决明　旋覆花　甜杏仁　橘白　炒竹茹

肺气闭塞，贲门不开，纳不下胃。治以润降之法。

羚羊片一钱　煅赭石三钱　瓜蒌皮钱半　川石斛钱半　橘白[2]八分　旋覆花钱半　光杏仁三钱　川贝母三钱　生谷芽二钱　炒竹茹一钱

气虚肝郁，纳食不下，将有膈疾之虞。非易愈也。

炒川连四分　炒白芍钱半　旋覆花钱半(绢包)　法半夏钱半　新会皮八分　淡干姜四分　西党参四钱　代赭石二钱　白茯苓三钱

气衰失化，脘次窒滞不舒，而发哕逆，脉形沉细。已近噎膈[3]之候，不可忽视。

西党参　淡干姜　炒白芍　益智仁　茯苓　上肉桂　泡吴萸　法半夏　淮山药　陈皮

好饮伤中，木郁侮土，以致呕吐便闭，痞升攻痛，脉来弦细无力。已成格疾，不易愈。

川黄连四分　淡吴萸四分　半夏钱半　蒌皮钱半　广藿香八分　新会皮一钱　淡干姜四分　炒白芍钱半　益智钱半　代赭三钱　焦谷芽三钱

气虚生痰，而致噎膈。殊不易治。

西党参二钱　代赭石三钱　淡干姜四分　广藿八分　焦谷芽二钱　檀香五

分　旋覆花钱半　法半夏钱半　瓜蒌仁[4]二钱　新会皮一钱　瓦楞子二钱

中虚，气不化津，则成膈疾[5]矣。

上肉桂四分　淡干姜四分　补骨脂钱半　半夏一钱　新会皮八分　炒竹茹一钱　西党参钱半　代赭石三钱　霞天曲钱半　瓜蒌仁[4]钱半　茯苓三钱

复诊：膈次忽通忽塞，人迎脉弦而有力，不吉之象。仍照前法加减。

西党参二钱　赭石三钱　半夏钱半　肉苁蓉二钱　霞天曲二钱　白檀香四分　旋覆花钱半　干姜四分　瓜蒌仁[4]钱半　柏子仁二钱　陈皮八分　炒竹茹一钱

气虚机滞，兼以恺郁内损，贲门不开，纳物辄吐。此噎膈之已成者，殊难奏效。

潞党参三钱　赭石四钱　瓜蒌仁三钱　广藿钱半　瓦楞子四钱　生姜汁一瓢 (冲)　旋覆花 (绢包) 二钱　半夏钱半　薤白头一钱　陈皮一钱　焦谷芽三钱　韭菜汁一瓢 (冲)

年高气衰，纳食哽咽不下。此贲门阻绝，殊非易治。

上肉桂四分 (为末,冲)　党参钱半　代赭石三钱　半夏钱半　白茯苓二钱　白檀香四分 (刨末,冲)　炒白芍钱半　旋覆花钱半　煨益智钱半　蒌仁钱半　新会皮八分　杵头糠 (绢包) 四钱

上焦气闭，下元火衰，关格所由致也。不易愈。

上肉桂四分　旋覆花钱半　瓜蒌仁二钱　油当归钱半　大麦仁三钱　淡干姜四分　代赭石三钱　肉苁蓉二钱　柏子仁二钱　新会皮一钱

复诊：(服四剂) 大便已通，能食稀粥矣，然终恐成格。仍照前方加减。

上肉桂三分　党参二钱　枸杞钱半　炒怀膝钱半　益智钱半　焦谷芽三钱　淡干姜四分　归身二钱　菟丝子钱半　法半夏一钱　陈皮八分

再复：气虚噎格，证本难治。再与一方，以为延挨之计耳。

上肉桂三分　西党参二钱　柏子霜钱半　法半夏钱半　焦谷芽二钱　淡干姜四分　白归身钱半　益智仁钱半　广陈皮钱半　饴糖三钱

下焦火衰，不能熏蒸谷食。大便闭塞，上升则发呕吐，脉象细微无力。此乃关格兼症，最难脱体。惟有温润一法而已。

上肉桂　生归身　柏子仁　淮山药　陈皮　西党参　肉苁蓉　菟丝子　白茯苓　高丽参

下不通则反乎上，关格之象也。不易治。

旋覆花钱半　炒白芍钱半　肉苁蓉二钱　瓜蒌仁二钱　新会皮一钱　代赭石三钱　油当归钱半　柏子仁二钱　法半夏钱半　沉香末[6]三分

噎膈已成，本难理治，况兼悲郁内伤，纳食愈少，痰升不降，更难疗矣。

西党参二钱　法半夏一钱五分　代赭石一钱五分　瓜蒌仁一钱五分　淡干姜四分　黑山栀一钱五分　焦谷芽二钱　旋覆花一钱五分　陈皮八分　姜汁炒竹茹一钱

始患痧疾，愈后失调，胃阳暗耗，因食冷物，骤起噎膈呕吐，右关脉弦大，重按不和。此系年高中气衰馁。勿克清肃下降，以致纳食哽咽不下，颇非易愈。

上肉桂三分 (去粗皮另磨, 冲)　代赭石 (煅) 三钱　人参五分 (另煎)　法半夏钱半　茯苓二钱　广藿香钱半　淡干姜六分　旋覆花钱半　苁蓉二钱　柏子霜二钱　橘白[2]一钱　姜汁炒竹茹四分

痧疾后失于调理，营卫大亏，胃阳日困，以致贲门不开，纳食膈噎，脉象弦而无力，呕吐发呃。难疗之候也。

上肉桂三分 (磨, 冲)　淡干姜四分　煨益智一钱五分　瓜蒌仁一钱五分　旋覆花 (绢包) 一钱五分　法半夏一钱五分　炒白芍一钱五分　焦谷芽二钱　代赭

石三钱　陈皮八分

恓郁内伤，气闭不舒，纳食噎而欲吐，且便结如羊矢，脏阴竭矣。难治也。

上肉桂四分　旋覆花钱半　半夏钱半　薤白头钱半　油当归钱半　淡干姜四分　代赭石钱半　蒌仁二钱　肉苁蓉二钱　焦谷芽二钱　陈皮[7]八分

向有遗泄之患，真阴大亏，命火失化。自去冬至今，纳食辄作哽咽，脉象左空弦而右渐弱。近乎格疾矣，治不易愈。

上肉桂　党参　陈皮　茯苓　菟丝子　高丽参　淡干姜　半夏　益智　广藿　枸杞子

复诊：脉形左三部俱弦，按之空滑，右关依然沉细。总由根底匮乏，火衰不能生土，胃无容纳之权，则噎格不能下行矣。春秋渐高，患此剧疾，恐难收全效也。仍照前方加减为治。

上肉桂　高丽参　益智仁　肉苁蓉　补骨脂　淡干姜　法半夏　广陈皮　枸杞子　韭白汁

年高气亏，痰饮停滞，以致纳食格而欲吐，六脉弦细。难愈。

上肉桂三分 (研冲)　法半夏钱半　炙甘草四分　白归身二钱　柏子霜二钱　囫囵潞党参[8] (勿切竖劈) 四钱一支　白茯苓二钱　广陈皮一钱　淡苁蓉二钱　沉香[9]四分 (磨冲)

中气衰弱，胃不开纳，六脉沉微不振。此大虚之证也，舍补无策。拟方作丸子调理[10]。

上肉桂四分 (为末，冲)　西党参四钱　炙草四分　益智钱半　菟丝子钱半　高丽参一钱　法半夏钱半　茯苓三钱　广皮八分　补骨脂钱半

以焦谷芽四两煎汤代水。

声音略清，纳谷依然哽咽，六脉虚细无神。噎膈与喉痹兼病，殊难措手。

西党参　阿胶　北杏仁　枇杷叶　藕汁　人乳　北沙参　麦冬　广橘白
燕窝屑　梨汁

肝气闭塞，纳不下胃。治以温润之法。

旋覆花　川贝母　代赭石　光杏仁　瓜蒌仁　川石斛　广陈皮　焦谷芽
加姜汁炒竹茹

● 【校注】

［1］格：意指阻格不通，格拒。又指吐逆证。《伤寒论·平脉法》："寸口脉浮而大，浮为虚，大为实，在尺为关，在寸为格，关则不得小便，格则吐逆。"

［2］橘白：《草记》作"橘红"。

［3］噎膈：病证名。症见吞咽时哽噎不顺，饮食不下，或食入即吐。多见于现代食管癌、贲门癌、贲门痉挛、食道神经官能症等疾病中。

［4］瓜蒌仁：原为"瓜蒌皮"，据《草记》改。

［5］膈疾：《草记》作"痰格"。

［6］沉香末：原为"沉香汁"，据《草记》改。

［7］陈皮：原无此药，据《草记》加入。

［8］囫囵潞党参：原为"潞党参"，据《草记》改。

［9］沉香：原为"沉香汁"，据《草记》改。

［10］拟方作丸子调理：《草记》案无此句。

● 【评析】

何书田论噎膈，阐述了多种病机，如痰火郁结、肺气闭塞、气虚肝郁、中虚气不化津、下元火衰、真阴大亏等，其中气虚肝郁尤为关键，故治疗常用旋覆代赭汤加减变化，如痰火甚者加羚羊角、竹茹、海浮石；肺气闭塞者加杏仁、川贝母；气不化津者加茯苓、柏子仁、霞天曲；火衰阴亏者加高丽参、肉桂、苁蓉、枸杞、菟丝子、当归、韭白汁等。并重视情志因素对疾病的影响，如抑郁内损、悲郁内伤等均可加重病情而难于治疗。总之，噎膈属本虚标实之证，虽以津亏液涸为主，但阳气虚损亦常并存，故何书田常用温润一法，然本病总属难治之证，正如《景岳全书·噎膈》所说："此病最不易治，既能受补，必须多服，方得渐效，以收全功，不可性急致疑，一暴十寒以自误也。"

反胃

● 【原文】

中虚木郁，兼夹湿痰，时欲呕恶吐酸，此反胃[1]之根也。及早节饮为要。

炒川连四分　炒白芍二钱　旋覆花钱半　法半夏钱半　陈皮八分　生谷芽二钱　淡干姜四分　西党参五钱　广藿八分　生益智钱半　佛手柑八分

嗜酒伤胃，呕吐，不思纳食，脉沉而软。近乎膈疾矣，难愈。

上川连四分　西潞党二钱　代赭石三钱　广陈皮八分　焦谷芽二钱　淡干姜四分　旋覆花钱半　法半夏钱半　炒白芍二钱　佛手柑八分

中虚木侮，不时呕吐酸水。治以益气和肝为主。

西党参二钱　法半夏一钱五分　姜汁炒山栀一钱五分　生益智一钱五分　淡干姜四分　新会皮一钱　炒白芍二钱　白茯苓二钱　广藿香八分　炙甘草四分　佛手柑八分

木郁吐酸，反胃之根也。治宜泄木和中。

姜汁炒川连四分　法半夏一钱五分　炒白芍一钱五分　川郁金八分　生益智二钱　姜汁炒山栀一钱五分　淡干姜四分　瓜蒌仁二钱　代赭石三钱　佛手柑八分

肝木犯中，咳逆呕吐。暂用清泄润降法。

姜汁炒川连四分　法半夏一钱五分　炒苏子一钱五分　杏仁二钱　旋覆花一钱五分　瓜蒌皮一钱五分　姜汁炒山栀一钱五分　陈皮八分　炒白芍一钱五分　广藿香八分　竹茹七分

哕恶吐酸，好酒伤胃所致也。久防噎膈。

法半夏一钱五分　淡干姜四分　陈皮八分　瓜蒌仁二钱　炒川连四分　炒白芍一钱五分　川石斛二钱　焦谷芽二钱　广藿梗八分　佛手柑八分

营液亏于下，阳气格于上，呕吐所由致也。

西党参二钱　半夏一钱五分　油当归二钱　菟丝子二钱　淡干姜四分　陈皮八分　淡苁蓉二钱　炒怀膝一钱五分　炒白芍二钱　松子仁一钱五分

饮食不调，致伤胃阳[2]之气，不时脘痛呕吐，此反胃根萌。节劳调理，勿食生冷为嘱。

炒川连四分　旋覆花钱半　法半夏一钱　川楝子一钱　炒乌梅四分　陈皮八分　黑山栀钱半　代赭石三钱　炒蒌皮钱半　川郁金八分　姜汁一匙

木郁侮土而成反胃。治以降气和中法。

旋覆花 (绢包) 一钱五分　陈皮八分　炒白芍一钱五分　郁金八分　代赭石三钱　广藿香八分　乌梅肉四分　茯苓三钱　加竹茹七分

饮酒伤中，吐酸呕恶。反胃之根不浅矣。

炒川连四分　淡干姜三分　法半夏一钱五分　旋覆花一钱五分　炒山栀一钱五分　广藿香七分　炒白芍一钱五分　白茯苓三钱　新会皮一钱　加竹茹七分　佛手柑八分

络伤瘀滞不通，而为呕吐也。

旋覆花一钱五分　小青皮二钱　炒蒌皮一钱五分　炒怀膝一钱五分　川楝子一钱　炒归须二钱　单桃仁二钱　郁金一钱　丹参一钱五分

加佛手柑八分　九香虫一钱

和肝止呕主之。

炒川连四分　法半夏一钱五分　瓜蒌仁 (炒, 研) 三钱　白茯苓二钱　泡吴萸

二分　陈皮一钱　广藿香一钱　薤白头一钱　炒白芍一钱五分

　　加九香虫五分 _(研，冲)

　　下元气[3]衰，纳食难化，欲吐。治以温胃和中为主。

　　淡干姜四分　法半夏钱半　干薤白一钱　广藿八分　焦谷芽二钱　炒白芍钱半　瓜蒌仁钱半　代赭石三钱　陈皮八分　佛手柑八分

　　中虚胃[4]寒，不时发咳呕痰，四肢困怠。拟益气和中主治。

　　西党参二钱　淡干姜四分　茯苓二钱　新会皮八分　煨木香四分　焦白术钱半　法半夏钱半　炙草四分　煨益智钱半　炒竹茹一钱

　　营虚火衰，肢节痛而纳食欲吐，非轻恙也。舍温补无策。

　　制附子八分　炒归身　菟丝子二钱　法半夏钱半　代赭三钱　焦谷芽二钱淡干姜四分　炒白芍钱半　补骨脂钱半　益智仁钱半　广藿八分　佛手柑八分

　　素体怯弱，中虚失化，下元[5]命火亦亏，以致纳食艰消，每于晚间呕吐，六脉细弱无神，恐延为噎膈之候。舍温补中下元，无他策也。

　　上肉桂三分 _(磨冲)　炒党参三钱　法半夏钱半　茯苓三钱　炒白芍一钱　姜汁炒竹茹六分　淡干姜六分　代赭石三钱　广陈皮钱半　蒌仁三钱　菟丝子钱半

　　脘痛两月，中虚胃困，纳食欲吐，六脉细微。近乎格疾。

　　上肉桂四分 _(为末、冲)　法半夏钱半　党参二钱　当归二钱　柏子霜钱半　九香虫一钱　淡干姜四分　益智仁钱半　陈皮八分　苁蓉钱半　焦谷芽二钱

　　气虚失化，火不生土，以致反胃呕吐，肌削神倦。不易治也。

　　西党参　法半夏　茯苓　代赭　炒白芍　薤白头[6]　淡干姜　益智仁　陈皮　广藿　焦谷芽

火不生土，中虚失化，以致纳食停顿，朝食暮吐。此反胃噎膈之候，舍温补无策。

制附子六分　炒冬术钱半　煨益智一钱　陈皮钱半　菟丝子二钱　淡干姜六分　法半夏钱半　炒白芍钱半　砂仁二粒 (研，冲)　补骨脂二钱

复诊：呕吐已止，遗泄又作，肾气大亏矣。仍宜温补。

制附子八分　西党参二钱　茯苓三钱　煨益智钱半　菟丝子二钱　淡干姜四分　法半夏钱半　陈皮一钱　五味子四分　补骨脂钱半

再复：助命火以培其生化之源，乃治噎膈之上策。

初诊方去术、姜、夏、益智仁、芍。加熟地、肉桂、西党参、五味子、枸杞、代赭石。

三复：迭投温补之剂，呕吐止而气仍上冲，脉象弦细而微，未见生动。不敢必其痊愈，尽力调治而已。

制附子八分　益智仁钱半　大熟地四钱　炒怀膝钱半　菟丝子钱半　西党参二钱　广陈皮八分　干河车二钱　炙五味四分　破故纸钱半

● 【校注】

［1］反胃：古代亦名翻胃。症见饮食入胃，停留胃中，朝食暮吐，暮食朝吐，或积至一日一夜，腹胀不可忍而吐。反胃可见于肠胃功能失常的病证中，亦多见于幽门梗阻、肠梗阻等疾病中。

［2］胃阳：《草记》作"阳明"。

［3］气：《草记》作"火"。

［4］胃：原为"受"，据《草记》改。

［5］下元：原为"上元"，据《草记》改。

［6］薤白头：原书为"韭白头"。疑误。

● 【评析】

反胃多因饮食不调，嗜酒等伤及胃气，致脾胃虚寒，不能熟腐水谷导致尽吐而出。从本节案例看，其病机有中虚肝郁，兼夹湿痰；络伤瘀滞不通；中虚

胃寒，甚则火不生土，中虚失化等。治疗以温中散寒化湿为主，佐以降逆和中，常用理中汤加茯苓、半夏、益智仁、谷芽、藿香、竹茹等药；瘀阻疼痛者加九香虫、桃仁、丹参；肾阳虚者加附子、补骨脂、肉桂、菟丝子等药。

呕吐

● 【原文】

（十岁）杂食伤胃，而致噫嗳呕吐，治在肝胃。

川黄连（米炒）四分　旋覆花钱半　法半夏钱半　炒乌梅四分　广陈皮八分淡干姜四分　代赭石三钱　瓜蒌仁钱半　广藿香八分　佛手柑八分

中虚，肝木乘土，屡作呕吐，最难痊愈。惟有培土抑木法。

粥汤炒川连[1]（米炒）四分　炒白芍钱半　乌梅三分　茯苓三钱　蒌仁二钱广藿八分　淡干姜四分　法半夏钱半　党参钱半　陈皮八分　代赭三钱　竹茹钱半　佛手柑八分

肝木乘土，呕吐频作，脉形弦紧。且当风木之令，未易霍然。以抑制厥阴[2]，和理阳明为治。

粥汤炒川连[1]（米炒）四分　炒白芍钱半　旋覆花钱半　瓜蒌仁钱半　广藿香八分　淡干姜四分　小郁金八分　法半夏钱半　薤白头[3]一钱　陈皮八分

● 【校注】

[1]粥汤炒川连：原为"川连米炒"，据《草记》改。

[2]厥阴：草记作厥阳。

[3]薤白头：原书为"韭白头"。疑误。

● 【评析】

呕吐是由于胃失和降，气逆于上所致病证。有虚实之分，实者多因外感病邪入侵，或饮食不节所致，呕吐有时是人体排出胃中有害物质的保护性反应，如《金匮要略·呕吐哕下利》说："夫呕家有痈脓，不可治呕，脓尽自愈。"故治疗以祛邪化浊为主。虚证呕吐多因脾虚胃阳不振所致，何书田认为中虚，肝气来犯是常见之由，故每施以培土抑木法，药如黄连、干姜、半夏、党参、芍药、乌梅、代赭石等。

噫嗳

● 【原文】

饮食失调，气虚，艰于运化，不时噫嗳[1]，胸次不舒。此木乘土位也[2]。

炒川连四分　炒白芍钱半　法半夏钱半　白茯苓三钱　焦神曲三钱　焦于术钱半　炒中朴二钱　新会皮八分　煨木香四分　砂仁四分（为末，冲）

中气不足，易饥发嗳，兼之木郁成痞，积久恐其腹胀。须节劳旷达为妙。

丸方：炒归身二钱　西党参二钱　炙草四分　炒白芍钱半　陈皮八分　砂仁四分　制于术钱半　煨木香四分　茯苓三钱　法半夏钱半　郁金八分

上为末，以煨姜、大枣煎汤泛丸。

● 【校注】

[1] 噫嗳：又称噫气、嗳气。可以是饱食之息，亦是脾胃病常见之症状。

[2] 也：《草记》后加"勿过烦郁是嘱"。

● 【评析】

噫嗳多因饮食失调，或中虚，肝气犯胃等所致，治以和胃降逆为主，佐以健脾柔肝，药如黄连、半夏、厚朴、白术、茯苓、白芍、郁金等。噫嗳常伴有泛酸，可加入瓦楞子、海螵蛸等药以制酸散结。

便闭

● 【原文】

过饱，脾胃郁遏，引动疝气，腹胀呃逆，饮即呕吐。此下不通反于上也，病势甚重，得解乃为转机。

川连（吴萸拌炒）三分　炒小朴一钱　旋覆花钱半　川楝子一钱　川郁金一钱　陈皮一钱　淡干姜六分　炒枳实一钱　代赭三钱　瓜蒌仁三钱　炒青皮一钱　竹茹五分

复诊：大便虽解，而未得畅，腹鸣气攻，脉象弦紧。防其腹大。

川连（姜汁炒）三分　炒川朴一钱　郁金一钱　蒌仁三钱　半夏钱半　香橼五分　淡干姜七分　炒枳实一钱　莱菔子钱半　木香五分　广藿钱半　砂仁三分

又复：大便得解，腹中渐松，但六脉弦紧搏大。肝脾犹未和也[1]。

川连（姜汁炒）三分　焦茅术钱半　陈皮一钱　法半夏钱半　砂仁三分　大腹绒钱半　淡干姜六分　炒枳实一钱　赤苓三钱　广藿香钱半　车前子三钱　焦饭滞一块

膀胱与大肠阻滞，大小便俱涩。治宜清利[2]之法。

细生地四钱　肥知母二钱　大麻仁二钱　生苡仁三钱　炒车前二钱　牡丹皮钱半　炒黄柏钱半　赤茯苓三钱　建泽泻二钱　川木通四分

呕吐累日，肠液枯竭，大小便闭，手足阳明病也。治宜温润。

油当归二钱　瓜蒌仁二钱　大麻仁　肥知母二钱　赤茯苓三钱　淡苁蓉二钱　柏子仁二钱　大麦仁三钱　车前子钱半　建泽泻钱半

年逾六旬，气不足而营液内亏，大便闭结，欲解而不得下，两尺脉沉微无力。当从下元温润之。

潞党参二钱　大熟地四钱　淡苁蓉钱半　炒怀膝钱半　沉香末[3]四分

炒半夏（蜜水拌）钱半　油当归二钱　柏子仁二钱　白茯神三钱

复诊：高年真水不足，两便所以艰涩也。

上肉桂三分（研末，冲）　炒熟地四钱　生归身二钱　苁蓉二钱　麦冬三钱　茯苓三钱　肥知母二钱　炒黄柏二钱　山萸肉钱半　枸杞钱半　山药二钱

丸方：肉桂四分　知母二钱　炒黄柏一钱　苁蓉二钱　山药二钱　茯苓三钱　车前子钱半　党参二钱　萸肉钱半　炒熟地四钱　枸杞钱半　怀膝钱半　泽泻钱半

研末，以淡蜜水泛丸。

平昔操劳，君火[4]吸伤真水，以致水不涵肝，肝患频作；更衣艰涩，纳少作胀，脉象细弱无神。终由津液失化，手足阳明不通快也。拟和营润肠[5]法。

炙龟板四钱　白当归二钱　柏子霜钱半　怀膝（盐水炒）钱半　茯苓二钱　元米[6]三钱　陈阿胶二钱　淡苁蓉二钱　黑芝麻一钱　金石斛钱半　枣仁三钱　人乳汁一瓢（当作一匙）

● 【校注】

　[1]也：《草记》后加"恐猝然腹大"。

　[2]清利：原为"清理"，据《草记》改。

　[3]沉香末：原为"沉香汁"，据《草记》改。

　[4]君火：原无此二字，据《草记》加入。

　[5]和营润肠：原为"和润燥"，据《草记》改。

　[6]元米：即白糯米。

● 【评析】

　便闭一般表现为大便干燥，排便困难，不能每天排便，然亦有少数患者时有便意，而大便并不干燥，但排出艰难。便闭可由多种原因所致，如本节案例

有气机阻滞、肠液枯竭、气虚营亏等，导致大肠传导功能失常而引起便闭。何书田分别予以理气温通、清热利导、温润下元、和营润肠等治法，常用枳实、厚朴、知母、生地、麻仁、当归、苁蓉等药。

哮

● 【原文】

肺俞受寒，哮喘痰升。急切不能平复。

炙麻黄五分　生黄芪二钱　炙桑皮钱半　法半夏钱半　款冬花钱半　杏霜[1]二钱　炒苏子钱半　淡黄芩钱半　橘白[2]一钱　白果肉一钱

天炎多汗，腠理不固，肺气不肃，哮喘旧患又作。宜护表，以泻肺主治。

生黄芪二钱　地骨皮钱半　炒葶苈钱半　杏霜[1]三钱　川贝二钱　大枣三枚　炙桑皮钱半　炒苏子钱半　白前一钱　海浮石三钱　橘白[2]八分

哮喘根深，在老年人尤难脱体。

西党参二钱　紫菀一钱　橘红八分　川贝二钱　炒苏子一钱五分　杏仁二钱　桑皮一钱五分　石斛二钱　海浮石三钱

益肺气以降喘。

西党参二钱　海浮石三钱　杏霜三钱　炒怀膝一钱五分　炒苏子三钱　法半夏一钱五分　橘红一钱　桑皮二钱　金沸草一钱五分　款冬花二钱

加白果肉七粒

泻肺降喘为主。（童女向患哮喘，喉间声如曳锯。）

炒葶苈一钱五分　甜杏仁三钱　瓜蒌皮一钱五分　地骨皮一钱五分　海浮石三钱　炒桑皮一钱五分　京贝母一钱五分　炒牛膝一钱五分　橘红八分

加红枣五枚

心脾俱亏，举动喘急，肛坠不收，脉形虚弦。当用补中益气法。

炙黄芪二钱　制于术一钱五分　炙甘草四分　炒归身三钱　淮山药一钱五

分　绿升麻四分　法半夏一钱五分　新会皮八分　白茯苓三钱　炒薏仁二钱　煨姜三分　南枣二枚

气喘不降，脉数而浮，非小恙也。舍滋补无策。

沉香炒熟地四钱　麦冬三钱　枸杞子一钱五分　煅牡蛎四钱　五味子四分　炒山萸肉一钱五分　盐水炒怀膝一钱五分　茯苓三钱　西党参三钱　橘白八分　甜杏仁三钱

加胡桃肉三枚

癸水不通，哮喘咳痰。此肝肺两经之病，暂从气分调治。

生黄芪二钱　光杏仁三钱　炙桑皮钱半　橘白[2]八分　款冬花钱半　炒苏子钱半　白前一钱　法半夏钱半　川贝二钱　海浮石三钱

哮喘根深，兼之咳痰带红。此金水两脏受伤矣，焉能冀其痊愈耶！

炙紫菀钱半　杏霜[1]二钱　白前一钱　川贝三钱　白茯苓三钱　款冬花钱半　炒苏子　桑皮钱半　橘白八分　海浮石三钱

● 【校注】

[1] 杏霜：原为"光杏仁"，据《草记》改。

[2] 橘白：《草记》作"橘红"。

● 【评析】

哮证是一种经常发作性的疾病，以呼吸急促，喉间哮鸣为特征，且病有宿根，外邪、饮食、情志、劳倦等均可诱发。病发日久，则肺气耗伤，甚则累及脾肾，故多本虚标实之证，治疗当分发作期与缓解期。何书田治疗感受风寒而发作者，治以祛邪为主，兼以扶正，用麻黄、桑白皮、葶苈子、杏仁、白果等解表、泻肺药，合以黄芪益气固表。对于非急性发作者，治以健脾补肾为主，兼以利肺化痰，用补中益气汤法，或熟地、枸杞、山茱萸、五味子等药，辅以橘皮、苏子、川贝、海浮石等药。总之，发作期祛邪，缓解期扶正，然化痰降气之品始终不可或缺，乃因哮证宿痰内伏于肺总是存在，治疗需顾及而不可忽视。

喘

● 【原文】

气喘不降，口渴神倦，脉象空弦无根。非小恙也。

旋覆花钱半　杏霜[1]二钱　款冬花钱半　生苡仁二钱　橘白[2]八分　炒苏子钱半　石决明四钱　川石斛二钱　天花粉钱半

肺虚，气不下降，腠理不密，易感发喘，脉象虚弦无力。此根难断。

西党参二钱　川贝母二钱　花粉[3]　白茯苓三钱　炒怀膝二钱　麦冬肉三钱　甜杏仁三钱　橘白八分　炒苏子钱半　款冬花[4]钱半

时疾后，气亏生痰，举动喘急，脉细神倦。非一时可愈也。

西党参二钱　法半夏钱半　橘白[2]八分　川石斛钱半　款冬花钱半　炙甘草四分　白茯苓三钱　川贝钱半　甜杏仁三钱　炒苏子钱半

阳虚恶寒，肺气不降，咳喘少纳，六脉沉微不振，劳怯之候也　。盛暑防汗脱。

生黄芪　橘白　款冬花　生蛤粉　炒苏子　白茯苓　玉竹　川石斛　煅牡蛎　炒怀膝

积劳咳嗽，气喘脉微。劳怯之根也，不易痊愈。

西党参二钱　炒怀膝钱半　五味子四分　枸杞子二钱　川石斛钱半　麦冬肉二钱　炒苏子钱半　橘白[2]八分　款冬花钱半　白茯苓[5]　杏仁[6]三钱

劳嗽根深，兼以喘急多痰，胃不开纳，脉细数而促。大势不浅，殊难见效也。

炒松熟地四钱　五味子 (研)四分　杏仁三钱　款冬花一钱五分　盐水炒牛

膝一钱五分　石斛三钱　龟板心五钱　麦冬一钱五分　坎炁一钱　橘白八分　盐水炒胡桃肉四枚

复诊：阴亏劳怯，证本难治，前用摄纳法难奏小效，然大势总属不佳，以脉来数急无根耳。仍照原方加减。

沉香末炒熟地四钱　炙龟板四钱　巴旦杏仁三钱　五味子三分　牡蛎四钱　丹皮一钱五分　大西党参二钱　淮山药一钱五分　拣大麦冬三钱　山萸肉一钱五分　胡桃肉四枚

真阴内亏，虚阳上扰，气升痰喘，脉数而滑，水不制火也，近乎虚怯。

炒熟地四钱　山萸肉一钱五分　怀牛膝一钱五分　广橘红八分　大麦冬三钱　炙甘草四分　五味子四分　杏仁三钱　炙龟板四钱　白芍药一钱五分

降肺定喘主治。

生黄芪二钱　苏子一钱五分　杏霜三钱　海浮石三钱　旋覆花一钱五分　瓜蒌皮一钱五分　橘红八分　半夏一钱五分　川贝三钱　白果七粒

肺气不降，络伤肺热，咳血气喘，脉弦细无力。宜降气化痰之法。

西党参钱半　代赭石三钱　麦冬肉钱半　川贝二钱　款冬花钱半　旋覆花钱半　炒怀膝钱半　甜杏仁三钱　橘白[2]八分　枇杷叶二片　茯苓[7]三钱

膏方：西党参三两　熟地四两　茯苓二两　炒枣仁三两　甜杏仁三两　款冬花二两　炙绵芪二两　萸肉二两　枸杞二两　煅牡蛎四两　麦冬肉二两　橘白一两

煎浓汁，以淮山药二两研末收膏。每朝开水化服六钱。

失血过多，真水亏而肾气不摄，喘急日甚，脉来数促，此大危之候也。交春防其虚脱，此方勉拟。（年三旬余，因大吐血后气喘神倦，此方可加河车、龟板。）

炒熟地四钱　枸杞子一钱五分　五味子三分　麦冬一钱五分　淮山药一钱

五分　西党参二钱　盐水炒牛膝一钱五分　山萸肉一钱五分　白茯苓三钱　橘白八分　胡桃肉二枚　沉香末四分

咳嗽失血，其根已深。近因肝郁不舒，渐至举动气喘，右胁作胀，胃不贪纳，脉形细数无力。此属肝肺肾三脏俱亏，虚怯已成，难期痊愈也。拟润肺化痰法，接以纳气摄下之剂。未审稍有效否。

紫菀茸二钱　甜杏仁二钱　五味子四分　川斛钱半　炒怀膝钱半　款冬花钱半　川贝母二钱　麦冬肉二钱　橘白八分　枇杷叶二片

接方：炒熟地 (沉香拌) 四钱　麦冬二钱　款冬[8]　山药二钱　紫石英三钱　坎炁 (漂淡) 一条　山萸肉二钱　五味子 (研) 十粒　橘白八分　怀膝 (盐水拌) 钱半　胡桃肉二枚　枸杞[9]二钱　杏仁[6]三钱

肾气不摄，喘急日甚，脉浮微而数，此重候也。舍纳补无策。

大熟地四钱　山萸肉一钱五分　枸杞子一钱五分　甜杏仁三钱　西党参一钱　五味子四分　煅牡蛎四钱　款冬花一钱五分　淮山药一钱五分　白茯苓三钱　怀牛膝一钱五分　沉香末四分　胡桃肉二枚

肝肾两亏，气不归根，用纳补而得效，今又奔豚冲逆，肋跳腹鸣。仍照前方增损用之。

大熟地四钱　五味子四分　枸杞子一钱五分　淮山药一钱五分　西党参一钱　橘白八分　怀牛膝一钱五分　麦冬一钱五分　炙龟板四钱　川贝母一钱五分　白茯苓三钱　紫石英三钱

加坎炁一钱　胡桃肉三枚

丸方：前方去龟板、牛膝、川贝。加黄芪、炙甘草、牡蛎、杏仁。

咳嗽多年，近兼喘急，得痰出而咳稍止，间有红色，脉沉软无力。此肺劳已成之象，不易痊愈。扶过暑天，方得少安也。

生黄芪二钱　炙桑皮钱半　甜杏仁三钱　川贝母三钱　橘白八分　西洋参

一钱　地骨皮钱半　款冬花钱半　川石斛钱半　枇杷叶二片

肺气不肃，咳痰不已，举动喘急，脉形未见弦数。不宜用偏阴之药，当从手太阴调治。然一时未能速效也。

党参二钱　炒阿胶二钱　甜杏仁二钱　款冬花钱半　霍斛钱半　枇杷叶二片　洋参一钱　生黄芪二钱　冬虫草一钱　川贝母二钱　橘白[2]一钱

丸方：大熟地四钱　炙黄芪二钱　山药二钱　五味子四分　川贝母二钱　炙甘草四分　山萸肉钱半　西党参二钱　茯苓三钱　麦冬钱半　甜杏仁二钱　枇杷叶二片

上味杵烂，以白蜜八两炼熟为丸。

劳嗽根深，近兼腹胀气喘。此属肾水内亏，火不归根之象，高年患此，难治也。

炒熟地四钱　五味子四分　山药钱半　车前子二钱　新会皮一钱　怀膝钱半　炒萸肉钱半　甜杏仁三钱　茯苓三钱　建泽泻钱半　胡桃肉二枚

病经八载，血证根深。现在喘急咳痰[10]，气不下降，脉虚微而数。此本元虚竭之象，炎夏如何得过耶？姑与一方而已。

炒熟地，沉香拌四钱　麦冬钱半　款冬花钱半　橘白八分　煅牡蛎四钱　枇杷叶二片　潞党参二钱　甜杏仁三钱　金石斛二钱　炒怀膝钱半　胡桃肉三枚

复诊：外来之热已解，内发之热亦减，喘急不卧，其本病也；气有升无降[11]，则胃益不和，而足欲浮肿矣。盛暑伤气，惟有益气降喘主治。

潞党参三钱　代赭石四钱　炙紫菀二钱　款冬二钱　茯苓二钱　胡桃肉三枚　旋覆花钱半　炒怀膝钱半　金石斛三钱　川贝钱半　橘白一钱

咳久，肺阴大亏，金不生水，脏液枯竭。俯仰两脏，不相呼吸，以致多痰气喘，脉象弦数。此根难断。

炒熟地，沉香拌四钱　款冬花钱半　半夏曲钱半　川斛二钱　炒怀膝钱半
麦冬肉二钱　甜杏仁二钱　白茯苓三钱　橘白八分　胡桃肉(盐水炒)三枚

久咳见血，气喘神倦，六脉细微，四肢略肿，便溏胃闭。此系火不生土、土不生金之象，虚怯已成，难治。

炒熟地(沉香拌)四钱　制于术钱半　橘白八分　款冬钱半　煅牡蛎四钱　枇杷叶二片　制附子八分　白茯苓　天冬钱半　五味子三分　胡桃肉三枚

自夏及冬，血证虽属不发，而真阴亏竭，喘急不已，脉细软而神萎顿，水火两不济矣。天气渐寒，恐日形憔悴，姑与温纳根元一法。

干河车二钱　炙龟板四钱　枸杞子钱半　天冬钱半　紫石英三钱　山药钱半　大熟地四钱　山萸肉钱半　五味子四分　麦冬钱半　胡桃肉三枚　橘白[12]　杏仁[6]三钱

阴亏，肾气不摄，晚间必发喘急，脉形细数。舍纳补无策。

大熟地四钱　五味子四分　麦冬肉钱半　淮山药钱半　白茯苓三钱　山萸肉钱半　丹皮钱半　煅牡蛎四钱　紫石英三钱　胡桃肉四枚

每朝服八仙长寿丸四钱。

咳喘寒战，手拘挛而脉不应指，重候也。姑与一方而去。

生黄芪一钱五分　炙甘草四分　款冬花一钱五分　茯苓三钱　炒苏子一钱五分　川贝一钱五分　炒牛膝一钱五分　杏仁三钱　橘红八分　川石斛一钱五分

先患肛漏，后即吐血。现在咳喘神倦，右脉孔弦不摄。此金水两亏，气不归根也。怯疾已成，只图扶持岁月而已。

炒熟地四钱　萸肉二钱　麦冬二钱　牡丹皮二钱　茯苓二钱　坎炁(漂淡)半条入内　炙龟板四钱　五味子三分　川贝二钱　淮山药二钱　橘白八分

复诊：迭投温补重剂，气喘神倦，略有起色，而水泛为痰，咳吐不已，总属肾水不摄[13]也。夏令火炎，诸[14]宜加意调护。

制附子八分　枸杞钱半　五味子四分　炙黄芪二钱　法半夏钱半　陈皮八分　炒熟地四钱　萸肉钱半　赭石（煅）三钱　甜杏仁二钱　白茯苓三钱　胡桃肉四枚

喘嗽多痰，并兼失血，脉虚数而神萎顿，老劳之候也。不能痊愈。

熟地四钱　川贝一钱五分　款冬花一钱五分　牡蛎四钱　麦冬三钱　橘白八分　枸杞子一钱五分　牛膝一钱五分　五味子四分　茯苓二钱　胡桃肉三枚

前曾失血，咳嗽久而不止，渐致喘急神倦，足肿不能履地，六脉沉微数促。真阴大虚证，颇棘手，姑与都气法加减。

炒松熟地四钱　山药一钱五分　牛膝一钱五分　山萸肉一钱五分　续断一钱五分　丹皮一钱五分　带皮茯苓三钱　龟板四钱　麦冬一钱五分　五味子四分　胡桃肉三枚

积劳内伤，久咳不已，兼之气喘多痰，脉弦而软。此虚怯之根，难许速愈。

沉香末炒熟地四钱　麦冬二钱　款冬花一钱五分　甜杏仁三钱　橘白八分　盐水炒怀膝一钱五分　茯苓三钱　金石斛一钱五分　真西党二钱　牡蛎四钱

平昔多劳少逸，内伤外感，气阴两为所耗，以致骨热[15]多汗，五心燔灼，舌紫绛而心滑脱液，脉形虚数，左关尺尤甚。可见真水大亏，虚阳不时游溢，则汗出无度，而咳喘并作矣。大势非轻，拟方备用。

龟板四钱　人参一钱　麦冬肉钱半　炒知母二钱　川贝母二钱　枇杷露一匙　生地三钱　洋参八分　炙五味子三分　天花粉二钱　金石斛钱半

素体骨蒸内热，自春至今咳呛不止，并曾见血，寒热间作，咳甚欲呕，六

　　　　　　　　　　　　　　　　何书田医著八种校评

脉细数，举动喘急。此虚怯已成之象，秋深防其增重。

生黄芪二钱　地骨皮一钱五分　杏仁二钱　橘白八分　川贝母三钱　旋覆花一钱五分　款冬花一钱五分　怀牛膝一钱五分　西洋参一钱　枇杷叶二片

肺气不降，下焦奔豚之气上升，喘急不已，脉弦而无力。非浅恙也，防汗脱。

熟地四钱　枸杞钱半　麦冬肉钱半　川贝母三钱　炒怀膝钱半　橘白八分　党参钱半　五味子四分　甜杏仁三钱　代赭石三钱　胡桃肉三枚　沉香末四分

复诊：照前方去赭石、贝母。加牡蛎、萸肉。

又复：喘急稍平，下元之气大亏。宜丸子调理，扶过夏令，庶可无虞。

西党参钱半　熟地四钱　萸肉钱半　麦冬肉钱半　淮山药钱半　炒怀膝钱半　炙黄芪二钱　枸杞二钱　五味子四分　甜杏仁三钱　白茯苓三钱　胡桃肉三枚

疡疾后失调，喘咳气逆，六脉虬软细数。气阴交亏之象，且曾患痰血，已近怯门，非浅恙也。急须静养珍摄，否则恐血证复作。

西党参二钱　麦冬钱半　甜杏仁 (去皮) 三钱　煅牡蛎四钱　川斛钱半　橘白一钱　炒阿胶钱半　款冬钱半　川贝母三钱　制女贞二钱　枇杷叶二片

劳倦内伤，咳呛失血，举动喘急，肾不摄纳也，脉形虬数，已成老弱之候。拟用纳补下元参化痰法。

沉香末炒熟地四钱　麦冬一钱五分　款冬花一钱　煅牡蛎四钱　山萸肉一钱　真川贝三钱　西党参二钱　甜杏仁三钱　白茯苓三钱　胡桃肉二枚　坎炁一钱

劳嗽失血已逾数年，近兼喘息日甚，腹满肢肿，六脉沉微而数。不易治也，姑与肾气法，以冀小效。

炒熟地三钱　上肉桂三分 (研，冲)　制附子五分　炒怀牛膝一钱五分　淮山

药二钱　山茱萸一钱五分　五味子 (炙) 八粒　橘白八分　带皮苓二钱　泽泻一钱五分　大腹皮一钱五分　胡桃肉二枚

● 【校注】

[1] 杏霜：原为光杏仁，据《草记》改。

[2] 橘白:《草记》作"橘红"。

[3] 花粉:《草记》案无此药。

[4] 款冬花：原无此药，据《草记》加入。

[5] 白茯苓:《草记》案无此药。

[6] 杏仁：原无此药，据《草记》加入。

[7] 茯苓：原无此药，据《草记》加入。

[8] 款冬:《草记》案无此药

[9] 枸杞：原无此药，据《草记》加入。

[10] 咳痰:《草记》作"多痰"。

[11] 有升无降：原为"有降无升"，疑误，据《草记》改。

[12] 橘白:《草记》案无此药。

[13] 不摄:《草记》作"不摄纳"。

[14] 诸:《草记》作"防其有汗脱之虞"。

[15] 骨热:《草记》作"骨蒸"。

● 【评析】

喘证以呼吸急促，甚则张口抬肩，鼻翼扇动为特征，可见于多种急慢性疾病中。本节案例喘促多伴有咳嗽多痰，甚则咳血等症，因此当属肺系病证，且多病情久缠，反复发作，故证情深重，多为虚实夹杂之证。此等病证由于肺虚，腠理不密，易感外邪而致喘息、痰嗽发作，此时何书田治以降气化痰为主，兼以益气润肺，药如苏子、杏仁、川贝、橘白、款冬、旋覆花，合以党参、茯苓、麦冬等药。因病情深重，多累及他脏同病，如肝肺肾三脏俱亏，真阴内损，虚阳上扰，气升痰喘，治当先润肺化痰，痰喘稍平，再接纳气摄下，药如熟地、山萸肉、坎炁、紫石英、枸杞、胡桃肉等。如脾肺肾同病，即何书田所说火不生土，土不生金，症见久咳，肢肿，便溏，纳呆，治当补肾阳、健脾气、利肺气，然用药则阳中有阴，阴阳配对，如附子与熟地同用，且熟地用沉香拌炒，既不粘腻，又可降气；五味子与胡桃肉共用，益阴温阳纳气。对于肺气不肃，举动喘急，咳痰者，何书田认为不宜用偏阴之药，惟恐伤阳气，恋痰湿，当从肺调治，用党参、黄芪、冬虫草、阿胶、杏仁、款冬、枇杷叶、川贝、橘白等药，即益肺养肺，又化痰降气而利肺，用药补而不热，利而不寒，颇合肺为娇脏之生理。

呃逆

● 【原文】

中虚胃寒而发呃逆。戒酒为要，否则防格疾。

西党参二钱　代赭石三钱　淡干姜四分　广陈皮八分　广藿香八分　旋覆花[1]　法半夏钱半　白茯苓[2]　炒白芍钱半　公丁香四分　瓜蒌仁[3]钱半　炙甘草[4]四分

气虚肝郁，发呃不止，防其汗脱。以益气降逆主治。

西党参二钱　代赭石二钱　郁金八分　半夏一钱五分　淡干姜四分　白芍药一钱五分　茯苓二钱　陈皮八分　旋覆花一钱五分　公丁香三分 (研，冲)

中虚气亏，浊阴上逆为呃也。治宜益气降呃，然须调养气分为要。

上肉桂　炒于术　半夏　茯苓　代赭石　煨姜　西党参　炒白芍　益智　炙草　公丁香　大枣

阴虚气逆发呃，脉形沉细而数促。危候也，姑与镇纳法。

西党参三钱　山萸肉二钱　五味子十粒　款冬花二钱　丁香三分 (研，冲)　胡桃肉二枚　熟地 (沉香拌) 炒五钱　炒白芍钱半　麦冬二钱　代赭石三钱　橘白[5]一钱

复诊：呃逆稍平，而脉数如前。未许全吉也。

党参二钱　熟地四钱　麦冬肉钱半　橘白八分　紫石英三钱　胡桃肉二枚　萸肉钱半　五味子四分　淮山药钱半　沉香末三分　煅牡蛎四钱　坎炁 (漂淡) 一条

● 【校注】

[1] 旋覆花:《草记》案无此药。

［2］白茯苓：《草记》案无此药。

［3］瓜蒌仁：原无此药，据《草记》加入。

［4］炙甘草：原无此药，据《草记》加入。

［5］橘白：《草记》作"橘红"。

● 【评析】

呃逆以气逆上冲，喉间呃呃连声，声短而频，令人不能自制为特征，又称哕。总由胃气上逆动膈而成，引起胃失和降的因素有寒热、虚实之分。本节案例多为虚实夹杂，有属中虚胃寒，浊阴上逆者，治宜益气散寒降呃，药如党参、干姜、代赭石、公丁香；有属阴虚气逆者，治以益气养阴镇纳，药如党参、熟地、山萸肉、白芍、紫石英、丁香、沉香等。呃逆证轻重差别较大，有自行消失，或服药渐愈，亦有是胃气衰败，病势转危的表现，须加以注意。

疸

● 【原文】

湿郁伤土，气郁伤中。黄疸已成，不可忽视。

川黄连　焦茅术　广陈皮　泽泻　车前子　生冬术　黑山栀　赤茯苓　猪苓

湿热郁积内蒸，黄疸已成，且防腹满。难治之候。

炒黄连五分　焦茅术二钱　法半夏钱半　生苡仁四钱　猪苓二钱　黑山栀钱半　炒川朴一钱　焦建曲三钱　赤茯苓三钱　陈皮钱半

太阴太阳湿热下侵，足肿便赤，两目发黄，所谓湿疸是也。

炒川连　黑山栀　生苡仁　海金沙　猪苓　陈皮　淡黄芩　生白术　粉萆薢　赤茯苓　泽泻

证属气郁湿郁，致发黄疸。前用燥湿分清之法，未见大效，小溲仍短，大便微带黑色。此积湿伤阴之候，病势不浅。再拟化湿参滋阴法。

生于术钱半　炒黄连四分　紫厚朴八分　萆薢二钱　赤苓三钱　生谷芽二钱　陈阿胶二钱　炒黄柏二钱　生苡仁二钱　茵陈二钱　猪苓二钱

初患肋[1]痛及于背部，而致发为阳黄。此由气郁伤肝、湿郁伤脾所致，非浅恙也。夏令尤难奏效。

炒川连（姜汁拌）三分　焦茅术钱半　法半夏钱半　萆薢二钱　猪苓三钱　赤苓三钱　炒山栀（姜汁拌）钱半　紫厚朴八分　海金沙二钱　苡仁三钱　陈皮八分
另暂用青麟丸[2]二钱，分作二服。

湿热积于脾胃两经，遍体发黄，燥奇痒，脉沉软，而小便赤色，大便溏白。太阴运化失司矣，难治。

炒川连　黄芩　生冬术　粉萆薢　猪苓　豨莶草　清阿胶　丹皮　生苡仁　海金沙　赤苓

积湿成疸，腹胀脉微。不易理治。

上川连四分　炒厚朴八分　黄芩钱半　陈皮八分　海金沙二钱　猪苓三钱　真茅术钱半　法半夏钱半　青皮钱半　茵陈二钱　生苡仁三钱　赤苓三钱

● 【校注】

［1］肋：《草记》作"头"。

［2］青麟丸：即九制大黄丸。早见于《饲鹤亭集方》。大黄用黄酒拌，于铜罐中密闭，隔水加热，蒸三昼夜后出罐晒干，为细末，炼蜜为小丸，每服6克。有祛湿热，消滞通便作用。

● 【评析】

黄疸以目黄、身黄、小便黄为主症。黄疸的成因，从病邪看，以湿邪为主，并有湿热、寒湿之别；从病位看，不外脾胃、肝胆。从何书田的论述看，黄疸的病机主要是湿郁、气郁，湿郁伤脾，气郁伤肝。病初起治以燥湿分清，药如黄连、白术、茵陈、山栀、茯苓、猪苓、生苡仁等；病久则积湿伤阴，治以化湿参滋阴，可加阿胶、丹皮等药。湿热盛者，亦可加服青麟丸。可见何书田治疸，用药较平和，不过用苦寒，以免伤脾阳而转为阴证。临证亦有热毒炽盛，热入营血而致高热神昏的急黄，亦称瘟黄，当治以清热解毒凉血，病情危重，须重视。

温热

● 【原文】

右，三十四岁。症自十一日始，寒热如疟，每晚必至，渐致神思昏乱，连次发厥。现在心志稍清，而耳不聪听，懒言目瞪，舌苔黄而带黑，脉象弦大不摄。此温邪由少阳而传入厥、少二阴矣，势颇棘手。且在怀妊之体，尤可惧也。旦晚防其痉厥，此方勉拟。十一月廿七日诊。

犀角五分磨冲　鲜生地七分　黄芩钱半　石决明七分　川连四分　黑山栀钱半　丹皮二钱　石菖蒲钱半　生草四分　赤茯苓三钱　橘红八分　茅根竹心

复诊：前用清心泻热之法，夜间疟势稍轻，神志略觉清楚，舌根黑色未退，脘闷烦躁，脉右大于左，而不甚数。可见时邪尚盛，阳明宿垢未得通达，转而为呃逆、昏愦，不可不防。姑照前方略添承气法，未知效否。廿九日诊。

犀角四分　鲜生地六钱　柴胡梢五分　石决明六钱　川连四分　黑山栀钱半　肥知母钱半　生甘草四分　赤苓三钱　牡丹皮二钱　青麟丸钱半 _(研, 冲)

又复：昨用清通之法，宿垢已下，神思渐清，似属转机。但温邪尚盛，舌黑色退而未净，安危尚未定也。再与清热滋润，以图渐添佳境为幸。

犀角尖四分　鲜生地六钱　肥知母钱半　生苡仁三钱　羚羊角一钱　牡丹皮二钱　天花粉二钱　赤茯苓三钱　白归身二钱　芦根五钱

三复：日来热势渐退，夜间疟疾已止，舌黑十去其七八，此佳兆也。但时邪去而真阴内亏，神志躁烦，夜卧不安，脉形弦大。此属三阴证之见象，不可以小效遂视为稳境也。

原生地　炙龟板　白归身　麦冬　知母　茯苓　羚羊片　牡丹皮　京玄参鲜斛　花粉　枣仁　竹心

初患阳明夹邪停滞，迭投承气之剂而渐解；现在舌苔仍黄，口中秽热之气颇盛，咳痰带红，膈次满闷不舒。此属肺胃郁火内燔，娇脏被伤所致，所以右脉沉弦而滞，二便不利，延久必成肺痿之候，难期速效也。

炒川连　淡黄芩　瓜蒌霜　生苡仁　赤苓　广橘红　黑山栀　白杏仁　生石膏　芦根

复诊：昨用三黄加减法，大小便已通，而不甚爽利，舌苔仍带黄色，脉象弦而不数；所嫌湿热下注，昨晚遗泄一次；胃气终不贪纳，阳明之郁热未清，气机无由舒快。久恐延为阳痎之候，殊难速效。再拟化热利便养胃法，以冀得谷为妙。

炒黄芩　丹皮　炒黄柏　瓜蒌霜　苡仁　香粳米　黑山栀　知母　鲜石斛　甜杏仁　赤苓　芦根

又复：舌黄渐退，秽热之气稍减。惟膈次不快，右寸弦数有力，此属上中焦郁火未泄。再拟清通一法，得下窍润利为妙。

炒川连　黑山栀　杏仁　生苡仁　橘红　淡黄芩　瓜蒌仁　通草　赤茯苓　青麟丸 (研冲)

三复：迭投清通苦泄之剂，积垢积湿俱已清彻，惟脉形细软，胃气未旺。从此静养，可冀痊安也。

细生地　肥知母　鲜石斛　赤茯苓　橘红　石决明　甜杏仁　天花粉　水梨肉

初起寒热，继则寒微热盛，胸膈胀闷，舌微黄而脉不甚数。此由阳明邪伏食滞所致，防其壮热神昏。

炒中朴　草果仁　肥知母　炒山栀　赤茯苓　炒枳实　全瓜蒌　淡黄芩　法半夏

复诊：照前方去山栀。加大黄。

少阳阳明邪郁气滞也，防其壮热神昏。暂用疏泄之法，然不可忽视。

炒柴胡　炒小朴　法半夏　焦建曲　赤茯苓　炒黄芩　炒枳壳　草郁金　生甘草　新会皮

气郁食郁，兼感时温，身微热而脘次窒闷，时吐痰沫，脉象弦细而数。势颇淹缠，若得阳明之气通达，可冀痊愈。

炒中朴　全瓜蒌　川郁金　赤茯苓　陈皮　炒枳实　法半夏　炒竹茹　黑山栀　生草

复诊：照前方去郁金、竹茹。加煨木香、莱菔子。

始起恶寒，现在寒微热盛，舌苔白而中间微带黄色，耳不聪而鼻扇，神气倦怠。此少阳阳明感受温邪所致，非小恙也。防发昏谵语。

软柴胡　炒厚朴　草果仁　淡黄芩　赤茯苓　煨葛根　尖槟榔　炒枳壳　瓜蒌皮　生甘草

初患霍乱呕吐，现在身微热而不寒，舌苔黄滞，六脉沉微，则知外邪将彻，里结未通。暂用小承气法加减。然须节饮食为要。

炒中朴　枳实　炒黄芩　焦建曲　赤苓　滑石　制大黄　广藿香　黑山栀　生甘草　陈皮　荷梗

复诊：里邪既达后，舌苔又现黄滞，身微热，而大便不通，脉沉弦不数。知阳明宿邪未尽，少阳余热未清，颇有淹缠之势。兹用小柴胡参小承气法，再视进止（是证后服西瓜，便通热退而愈）。

柴胡梢　炒枳实　全瓜蒌　广藿香　赤茯苓　淡黄芩　炒中朴　肥知母　广陈皮　青麟丸

阳明夹食，少阳感邪，恐有热炽神昏之变。

炒柴胡　炒黄芩　炒中朴　瓜蒌仁　赤茯苓　煨葛根　炒山栀　炒枳实　法半夏　广橘红　生甘草　鲜荷叶

时邪热结于阳明，身热脉数，脘闷便闭。用白虎合承气法。

生石膏　炒枳实　生锦纹　风化硝　鲜生地　炒小朴　全瓜蒌　炒知母　生甘草　天花粉

少阳夹邪，阳明停滞，身热不凉，舌苔黄色。防谵语神昏，得下为妙。

软柴胡　炒小朴　生军　黑山栀　生甘草　淡黄芩　炒枳实　全瓜蒌　赤茯苓　新会皮

阳明少阳蕴热夹食，六脉沉微。防谵语发狂。

柴胡梢　炒黄芩　炒枳实　法半夏　生甘草　炒葛根　炒小朴　全瓜蒌　赤茯苓　炒山栀

复诊：温邪渐解。治以清理二阳之火为主。

炒黄芩　炒山栀　甜杏霜　生苡仁　赤苓　净连翘　湖丹皮　天花粉　生甘草　橘红

阳明少阳，时热内蕴为患也。防热甚发谵语，不可忽视。

柴胡梢　炒黄芩　炒小朴　炒青皮　赤茯苓　煨葛根　黑山栀　炒枳壳　广陈皮　生甘草

肺家温热内蕴，兼之木火铄金，但热不寒，多痰舌绛，脉来沉细而数。已入少阳之经，防谵语神昏，不可忽视。

羚羊片　牡丹皮　光杏仁　川贝母　花粉　黑山栀　石决明　肥知母　鲜石斛　橘红

复诊：温热已解，神志亦清。可用清凉甘润之剂。

羚羊角　牡丹皮　黄芩　知母　鲜石斛　天花粉　原生地　黑山栀　石膏　麦冬　人中黄　竹叶心

时邪内蕴，传与厥、少二阴之经；不时谵语神昏，舌滑思饮，吐痰不已，六脉虚微濡数。极险之候也〔七月二十一日诊〕。

川黄连　原生地　牡丹皮　远志　天竺黄　橘红　羚羊片　炙龟板　黑山栀　菖蒲　炒竹茹

复方（二十四日）：川黄连　鲜生地　丹皮　天竺黄　茯神　橘红　羚羊

角　炙龟板　知母　石菖蒲　紫雪丹一钱 (冲)

又复（二十八日）：羚羊尖 (磨,冲)　原生地　知母　朱茯神　天竺黄　橘红
炙龟板　牡丹皮　麦冬　生枣仁　煅龙齿

三复（八月初四日）：西洋参　麦冬　远志肉　生枣仁　柏子霜　炙龟板
茯神　建莲肉　原生地　广橘红

阴虚骨蒸，兼以少阳邪蕴，齿痛身热。暂用清凉法。

青防风　煨葛根　生石膏　炒山栀　广橘红　薄荷叶　淡黄芩　桑白皮
生甘草　芦根肉

初患阳明热结，得下始安；继则小便短缩，赤淋血痢，脏腑之受病颇深。
现在两便均调，精神疲倦，纳食不贪，舌绛而滑，六脉沉微无力，夜卧不适。
此由时邪内伤，阴液久而不复，以致淹缠而见大虚之象也。急须峻补真水，兼
扶元气。然六秩高年，难许全吉。

台人参　炙龟板　五味　炒归身　茯神　桂圆肉　炒熟地　陈阿胶　麦冬
料豆皮　枣仁

复诊：证由时疾后气阴两亏，致虚象迭现。前服滋补之剂，而胃气不增，
大便溏薄，殊难措手。再拟摄纳肾阴，兼理脾阳法。未知有效否。

台人参　炙龟板　山药　炒枣仁　金石斛　莲子　熟地，砂仁末炒　炙五
味　茯神　炙甘草　桂圆肉

十日前夜卧不谨，感冒寒热，饮食不进；近三日来壮热不寒，连得大汗，
而热仍不退，口渴喜饮，舌尖红而根蒂白，神倦懒言，手足忽冷忽热，汗出不
干，脉形滑大，右关空弦。此由阴虚夹邪，阳明蕴热未得透泄，而元气已散，
大危之候也。姑拟生脉合白虎法，以图转机。

台人参　炙五味　肥知母　鲜生地　白茯苓　麦冬肉　生石膏　生甘草
霍石斛　白粳米

　　　　　　　　　　　　　　　　　何书田医著八种校评

时邪上受，先入肺经，留连气分，窒塞膻中。身热不解，咳呛气逆，痰稠咯吐不爽，冷汗时溢，面色暗晦，脉左数，右细而濡，舌苔白燥，唇干。证属非轻，势防喘脱。

川贝母二钱　川郁金二钱　焦全蒌三钱　光杏仁三钱　羚角尖(磨)三分　白苏子三钱　莱菔子二钱　葶苈子一钱五分　茯苓三钱　沉香片三分　旋覆花一钱五分　鲜佛手一钱　洋青铅一块　竹沥一杯

接方：连翘二钱　生山栀二钱　淡黄芩一钱五分　天花粉二钱　旋覆花一钱五分　代赭石三钱　鲜石斛四钱　甜葶苈一钱五分　炒枳壳二钱　象贝母三钱　香青蒿二钱　沉香片四分　竹茹二钱　莱菔子二钱

热邪传入阳明，舌苔干黄如酱色，口渴甚，脉数大。治宜清热主之。（八月初一日）

鲜生地五钱　生石膏五钱　肥知母一钱五分　大麦冬三钱　天花粉二钱　生山栀一钱五分　淡黄芩一钱五分　北沙参二钱　元参二钱　橘白一钱　湖丹皮一钱五分　芦根六钱　犀角三分(磨冲)

复诊（八月初四日）：时邪身热，郁久上蒸，满口疳腐，舌根厚腻未化，入夜神志时迷，睡中呓语，脉数口渴。拟用上病治下法。

乌犀尖三分(磨冲)　元参二钱　知母二钱　炒归尾二钱　单桃仁二钱　煅中黄[1]四分　块滑石三钱　鲜生地五钱　大豆卷二钱　厚朴花五分

加元明粉三分

二复（八月初六日）：热邪蕴蓄阳明，昼夜潮热数次，微有寒象，得汗少退，口疳色红，舌根黄腻未化，手颤脉数。证势风波未定，再主清热治之。

乌犀尖三分(磨冲)　羚羊片一钱　鲜生地四钱　鲜石斛四钱　炒川连三分　煅中黄三分　淡黄芩一钱五分　生石膏四钱　连翘心一钱五分　珠花通一钱　元参一钱五分　竹叶二十片　藕汁一杯

三复（八月十一日）：日来热势得淡，腹中绞痛，舌边绛中黄，便溏，脉细数。法宜和平。

炒川连四分　广木香四分　炒川楝子一钱五分　制香附二钱　炒白芍一钱

五分 白茯苓三钱 广郁金八分 佛手柑一钱 川石斛三钱 炒谷芽二钱 橘络四分 沉香曲二钱 补骨脂二钱 砂仁壳四分

四复（八月十六日）：腹痛便溏减，午后潮热，微咳，舌红脉数。用以和养主之。

生黄芪一钱 白茯苓一钱五分 炒白芍一钱五分 湖丹皮一钱五分 炒川楝子一钱五分 炒米仁三钱 川石斛二钱 制香附二钱 泽泻二钱 象贝母三钱 佛手一钱

加料豆衣一钱五分

五复（八月廿二日）：少腹屏痛得已，痰多热不淡，舌红。姑拟清养，观其动静。

生黄芪一钱 湖丹皮一钱五分 鲜生地四钱 北沙参一钱五分 生鳖甲一钱五分 炒青蒿一钱五分 淡黄芩一钱五分 白茯苓二钱 法半夏一钱五分 炒苏子三钱 象贝母三钱 佛手柑一钱 竹二青一钱五分

六复（八月廿四日）：热不淡而舌有糜根，脉来细数。此系病人原虚，内火炽甚所致。用以滋养为治。

西洋参一钱五分 大麦冬二钱 北沙参二钱 生蛤壳四钱 天花粉一钱五分 湖丹皮一钱五分 地骨皮一钱五分 青蒿一钱五分 生鳖甲四钱 川石斛二钱 焦谷芽三钱 橘白一钱 海浮石四钱 竹二青一钱五分

七复（八月廿六日）：病久原亏，虚火内炽，晡热，舌光红，中有糜痕，脉数于左三部。用以滋养治之。

北沙参二钱 生鳖甲四钱 大麦冬二钱 元参二钱 湖丹皮一钱五分 炒青蒿一钱五分 地骨皮二钱 象贝母三钱 生蛤壳四钱 橘白八分 辰茯神三钱 川石斛二钱 藕节五枚

负重气逆，致气机失宣，投药而愈；复作脘痞身热，少腹疼痛，适当天癸，邪势易张，脉作涩数，苔腻。与疏降化邪。

桑叶 制香附 炒瓜蒌 归尾 广木香 陈皮 生炒五灵脂各二钱 淡乌鲗[2]（炙） 川郁金 厚朴花五分 路路通二钱

接方：身热已退，腹痛淋带渐舒，脊背腰膂稍有牵掣而痛，带脉虚之征也；目瞑大汗淋漓，乃营卫益亏，阳不护阴，脉细如丝。以和养固摄治。

归全　盐水炒西芪　海螵蛸（炙）　川断（盐水炒）　菟丝饼　东白芍（炒）　盐水炒补骨脂　炒枣仁　川斛　煅牡蛎四钱　炙黑甘草　鹿角霜

以糯稻根须一握，红皮枣十枚，煎汤代水。晚服震灵丹一钱，开水送下。

温邪内郁，脘满胁痛，恶寒多而发热少，脉得弦迟，小溲短少。法当疏解。

冬桑叶　光杏仁　赤苓　焦苡仁　郁金　陈皮　焦枳壳一钱五分　焦瓜蒌　白蔻仁　白苏梗二钱　梗通[3]　加竹茹

复诊：投前法，身热依然，惟头项有汗不解，咳有凝痰。前议增减，以探消息。

淡豆豉三钱　白前一钱五分　陈皮　炒枯芩　炒枳壳　浙贝母　郁金　制半夏　焦米仁　莱菔子

加萆薢　车前

沈左，住横江。

吐泻后正气大虚，脘满，渴欲饮水，五志之火上冒，小溲点滴不爽，脉见细数而软，两尺濡弱少神，舌苔白腻，中罩淡黄。姑以和表宣中为法，谨非浅渺，难许见效。

川贝母　鲜金斛　炒蒌壳　黑栀　白薇　连翘　碧玉散　广郁金　萆薢梗通　竹茹　枇杷叶　野蔷薇露（微温代茶饮）或米仁（泡汤代茶亦可）

湿热内聚，外触风邪，蒸郁而蒙蔽于上，清窍为之壅塞，时或憎寒，津津灼热，咽肿烦躁，口渴，溺赤，泄利黄水。乃温邪由肺胃下注大肠，风热内迫之征，脉来浮数，右寸应指不扬，舌尖绛，中条带灰，得肺气肃降有权，邪乃有出路之机。姑以清泄温邪。

大豆卷　黄芩　黑栀皮　川贝　连翘心　马勃　鲜竹茹　桑叶　桔梗　鲜

斛　辰梗通　牛蒡　枇杷叶

（非下利黄水，不得用黄芩之入里、桔梗之升提。）

复诊：温邪下走，下利黄色，脉象促数，舌尖绛，灰黑满布，神志乍浑，呓语寒战，溺赤，烦扰不寐。温邪弥漫盘踞，风火上亢，扇动无制，邪火遍烁阴津，最怕昏迷痉厥之变。《金匮》云：六腑气绝于外者，其人恶寒；五脏气绝于内者，则下利不禁[4]。鄙拟清宫汤意，参用承阴泄邪，俾一面心肝火炽由是而散，一面风湿之邪从是而出，则表里之邪俱可分解矣。

乌犀角尖　翘心　黑栀皮　细生地　牛蒡　郁金　枇杷叶　鲜斛　川贝　元参心　天花粉　梗通草　苇根尖　濂珠[5]粉五分

若脉数舌绛，邪入营分；若舌绛干灰，烦扰呓语，已深入血分。邪在卫分，汗之宜辛凉轻解，辛凉汗剂即以开肺也。清气热不可寒滞，反使邪不外达而内闭，则病加矣。故虽入营犹可开达，使转出气分而解。倘不细审，动手便误，倘此病犹发斑疹者，生地、花粉不可误投。

二复：温邪僭踞太阳、阳明，胃中津液先伤，热邪耗阴，无制亢阳，而燎原不息也。呓语烦闷者，是无邪之热蕴蓄于中，热内窜心胞，证势危急，恐外邪一陷，里络即闭之虞。勉拟幽香宣窍化浊，以翼转机于万一。

乌犀角尖　翘心　元参心　鲜生地　石菖蒲汁　芦尖十枚　竹卷心五枝 (煎汤代水)　羚羊角尖　川贝　鲜斛　丹皮　连心麦冬

牛黄丸[6]用银花三钱、薄荷四分，煎汤化下。

身热时常恶寒，苔白者用：淡豆豉二钱　姜半夏一钱五分

身热、渴饮、恶寒，舌苔[7]黄：大豆卷三钱

舌苔[7]糙黄而干者：黑栀二钱

通用方一：

桑叶一钱五分　炒瓜蒌三钱　焦枳壳一钱五分 (渴者不用)　赤苓三钱　焦米仁三钱　杏仁 (研) 三钱　川郁金二钱　陈皮二钱　竹茹二钱　滑石三钱

舌满红者：鲜金斛三钱　连翘心三钱　玄参心三钱　芦根三寸　川贝母 (去心) 二钱　竹心四十枝

舌红神昏者，加至宝丹一丸，分二次服。再重，用牛黄清心丸一丸。均开水冲。

通用方二：

莱菔子三钱

渴饮甚者：连翘二钱

胸闷甚者：蔻壳一钱，或蔻仁五分

溲少者：梗通一钱　猪苓二钱　车前子三钱

寒热轻者，可用：嫩白薇二钱　生苡仁三钱　炒黄芩一钱五分　橘白一钱

胸极闷者，可用：炒小朴一钱五分

【校注】

［1］煅中黄：中黄，即人中黄。出自《日华子诸家本草》。又名甘中黄、甘草黄。为甘草末置竹筒内，放于人粪坑中浸渍后的制成品。甘、寒，有清热、凉血、解毒作用。

［2］乌鲗：即乌鲗骨。出自《黄帝内经素问》。为海螵蛸之别名。咸、涩、微温。有收敛止血、涩精止带、制酸敛疮功效。

［3］梗通：即梗通草。苦、平。有利水清热，通乳功效。

［4］六腑气绝于外者……则下利不禁：出自《金匮要略·呕吐哕下利病脉证治》："夫六腑气绝于外者，手足寒，上气，脚缩；五脏气绝于内者，利不禁，下甚者，手足不仁。"

［5］濂珠：珍珠的别名。甘、咸、寒。有镇惊安神、清热息风、明目去翳、解毒生肌作用。

［6］牛黄丸：出自《太平圣惠方》。方由牛黄、蝉蜕、大黄、黄芩、龙齿等药组成，有清热、息风、止痉作用。

［7］舌苔：原为"舌"。疑误。

【评析】

因感受温热时邪而致温热病，虽所受脏腑有别，但均以发热，口渴，心

烦，甚则神昏、谵语为特征，病由浅入深，治疗当分阶段。大凡病发初期，恶寒多而发热少，治宜疏解，药如桑叶、苏梗、杏仁、茯苓、薏苡仁、橘皮、瓜蒌、淡豆豉之类；邪入阳明，治宜清通，即清热通腑，方用白虎汤、承气汤加减；邪入少阳，或阳明少阳合病，治宜疏泄，或疏通，用小柴胡汤，或大柴胡汤加减；如温邪内蕴，进一步传入厥、少二阴，症见神昏、呓语、肢厥等，有气血两燔之势，治宜清心泻热，方用清宫汤加减，或合以牛黄丸、青麟丸等以增强疗效。外感病后期，余热未尽，舌红，脉数，治宜清养，药如黄芪、白芍、丹皮、石斛、黄芩等；如阴亏甚，虚火内炽，舌光红，脉数，则宜滋养，药如黄芪、生地、鳖甲、沙参、丹皮、地骨皮、竹二青等。何书田治疗外感病亦重视脏腑表里相关等作用，以使邪气外泄为要，如温邪下注大肠，风热内迫，泻利黄水，需得肺气肃降有权，邪乃有出路之机，故方中用桑叶、桔梗、贝母、枇杷叶宣肃肺气，大豆卷、黄芩、山栀、梗通草清泄大肠，表里畅通，则邪气尽去。又如"辛凉汗剂，即以开肺也。"；"清气热不可寒滞，反使邪不外达而内闭，则病加矣。"等论说，均为精辟之见。此外，治外感病通用方，以及加味变化，亦属其临证经验，切实可用。

暑

● 【原文】

本属劳伤吐血，现在血止。肢体灼热，舌苔白滞，举动喘急，右脉沉芤无力。肺胃夹邪而暑热内蕴也。殊难理治。

生石膏　鲜生地　冬桑叶　生苡仁　橘红　肥知母　羚羊片　光杏仁　天花粉　芦根

初感暑气，兼受风邪。现虽发过痧疹，而口渴思饮，两手肿痛，脉来搏大，夜有谵语。此少阳、阳明热邪未尽泄也。殊非易治。

鲜生地　牡丹皮　生石膏　淡黄芩　赤苓　芦根　羚羊片　炒山栀　肥知母　天花粉　生草　桑枝

邪热炽盛，脉来八至，腹泻神倦。此少阳、阳明协热为患也。恐其下痢，则不易治矣。

炒柴胡　炒中朴　广藿香　焦建曲　赤茯苓　淡黄芩　煨木香　新会皮　炒山栀

复诊：热象稍减，脉来尚有六七至，腹微痛而泄泻不减，仍未离乎险境也。治以清疏为主。

川连（姜汁拌炒）　淡黄芩（酒炒）　焦建曲　广藿香　赤茯苓　山栀（姜汁拌炒）　炒中朴　煨木香　陈皮　大麦芽

素体单弱劳倦，吸受暑邪，致发寒热，瘢疹已见，神志时清时昏，咳痰带红。病已深入厥、少二阴，外感与内伤并发。危险之候，无能为计也。另裁。

犀角尖　牡丹皮　朱麦冬　天竺黄　花粉　橘红　羚羊角　石决明　川贝母　石菖蒲　茅根

复诊：六脉虚微无根，将有大变矣。

羚羊角　牡丹皮　朱麦冬　白茯神　橘红　鲜生地　石决明　川贝母　天

竺黄　紫雪丹

● 【评析】

　　暑病多发于夏季，暑为阳邪，故有夏暑发自阳明之说，治以大清里热为主，又暑邪易耗气伤津，故治疗常兼以益气生津，方如白虎加人参汤。暑邪每易夹湿，临证常见暑湿证，藿香正气散亦为常用之方。本节暑病多为素有内伤，又感暑邪，或邪热炽盛，身发痧疹，或腹泻神倦，脉象数疾，病势均较深重，治疗多以清热祛湿、凉血息风、养阴生津多法同用，药如石膏、知母、薏苡仁、橘皮、犀角、丹皮、羚羊角、生地、花粉、芦根等，甚者合用紫雪丹以镇痉开窍，泄热解毒。

湿

● 【原文】

湿热内蕴，临晚目盲。久防腹胀。

炒川连　生白术　川郁金　陈皮　赤茯苓　炒山栀　炒小朴　焦建曲　生苡仁　冬瓜皮

阳明积湿，神萎顿而舌苔带黄滞，非进补之候也。暂拟化湿疏滞法。

炒川连　生茅术　法半夏　陈皮　川萆薢　炒山栀　炒小朴　赤茯苓　生苡仁

复诊：胃家湿滞未清。宜用平胃法加减。

淡黄芩　生茅术　法半夏　广藿香　生苡仁　黑山栀　炒中朴　陈皮　赤茯苓　宣木瓜

二复：舌苔黄滞未化，脘痛又作，脉沉而细，精神萎顿。此中虚湿热为患也。急难奏效。川黄连　生白术　川郁金　陈皮　川楝子　淡干姜　法半夏　焦神曲　赤苓　炒栀子

阴虚湿热，脉无力而面黄，久必肿满。

原生地　炒知母　生白术　茯神　生牡蛎　牡丹皮　炒黄柏　苦参　炒枣仁　泽泻

复诊：脾虚积湿，阴虚遗泄，劳倦内伤所致也。久恐肿满。

大熟地　生白术　淮山药　煅牡蛎　泽泻　制附子　山萸肉　白茯苓　炒黄柏　苦参

● 【评析】

湿为阴邪，易困中焦脾胃而成湿阻之证，症以身重乏力，胸闷腹胀，苔腻为主，湿有寒湿、湿热之分，苔白腻属寒，苔黄腻属热。湿阻中焦，脾失健

运，日久脾虚生湿，因此湿阻与脾虚互为因果，临证当辨两者主次，脾虚轻者当以除湿为主，即何氏所云"非进补之候"，治宜化湿疏滞，药如黄连、白术或苍术、半夏、茯苓、厚朴、薏苡仁、陈皮等。如湿热与阴虚同见，颇难治疗，因利湿则伤阴，养阴则恋湿，何氏治疗先以苦燥祛湿为主，合以生地、知母、丹皮、枣仁以护阴凉润，复以滋阴益阳为主，兼以苦寒化湿，方中有六味地黄丸意，合以附子、白术以益脾之阳气，脾运得健，阴湿自除。

痰

● 【原文】

湿痰滞于膜络之间，腰背攻痛如虫状，是为血痹之候。久防瘫痪。

生茅术　法半夏　白芥子　秦艽　白蒺藜　陈皮　生于术　瓜蒌仁　威灵
仙　苡仁　生姜汁

痰郁滞于脾络，肌肤肢体呆重，脉弦滑。当用化痰健土法。

炒黄连 (姜汁拌)　焦茅术　炒枳实　茯苓　白芥子　炒山栀 (姜汁拌)　法半夏
瓜蒌皮　陈皮　白蒺藜

● 【评析】

痰既是脏腑病理变化的产物，又是致病因子。它的产生与肺、脾、肾三脏
生化输布功能失常，三焦气化不利，水谷不化精微，渐聚成痰相关。痰之已
成，留于体内，随气升降，无处不到，或贮于脏腑，或流窜经络，或蒙蔽清
窍，变生诸证。痰证多为本虚标实之证，辨治宜分虚实主次，何氏所用化痰健
土法是为兼顾，且用药平和，既不偏温燥而耗气伤阴，又不过于寒凉滋腻而恋
邪。方中有白术、茯苓、薏苡仁益脾渗湿而不燥腻，合以瓜蒌、白芥子、白蒺
藜等药祛风剔痰而不寒。

痰饮

自去夏起，患胸腹胀满，得下稍松；现又发作，脘次高突而硬，脉弦细不数。此肝脾气滞，痰饮郁结为患也。

焦茅术　炒枳实　瓜蒌仁　川郁金　新会皮　炒山栀（姜汁拌）　尖槟榔　法半夏　白茯苓

素患痰饮，兼之土虚木郁，肝脾亦病。延久防成臌证。

焦茅术　生冬术　干姜　制香附　蒌皮　茯苓　炒山栀（姜汁拌）　炒枳实半夏　焦神曲　白芍（炒）　陈皮

中虚停饮，呕吐酸水，大便艰结不通，六脉扎弦，重按无力。此木郁土伤、曲直作酸之象。病已数年，其根难断。

上肉桂　制于术　炒白芍　淡苁蓉　广藿香　淡干姜　法半夏　瓜蒌仁茯苓　代赭石

丸方：肉桂　炒茅术　半夏　炙草　干姜　归身　苁蓉　菟丝　制于术党参　茯苓　陈皮　广藿　谷芽汤泛丸

命门无火失化，水泛为痰，以致停饮作痛，痛甚呕吐，六脉沉弦，纳少作胀。此由火不生土，土不能制水也。夫气所以摄水，气虚则水泛；阳所以配阴，阳虚则阴横，故舍温补脾肾，别无万全之策。而欲求其速效，则又不能，先进苓桂术甘法加味，以觇进止。

生于术　煨益智　菟丝子　炙甘草　陈皮　上肉桂　炒白芍　白茯苓　生谷芽

接方：高丽参　炒于术　菟丝子　炙甘草　陈皮　上肉桂　淡干姜　枸杞子　白茯苓　炒谷芽

二复方：前进温阳之剂，停饮呕吐略止；后因触动肝阳，胃痛大作，痛甚气升。日来又服温补，胃气渐好，而脉象沉郁且弦。夫脉弦为肝象，肝木旺则侮土，沉郁为气虚，气失化则生寒。惟温补下焦之火，以升上焦之气而已。然根深难于速效。

制附子　高丽参　山萸肉　枸杞子　白茯苓　上肉桂　大熟地　菟丝子
山药　陈皮

胸塞作痛，气逆得痰吐而舒，舌中黄尖红，脉细不扬。以清降为主。

制小朴一钱五分　沉香片四分　法半夏二钱　白茯苓三钱　青礞石三钱
莱菔子三钱　炒枳壳一钱五分　炒苏子二钱　炒山栀一钱五分　广木香四分
瓜蒌皮三钱　佛手柑一钱　石决明四钱　竹二青一钱五分

接方：吴萸炒川连四分　连翘壳一钱五分　山栀一钱五分　元参一钱五分
宋半夏一钱五分　辰茯神三钱　煨木香四分　广藿一钱五分　石决明四钱　甘
菊花一钱五分　冬桑叶一钱五分　广陈皮一钱五分　淡竹叶一钱五分　佛手柑
四分　荷叶一角

●【评析】

一般而言，粘稠者为痰，清稀者为饮。饮证是指水液在体内因运化输布失常而停积于某些部位的病证，《金匮要略》称为"痰饮"，其有广义、狭义之分，广义的痰饮是诸饮之总称，据水饮停积的部位不同，而分为痰饮、悬饮、溢饮、支饮等；狭义的痰饮则为诸饮中的一种。本节案例从所述证候看，有属饮停中焦胃肠的痰饮病，亦有饮犯上焦胸肺的支饮病。饮留胃肠者，症见脘腹胀满，按之硬而不舒，或胃脘疼痛，或呕吐、泛酸等，此属脾虚肝郁，甚则脾肾阳虚。饮犯胸肺者，症见胸塞作痛，喘逆咳痰等，此乃饮邪阻肺，肺气不利。痰饮病总属阳微阴盛、本虚标实之证，治疗当分虚实标本主次，本节案例中，有以标实为主者，如肝脾气滞，饮留中焦，治以疏利化饮，药如苍术、茯苓、枳实、郁金、槟榔、山栀、半夏、陈皮等；又如痰饮阻肺，舌中黄尖红，治宜清热、降气、化饮，药如厚朴、沉香、山栀、青礞石、莱菔子、苏子等。如虚象显露，六脉重按无力，可加党参、干姜、肉桂、苁蓉等药；脾肾阳虚者，可先进苓桂术甘汤加味，再以肾气丸出入，此乃温阳治本为主，以消饮邪。

郁

气火痰三郁兼证，非进补之候也。须旷达调理。

炒川连　石决明　全瓜蒌　炒中朴　陈皮　炒山栀　法半夏　旋覆花　川郁金　鲜橘叶

六郁火升，痰气上壅。久防塞逆成格。

炒川连 (姜汁拌)　石决明　瓜蒌皮　川郁金　白茯苓　炒山栀 (姜汁拌)　旋覆花　天花粉　橘红　竹茹 (姜汁拌炒)

痰郁气郁为患也。延久防反胃。

炒山栀　炒归须　半夏　川郁金　橘红　佛手　炒白芍　旋覆花　蒌皮　瓦楞子　竹茹

上焦痰火郁结。治宜清化。

炒川连　石决明　橘红　光杏仁　海浮石　炒山栀　川郁金　蒌皮　川贝母　炒竹茹

中焦痰火郁结也。治以疏化。

炒山栀　川郁金　法半夏　炒枳实　瓦楞子　川楝子　陈皮　旋覆花　瓜蒌皮　炒竹茹

此属六郁中之气郁、火郁也。久防结痞。

川黄连　生香附　焦建曲　煨木香　陈皮　炒山栀　炒川朴　川郁金　法半夏　鲜橘叶

每朝服香砂枳实丸三钱。

复诊：气郁稍舒，中州未和。治宜理气以疏郁。

炒川连　炒山栀　焦茅术　法半夏　川郁　陈皮　炒枳壳　广藿香　白蔻壳　煨木香　赤苓

每朝服资生丸三钱。

右，十八岁。向病腹痛，近触恼怒，脘次胀闷不舒，饮食日减，神倦脉细。此六郁中之气郁也。

炒白芍　炒山栀　川楝子　焦建曲　陈皮　砂仁　石决明　牡丹皮　制香附　川郁金　焦谷芽

肝胃郁火上炎，颧赤气粗，脉来七至，时欲恶心。此水不制火之象，非浅恙也。急宜静养调理。

炒川连　羚羊角　炒山栀　肥知母　建泽泻　小生地　石决明　牡丹皮　京玄参　芦根

复诊：前用清降之法，虚阳渐退，恶心不止。仍主凉阴泻火之法，以冀日就平息。

原生地　黑山栀　稽豆衣　小麦冬　建泽泻　牡丹皮　石决明　京玄参　肥知母

烦劳火炽，喉燥舌涩。此肝胆热郁所致。治拟清化。

冬桑叶　石决明　川贝母　真海粉[1]　肥知母　羚羊片　京玄参　甜杏仁　天花粉　炒竹茹　橘红

● 【校注】

[1]海粉：药名。为海兔科动物蓝斑背肛海兔的卵群带。甘、咸、寒。有润肺止咳，消痰软坚的功效。

● 【评析】

郁证多由于情志所伤，肝气郁结，进而引起五脏气机不和所致，其中尤以肝、脾、心三脏受累为多。情志不遂既伤心损脾，又使肝失调达，气失疏泄，肝气郁久则化火，脾失健运则生痰，气郁、火郁、痰郁由是而生，治宜理气、清化，药如郁金、橘叶、瓜蒌、山栀、陈皮、竹茹等。如痰火郁于上焦者，可加杏仁、海浮石、贝母等药；郁于中焦者，可加枳实、瓦楞子、川楝子等药；如郁火伤阴，水不制火，可加生地、玄参、麦冬、丹皮、知母等药，以滋阴泻火。此外，由于郁证总属情志所伤，气分郁结，故开怀旷达调理甚为重要。

三消

● 【原文】

阳明胃火上炎，多食易饥，近乎中消之候。以益气降火法治之。

西潞党　生石膏　川石斛　焦白芍　生苡仁　炙甘草　麦冬肉　炒山栀
白茯苓　白芦根

奇渴思饮，贪纳易饥，溲多而浑。上中下三消兼证也。难治。

大生地　麦冬肉　生牡蛎　淮山药　白芦根　生石膏　肥知母　淮牛膝
天花粉　旱莲草

阴虚消渴，多饮多溲，津液日耗矣。舍滋阴以降火，别无他策也。

原生地　牡丹皮　肥知母　生牡蛎　白茯苓　西洋参　麦冬肉　天花粉
淮山药　白芦根

阴虚消渴，且有吐红之患。乌能望其痊愈耶！

原生地　生石膏　麦冬肉　天花粉　牛膝　山药　西洋参　肥知母　炙五
味　白茯苓　芦根

年高，阴竭火炎，而致消渴。不易治也。

台人参　肥知母　大熟地　煅牡蛎　淮牛膝　生石膏　麦门冬　牡丹皮
淮山药　料豆衣　天花粉　蔗浆

阴虚下消，溺白而浑，精液竭矣。难治。

大熟地　潼蒺藜　牡丹皮　淮山药　南芡实　炙龟板　炙五味　白茯神
生牡蛎　麦冬肉

　　　　　　　　　　　　　　　　　　　　何书田医著八种校评

带下不止，阴虚消渴，多饮多溲。年愈五旬，尤不易治。

原生地　牡丹皮　肥知母　淮山药　生牡蛎　炙龟板　阿胶珠　麦冬肉
白茯苓　南芡实

病后阴虚内热，舌滑口渴，能食易饥，多饮便数。此三消之候也。治之不
易取效。

原生地　牡丹皮　肥知母　淮山药　白茯苓　炙龟板　麦冬肉　炒黄柏
生牡蛎　建泽泻

● 【评析】

三消是消渴病上消、中消、下消的合称。消渴病以多饮、多食、多尿为特
征，然临证有轻重主次之别，通常将多饮症状较突出的称为上消，多食明显的
称为中消，多尿较突出的称为下消。三消病变着重在肺、胃、肾，既有侧重，
又互相联系，总以阴虚为本，燥热为标。本节案例有胃火上炎，有阴虚肺热，
有肾阴亏虚，更有上中下三消并见。治疗有益气降火，方以白虎加人参汤加
减；有滋阴降火，方以知柏地黄丸法出入。

嘈

● 【原文】

中虚气郁，少纳易嘈，久之恐成噎膈。开怀调理为嘱。

丸方：西党参　炒白芍　半夏　新会皮　砂仁　煨姜　炒于术　炙甘草　茯苓　煨木香　大枣

水泛为丸

● 【评析】

嘈，又名嘈杂，俗称心嘈，是指胃脘饥嘈，或得食而暂止，或食已而复嘈。多因胃火肝郁，或脾虚湿痰，或酸水浸胃所致。本案例属中虚气郁，治从健脾理气和胃入手，并嘱病人要开怀，情志舒畅，以收事半功倍之效。

疟

【原文】

疟久不止，身热痞满，腹痛溲短。当从太阳、少阳清理。

炒柴胡　炒山栀　炒中朴　炒青皮　木通　炒黄芩　川楝子　川郁金　赤茯苓　干荷叶

疟久，肝脾不和而胀也。防延成痞满。

炒柴胡　炒归身　焦茅术　法半夏　陈皮　煨姜　炙鳖甲　炒白芍　焦建曲　制香附　秦艽　荷叶

连日过劳，痎疟复作，面浮脉沉而滞。淹缠之候也。

炒柴胡　炒黄芩　炒白芍　青皮　生白术　甘草　赤茯苓　川桂枝　生鳖甲　郁金　新会皮　荷叶

痎疟止而复作，寒重热轻，脉弦胃减。此由肝脾郁结，邪不外达使然。久防痞结腹臌。以节饮食、慎起居为要。

炒柴胡　焦茅术　草果仁　新会皮　炙鳖甲　川桂枝　炒小朴　法半夏　赤茯苓　干荷叶

痎疟久缠，止而复作。证关肝胆两经，最难脱体。暂用疏邪止截之法。

炒柴胡（酒拌）　炒厚朴　法半夏　陈皮　广藿香　生姜　炒黄芩（酒拌）　川桂枝　草果仁　赤苓　鲜荷叶

夏日感暑，冬而痎疟。不易愈也。

柴胡梢　炒小朴　法半夏　赤茯苓　陈皮　川桂枝　炒青皮　广藿香　生甘草　生姜

痎疟数月，寒微热盛，左胁结痞，肝阴损矣。难许速效。

生鳖甲　炒黄芩　厚朴　广皮　川郁金　红皮枣　炒柴胡　炒知母　草果
半夏　干荷叶

劳伤痎疟，久防成痞。节力为要。

生鳖甲　炒柴胡　厚朴　广皮　法半夏　红皮枣　炒白芍　炒黄芩　草果
赤苓　炒知母　干荷叶

痎疟数月，气阴两亏，自汗不止，寒热缠绵，脉虚数而神萎顿，已近疟
劳[1]之候。愈期难许。炒柴胡　炙鳖甲　炒白芍　香青蒿　陈皮　红枣　生
黄芪　炒归身　广藿香　肥知母　荷叶

复诊：日来疟势稍轻，但热不寒，胃气较前略开，而脉象依然细数，精神
疲倦，恐一时未易痊愈也。仍照前方加减。

炒柴胡　炙鳖甲　丹皮　地骨皮　白茯苓　陈皮　生黄芪　归身　知母
川石斛　煨草果　荷叶

又复：疟势时轻时重，脉细而弦，胃气不和。此由感受暑热所致。元虚病
杂，殊难兼治。暂用柴平法加减。

炒柴胡 (酒拌)　炒白芍　生白术　广藿梗　赤苓　炒山栀　法半夏　炒中朴
陈皮　生姜

痎疟月余，寒热连绵不已，胃不开而脉弦数。久防宿痞复作，以春令阳升
故也。

生黄芪　炒柴胡 (酒拌)　炒白芍　草果　陈皮　生姜　川桂枝　炒黄芩 (酒拌)
生甘草　半夏　荷叶

接方：炒柴胡　生鳖甲　炒白芍　赤茯苓　红皮枣　生黄芪　炒归身　法
半夏　陈皮

和肝脾、泄疟邪主治。

炒柴胡　生鳖甲　炒归身　焦神曲　赤苓　炒黄芩　牡丹皮　炒白芍　新会皮　荷叶

疟久不止，盗汗腹胀。前医迭用益气敛阴，以致疟邪内蕴。先补后疏，治法已倒，急切难许奏效也。

炒柴胡　炒白芍　制香附　川郁金　陈皮　煨姜　炙鳖甲　焦茅术　焦建曲　法半夏　荷叶

复诊：痰疟渐止，腹痞日甚，六脉弦细，营阴大亏矣。恐成臌证。然亦不可用补，惟有化痞兼培脾肾一法，未知效否。

制附子　炒黄连（姜汁拌）　白芍　制香附　带皮苓　上肉桂　炙鳖甲　制于术　新会皮　大腹皮　苡仁　泽泻

二复诊：昨用清肝阴兼扶脾肾法服之，似乎平安，而腹胀未松，右关脉不振。舍温补别无良策也。

制附子　炙鳖甲　菟丝子　苡仁　半夏　带皮苓　上肉桂　炒白芍　制白术　陈皮　煨姜　红皮枣

丸方：制于术　炒厚朴　制香附　炒白芍　麦芽　赤苓　枳实　法半夏　川郁金　焦神曲　陈皮　以焦饭滞汤泛丸

疟经三载，腹胀，骨蒸盗汗。此由肝脾郁结、邪不外达使然。久防成臌。

生黄芪　生鳖甲　炒厚朴　青蒿　秦艽　陈皮　炒柴胡　炒白芍　焦茅术　郁金　赤苓　红枣

胎前痰疟，产后气阴两亏，疟势缠绵，盗汗骨蒸，脉形细数。不宜表散，又不宜温补，惟平补肝阴，兼固腠理。特恐不能速效耳。

生黄芪　炙鳖甲　炒白芍　炒枣仁　陈皮　红枣　制首乌　炒归身　秦艽肉　白茯苓　荷叶

痎疟久而不止，阴阳并亏。当用培本之剂。

生黄芪　炙鳖甲　枸杞子　秦艽肉　陈皮　煨姜　生白术　炒归身　炒白芍　白茯苓　荷叶

痎疟后肝脾不和，兼之嗜酒积湿，纳食作胀，脉象弦细无力，夜寐盗汗。拟以固表和中法。生黄芪　炒白芍　苡仁　广藿香　砂仁　橘红　炙鳖甲　法半夏　郁金　川石斛　荷叶

痎疟将及两载，中间止而复作。现在寒微热盛，纳食无味，脉象两手俱弦。其为肝阴不足显著，不宜用温补之剂，但宜疏理脾土，兼和肝气法。

生鳖甲　焦茅术　焦神曲　法半夏　陈皮　赤苓　淡黄芩　炒冬术　炒川朴　炒青皮　汉防己

痎疟而兼血痢，脉左弦右细。重候也。

炒柴胡　炒厚朴　法半夏　赤茯苓　陈皮　炒黄芩　炒枳壳　生苡仁　生甘草　生姜

劳伤疟疾久，防其成痞，节劳为要。

炒柴胡　制半夏　炒黄芩　生鳖甲　煨草果　肥知母　焦白芍　赤茯苓　广陈皮

加鲜荷叶

● 【校注】

[1] 疟劳：亦称劳疟。久疟不愈，遇劳即发，或素有弱证而又患疟，以致病情深重。

● 【评析】

疟证，《内经》称疟、痎疟，乃因感受疟邪所致，多发于夏秋季节及山林多蚊地带，症以寒战壮热，休作有时为特征。临证辨治当根据寒热的偏胜，轻

重程度，以及阴阳盛衰，邪正消长等决定。何氏治疟注重疏邪止截，从肝脾和理，常用柴胡、白芍、厚朴、半夏、茯苓、草果、荷叶等药，寒重热轻者加桂枝、茅术等药；热重寒轻者加黄芩、山栀等药。疟久伤及气阴，甚则阴阳亏损，有积痞成疟母、疟劳之势者，治宜化痞兼培脾肾，药如鳖甲、青蒿、黄芪、当归、附子、首乌等，虚实兼顾，阴阳并调。

下 卷

泄泻

年近八旬，气虚失化，脘胀便溏。当从脾土调治。其余诸恙，且置缓图。

生白术　炒中朴　川郁金　白茯苓　陈皮　砂仁　生白芍　焦建曲　法半夏　煨木香　煨姜

脾寒腹泻，累月不已，久必成臌。

制附子　炮姜炭　补骨脂　煨木香　陈皮　赤苓　焦白术　砂仁　菟丝子　炒苡仁　炙升麻

复诊：泄泻多年，脾肾之气早衰，安得不作胀耶！

制附片　炮姜炭　补骨脂　炒扁豆　茯苓　砂仁　焦白术　菟丝子　煨木香　淮山药　陈皮

劳伤下血，久泻不止。脾肾两亏，已来[1]臌疾。殊不易治。

制附子　炮黑姜　菟丝子　淮山药　炒陈皮　焦白术　炒白芍　补骨脂　白茯苓　砂仁末

溏泻久缠，神倦脉弱。此火衰土不运化之候，恐延来[1]腹满，则不易治矣。

制附子　山萸肉　补骨脂　煨木香　炮姜　茯苓　大熟地　五味子　煨肉果　制于术　山药

产后年余，心脾肾俱亏，泄泻足肿，心宕气喘，脉数而促。不易治也。

制附子　炒熟地　炙五味　远志　山药　砂仁　制于术　山萸肉　补骨脂　茯神　炙草

复诊：下元气衰，用温补之剂而稍效。仍照前法加减，再得脾溏转结为幸。

制附子　制于术　补骨脂　炮姜炭　茯苓　潞党参　炒熟地　五味子　淮山药　陈皮

下元气虚，火不生土，溏泻不止。久恐腹满。

制附子　制于术　炮黑姜　广木香　补骨脂　煨肉果　淮山药　菟丝子　广陈皮　茯神

● 【校注】

[1] 来：《草记》作"成"。

● 【评析】

泄泻一证多因湿邪偏胜和脾胃功能障碍引起，且两者可互相影响。本节案例多属脾胃功能失司所致，因脾胃虚弱，运化失常，不能分清秘浊，混杂而下，遂成泄泻。治当调脾土，药如白术、茯苓、煨姜、砂仁、木香等。脾虚甚者，肾阳必亏，即火不生土，脾失温煦，运化无度而泄泻不止，可加附子、补骨脂、菟丝子、煨肉果等药，以温阳健脾止泻。如心脾肾三脏俱亏，是为阴阳两虚，可再辅以益阴之品，如熟地黄、五味子、山萸肉等药，以养阴酸涩止泻。

痢

● 【原文】

暑湿热交结于大小肠，溲不利而大便涩滞，下痢不止，胃不喜纳。非浅恙也。

炒黄连　炒枳实 (酒炒)　大黄　煨木香　陈皮　赤苓　炒黄芩　炒中朴　焦楂肉　生甘草　滑石

复诊：协热下痢，里急后重，舌心黄滞。阳明积热未清，三五日未能见效也。延久防其休息[1]。

炒黄芩　炒中朴　煨木香　广藿香　赤茯苓　炒枳实　焦楂肉　炒青皮　炒苡仁　白头翁

热痢二十日以来，昼夜数十次，腹痛后重，脉象沉细无根。可见热邪未泄，而脾土大伤矣，殊非轻恙。

炒黄连　白头翁　炒中朴　炒建曲　炒银花　炒川柏　炒黄芩　煨木香　炒谷芽　炒苡仁　赤苓　泽泻

下痢两旬，红色夹黄，里急后重，腹痛溲短，舌苔黄滞，六脉沉微，胃不纳食。此阳明热邪、积湿交结为患也。先以清通法，再视[2]进止。

米炒黄连　炒枳实　煨木香　焦神曲　漂滑石　炒黄芩　炒中朴　广藿香　焦楂肉　焦锅巴

阳明食积，兼夹湿热内滞，粪中夹痢，三旬不止，脉无虚象。暂与清疏，补剂尚早。

炒黄连　炒黄芩　焦白芍　焦建曲　生苡仁　白头翁　炒丹皮　煨木香　焦楂肉　赤茯苓

暑湿热交迫为痢，两旬不愈。伤及阴分，则来休息，殊可虞也。

生地　炒白芍　白头翁　焦楂肉　广藿香　赤苓　阿胶　炒川连　枯黄芩　煨木香　炒苡仁　煨姜

劳伤血痢不止，脾阴内损，真气下陷，殊不易治也。暂用苦燥酸涩法，以图小效。

炒川连　焦白术　北秦皮　焦楂肉　木香　赤苓　炮姜炭　焦白芍　白头翁　炒乌梅　陈皮

老年脾虚下痢，六脉无神，非浅恙也。恐其肢肿腹膨。

炒川连　焦白术　煨木香　陈皮　炒苡仁　炙草　炮姜炭　焦白芍　广藿香　砂仁　白茯苓

劳伤血痢，休息有根矣。难愈。

炒川连　焦白术　煨木香　地榆炭　炒苡仁　炒诃子　焦白芍　炮姜炭　陈皮　赤茯苓

产后五月，脾虚泄痢，腹痛不止。久防腹满。

焦白术　炮姜炭　制香附　广陈皮　赤茯苓　焦白芍　焦楂肉　煨木香　炒苡仁

痢久不止，脾土大伤，势必肿满。可惧也。

焦白术　炮姜炭　煨木香　炒扁豆　茯苓　焦白芍　焦建曲　陈皮　炒苡仁　炒诃子

久痢，脾阴大伤，纳少肠鸣。用缪氏脾肾双补法。

党参　菟丝子　炮姜炭　炒扁豆　煨木香　炒于术　补骨脂　煨肉果　淮山药　粟壳

下血下痢，久而不止，以致骨骱[3]疼而发黑，肝阴、肾水两失所养。殊非易治也。

制附子　大熟地　补骨脂　枸杞　秦艽　白茯苓　制于术　山萸肉　鹿角霜　五味　煨肉果

年近七旬，血痢两旬不止，舌滑脱液，脉形弦大不摄。此真阴亏极之候，重患也。姑与纳补法。

西党参　山萸肉　牡丹皮　淮山药　炙甘草　大熟地　五味子　生牡蛎　白茯苓　建莲肉

复诊：前用滋补之法，血痢渐减，胃亦大开，佳兆也。惟舌苔仍见红滑，脉弦不柔，未许全吉耳。

制附子　大熟地　山萸肉　淮山药　炙甘草　西党参　炙龟板　五味子　白茯神　煨肉果

痢后脾虚，四肢软倦。宜用归脾法加减为治。

炒于术　山萸肉　淮山药　白茯神　远志肉　大熟地　炒归身　炙甘草　炒枣仁　陈皮

●【校注】

［1］休息：指休息痢。痢疾时止时发，久久不愈。多因治疗失宜，或气血亏虚，脾肾不足，以致湿热积滞伏于肠腑，成正虚邪恋之证。

［2］视：《草记》作"觇"。

［3］骱（jiè）：古代解剖部位名称。指骨节间相接之处，即关节。

●【评析】

痢疾又称肠澼、滞下，是以腹痛、里急后重、便脓血为主症的病证。多发于夏秋季，与外受湿热、疫毒之气，以及饮食不节、不洁内伤肠胃有关。本病初起多为实证、热证，如案中所述"暑湿热交结大小肠"、"阳明热邪、积湿交结为患"等，治宜清疏通下，药如黄连、大黄、白头翁、枳实、木香、厚朴、茯苓、山楂等。痢久伤及脾阴，可加生地、阿胶、芍药。如脾肾两亏，久痢不摄，可用纳补法，六味地黄丸加附子、党参、补骨脂等药。如劳伤内损，真气下陷，亦可用苦燥酸涩法，药如秦皮、白头翁、乌梅、诃子、罂粟壳等。痢后脾虚，可用归脾丸调理善后。

便血

● 【原文】

好饮伤脾，以致下血不止，已及数月，脉弦大，而腹滞后重。不易愈也。

炒川连 (元米拌)　炒于术　煨木香　炒枣仁　炙黑草　炮姜炭　焦茅术　陈皮　炒苡仁　椿根皮　赤茯苓

平昔嗜饮，太阴湿热下迫而为便血。久之，防成休息痢。

炒川连 (姜汁拌)　炒黄芩　炒白芍　焦建曲　白茯苓　炮姜炭　炒阿胶 (米粉拌)　煨木香　炒苡仁　红皮枣

脾络内伤，不时下血，脉来搏大。恐其陡然腹满。

炒白术　炒阿胶　紫丹参　云茯神　远志炭　炙黑草　归身炭　秦艽肉　炒枣仁　煨木香

积瘀大下，营络内伤。防腹满成臌，难治也。

细生地　炒归尾　川郁金　陈皮　赤茯苓　牡丹皮　花蕊石　怀牛膝　青皮　冬瓜皮

脾络内伤，下血累月不止，每下必先腹痛。其为气分不舒，而营阴受损显然矣。以凉营滋肝为治。

炒川连　炒阿胶　丹皮炭　煨木香　地榆炭　炒黄芩　炒白芍　苦参子 (龙眼肉包)四粒　新会皮　血余炭

杂食伤脾，多泻带血。根深不易愈也。以培土为主。

焦冬术　炒扁豆　焦神曲　煨木香　地榆炭　炙黑草　炒苡仁　焦楂肉　陈皮　红皮枣

杂食伤脾，劳力伤营，多便而下血。何如能发力耶？

焦白术　炒黄芩　焦神曲　大麦芽　炒苡仁　炒白芍　地骨皮　焦楂肉　煨木香　赤苓　陈皮

童年劳伤下血，渐致腹痞胀满。久必成臌。

生鳖甲　地骨皮　广木香　焦建曲　赤茯苓　炒黄芩　川郁金　陈皮　焦楂肉

营伤，脾不统血也。

于术　菟丝子　煨木香　血余炭　扁豆　槐米　白芍　补骨脂　干姜　白茯苓　神曲

脾肾两伤，下血年余不止，色鲜而多，甚至不禁，脉象细弱。营阴大亏矣，非补不效。

焦于术　炒阿胶　炒白芍　炒远志　茯苓　木香　炙黑草　归身炭　炒丹皮　炒枣仁　煅禹粮

积劳内损，曾下黑血；现在神倦不振，脉形空弦。此心脾肾三脏之证，诸宜节劳静养为要。炒熟地　炒萸肉　炒于术　柏子霜　白茯苓　炙龟板　归身炭　炙黑草　炒枣仁　龙眼肉

日来下血渐止，而心火一动，血仍不摄，兼有心惕之患。此心营内耗也。法当滋养。

炒生地　归身炭　西党参　白茯神　煨木香　炙龟板　丹皮炭　丹参炭　远志炭　龙眼肉

● 【评析】

便血是指血从大便而下，在大便前后下血，或单纯下血者。《金匮要略》有远血、近血之分，近血者，血来自大肠，或在肛门，多在便前下血，血清而

色鲜者，又称肠风；浊而黯者称脏毒，其中包括痔疾、肠癌等；远血者，血来自胃，或小肠，便血紫黯，甚则黑色。本节案例当包括近血和远血在内。便血总属脾虚不能统摄，或平昔饮酒嗜辛，湿热内结，下注大肠，阴络受伤所致，辨治当分虚实主次、阴阳偏胜。如湿热下迫为主者，治宜清热化湿为主，兼顾益脾养阴止血，如用黄连、黄芩、苦参等药，配以白术、茯苓、芍药、阿胶等药。如劳伤，营阴大亏，或脾肾两伤，甚则心脾肾三脏俱损，治宜补益、滋养为主，兼以清热散结，用六味丸、归脾汤等方加减，合以鳖甲、地骨皮、黄芩等药。对于积瘀下血者，则用活血止血法，药如归尾、丹皮、丹参、牛膝、花蕊石等。此外，方中常辅以炮姜炭，木香等药，以温经理气，有止血而不留瘀之功。

肠风

● 【原文】

肺移热于大肠，则患肠风[1]，至肝气之作，营亏失养所致也。

炒川连　陈阿胶　炒丹皮　炒苡仁　炙黑草　炒黄芩　炒白芍　煨木香　白茯苓　煅禹粮

心脾内损，肠风有年，营阴日亏，神倦肛坠。以归脾法加减治之。

焦白术　炒阿胶　炒白芍　远志炭　煨木香　炙黑草　炒归身　茯神　炒枣仁　炙升麻　血余灰

● 【校注】

[1]肠风：指以便血为主症的病证。泛指内痔、外痔、举痔、脱肛、肛瘘等大肠、肛门疾病出血。一般出血色鲜红，其病机或因风邪所致，或为湿热，或为阴虚。

● 【评析】

肠风辨证有虚实之分，然临证多虚实夹杂证，治疗宜分主次。本案例一为湿热下注，兼营阴亏虚，治以清化湿热为主，辅以柔肝养阴止血。一为气血两亏，心脾俱损，治用归脾丸法加减，以益脾养心，气血兼顾。

痿

● 【原文】

平时不谨，致伤脾肾。现患下痢，脚痛不便行走；兼有血证，根本大伤。防成虚痿。

生于术　炒黄柏　牡丹皮　秦艽肉　生苡仁　虎胫骨　炒知母　炒怀膝　川断肉　嫩桑枝

阴亏遗滑，渐致两膝酸痛。久之必成痿痹，不可忽也。

大熟地　生虎骨　肥知母　秦艽肉　生牡蛎　炙龟板　山萸肉　炒黄柏　川断肉　白茯苓

童年早发，火动遗精，以致足麻而痿，两手亦然，按脉细弱无力。此关本根内损所致，不易治也。姑与虎潜法加减。

原生地　白归身　牡丹皮　秦艽　生苡仁　桑枝　生虎骨　肥知母　五加皮　川断　带皮苓

手足痿痹，举动无力，脉细弱如丝，舌苔微黄。是阴虚而兼湿热也。殊不易治。

炒熟地　山萸肉　肥知母　生杜仲　淮山药　炙龟板　生虎骨　炒黄柏　川断肉

向患遗泄，精髓内亏，骨楚膝痛，六脉沉微。久防成鹤膝风[1]证，治之难效。

炒熟地　虎胫骨　炒知母　杜仲　五味子　茯苓　炙龟板　枸杞子　黄柏 (咸水炒)　川断　淮山药

久患血证，近复痿痹，膝痛而肿。非湿热所伤，乃营虚络痹也。

制于术　虎胫骨　炒怀膝　宣木瓜　苡仁　桑枝　炒熟地　炒归身　炒杜仲　五加皮　羊脚骨

阴虚精耗，下体痿痹已成，殊非易治。舍温补无策。

大熟地　虎胫骨　山萸肉　白归身　白茯苓　炙龟板　鹿角胶　枸杞子　淮山药

营络内伤，阴精滑泄，腰痛而痿，骨骱挛缩。非易治也。

大熟地　鹿角霜　枸杞子　炒杜仲　秦艽肉　炙龟板　虎胫骨　炒归身　金狗脊　炒知母

阴亏，骨髓不充，足膝手骱酸楚不仁，痿痹之根也。治之难愈。

大熟地　生虎骨　炒归身　炒杜仲　淮山药　炙龟板　鹿角霜　枸杞子　金狗脊　炙五味　茯苓　朝服虎潜丸五钱。

阴虚，腰痿脊突。治宜温补下元。

炙绵芪　炒归身　五味子　川断　淮山药　茯苓　大熟地　甘枸杞　厚杜仲　秦艽　胡桃肉

复诊：前用温补大剂，背脊曲突渐平。仍从下元培养，恒服自有明效。

炙绵芪　大熟地　菟丝子　金狗脊　五味　茯苓　潞党参　鹿角霜　甘枸杞　厚杜仲　炒怀膝

产后血虚偏痿。难许痊愈。

炙黄芪　白归身　甘枸杞　川断肉　炒红花 (酒拌)　鹿角霜　炒白芍　炒怀膝　秦艽肉　川桂枝

近尻骨[2]处作痛，渐及四肢酸楚，真阴内亏也。保重为要。

大熟地　鹿角霜　厚杜仲　淮山药　五味子　炙龟板　枸杞子　川断肉　白茯苓　胡桃肉

营虚，血不荣筋，两足酸痛，手骱屈伸不舒，痿痹候也。难愈。

制附子　炒熟地　黄肉　五味子　川断肉　茯苓　虎胫骨　炙龟板　枸杞　炒怀膝　炒桑枝 (酒拌)

劳伤，阴液内亏，下体骨骱痛楚异常，二便闭结，六脉虚微。已成痿痹，不易治也。姑与温润一法。

炒熟地　淡苁蓉　枸杞　川断肉　柏子仁　茯苓　生虎骨　白当归　牛膝　秦艽肉　肥知母　泽泻

复诊：阴虚痿痹，液枯便闭，形憔悴而脉虚微，不治之证也。姑照前方，再参温达下元。制附子　淡苁蓉　菟丝子　炒怀膝　白茯苓　生虎骨　白当归　枸杞饼　柏子仁　车前子

血虚痿痹之候，肝风善行而数变，非易治之证。姑与温补一法。

制于术　白归身　炒杜仲　生苡仁　胡桃肉　制附子　鹿角霜　秦艽　陈皮　桑枝　大熟地　炒怀膝　宣木瓜

复诊：寒滞于络，肢痹骨楚。舍温补无以为计。用丸子调理。

制附子　大熟地　枸杞子　五味子　炙黄芪　制于术　虎胫骨　鹿角霜　川断肉　淮牛膝　山药　白茯苓

● 【校注】

［1］鹤膝风：病名。因病后膝关节肿大，股胫变细，形如鹤膝故称之。多因风邪外袭，经络气血亏损，阴寒凝滞而成。

［2］尻（kāo）骨：即尾骶骨。

● 【评析】

痿证是指肢体萎弱，筋脉弛缓，尤以下肢痿废，甚则肌肉萎缩的一种病证，而痹症是以肌肉、筋骨、关节酸痛、麻木、重着，甚则关节肿大、僵直、畸形为主症的病证。临证表现可两者兼有，故本节虽名"痿"，但描述证情

常"痿痹"并称。痿证的成因虽有《素问·痿论》的"肺热叶焦",以及《素问·生气通天论》的"湿热不攘"等说,然肝脾肾等脏腑的虚衰,气血津液的不足,亦是形成痿证的主要因素,从本节案例的治疗中可见一斑,清利湿热,益气养血,补益肝肾等均为常用治法。

痹

● 【原文】

劳力伤络，风动肢痹，手足不仁，脉来弦滑而数。非浅恙也。暂用凉肝息风法。

细生地　湖丹皮　归须　五加皮　白蒺藜　橘红　羚羊角　肥知母　秦艽　宣木瓜　甘菊花　桑枝

风湿入于营络，痿痹已成，不易愈也。此证初起，手足麻痛，后两足皆痛，不能行走，至晚必发寒热。

羌活　肥知母　白归身　秦艽肉　炒怀膝　桑枝　生虎骨　炒黄柏　川断肉　五加皮　生甘草

风湿入络，手骱所以肿痛也。

桂枝　生黄芪　归须　秦艽肉　海桐皮　红花　羌活　片姜黄　赤芍　川断肉　炒桑枝(酒拌)

营虚，风袭于络，周体骨骱酸楚，延久必来[1]痿痹。兹用和营宣络法，或可稍奏微功耳。

川桂枝　虎胫骨　当归须　秦艽　海桐皮　桑枝　生白术　甘枸杞　炒红花(酒拌)　川断　炒怀膝

复诊：骨骱痛楚已缓，脉络已和。可用滋营益阴之法。

生绵芪　大熟地　白归身　川断肉　炒怀膝　鹿角霜　炙龟板　枸杞子　左秦艽　海桐皮　桑枝

营虚，风袭于络，周体骨骱酸麻作楚。久恐延来[1]痿痹。

川桂枝　虎骱骨　炒红花(酒拌)　炒怀膝　宣木瓜　生冬术　当归须　左秦艽　海桐皮　炒桑枝

营虚，风湿入络，右足屈曲不伸，已来[1]偏痹。如何能愈耶？

炙黄芪　炒当归　左秦艽　炒红花（酒拌）　宣木瓜　虎胫骨　枸杞子　川断肉　淮牛膝　嫩桑枝

营虚络热，骨骺痛楚，两足尤甚，脉细数而痛处发肿。此风痹之证，治之不易见效。

细生地　肥知母　秦艽肉　炒牛膝　归须　桑枝　牡丹皮　炒川柏　川断肉　海桐皮　生苡仁

复诊：前用凉营和络之法，两足痛楚稍缓，渐能行动。但血分素亏，肝风流走不定，难免痿痹。再拟虎潜法加减，以图奏效。

原生地　虎胫骨　秦艽　炒怀膝　原红花　银花　炙龟板　黄柏（咸水炒）川断　海桐皮　生苡仁

丸方：炙绵芪　生地　归身（酒炒）　肥知母　秦艽　茯苓　炒白术　虎骨　炙龟板　炒黄柏　怀膝　红花　桑枝

以红花、桑枝煎汤泛丸。

产后营虚，风袭于络，腿骺痛楚。痹证已来，非易治也。

生黄芪　炒归须　原红花　川断肉　海桐皮　川羌活　生鹿角　秦艽肉　炒怀膝　炒桑枝（酒拌）

产后血虚风动，惟温煦一法而已。

生黄芪　虎胫骨　炒归身　炒黄柏　炒红花（酒拌）　鹿角霜　制首乌　炒知母　秦艽肉　炒桑枝（酒拌）

胁痛肢麻，肌肤痛如针刺，左脉细弱。营液内亏也，难免风痹。以滋肝参化痰治之。

制首乌　枸杞子　法半夏　陈皮　宣木瓜　白归身　石决明　瓜蒌仁　秦艽肉　甘菊花

筋络酸麻，营虚积劳所致也。防旧病复发而成痹证。

川桂枝　炒归须　原红花　川断　海桐皮　桑枝　生冬术　赤芍　秦艽肉　苡仁　宣木瓜

复诊：风湿入络，足无力而两手麻木不仁，痿痹之根不浅矣。非如前此之易治也。

川桂枝　生冬术　炒黄柏　秦艽肉　宣木瓜　生茅术　片姜黄　生苡仁　川断肉　忍冬藤　细桑枝　当归身

二复：足软而重，两手麻木依然，脉细数无力。此阴虚，湿积于络，络热则成痿痹矣。难愈。

小生地　湖丹皮　炒黄柏　生苡仁　秦艽肉　白归身　肥知母　生茅术　汉防已　桑寄生　忍冬藤

年近古稀，气血两亏，不能周流于四末，右手足指肿痛不伸，职此故也。恐延为偏痹。

川桂枝四分　生黄芪钱半　枸杞子二钱　秦艽肉钱半　生虎骨三钱　白归身二钱　炒红花 (酒拌) 四分　川断肉二钱　海桐皮三钱　炒桑枝 (酒拌) 四钱

先天不足，气亏不能生血，血不荣筋，则两足酸软而骨骱作楚矣。久必延来[1]痿痹之证，最难愈也（络热则来[1]痹，故用地骨、知母清之）。

炙绵芪　生虎骨　地骨皮　川断肉　五加皮　炒归身 (酒拌)　肥知母　秦艽肉　生苡仁　炒怀膝　细桑枝

营阴内亏，左偏酸麻不仁，六脉细软。将有偏痹之虞，急须静养调理为要。

炙黄芪　炙龟板　枸杞　肥知母　牛膝　淮山药　虎胫骨　大熟地　五味　秦艽肉　茯苓

血虚风湿入络，四肢痿痹，不易治也。

川桂枝　生白术　归身　秦艽　怀牛膝　细桑枝　生虎骨　炒黄柏　枸杞

川断　宣木瓜

复诊：用温宣之法，手足渐能展动。然营液内亏，筋络间机呆滞，非可以草木收全功也，不过竭力扶持而已。

生虎骨　炒熟地　生白术　归身　秦艽肉　茯苓　鹿角霜　炙龟板　炒黄柏　枸杞　炒牛膝　桑枝

又复：证属血虚痿痹，迭投温补而有效。仍照前方加减。

制附子　炙龟板　生黄芪　五味　川断肉　茯苓　大熟地　鹿角霜　枸杞子　杜仲　炒桑枝　陈皮

先患血痢，渐致两足肿痛，举动惟难，脉沉微无力，略见弦细。此脾土风湿内浸所致。恐延痿痹之候，不能奏效。

制附子　生于术　生苡仁　陈皮　五加皮　生茅术　法半夏　带皮苓　炒黄柏　海桐皮　秦艽肉　宣木瓜

痿痹根深，气血之亏固不待言，以致手指不温，骨骱肿痛，忽发忽止，脉形虚弦。此气亏不能生血，血虚不能荣筋也，最难痊愈。惟有营卫两培而已。

生黄芪　制首乌　秦艽肉　生苡仁　海桐皮　西党参　白归身　川断肉　宣木瓜　嫩桑枝

● 【校注】

[1] 来：《草记》作"成"。

● 【评析】

痹证是指气血为病邪阻闭所引起的病患。本节案例所患痹证主要指遭受风寒湿邪，气血运行不利而引起筋骨、肌肉、骨节等处的酸疼、重着、麻木、关节肿大屈伸不利等症的病证。《金匮要略》称历节，后世医家有称痹症为痛风。痹证的形成，感受外邪固然首要，然人体正气不足而易受外邪侵犯，亦是不可忽视的因素，因此，何氏在治疗中除注重祛邪外，还注意扶助气血阴阳的不足，如用羌活、秦艽、海桐皮、五加皮、宣木瓜、薏苡仁等祛风散寒利湿药的同时，合以黄芪、当归、川断、熟地、制首乌、鹿角霜等补益药，如病邪郁而化热，则用知母、黄柏、丹皮等清之。此外，亦常佐以活血通络药，如酒拌红花、桂枝、姜黄、酒拌桑枝等。

痫厥

● 【原文】

肝风痫厥。治以清化痰火之法。

羚羊角 炒山栀 冬桑叶 天竺黄 甘菊 石决明 牡丹皮 瓜蒌皮 橘白 钩藤

产后阴虚，痰火凝结，发厥惊惕。此厥阴、少阳两经之病。

羚羊角 黑山栀 白蒺藜 天竺黄 茯神 蒌皮 石决明 牡丹皮 甘菊花 橘白 炒竹茹

骨蒸痰痫。治以清凉之法。

胡黄连 地骨皮 瓜蒌皮 天竺黄 橘白 茯神 黑山栀 羚羊片 石决明 石菖蒲 钩藤

肝风痰痫。治宜清火开窍。

炒川连 石决明 橘白 天竺黄 茯神 钩藤 羚羊片 法半夏 蒌仁 石菖蒲 远志肉

厥阴包络夹痰，痰蒙清窍，猝然晕厥，六脉浮弦。先以利窍豁痰。

羚羊角 川郁金 川贝母 远志 茯神 炒竹茹 石决明 化橘红 天竺黄 菖蒲 钩藤 沉香汁

患狂易之证已十四五年，时止时作，语言错乱，神志不清，脉弦大而滑。此少阴、厥阴痰火郁滞为病。不宜进补，以清火化痰参安神主之。

川黄连 炙龟板 瓜蒌仁 茯神 远志 天竺黄 石决明 牡丹皮 化橘红 枣仁 (炒) 菖蒲

平昔操劳过度，神志不摄，狂叫发厥，精神萎顿，脉形弦数不静。虽属阴亏，未宜进补。拟用清养心脾法。然须勿过烦劳为要，否则防惊悸怔忡。

炒川连　炙龟板　炒丹参　酸枣仁　石菖蒲　制于术　炒归身　柏子霜　炒远志　白茯苓

● 【评析】

痫证是一种发作性神志异常的病患，又称癫痫、痫厥。症见精神恍惚，甚则突然昏仆，口吐涎沫，四肢抽搐，口中如作猪羊叫声，移时苏醒。其成因有七情失调，先天所得，脏腑病变等。从本节案例看，其病机与肝、脾、心三脏功能失调，痰火凝结关系密切，故治疗多取平肝息风，药如羚羊角、石决明、钩藤等；清化痰火，药如山栀、黄连、天竺黄、瓜蒌、橘皮等；利窍安神，药如石菖蒲、远志、枣仁、茯神等。痫证发作之时，总以清化、利窍治标为主，不宜进补，缓解时才可培本议补，如滋肝益阴，健脾化痰，养心安神等。并须避免烦劳过度，注意精神调摄。

惊悸、怔忡

● 【原文】

本元不足，痰火内蒙，不时惊恐，出汗心跳。诸属二阴之病，只宜清降安神为主。

制首乌　羚羊片　麦冬肉　甘菊花　生枣仁　牡丹皮　石决明　白蒺藜　白茯神　橘红

悒郁内伤，心宕气冲，恐有晕跌之虞。开怀调养为要。

制首乌　牡丹皮　羚羊角　远志肉　生枣仁　炙龟板　煅磁石　石决明　白茯神　柏子霜

心营内亏，水不制火，烦郁惊恐，无日不然，脉形虚数，摇宕不定。此关性情拘执，外魔即境而生，内念遂为所牵制，而不可摆脱矣。证已有年，非汤药可疗。鄙拟清心安神参化痰法，未知稍有效否。

炒川连 (姜汁拌)　炙龟板　紫丹参　远志肉　茯神　原生地　煅龙齿　柏子仁　生枣仁　石菖蒲　金箔

复诊：前用清心宁志之法，神志稍定，语言有序，脉象不至数疾，是亦善机。但证关厥、少二阴，两脏失养，痰火又从而蒙蔽之，清机何由得开乎？当此盛暑，惟有清凉宁静一法而已。

炒川连 (姜汁拌)　炙龟板　陈胆星　橘红　柏子仁　原生地　紫石英　生枣仁　茯神　远志肉　金箔

水不足而火上炎，心不宁而神恍惚，头眩时作，此怔忡之渐也。急切不能奏效。

川黄连　炙龟板　煅龙齿　茯神　远志肉　橘红　原生地　牡丹皮　柏子仁　枣仁　炒竹茹　灯心

心跳，目光不明。肝肾两亏也。

原生地　白归身　麦冬肉　柏子仁　白茯神　制首乌　料豆皮　甘菊花
生枣仁　远志肉

手、足少阴俱亏，心神失养，则跳宕不安，六脉纯阴。急须进补。勿过劳
心是嘱。

西潞党　炙龟板　五味　柏子霜　茯神　煅磁石　大熟地　朱麦冬　丹参
生枣仁　金箔
朝服天王补心丹。

烦劳太过，心营内亏，则跳动不安。当用归脾法加减。

西党参　炙甘草　炒归身　柏子霜　白茯神　制于术　陈皮　牡丹皮　生
枣仁　远志肉

七情抑郁，思虑伤脾，心营耗散，气郁不舒，以致不寐；胆怯，惊疑不
定，肝木作胀，时时嗳气；脉形弦细，痼证之机。能舒怀抱，戒烦恼，服药方
许奏效。用加味归脾法。

西党参　炙甘草　川郁金　柏子霜　远志肉　制于术　生山栀　煨木香
白茯神　龙眼肉

平昔过于操心，多虑多愁，甚则夜不安寐，或时脘痛欲吐。此心肝脾三脏
之病，久防惊悸怔忡。以益气养心营为治。

西党参　炙甘草　炙龟板　炒归身　柏子霜　制于术　橘红　麦冬肉　炒
白芍　生枣仁　茯神　远志肉

气虚，中州失镇，厥阳之火不时上扰，胃脘作痛，心宕胆怯，皆关七情忧
郁所致。开怀静摄调理为嘱，否则防怔忡惊悸。

西党参　川连（姜汁拌炒）　阿胶　五味子　白茯神　炙甘草　上肉桂　炒白芍

紫石英　生枣仁　龙眼肉

复诊：证关厥、少二阴，最难调治。拟交心肾法，以冀渐瘳。

炒川连（米拌）　黄柏（咸水炒）　丹皮　茯神　远志肉　金箔　上肉桂　炙龟板
决明[1]　枣仁　石菖蒲

● 【校注】

[1]决明：当指石决明。

● 【评析】

惊悸、怔忡是以病人心中动悸不安，即心跳、心宕，甚则不能自主为主症
的病证。惊悸与怔忡表现相似，但亦有区别，如《赤水玄珠》卷六说："悸则心
既动而又恐恐然畏惧，如人将捕之。"；"怔忡者，心中惕惕然动不自安也。"一
般而言，惊悸多因惊恐、恼怒而发，病情较轻浅；怔忡每因内伤而成，稍劳即
发，其病较深重。本节案例病证多由本元不足所致，如心营内亏，心肾两虚，
肝肾两亏，心、肝、脾三脏俱损等，虽以虚证为多，但亦有夹以实邪者，如痰
火，气滞，瘀阻等。治疗每以虚实兼顾，如清肝火、养心营，药用羚羊角、石
决明、菊花、丹皮，合以生枣仁、制首乌、麦冬等；养心安神、化痰祛瘀，药
用生地黄、枣仁、柏子仁，合以远志、石菖蒲、茯神、紫丹参等；健脾宁心，
理气泄热，药用党参、白术、茯神、炙甘草、柏子霜、龙眼肉，合以郁金、木
香、山栀等。

健忘

● 【原文】

心营不足，肝阳内搅，气不舒而健忘。治宜培养心脾，兼息木火。

西党参　广陈皮　石决明　白茯神　柏子霜　制于术　炒归身　牡丹皮 远志肉　龙眼肉

● 【评析】

健忘，亦称喜忘、善忘，指记忆力减退，遇事多忘。多由心、肾、脑髓不足引起。本节案例为心阴不足，肝阳上亢所致，治取健脾益气血以养心，滋肝潜阳以息火。

鼻衄

● 【原文】

素体阴虚火炎，近交炎令，内外交迫，以致鼻衄，流溢不止。体灼热而脉静细不数，真阴亏极矣。盛暑如何支持耶？用清阴降火法，得衄止为幸。

犀角尖（磨）　原生地　青黛　肥知母　川斛　侧柏炭　川黄连　牡丹皮玄参　麦冬肉　花粉

血郁成痞，木火上炎，时发鼻衄。病在厥阴肝经，急切不能霍然也。

生鳖甲　生白芍　归须　炒怀膝　赤苓　旱莲草　原生地　牡丹皮　郁金侧柏炭　泽泻

劳伤营热，而发鼻衄也。

生鳖甲　牡丹皮　地骨皮　天花粉　白薇　原生地　香青蒿　肥知母　秦艽肉　侧柏炭

劳伤络热鼻衄。治宜凉营。

生鳖甲　牡丹皮　香青蒿　肥知母　赤茯苓　原生地　淡黄芩　地骨皮秦艽肉

青年体怯，骨蒸，鼻红，发咳。治以清肺化热法。

西洋参　地骨皮　银柴胡　川石斛　橘红　肥知母　桑白皮　牡丹皮　天花粉　茅根肉

骨热络伤，鼻血吐红。恐成童劳之候。

西洋参　地骨皮　冬桑叶　牡丹皮　橘红　肥知母　香青蒿　银柴胡　天花粉　藕节

疟后肝阴大亏，内热咳呛，鼻衄，盗汗，脉弱，经断。恐延成虚怯之候，不可忽视。

生鳖甲　牡丹皮　地骨皮　麦冬肉　生苡仁　原生地　香青蒿　西洋参　川石斛　藕节

络伤营热而鼻衄也。防音哑、喉痹。

小生地　北沙参　地骨皮　肥知母　生苡仁　牡丹皮　麦冬肉　桑白皮　天花粉　橘红

阴不足而火上炎，鼻衄所由作也。

原生地　牡丹皮　麦冬肉　淮山药　炒怀膝　炙龟板　料豆皮　肥知母　川石斛　芦根

劳力内伤，感热鼻衄，半月而止，面黄，脉微，气阴两竭矣。殊非易治。

西党参　原生地　牡丹皮　麦冬肉　川石斛　西洋参　炙龟板　制女贞　肥知母

● 【评析】

鼻衄的成因有多种，从本节案例看，有阴虚火炎，肝火上炎，劳伤络热，骨蒸肺热，气阴两竭等，总不离脏腑有热，血热妄行所致。治以清阴降火、清肺化热、益气凉营等法，生地、鳖甲、知母、丹皮、侧柏炭、西洋参、桑白皮等药是为常用。然鼻衄亦有因急性热病，外伤，鼻部肿瘤等所致者，当先治其主要疾病。

齿衄

● 【原文】

阳明火炽，齿衄不止。治以清营化热为主。

犀角尖　牡丹皮　肥知母　玄参　泽泻　旱莲草　鲜生地　生石膏　麦冬肉　甘草　芦根

复诊：齿衄已止，阳明胃火未息。

西洋参　牡丹皮　肥知母　泽泻　旱莲草　原生地　京玄参　天花粉　戎盐

右，十五岁，癸水未至，不时齿痛流衄，阴亏内热。阳明胃火上炎也。宜用辛降之法。

生石膏　羚羊片　原生地　京玄参　建泽泻　肥知母　炒山栀　牡丹皮　生甘草　旱莲草

龙雷火炽，兼夹阳明胃火上炎，齿浮流衄，六脉沉弱。用玉女煎法。

原生地　生石膏　麦冬肉　炒怀膝　旱莲草　牡丹皮　肥知母　京玄参　建泽泻　竹叶心

先天不足，齿衄骨热，六脉细数。拟用清补之法。

西洋参　小生地　银柴胡　地骨皮　肥知母　生鳖甲　牡丹皮　香青蒿　麦冬肉　旱莲草

● 【评析】

齿衄以阳明胃火上炎所致者为多，但气阴不足，营络内热亦多见。治疗以清胃、凉营、降火为主，药如石膏、知母、生地、玄参、旱莲草、丹皮、泽泻等。

疝

● 【原文】

厥阴气下坠，睾丸胀大而痛，小便不利。治宜温通。

川桂木　制香附　煨木香　沉香汁　川楝子　川郁金　新会皮　荔枝核

下元虚寒，疝气时作。暂用温宣之法。

川桂木　炮姜炭　炒白芍　新会皮　炒橘核　川楝子　制香附　炒归须
小茴香

复诊：诸疝属寒，偏于左，则治在肝肾。急宜保养为要。

炒白芍　菟丝子　枸杞子　炙甘草　小茴香　炮姜炭　补骨脂　焦白术
制香附　荔枝核

下元寒湿，气滞积久而结为狐疝，形如茄子，不易消去也。惟有温补一法
而已。

制附子　炒白芍　补骨脂　制白术　小茴香　赤肉桂　菟丝子　枸杞子
炒怀膝　荔枝核

下元气亏夹寒，而结疝不消，兼患齿䶗，脉形虚弦。当用温补之剂。然须
保重是嘱。

制附子　炙龟板　山萸肉　菟丝子　山药　茯苓　鹿角霜　炒熟地　五味
子　枸杞子　小茴 (炒)

肝肾本气不充，少腹结痞作胀，连及睾丸，兼有偏左头汗之患。真阴大
亏矣。

制附子　大熟地　补骨脂　五味子　炙甘草　肉桂心　山萸肉　枸杞子
白术炭　荔枝核　小茴香 (炒)

● 【评析】

疝，又名疝气、小肠气等，指体腔内容物向外突出，兼有疼痛的症状，或指生殖器、睾丸、阴囊部位的疾患。《金匮要略·腹满寒疝宿食病脉证治》有"寒疝绕脐痛"，"寒疝腹中痛"等论述，故云"诸疝属寒"。治以温法为主，据证选用温通，温宣，或温补。桂枝、炮姜、芍药、香附、荔枝核、小茴香等药是散寒宣通的常用之药，加入附子、补骨脂、菟丝子、枸杞子等药，则有温补作用。

何书田医著八种校评

痔漏

● 【原文】

阴虚成怯，肛漏[1]流水。火令正旺，难期痊愈。

西洋参　中生地　牡丹皮　麦冬肉　淮山药　炙龟板　沙苑子　制女贞　煅牡蛎　白茯苓

肛漏流脓，已愈五载，结块作痛，愈溃愈大。阴虚极矣，难许痊愈。

西党参　炙龟板　制女贞　金石斛　白茯苓　炒阿胶　牡丹皮　煅牡蛎　淮山药　湘莲肉

肺热移于大肠，以致痔[2]漏大痛下血；且虚阳上升，咳呛久而不止，脉形㧊软。阴亏之候。未易愈也。

西洋参　麦冬肉　甜杏仁　川贝母　知母　花粉　龟板　牡丹皮　川石斛　槐米炭　柿饼

阴漏迭作，颈际痰疬又生，六脉数促无度，时欲发咳。真阴虚证也。难愈。

龟板　地骨皮　麦冬　金石斛　牡蛎　枇杷叶　丹皮　肥知母　川贝　天花粉　苡仁

痔漏吐红，脉细小而胃不开。棘手之候也。

龟板　洋参　麦冬　川斛　茯苓　橘白　牡丹皮　沙参　知母　山药　牡蛎

● 【校注】

[1]肛漏：病名。又名肛瘘、漏疮。指肛周有疮口，并与管道相通，常流

脓水、疼痛，缠绵不愈的病证。多由肛门周围痈疽溃破，经久不愈而成。

　　［2］痔：病名。又名痔疮、痔核。系指直肠下端黏膜下和肛管皮肤下痔静脉扩大、曲张形成的静脉团。按其生长部位不同，分为内痔、外痔和混合痔等。

● 【评析】

　　痔漏，是痔疮和肛瘘的合称。两者可单发，亦可并见，如明·方贤《奇效良方》："初生肛边成瘤，不破者曰痔，破溃而出脓血，黄水侵淫淋漓而久不止者曰瘘也。"肛瘘辨治有虚实之分，本节案例多为病程久延，或素有弱证，故属虚实夹杂之证，如阴虚火旺，阴虚肺热等。治以养阴清热，从用药看，当以益气养阴为主，是冀扶助正气，以增抗病愈疮能力。

肠痈、肺痈

● 【原文】

肺阴内伤，咳吐脓血；兼之大肠下注，肛热便闭，作痛不止。由产后络伤太阴、阳明，脏腑两损矣。即外科所谓肺痈、肛痈兼证。殊难调治。

生地　石膏　麦冬　兜铃　麻仁　洋参　知母　川贝　花粉　柿饼

外科肺痈方[1]：生黄芪　洋参　川贝母　知母　麻仁　羚羊角　沙参　甜杏仁　远志　黄茧[2]

复诊：先天单弱，胎前失血，产后渐成虚怯，本已难治；近兼脾泄，土不生金。润燥两难，不可治也。

党参　沙参　山药　薏苡仁　橘白　洋参　蛤壳　茯苓　川石斛　桑叶

二复：肠痈[3]小愈，咳呛不已，时欲吐血，脉细数，大便不结。已来[4]本元之候，殊难奏效。龟板　沙参　山药　桑叶　川斛　红枣　洋参　川贝云苓　莲肉　橘白

● 【校注】

[1]肺痈方：原为肠痈方。据《何元长医案》卷五载此案，作"肺痈方"改。

[2]黄茧：即蚕茧。甘、温。有止渴、止血、破痈功效。

[3]肠痈：从初诊案看，当为肛痈。

[4]来：《草记》作"成"。

● 【评析】

肺痈，指肺部生脓疡，是以胸痛、发热、咳嗽吐脓血为主症的病证。肠痈，指肠内生痈肿，伴腹痛的病证，因发生部位不同，有大肠痈、小肠痈、直肠痈等区分，包括急性阑尾炎、阑尾周围脓肿等病。肛痈，指肛门四周红肿作

痛、出脓的病患。痈，总属邪热凝聚，气血瘀滞，热胜肉腐而成，治宜清热解毒、化瘀排脓。病久则损伤正气，多成虚实夹杂，较难治疗，本节案例即是，故治以益气养阴，清热散结，破痈排脓。冀扶正祛邪，以能取效。

头痛

● 【原文】

少阳、阳明郁火内炽，头额作痛，脉不见弦，尚未大害。

薄荷　羚羊角　山栀　甘菊花　生草　桑叶　石膏　枣仁　蔓荆子　橘红

● 【评析】

头痛可分外感、内伤两大类，外感头痛以疏风散邪为主，内伤头痛则有平肝、补虚、祛瘀、化痰等多法，临证亦常见外感引动内伤，而见两者兼有之。本案例少阳、阳明郁火引起头额作痛，当属外感，故用薄荷、桑叶、蔓荆子等疏风散邪，用石膏、山栀清里热。脉不弦，提示肝阳不亢，肝阴未亏，为防患于未来，方中配用羚羊角、菊花等清肝之品。

胃脘痛

● 【原文】

肝郁气滞，先从小腹作痛，上升及于胃脘，痛无间断，脉左弦右细。此木乘土位也。久恐呕吐反胃。

川连　川楝子　归须　枳实　瓦楞子　吴萸　川郁金　白芍　瓜蒌　橘叶

胃寒，蛔厥作痛。左金参安胃法治之。

川连　干姜　川楝子　山栀　陈皮　吴萸　半夏　白芍　乌梅　瓦楞子

胃痛呕吐，木乘土位也。

桂木　川楝子　白芍　茯苓　藿香　干姜　半夏　郁金　陈皮　竹茹

脘痛反复无定，两关脉弦迟勿劲。此由天气严寒，中州遏滞，所以时止时作，一时难以奏效。交春伊迩，且恐加剧。以益气疏肝主治。

潞党参　吴萸　半夏　白芍　益智　川连 (姜汁拌炒)　干姜　陈皮　炙草　佛手

过食生冷，脾土受伤；兼夹肝气为胀。宜用温中佐苦泄法。

淡干姜　炒白芍　焦建曲　炒青皮　煨木香　炒川连 (吴萸炒)　炒川楝　炒乌梅　广陈皮　使君子

肝胃不和，脘痛及背。此格疾之根也。

旋覆花 (包)　瓜蒌皮　川郁金　广藿香　瓦楞子　炒苏子　炒归须　川石斛　鲜橘叶　陈皮

中虚木郁，脘痛不止，右脉微歇。不可忽视。

西潞党　炒川连　炒白芍　炙草　陈皮　炒乌梅　淡干姜　法半夏　煨益

智　茯苓　淡吴萸

　　肝木侮土，脘痛累月不止，神困脉软。恐汗溢发厥，不可忽视。拟益气以制木。

　　西党参　淡吴萸　川楝子　法半夏　代赭石　炒川连　炒白芍　乌梅肉陈皮　瓦楞子

　　木郁伤中，脘痛大作。现在痛虽止而胃不开，六脉沉弱无力，大虚之证也。舍温补无他策。

　　西党参　淡干姜　煨益智　法半夏　白茯苓　上肉桂　炒白芍　炙甘草广陈皮　焦谷芽

　　中虚夹寒，脘痛频作，甚至呕吐，脉无力而左右皆四至。可见阳气素亏，中州虚馁不振。勿忍饥受凉。

　　党参　白芍　炙草　陈皮　谷芽　干姜　益智　半夏　云苓

　　肝木乘土，久痛不止，气分大伤，急切不能奏效。与温中定痛法，以冀势松为幸。

　　党参　干姜　益智　半夏　云茯苓　九香虫　肉桂　白芍　炙草　陈皮川楝子

　　年高，中气愈亏，则肝木愈旺，脘痛所以不止也。

　　西党参　淡干姜　炒白芍　煨益智　陈皮　上肉桂　川楝子　炙甘草　法半夏　茯苓

　　肝患频作，现虽小愈，而气不舒和。拟用益气疏肝法作丸子调理，冀其不发为妙。

　　西党参　淡吴萸　川楝子　半夏　陈皮　乌梅　炒白术　炮黑姜　炒白芍

甘草　茯苓

橘叶煎汤泛丸。

中虚，木郁作痛，甚则呕吐。当从肝胃治。

西党参　淡吴萸　炙草　白茯苓　广藿　炒川连　法半夏　陈皮　煨益智

饴糖

● 【评析】

胃脘痛，又称胃痛，古称心痛，是以胃脘部常发生疼痛为主症的疾病。疼痛虽在胃部，但与脾、肝关系密切，如本节案例中肝郁气滞，肝气犯胃，或脾虚肝旺，肝木乘土，或中阳素亏，脾胃虚寒等病机均属常见。治疗多用健脾疏肝，和胃止痛法，常用黄连、川楝子、瓦楞子、吴茱萸、芍药、半夏等药，脾虚寒甚，加党参、干姜、益智仁；脘痛甚，加九香虫、肉桂、饴糖等。

腹痛

● 【原文】

厥阴气滞，攻冲作痛也。

上肉桂　淡吴萸　川楝子　炒怀膝　小茴香　川黄连　炒白芍　炒延胡　制香附　广陈皮

肝郁气滞，腹痛频作，面黄神倦。久恐成瘕癖之患，难许速效。

炒白芍　枸杞子　紫石英　炒艾绒　小茴香　炒归身　川楝子　制香附　川牛膝

虫积腹痛。

胡黄连　炒白芍　焦建曲　炒枳壳　炒乌梅　炮黑姜　川楝子　大麦芽　煨木香

素有腹痛之患，投温剂而稍效，现在愈发愈密，胸次不舒，胃减便闭，脉软神倦。此属肝脾郁滞，下元命火失化也。治宜温润之法。

上肉桂　菟丝子　淡苁蓉　煨益智　陈皮　西党参　枸杞子　柏子仁　法半夏　煨姜

脾肾气亏，命火衰弱，腹痛便柔，纳食间欲呕吐。舍温补中下焦，别无善策。

上肉桂　焦于术　菟丝子　煨肉果　淮山药　炮姜炭　炙黑草　补骨脂　新会皮　白茯苓

● 【评析】

腹痛的病因众多，辨证可分寒、热、虚、实四纲，然临证多夹杂。从本节案例看，有肝郁气滞、命火失化、脾肾阳虚、虫积气滞等多种病机。治疗以"通"立法，如理气疏通，用川楝子、延胡索、香附、小茴香等药；散寒温通，用肉桂、吴茱萸、艾绒、煨姜等药；温润通补，用党参、白芍、菟丝子、苁蓉、益智仁、枸杞、牛膝、当归等药；驱虫通积，用胡黄连、乌梅、枳壳、焦建曲、炮黑姜等药。

奔豚

● 【原文】

气从少腹上升，则脘闷作痛，得暖乃舒，所谓肾之积奔豚是也。脉象左弱于右，此其明验也。

安南桂[1]　大熟地　炒枸杞　炙甘草　陈皮　大枣　炒于术　炒白芍　炒怀膝　白茯苓　煨姜

下元真气不足，奔豚上逆，脐旁作痛不止，两尺虚软。当用温补滋纳之法。多服数剂，庶可奏效。

上肉桂四分　炒白芍钱半　补骨脂三钱　盐水炒怀膝二钱　淮山药二钱　炒熟地五钱　山萸肉二钱　炙五味子十粒　潞党参三钱　白茯苓二钱　小茴香七分　荔枝核钱半

操劳过度，营血内亏，肝脾之阴先弱，肝无血养，邪亢侮土，攻冲作胀，甚则呕酸。厥阴之部在下焦，与少阴同部，气滞则肾邪亦动，其上冲者兼奔豚也，脾土不虚亦能镇定，受克而见呕逆，中州空矣。左脉涩不弦，右略见弦紧，少冲和之象。拟方从下焦温疏，参用培中。调饮食，节去一切烦冗杂务，安心颐养，冀其渐复。

高丽参一钱　吴茱萸四分　熟地四钱　上安桂三分　泽泻二钱　山药二钱　香附三钱　川楝子三钱　胡桃肉二钱　枸杞子二钱　新会皮一钱五分

● 【校注】

[1] 安南桂：指产自安南的肉桂。安南，即越南。

● 【评析】

奔豚是以气从少腹上冲胸脘，甚则咽喉，或有腹痛、往来寒热，或骨痿、

何书田医案

少气等为主症的病证。其病因在《难经·五十六难》中列为五积之一，属"肾之积"；《金匮要略·奔豚气病脉证治》认为"皆从惊恐得之"。本节案例多责之于肾虚，或营血内亏，肝脾肾俱不足，治以健脾、温肾、滋纳，用药或肝肾同治，或肝脾肾兼顾，同时注意降逆顺气。

腰背痛

● 【原文】

督脉空虚，腰背所由痛楚也。

炙黄芪　炒归身　秦艽肉　炒怀膝　陈皮　鹿角霜　枸杞子　桑寄生　川断肉　茯苓

素夹湿痰，现在腰背酸疼，颈项瞻顾不便，下体寒冷，右关尺独见沉弱。此命火衰微，奇经督脉内亏也。舍温补无策。

制附子　炒熟地　菟丝子　金狗脊　山药　茯苓　鹿角霜　枸杞子　厚杜仲　五味子　葫芦巴

● 【评析】

何书田认为腰背痛与督脉关系密切，故治从温补，药如附子、鹿角霜、葫芦巴、秦艽等，同时亦辅以养阴药熟地、枸杞、五味子等，以使阴阳平衡，互根互生。

脚气

● 【原文】

脾土受湿，足膝麻肿。以五苓散主之。

川桂枝　秦艽肉　宣木瓜　赤苓　泽泻　苡仁　生于术　汉防已　新会皮　猪苓　冬瓜皮

伤于湿者，下先受之。童年脚气，以利湿为主。

川桂枝　尖槟榔　宣木瓜　生苡仁　广藿香　焦茅术　汉防已　炒怀膝　五加皮　新会皮

脚气复发，脉形滑数不静。宜燥土利湿。

川桂枝　尖槟榔　粉萆薢　广藿　宣木瓜　勾藤　焦茅术　秦艽肉　忍冬藤　陈皮　五加皮　桑枝

气亏湿胜，足肿发麻，此脚气之候也。防上升喘急。

川桂枝　焦茅术　半夏　生苡仁　带皮苓　怀膝　制附子　生于术　陈皮　秦艽肉　汉防已

脚气兼音哑，六脉弦躁不静。此因肺金气亏，不能发声，又不能清肃下降，深恐湿气上升，险证也。拟代赭旋覆[1]合猪苓汤法。

西党参　代赭石　炒阿胶　苡仁　猪苓　陈皮　旋覆花　桑白皮　炒牛膝　赤苓　泽泻　冬瓜子

复诊：声音稍清；足肿颇甚，步履维艰，六脉浮滑不静，梦泄时发。从阴中之阳调治。

制附子　鹿角霜　熟地（沉香拌）　黄柏　带皮苓　苡仁　炙龟板　制于术　知母（咸水炒）　天冬　冬瓜皮　木瓜　杜仲

二复：病势少减，脉息减去二至，惟尺部未藏，真水未充也。宜乎补纳。《金匮》肾气丸合虎潜丸每朝四钱。

三复：声音不清，足肿已退，步履少便，略沉酸麻，脉右寸弦滑搏[2]大，左寸关稍逊于右，惟左尺无力而已。

附子　于术　知母　玉竹　苡仁　杜仲　桑枝　龟板　熟地　川柏　天冬　山药　归身

劳伤脚气上攻，咳喘而痰不利；兼之胁肋胀楚。险证也。

旋覆花钱半　苏子钱半　苡仁三钱　五加皮一钱　带皮苓三钱　橘红八分　半夏钱半　杏仁三钱　怀膝钱半　防已一钱　冬瓜子三钱

初起足肿囊胀，渐至上升，气喘胁楚，脉沉而数。非浅恙也。姑与降气定喘法。

旋覆花钱半　橘红八分　桑白皮钱半　杏仁三钱　五加皮钱半　瓜蒌皮钱半　半夏钱半　苏子钱半　款冬花钱半　白前一钱　带皮苓三钱

● 【校注】

[1] 代赭旋覆：指旋覆代赭汤。出自《伤寒论·辨太阳病脉证并治（下）》。方由旋覆花、人参、代赭石、半夏、生姜、甘草、大枣等药组成。有益气降逆功效。

[2] 搏：《草记》作"特"。

● 【评析】

脚气，又称脚弱，古称缓风、壅疾。多因外感湿邪风毒，或饮食厚味伤脾，积湿流注腿脚而成。初起症见腿脚麻木、肿胀，日久则脚气上攻，出现入腹、冲心、迫肺等多种证型。何书田辨治有虚实之分，初起属实者，治重利湿，与五苓散加木瓜、秦艽、薏苡仁、防己等药；病久脏虚阳亏，则加入附子、党参、杜仲、龟板等药，或合以肾气丸、虎潜丸等；如脚气迫肺，症见咳喘，治宜降气定喘，兼利湿。

耳症

● 【原文】

元虚骨热，木火上炎，耳窍流脓。此由三阴内亏，久恐失聪。治宜清泄。

龙胆草　石决明　丹皮　菊花　苦丁茶　羚羊片　冬桑叶　山栀　甘草

龙雷之火不静，则耳窍作鸣矣。补剂从缓。

川连　丹皮　白茯苓　川黄柏　甘菊花　生地　山药　建泽泻　肥知母
料豆衣

晨服知柏八味丸。

木火内盛，左耳作响，兼流臭水，右脉弦大。忧郁烦劳所致，交春防其
加剧。

羚羊角　山栀　蒺藜　料豆衣　茯神　石决明　桑叶　菊花　天花粉
菖蒲

厥阳之火内扰，耳鸣失聪，脉弦不静。恐不尽关乎肝肾之亏也。拟用泄木
火法，亦退一步策。

龙胆草　丹皮　羚羊角　蒌皮　菖蒲　石决明　蒺藜　山栀　池菊　陈皮

耳窍流血，齿出脓而鼻垂秽涕，皆真阴亏损也。不易治。

西洋参　龟板　粉丹皮　麦冬肉　石斛　生地　阿胶　料豆皮　肥知母
牡蛎

经多面黄，耳流脓而失聪。阴虚之候，恐难奏效，且防肿满。

附子　白芍　补骨脂　山药　萸肉　熟地　茯苓　菟丝子　于术　泽泻

丸方：附子　于术　萸肉　五味　破故纸　怀膝　肉桂　熟地　枸杞　山

药　白茯苓　泽泻

腹皮煎汤泛丸。

● 【评析】

本节耳症案例，有表现为耳窍流脓水、血水，或症见耳鸣失聪等，证虽有虚实之分，然辨证总不离肝肾，实者治宜清泄肝火；虚者治以补肾滋肝；虚实夹杂者治宜兼顾。

唇口症

● 【原文】

唇裂出血，阳明胃热也。

生地　知母　麦冬　花粉　旱莲草　石膏　丹皮　川斛　芦根

牙宣[1]不止，由阳明郁热使然。仿清胃法。

原生地五钱　山栀一钱五分　生石膏三钱　淡黄芩一钱五分　丹皮一钱五分　知母一钱五分　白芍一钱五分　生甘草四分　活水芦根

● 【校注】

[1]牙宣：病证名。又名龈宣、牙龂宣露。症见齿龈先肿，后则齿龈逐渐萎缩，牙根宣露，或齿缝出血或溢脓水。相当于今之牙周病，牙龈萎缩等。亦有将齿衄称牙宣者。

● 【评析】

唇裂出血，或牙龈出血，多属阳明郁热，血络受损所致，故凉血清胃中之热是当务之急，方用生地、丹皮，配石膏、知母是为主要，佐以石斛、芦根等药，有养阴清热作用，以增疗效。

舌症

● 【原文】

年愈六旬，水亏火炽，耳不聪而舌绛少津，左脉歇至，非佳兆也。急须滋养真阴，乃为要策。

西洋参二钱　石膏三钱　麦冬肉二钱　牡丹皮二钱　川石斛二钱　熟地六钱　知母二钱　五味子四分　料豆衣钱半　芦根三钱

痢后舌痛，脱液，两足冷木，脉迟细。脾肾阴中之阳亏也。

大附子　熟地　鹿角霜　枸杞子　怀牛膝　生于术　龟板　当归身　麦门冬

真阴内亏，舌本滑而干缩。宜用温补。

制附子四分　炙龟板四钱　怀山药钱半　西党参二钱　茯苓三钱　大熟地四钱　山萸肉二钱　炙甘草四分　五味子四分

气阴两亏，舌绛而裂，六脉沉微，恶寒。衰朽之象也。

附子　党参　萸肉　五味　山药　肉桂　熟地　枸杞　麦冬　茯苓

年高营卫并亏，津液枯耗。晨起舌本干燥，脉弦不摄。此逾年衰象，急须温补。

附子六分　熟地四钱　鹿角霜三钱　五味三分　山药钱半　党参二钱　龟板四钱　山萸肉二钱　麦冬二钱　茯苓三钱

● 【评析】

舌本干燥，或舌绛少津、干裂，或舌本滑而干缩均为真阴内亏之象，年老体衰者尤多见，治宜滋养真阴，或滋阴温阳。舌痛一般多责之于脾胃有热，或心火上炎，然此案例何氏认为是脾肾阴中之阳亏，乃因痢疾后阴亏，又见两足冷木，脉迟细，故为阴阳两亏。

鼻症

● 【原文】

肝胆之火郁结于脑顶，则发胀而鼻窍闭塞，时流清涕。久之，即是鼻渊[1]之候。

生首乌　羚羊角　桑叶　肥知母　茅根肉　牡丹皮　山栀　甘菊花　石决明

少阳胆热，上移脑顶，鼻流秽涕。暂用清泄之法。

生首乌　龙胆草　羚羊角　生山栀　甘菊　牡丹皮　冬桑叶　石决明　肥知母　茅根

向患痰红，近兼鼻窍时通时塞，间流清涕。昨因跌仆受伤，痰红又作，此肺家蕴热不泄，积来鼻渊之候，至吐红，则属肝络内损，不可兼治。暂拟清肺凉阴，急切恐未能奏效也。

生地　牡丹皮　石决明　桑白皮　橘红　麦冬　生首乌　肥知母　羚羊角茅根

久患鼻渊，阴虚头晕。年高不能痊愈。

生地　阿胶　石决明　料豆皮　麦冬　生首乌　女贞　甘菊花　冬桑叶橘红

胆热移脑，鼻流秽涕，脉象弦数。治以辛凉。

羚角片一钱五分　龙胆草一钱　辛夷仁一钱　石决明四钱　苦丁茶一钱丹皮一钱五分　青蒿一钱五分　甘菊一钱五分　荷叶边一圈

● 【校注】

[1] 鼻渊：病名。又名脑漏、脑崩。出自《素问·气厥论》："胆热移于

脑，则辛頞鼻渊。鼻渊者，浊涕下不止也。"多由外感风寒，寒邪化热所致。

● 【评析】

　　鼻渊较常见的病因是肺热，或肝胆郁热等，病久则可兼有阴虚。治法多取清肺凉营，或清泄肝胆，药如桑叶、桑白皮、辛夷、麦冬、菊花、首乌、生地、龙胆草、羚羊角、石决明、丹皮等。

咽喉症

痰火内炽，音闪咽燥。久恐喉间作痛，而成喉痹[1]。殊不易治。

羚羊角　旋覆花　桑白皮　川贝母　生草　石决明　肥知母　白杏仁　天花粉　橘红

肺家感风蕴热，久而不泄，郁蒸来[2]痰，以致音哑咳喘。恐延肺痿之候，甚难治也。

玉桔梗　桑白皮　紫菀　白杏仁　橘红　马兜铃　地骨皮　阿胶　川石斛　射干

日来天气郁蒸，又兼恼动肝火，肺音闪烁，总属真水不足之候。拟用清凉轻剂，得音亮为妙。然火令渐旺，恐烈焰中燔，肺阴益被耗耳。

羚羊角　冬桑叶　川贝　知母　川斛　茅根　石决明　人中白　杏仁　花粉　橘红

复诊：声音略清，痰红亦止，肝阳尚未平息。仍宜前法。

羚羊角　清胶　紫菀　花粉　茅根　冬桑叶　兜铃　麦冬　橘红

火铄肺金，咽痛音哑，脉数而促。此喉痹已成者，殊难调治。

石膏　冬桑叶　洋参　麦冬　天花粉　知母　马兜铃　阿胶　甜杏　枇杷叶

君火上炎，肺金被铄，咽痛音嘶，脉来细数。天炎恐有喉痹之虞，不易治也。

川连　桑叶　川贝　麦冬　人中白　阿胶　丹皮　杏仁　知母　枇杷叶

少阴君火上炎，喉间白醫，时而发红，咽干，久恐肿溃。以清阴化火主治。

川连　玄参　川贝　花粉　人中白　生地　丹皮　知母　橘红　灯草心

吹药：牛黄五厘　广珠五分　石膏三钱　月石二钱　人中白一钱　冰片一分　甘草四分

上药共研细末，不时吹入患处。

阴亏火炽，初起喉癣[3]，渐至舌绛，心黄而碎，脉形不静。天炎，防红腐日甚，深可虑也。川连　丹皮　川贝　玄参　人中白　阿胶　桑叶　杏仁　知母　茅根

阴不足而火上炎，喉间红粒累累，咽哽，脉细弱。喉癣之候，静养为要。

川连　桑叶　知母　天花粉　橘红　阿胶　丹皮　杏仁　人中白

咳久音哑，咽痛欲裂；脉左弦右细。此木火上铄肺金，金液竭，斯无声矣。喉痹已成，难治。

川连四分　洋参二钱　川贝三钱　知母钱半　人中白二钱　枇杷叶二片　阿胶 (蛤粉炒) 二钱　麦冬三钱　杏仁三钱　花粉二钱　鸡子黄 (冲) 一个

肺络内伤，咳痰秽气。防失血肺痿。

马兜铃　紫菀　川贝　川石斛　橘红　真阿胶　桑皮　杏仁　天花粉

复诊：此肺劳之根。再用清养娇脏，以冀音亮为幸。

西洋参　麦冬　款冬花　川斛　桑叶　真阿胶　杏仁　天花粉　橘白

积劳咳血，久而音哑，咽痛，脉细而数，金令竭矣。夏令火升，防其加剧。

炒川连　冬桑叶　炙桑皮　川贝母　人中白　炒阿胶　牡丹皮　肥知母　天花粉　枇杷叶

手太阴为气化之源，此脏一伤，则水无由滋长矣。拟金水两培法。

原生地　西洋参　知母　杏仁　广橘红　水梨肉　清阿胶　生石膏　麦冬　花粉　枇杷叶　嫩芦衣

阴亏火炎，而致喉腐咽痛，六脉沉微。肺胃之气垂绝，何能为计耶！

原生地　炒阿胶　麦冬肉　炒知母　人中白　炙龟板　肥玉竹　川贝母　川石斛　水梨肉

木火烁金，金液亏则咽痛而声嘶，所谓金破无声也。喉痹已成，难许痊愈。

蜜水炒川连三分　炙龟板四钱　川贝母二钱　杏仁二钱　枇杷叶二片　知母二钱　炒阿胶二钱　鸡子黄一枚　天花粉二钱　川斛钱半　人中白二钱

痰疬根深，曾经失血，渐至肺液枯竭，音哑喉痹，六脉沉细无力，已属万难疗治之候。姑与保肺滋阴一法，以付远来之意。

蛤粉炒阿胶二钱　原生地四钱　麦冬二钱　金石斛二钱　人中白二钱　知母二钱　真川贝二钱　西洋参一钱五分　北沙参二钱　干百合二钱　枇杷叶露一匙

● 【校注】

［1］喉痹：病名。指以咽喉肿痛，声音嘶哑，吞咽困难等为主症的病证。发病急骤，并发全身症状。因其发病后喉间颜色之不同，有白色喉痹、淡红喉痹等区分；因其发病之急骤，有急喉痹、走马喉痹等之称。其病因有外感病邪，内伤阴阳等。

［2］来：《草记》作："成"。

［3］喉癣：病名。指咽喉生疮，或腐溃，形似苔癣故名。多由肝肾阴虚、胃中积热、杨梅疮毒上冲等引起。

● 【评析】

　　咽喉病证多表现为咽喉疼痛，声音嘶哑，喉间白翳或红肿溃腐，古代冠以喉痹、喉癣、乳蛾等病名，包括了多种疾病在内，大致可分为外感与内伤两类。外感类如急慢性咽喉炎、扁桃体炎，急性传染病白喉等等；内伤病多由肺系病证所致，或咽喉部肿瘤，或由外感病迁延而成。从本节案例看，证有虚实，然更多为虚实夹杂，如痰火内炽，肺热郁蒸，心火上炎，肺肾阴亏、木火上烁，阴亏火炎、肺胃虚损等，治疗以清凉化火，滋阴润燥为大法。用药从清肝肺、滋肺肾、培脾土入手，常用羚羊角、桑叶、知母、川贝、人中白、丹皮、麦冬、阿胶、生地、花粉、西洋参、橘红等药。

瘰疬

● 【原文】

阴亏血热，头面红瘰[1]，频发不止，骨热脉数。本元虚怯所致。

小生地　地骨皮　知母　赤茯苓　白薇　牡丹皮　淡黄芩　银花　生甘草　夏枯草

营阴蕴热，屡发红瘰，痒甚，搔爬不已，脉细数有力。当从血分清理。

小生地　羚羊片　丹皮　秦艽肉　淡黄芩　白薇　鲜首乌　生茅术　归身　生苡仁　豨莶草

年高，血虚风燥，时发红瘰，大便艰涩。当用滋营润液法。

鲜首乌　炒阿胶　生归身　白茯苓　秦艽肉　炙龟板　牡丹皮　柏子仁　炒怀膝　豨莶草

曾患血崩，现在周体发瘰，痒而出水。此血燥生风也，治难速效。

小生地　牡丹皮　炒黄柏　苦参　白薇　忍冬藤　白归身　生茅术　生苡仁　秦艽　豨莶草

产后阴虚内热，口渴神困，兼之湿疮，近乎蓐劳。

小生地　白归身　川黄柏　淡黄芩　白薇　龟板　牡丹皮　肥知母　忍冬花　生甘草

血去则发热生风，肤痒所由作也。

生地　丹皮　苡仁　白薇　豨莶草　阿胶　归身　茯苓　黄芩　十大功劳

阴亏湿热之体，炎天辄发疮疾。治以凉营化湿法。

生地　丹皮　茅术　黄芩　苡仁　豨莶草　阿胶　归身　川柏　苦参
赤苓

肝郁络滞，顽痰败血，右胯[2]结块，其大如瓢，而不痛楚。年余根深，不能消去矣。

香附　川楝子　蒌仁　青皮　茯苓　归身　炒延胡　乳香　橘核　川芎

本元虚怯，肝风夹痰，左腮结块高突。久防穿溃而成骨槽[3]，不易治也。

羚羊片　桑叶　杏仁　瓜蒌　橘红　石决明　山栀　川贝　菊花

● 【校注】

[1] 㾦：此处当指皮肤丘疹，或有水疱。搔痒，或有出水。可见于湿疹、疥疮等皮肤病。

[2] 胯：两大腿之间的部位。

[3] 骨槽：指骨槽风。病名。又名穿腮毒、穿腮发。《外科正宗》卷四："骨槽风初起生于耳前，连及腮项，痛隐筋骨，久则渐渐漫肿，……初则坚硬难消，久则疮口难合。"

● 【评析】

本节案例包括多种病证，有属皮肤病损，有属疮疡，有属骨槽风，有属肌肤肿瘤，等等。这些病证多因阴亏血热，湿热蕴结，或气滞、痰火相凝等所致，且多为本虚标实之证。治疗或以清化治标为主，或以养营治本为主，更多的是标本兼顾。用药多从治肝入手，如清肝疏肝的羚羊、白薇、黄芩、丹皮、夏枯草、豨莶草等药；滋肝养营的生地、归身、龟板、阿胶等药。

疬疮

● 【原文】

七情郁结，痰火相凝，发于左腮，脉弦细不数，并非外因冻证。此为郁劳重候，即疬疮[1]类也。最难奏效。

羚羊角　生栀子　川贝　郁金　海浮石　石决明　白杏仁　瓜蒌　橘红　竹茹

郁火蒸痰，颈项结疬，最难消退，以证关六郁耳。

川连 (姜汁炒)　羚羊角　法半夏　陈皮　瓜蒌皮　竹茹　山栀 (姜汁炒)　石决明　牡丹皮　花粉　白蒺藜

郁热蒸痰成块，童怯之根难脱矣。以清化为主。

柴胡　地骨皮　川贝　苡仁　橘红　青蒿　西洋参　杏仁　花粉　夏枯草

阴虚，骨蒸内热，咳呛疬疮，脉细数，劳怯垂成矣。难治。

炙龟板四钱　西洋参二钱　川贝三钱　生蛤粉四钱　橘红一钱　地骨皮一钱五分　杏仁三钱　花粉二钱　海粉二钱　桑叶一钱五分

复诊：阴虚痰疬为患，且有遗泄之症。难治也。

西洋参一钱　地骨皮一钱五分　天花粉一钱五分　杏霜三钱　川贝母三钱　牡蛎四钱　紫菀一钱　橘红一钱　川石斛二钱　枇杷叶 (去毛) 二片

● 【校注】

[1] 疬疮：疬，指瘰疬。疮，指疮疡。疬疮反映了瘰疬病从初起结块如豆，数目不等，后增大成串，溃后浓汁稀薄，久不收口，形成疮疡的病变过程。

● 【评析】

本节案例均属瘰疬病，相当于淋巴结结核病。属虚劳病范畴，故称郁劳、怯证，本虚标实，病情久缠难愈。痰火明显，正气尚可者，治以清肝火、化痰湿；正虚较重者，治当益气养阴，清热散结，虚实兼顾。

乳岩

● 【原文】

性情拘执，郁火蒸痰，右乳成块，大如覆杯，脉弦细而数。久恐延为乳岩之候，不易消去也。拟方，候外科名家酌之。

羚羊片　冬桑叶　川贝母　郁金　山栀　夏枯草　石决明　牡丹皮　瓜蒌仁　橘络　蒲公英汁

又方：生香附　冬桑叶　甘菊花　夏枯草　鲜荷叶　鲜首乌　牡丹皮

上七味蒸露代茶，每日服二次。

营虚，肝络不和，乳中结核。治以滋肝兼通络化痰法。

制首乌　牡丹皮　瓜蒌仁　川郁金　青皮　茯苓　全当归　石决明　化橘红　白蒺藜　蒲公英

【评析】

乳岩，即乳腺癌，其发生与忧思恚怒，肝郁气滞等有关。治拟滋肝理气，通络化痰法，药如首乌、当归、郁金、香附、瓜蒌、夏枯草、丹皮、橘红等。

调经

● 【原文】

温经疏肝主之。

陈阿胶　炒白芍　制香附　牡丹皮　茺蔚子　炒艾绒　炒归须　广陈皮
川楝子

癸水不调，时欲腹痛，纳食脘次不舒，脉形弦细而数。此肝络不和，气郁、血郁为患也。急切不能奏效，以疏郁调营主治。

制香附　煨木香　白归身　炒黄芩　川楝子　小郁金　新会皮　炒白芍
牡丹皮　鲜橘叶

肝郁气滞，临经腰楚。治以温疏之法。

炒阿胶　当归　枸杞子　紫丹参　怀牛膝　炒艾绒　炒白芍　炒杜仲　制
香附　茺蔚子　桑寄生

经阻腹胀，肝郁络滞也。不易治。

炒白芍　焦茅术　川芎　炒青皮　炒怀膝　归须　制香附　川郁金　陈皮
茯苓皮　冬瓜皮

偏产后，临经腹痛，兼下血块，此奇经八脉病也。治宜温养冲任、通调癸水主之。

炒艾绒　炒当归　枸杞子　川楝子　炒怀膝　上肉桂　炒白芍　制香附
紫丹参　紫石英

经不应月，临时腹痛，此肝郁络滞也。恐难于孕育。

炒艾绒　焦茅术　炒归身　炒丹参　茺蔚子　制香附　川郁金　炒白芍
川楝子　陈皮

产后营阴失养，经至先期而少，此奇经病也。宜用滋清之剂。

炒阿胶　全当归　生杜仲　淮山药　桑螵蛸 (炙)　炒生地　牡丹皮　沙苑子　煅牡蛎　赤茯苓

哀感内伤，经阻腹痛，满甚则呕吐作酸，脉弦而紧，防成臌胀。以疏理营络为主。

上肉桂　制香附　法半夏　炒归尾　炒怀膝　炒艾绒　川郁金　广陈皮　紫丹参　茺蔚子

产后数月，营分失调，神倦经阻，久防肿满。以和脾调营主治。

炒阿胶　炒归身　川断肉　制香附　丹参　炒艾绒　炒白芍　生杜仲　广陈皮　乌贼骨 (炙)

年愈六旬，经水迭至，冲任八脉伤矣。防腹痛成臌。

上肉桂　黑归身　焦白芍　生杜仲　煅牡蛎　熟地炭　炒枸杞　五味子 (炙)　紫石英　海螵蛸

产后疟疾，肝肾两亏，经阻数载，以致少腹作痛。久之，恐其结癖成臌。以温养奇经主治。炒阿胶　炒归身　枸杞子　川芎　炒怀膝　炒艾绒　炒白芍　紫丹参　陈皮　上肉桂

癸水自幼未通，鼻衄时作，兼有瘕癖，此倒经之候也。若论治法，惟有温养肝肾而已。

上肉桂　炒熟地　山萸肉　枸杞　怀膝　紫石英　炒艾绒　炙龟板　全当归　丹参　乌贼骨 (炙)

● 【评析】

本节案例均为月经失调的病患，或为经不应月而闭阻，或为先期量少而迭至，或临经腹痛腰楚而胀满，或自幼经闭鼻衄而倒经等。何书田认为月经不调总属奇经八脉病，此外，肝络不和，气血郁滞亦是致病要因，因此每以调冲

任，疏肝络为主治。如月经闭阻衍期者，治宜温养冲任，通调癸水，药如当归、枸杞、艾绒、紫石英、白芍、香附、肉桂等。月经先期量少者，治以滋清冲任，药如生地、丹皮、沙苑子、杜仲、桑螵蛸、当归、阿胶等；如年逾六旬，经水迭至，则用滋补冲任法，不用生地、丹皮，而加入熟地炭、炒白芍、紫石英等药。经来腹痛腰酸者，治以疏肝调营，药如郁金、川楝子、香附、当归、炒白芍、茺蔚子等。

带下

【原文】

劳力内伤，赤白带下，八脉伤矣。

小生地　全当归　生杜仲　淮山药　秦艽肉　炙龟板　沙苑子　川断肉　白茯神　桑螵蛸

腰痛带下，奇经八脉病也。当用滋补。

鹿角霜　熟地　沙苑子　川断肉　山药　桑螵蛸　炙龟板　萸肉　生杜仲　煅牡蛎　茯苓

冲任脉伤，腰痿带下。治在肝肾。

炙黄芪　全当归　沙苑子　山药　芡实　煅牡蛎　炒熟地　炒萸肉　枸杞子　茯苓　胡桃肉

带下腰疼，临经腹痛。此奇经之病，不易愈也。

炒阿胶　炒归身　生杜仲　山药　牡蛎（煅）　桑螵蛸　炒艾绒　沙苑子　紫丹参　茯苓　乌贼骨（炙）

产后失调，肝肾八脉俱亏。腰痿带下，神倦面黄，脉形沉细。已近怯门。

大熟地　炒当归　杜仲　柏子仁　茯苓　桑螵蛸　山萸肉　料豆衣　麦冬　煅牡蛎　山药

阴亏，奇经失养，水不制火。当从丸子调理。

炙绵芪　炙龟板　熟地　枸杞子　杜仲　淮山药　西党参　鹿角霜　萸肉　菟丝子　五味子　白茯苓

● 【评析】

带下一证有虚实之分，实者多为湿热下注，或热伤血络，而见带下腥臭色黄，或赤白带下；虚证多为脾虚肾亏，带脉失约，任脉不固所致，症见白带量多，兼见神疲，面黄，腰痛等。本节案例多属虚证，故治从调冲任，补脾肾，药如地黄、桑螵蛸、山药、杜仲、川断、龟板、沙苑子、茯苓、黄芪等。

崩漏

【原文】

带下血崩，奇经内损所致。治在肝肾，兼须节劳戒气为嘱。

炒阿胶　沙苑子　炒杜仲　紫石英　山药　茯苓　炙龟板　全当归　川断肉　煅牡蛎　桑螵蛸

年逾五旬，经漏不止，崩证间作，兼有带下，显系肝肾八脉俱亏。皆多劳多郁所积而来，不易痊愈。

大熟地　枸杞子　炙甘草　山药　远志肉　炒归身　鹿角霜　紫石英　茯神　棕榈灰　杜仲　乌贼骨　桑螵蛸

● 【评析】

崩漏亦是妇科常见病之一。崩，指不在经期突然阴道大量出血如注，来势急骤；漏，指出血量少，淋漓不止，或经期出血量少而持续不净。两者可互相转化，如崩血减少，可能致漏，漏势发展则可成崩，故临证多以崩漏并称。本病多发生于妇女青春期和更年期。本节案例一为崩，一为漏，何书田均责之于冲任、肝肾的亏损，用药注意阴阳平衡，如阿胶、龟板配紫石英；熟地、枸杞配紫石英、鹿角霜等。并与积劳多郁有关，故药物治疗的同时不忘告诫患者要节劳戒气。

产后

● 【原文】

偏产后，营虚木旺，神色萎黄。不宜用攻伐之药，且恐肿满。

上肉桂　归身　枸杞　丹参　制香附　陈皮　清阿胶　白芍　杜仲　秦艽　白茯苓

● 【评析】

妇人产后易致气血亏虚，尤其是营阴虚损而致肝阳偏旺，肠液干燥，即如《金匮要略·妇人产后病脉证治》所说："新产妇人有三病，一者病痉，二者病郁冒，三者大便难。"治疗总宜照顾气血、津液，而不能妄用攻伐之药，以免更损正气。

癥瘕

● 【原文】

奇经脉损，冲任失养，少腹癥癖攻冲作痛，久防经阻腹满。拟疏肝破滞法，此方暂服。

上肉桂　香附(酒炒)　茺蔚子　紫丹参　怀牛膝　炒白芍　归尾(酒炒)　紫石英　川楝子　郁李仁

癸水阻滞，瘕癖攻冲，奇经八脉病也。难于消退。

上肉桂　炒艾绒　全当归　茺蔚子　酒炒香附　炒阿胶　炒白芍　紫丹参　紫石英　川芎

五旬外，癸水复至，腹痞作痛，陡然胀满。此肝肾大亏之象，殊不易治。姑与温补法，以图小效。

上肉桂　山萸肉　枸杞　新会皮　炒怀膝　炒熟地　炒白芍　茯苓　小茴香　紫石英

复诊：少腹瘕癖痛缓，大便亦爽，此善机也。再得痛势和平为妙。兹用温润下元法。

上肉桂　淡苁蓉　归身　菟丝子　怀牛膝　沉香　炒熟地　柏子霜　枸杞　白茯苓　紫石英

肝肾亏，而少腹结瘕作痛。急切难许松解。

上肉桂　炒白芍　菟丝子　川楝子　制香附　炒阿胶　枸杞子　炒归须　茺蔚子　紫石英

肝痞作痛，经阻肢浮，脉来弦数。已来[1]干血劳[2]矣。

炙鳖甲　制香附　川郁金　炒丹参　陈皮　川楝　炒白芍　焦茅术　炒艾

绒　炒怀膝　冬瓜皮

松江雷氏，年三十二岁，于己卯年五月产后百余日，因事动怒，左胁作胀而痛，医者屡投疏肝理气之剂，罔效。至冬间，腹胀渐甚，医误为孕，服安胎药，日重一日。入春，脐突出半寸，自胃脘至少腹高耸，如抱一瓜；大便闭结，气闷发喘，卧不着枕，纳食作酸，脉沉细弦迟，两尺尤甚。此产后营虚，肝气与宿瘀凝结，滞而不散，内伤冲任诸脉，而成此癥癖也。问其平昔有无他病，据述三年前产后，曾患脐窍流脓，隐而不言，未及服药，故近脐处其胀势尤高。其为络伤阴竭，命火失化无疑矣。前医用参、术、阿胶、肉桂、炙草等味服之，其胀愈甚，甚属棘手。乃用温补下元，宗景岳决津[3]润肠之法。

上肉桂　炙龟板　肉苁蓉　五味子　怀牛膝　大熟地　枸杞子　菟丝子
紫石英　白茯苓

前方服二剂，腹鸣如雷，矢气下泄，大便得通，每日一次。四五剂后，夜得偃卧，能进稀粥一碗。至十五六剂，吃饭可碗许，腹胀渐松，脐之突者收缩而平，大势已减十之三四。

复诊：脉六部应指，微沉细软而数。腹胀处坐按似坚，卧按则软。病虽松减，而阴液难滋，奇经无由充复，不敢必其痊愈也。

上肉桂　大熟地　归身　菟丝子　茯苓　台人参　炙龟板　枸杞　五味子
坎炁

上方服三十余剂，腹软脐收，霍然如常。后用丸方：

上肉桂　陈阿胶　炒归身 (酒拌)　紫丹参　乌贼骨　大熟地　炒艾绒　炒白
芍 (酒拌)　茺蔚子

上方服一月，而经阻得通。两月后，期亦不愆矣。

●【校注】

[1] 来：《草记》作："成"。

[2] 干血劳：即干血痨。症见月经闭阻，身体羸瘦，骨蒸潮热，肌肤甲错，面目黧黑，不思饮食。病属五劳所伤，阴虚火旺，瘀血内阻。

[3] 决津：指决津煎。出自《景岳全书》卷五十一。方由当归、泽泻、牛

膝、肉桂、熟地、乌药等组成。有润肠行下作用。

● 【评析】

藏瘕是指腹腔内结聚成块的一类病证，如肿块坚硬不移，痛有定处的称为癥；肿块聚散无常，痛无定处的则为瘕。本病可见于腹腔内肿瘤，或炎性包块等疾病。本节案例有属肿瘤病证，如绝经后癸水复至，腹痛胀满，故何书田谓"殊不易治"；有属干血劳病；有属气滞瘀结等病患，这些病证何书田认为均属奇经八脉病，治从肝肾入手，如疏肝化瘀破滞，药如香附、当归、丹参、茺蔚子、牛膝等；或温补、温润下元，药如肉桂、紫石英、地黄、鳖甲肉苁蓉、枸杞等，且临证常疏、补兼用。

诊断四则

● 【原文】

　　凡看舌苔，初感风寒，必薄白或淡黄，因寒未化热故也。若弥黄而舌润多津，犹未为大热，必舌黄而干燥少液，或舌尖有刺，或绛色，乃为热症。凡身热旬余，舌干无液，或热久舌光无苔，或见脱液，或见猪肝色，此人热伤阴液已甚，鲜生地、鲜石斛、麦冬、元参等滋阴药在所必用。再有舌苔灰罩，身热便艰，此人必有宿粪，当下之，大黄、元明粉等可以用得。若深黑干燥，其病必危。为厚腻而面黄底白，尚觉滋润，其人必有湿邪，当用利湿药。若随常证候，或淡黄，或薄白，无甚分别。凡寒热证须辨其燥润，有液无液，不可但论其黄白。

　　凡诊脉须要辨其寒热虚实四字，如浮表、沉里；迟寒、数热；无力为虚，有力为实，此确论之。凡疟疾必弦，血证必芤。若脉不对证，虚证见实脉，实证见虚脉，必危险。即如身大热烦躁，应得见洪大浮数之脉，乃反见沉小细涩；久痢久泻及新产脱血证，应得见细弱虚软之脉，乃反见浮大洪数，必难治矣。

　　先君子尝谓及门曰：观色察言，乃临证第一要诀，望闻问而后切脉，其失十不二三矣。时虽未究心，亦闻而知之。一日，有东乡人短衣小帽，闯门而入，适山人[1]为人处方，其人猝然曰："先生名手，识我何病？"山人视其形容癯瘦，鼻赤目下视，问之曰："尔患呕吐乎？"曰："然。"又问："尔好饮酒乎？"曰："然。""然则尔已成膈，无庸药矣。"其人怫然去，未一月即死。他日，门人偶询及之，山人笑曰："此病之显见者也，糟鼻目无神，是困于酒也，胃无谷气，则形必枯槁，非膈疾而何？彼既无理，即不为之切脉，奚[2]歉焉？"

　　凡治病以脉为准，然亦有无脉可诊者。山人之孙，向赖陈姓妪褓抱以长，一日，携其次子年二十余求治，云：患腹痛泄泻。按其脉左右俱无，骇而问其平日如何？曰："自幼穷苦，未尝服药，脉之有无不知也。"山人视其神色尚好，四肢不倦，以香砂枳术丸与之。越三日复来，病去大半，再切之，仍六脉俱无。因思古人有凭证不凭脉之说，殆指此类。

● 【校注】

[1] 山人：指何书田。名其伟，字韦人，又字书田，晚号竹竿山人。

[2] 奚（xī，旧读 xí）：何。

● 【评析】

何书田对于望、闻、问、切四诊颇有心得。舌象：关键看燥润，苔淡黄或薄白无甚区别，润而多津，犹未大热，燥而少液，则为热象；舌绛无液，阴伤已甚；苔厚腻滋润，必有湿邪；深黑干燥，其病必危。脉象：浮沉、迟数、无力、有力，分别对应表里、寒热、虚实，此六纲为辨脉首要；其次是脉证是否相合，合者为顺，反之则逆而难治。望、闻、问诊：观色察言，是临证第一要诀，经此，则对病之大概已有明了。然临证当四诊合参，方可避免失误。

医话十九则

● 【原文】

夏初劳形后得热症，病中即患右腿穴气街[1]作痛。此热伤三阴，气阻于会穴也。痛久筋脉不利，软短而行步跛蹙，脉息洪数，勿作痹论。用养阴滋肝，理滞清热之品治其内；温经舒筋之药治其外。至中秋前行走为妙，过此不愈，恐成痼疾。

原生地三钱　苡仁二钱　当归(酒炒)三钱　川断钱半　乳香五分　没药五分　川牛膝钱半　川乌三分　炒川柏二钱　木瓜二钱　木通钱半　山东地龙干五条

水煎服后，以药渣加紫苏一把、皂荚三寸、生姜四片，煎汤浴痛处。再用川乌一钱、草乌一钱、没药五钱、南星二钱、当归三钱、骨碎补二钱、穿山甲七片，为细末，自然姜汁调如稀糊，隔水炖热，置手心内摩擦觉热，敷上。

● 【校注】

[1] 气街：一指经络之气通行的径路。《灵枢·卫气》："胸气有街，腹气有街，头气有街，胫气有街。故气在头者，止之于脑；气在胸者，止之膺与背腧；气在腹者，止之背腧与冲脉于脐左右之动脉者；气在胫者，止之于气街与承山、踝上以下。"可见全身分四气街。二指腹股沟股动脉处。《素问·气府论》："气街动脉各一。"三是气冲穴别名。

● 【评析】

患者症见右腿疼痛，行走不利，不可误诊为痹证，此乃热病后阴亏热郁，筋脉阻滞引起，何书田采用内外合治法，速战速决，延久恐成痼疾而不能痊愈。今之下肢动脉栓塞与之类似，治疗颇有启示，可资参考。

【原文】

丁丑春二月初，抵枫寓，贾玉之妇患白痢如涕，昼夜无度，胸脘胀满，不思纳谷，便粪则腹痛，兼之身热汗少，痰多喘嗽。曾发疹瘰，四肢下身不到。询其初起，腹痛数日，服燥湿导滞而复转利，又复经旬矣。审其脉，两手俱见细浮而数。意其元气素虚，若再迟延，恐难支持矣。然既不可以扶元，又断不可以消导所能就愈也。想其腹痛数日而后痢，定是寒湿侵脾也；痰嗽风疹，身热未退，乃属邪风未透也。因以败毒散意立法，一剂而便泻如倾，次数即减十之六也，再剂而又如前之多，其腥气不堪之甚。于是隔二三日而便已如常矣。其身热咳嗽诸恙，亦即安痊焉。

【评析】

此案当属外感病，既有身热汗少，痰嗽风疹，又有脘腹胀痛，纳呆下痢，此乃肺与大肠相表里，一病俱病。脉虽见虚象，但邪气未透，不可用补，还当速去其邪，以保正气。治以败毒散法，方中既有荆芥、防风、柴胡、薄荷、生姜等疏风透表，又有前胡、桔梗、枳壳等宣肺降气通肠，升降开泄并用，表里之邪尽去，诸恙自痊。

【原文】

此方专治三阴疟[1]疾，效验如神。须临期先一时煎服，宜壮实人。如一剂不除，下次临期再服，无有不效。娇弱之人，切须斟酌。

鳖甲三钱　槟榔钱半　归身二钱　熟附子五分　枸杞二钱　北柳条[2]钱半　红枣七枚

陈酒四两、河水同煎服。

【校注】

[1] 三阴疟：指疟疾发于三阴经者。其义有四：一指三日疟，即疟疾三日一发者。二指疟发于处暑后，冬至前的三日疟。三指疟发于夜间者。四指疟疾

发作有定时。《丹溪心法·疟》："作于子午卯酉日者，少阴疟也；寅申巳亥日者厥阴疟也；辰戌丑未日者，太阴疟也。"

［2］柳条：即柳枝。出《本草拾遗》。苦、寒。有祛风止痛，利小便，消肿毒功效。药物吸收后部分变为水杨酸，有解热止痛作用。

● 【评析】

此治疗三阴疟之经验方，具有温阳益阴，杀虫解热作用。

● 【原文】

里人徐姓者，年近五旬，贫窭[1]无子，以卖油为业。一日，掉扁舟出行三五里，酷暑倦甚，泊柳阴下，酣睡半日而归。是晚即发热，昏谵若狂，甚至欲逾墙登屋。其弟名洪九，奔告山人，不呼舟而步往，见病者夺门将出，山人力持之不使之动，令其弟与侄各执一手，立而切其脉，左三部皆无恙，较有力，右手则全伏不起。山人曰：此病在中焦气分，食与邪交结为患，可治也。以生大黄五钱为君，加枳实二钱、甘草一钱，煎服之。明旦下结粪一块，如碗大，即瘥。盖其出门时携冷饭一盂，于柳阴下以水浇而食之，旋即倦卧所致也。是为阳明里证，非用承气不效。若投以大陷胸汤，误矣。

● 【校注】

［1］窭（jù）：贫寒。

● 【评析】

此病属阳明腑实证，乃暑热之邪与肠胃宿食相结于中，气机阻滞，故脉见沉实；邪热上扰神明，故昏谵若狂。治宜用大承气汤，方中大黄配芒硝，以泻下通便；厚朴配枳实，以攻积导滞，腑气一通，热结随之而去，病由得解。大陷胸汤方由大黄、芒硝、甘遂组成，以攻下逐饮见长，非食积所宜，故不能误用。

● 【原文】

　　吴江之东北乡善湾唐生，年有三十余。于秋初患热证，旬日矣，口渴神烦，唇焦黑如墨，齿肉尽腐，喉间哽塞，欲言而不能出声，危甚。前医用犀角地黄汤加黄连，不效而止。山人至，细察其脉洪大有力，左寸关尤甚，谓病者曰：此邪热伤阴，而心包被蒙也。虽危，尚有治，立进紫雪丹一钱，少顷，又进一钱。是晚即得安卧，醒时语言如常，明日即以前所用方投之，不三日而瘳。病有缓急，药有次序，不开其清窍，而但治其热，岂惟无益于病哉！

● 【评析】

　　患者得热病十余日，邪热伤阴，热入心包，病情深重，当立进紫雪丹，以清心开窍，泻火解毒。待邪去大半，安卧神清，再投犀角地黄汤以凉血散瘀而收功。由此可见，当血热毒盛而邪陷心包，神志不清时，单用犀角地黄汤似有病重药轻之嫌，故用之不应。临证当把握病之轻重缓急，尤其是危重证，需及时、适度治疗，方可转危为安。

● 【原文】

　　距善湾三四里许庄，陈生，年三十。初患头痛喉肿，三日后肿益甚，颈大塞领，至不能言语，鼻窍闭而流血不止。前医以羚羊角、鲜生地、知母等味投之，不得效，计无所出。其妇翁唐君南湖遗书见招，即夕驰往。诊其脉右大微数，气口不清析，知饥思食，苦不得下咽。山人曰：此太阳阳明失表证也，得汗为幸，否则危矣。南湖亟求方，为处泻黄[1]法，以防风、薄荷、石膏、甘草诸味进，一剂即汗，两剂通体得汗。越二日复诊，肿尽退而胃气如常矣。

● 【校注】

　　[1]泻黄：指泻黄散。又名泻脾散。出《小儿药证直诀》卷下方。方由藿香、栀子、石膏、防风、甘草等药组成。有泻脾胃伏热之功。

● 【评析】

外感风热初起头痛喉肿，未得治疗，表邪不得宣发，火郁而鼻窍流血；邪入阳明，热在肌肉而颈大塞领。此乃伏热郁火在肌表，何书田主张"火郁发之"之法，用防风、薄荷、石膏、甘草等药以疏风透热，辛以散之。邪随汗解，表里得通，诸恙自退。此证如不及时发散郁火，则邪气内陷，变证由生，病情加重。

● 【原文】

刘塘镇王生，赴太仓州试，回，呕吐两日夜，形神俱瘁，水米不能入口。众医议进和胃止呕之法，随服随吐，几殆。其戚沈翁求往治。山人见其面容黯惨无人色，六脉细濡垂绝。此由入场辛苦受饿，胃气伤而津液耗竭也，非甘酸济阴法不可。急进生脉散，二剂而瘥。

● 【评析】

呕吐一证有外感、内伤两类，何书田观色切脉，知犯何逆，随诊断此患者属胃气伤而津液竭，再加上误治而呕吐不止，更伤气阴，以致六脉细濡垂绝，故急进生脉散以益气养阴生脉。可见，辨证准确与否，事关人命。

● 【原文】

嘉善西塘镇倪某妇，怀妊八月，忽患时疫，但热不寒，烦躁殊甚。家弟小山[1]适在彼，以鲜地黄、黄芩、知母、丹皮等味治之。热少减而烦渴如旧，胎动不安。妇家顾姓邀山人往诊，脉洪大滑数，病状似与前方颇合，及开窗细视，舌根有微黄色，乃知是阳明里结证。欲用小承气汤，病妇之舅恐妨妊，不敢服。山人曰：胎系于子宫，疫邪受于膜原，不相涉也。如不放心，宗陶氏黄龙[2]法，以人参五分煎汤，送服青麟丸一钱五分，此万妥之策也。药入口，不逾时，即下黑柔粪两次而愈。

[1]小山：指何其章。《青浦县志·文苑》："字耀文，其伟之弟。诸生。质性厚重，内行纯备，好学深思。诗笔醇茂，兼工诗。早卒。"《青浦谱》："世仁第四子。一字琢甫，号小山。庠生。工诗词，精医理。著有《七榆草堂词稿》，已刊行，又诗稿未刊。"何其章因炎夏救治病人而殉职，年仅43岁。

[2]黄龙：指黄龙汤。出陶华《伤寒六书·杀车槌法》卷三方。方由大黄、芒硝、枳实、厚朴、人参、当归、桔梗、甘草、生姜、大枣等组成。有扶正攻下的作用。

● 【评析】

外感热病，但热不寒，证属阳明病无疑，用清法治疗后病邪未尽，脉虽洪大滑数，但舌根有微黄色，乃知是阳明里结证，欲用小承气汤。此方证颇合，因一方面此阳明实结较轻，仅苔根有微黄色；一方面患者有孕在身，宗《素问·六元正纪大论》："有故无殒，亦无殒也。"虽有病则病当之，无损孕妇和胎儿，但用药亦要注意，不要太过而伤害孕妇和胎儿，而小承气汤正属轻下之剂，较大承气汤攻下力小。无奈病家有顾虑，改用扶正攻下法，幸好效果不错。

● 【原文】

邑中陈友芳孝廉，年六十余，家有二姬。初患忽寒忽热，继则微热不寒，舌白，眼有眵。前处方者以为阳明少阳伏邪，连进柴胡、葛根升散之法，病不退而气发喘。孝廉为山人父执友，以书见招，谓山人曰：余以两弟艰于嗣，故年周甲而未断房事，今势急矣，惟君言是听。山人切其脉，两尺涩不应指，舌白腻如积粉，而不思饮。全属下元水亏，虚阳上炎之象。气喘而不降，柴葛升提之害也，须宗都气[1]法加人参、附子，庶有济。病者从之，三剂而愈。后二年，有董翼堂之友，其病情舌色与陈孝廉相似，误信乩[2]方，投凉药而增剧，山人亦用此法以获效。甘温化火之说，不益信矣。

[1] 都气：指都气丸。出《症因脉治》卷三方。方由熟地黄、山萸肉、干山药、丹皮、茯苓、泽泻、五味子等药组成。有补肾降逆平喘作用。

[2] 乩（jī）：旧时迷信者求神降示的一种方法。由二人扶一丁字形的木架在沙盘上，谓神降时执木架划字，能为人决疑治病，预示吉凶。通称"扶乩"。

● 【评析】

患者微热不寒，眼有眵，似有热象，但用柴葛之剂透热发散无效，反增气喘，且舌苔白腻，左右尺脉涩不应指，不思饮，此乃脾肾阳虚，虚阳上炎之象。治当阴阳并补，用都气丸滋肾阴，加人参、附子温补脾肾之阳，阴阳得平，虚火自降。此即何书田所谓"甘温化火"法，与李东垣"甘温除热"法，即用补中益气汤治疗因虚而身热的方法，有异曲同工之妙。

● 【原文】

同里周道士，年五十余，日为人诵经禳[1]灾，出必五更，返必子夜。深秋患寒热，浃旬[2]不已。有投小柴胡汤、平胃散等方者，病稍间，而朝寒暮热如故。其子哀恳山人，遂步往。见其神色困惫，六脉细濡无力，舌净微绛。谓病者曰：此尔积劳所致，非外因证也。经云：阳虚则生寒，阴虚则生热[3]。补其所虚，则阴阳和而寒热自已。与黄芪、炙甘草、党参、当归、白芍等味，不数日即瘥。

● 【校注】

[1] 禳（ráng）：祭祷消灾。

[2] 浃（jiá）旬：浃，周匝。旬，十天。

[3] 阳虚则生寒，阴虚则生热：此句出自《素问·调经论》："阳虚则外寒，阴虚则内热"。

患者寒热不已，似病在少阳，然神色困惫，舌微绛、苔净，六脉细濡无力，证属气阴两亏。气属阳，阳虚则朝寒，阴虚则暮热，明此则治疗有方，故用黄芪、炙甘草、党参益其气；当归、白芍补其阴，阴阳和而寒热自除。何书田每能正确诊断，不仅辨证精当，而且对病人的生活起居了解透彻，以充分把握致病因素。

● 【原文】

同郡徐明府弈韩之长嗣水西文学，为赘婿于吾邑金氏。夏日感暑发热，神昏谵语，手舞足蹈，日夜不稍息。其内兄碧山造门邀山人往。至则见水西卧竹榻上，突然而起，握两手不放曰："余疾非君不治，余心疾非君不知。"时明府没于黔中，未得归梓[1]故也。细察其脉，六部俱沉，重按之其细如线，左寸关微弦而不甚数。所谓阳证见阴脉，邪传厥少二阴，极危之候。然水西、碧山皆为山人同门友，义无所辞。为处黄连泻心汤试之，其昏谵如旧，再进之，少得安静，而大便不通已逾旬日，视其舌无苔，复按之，右关忽见实象。因重用黄连，而加瓜蒌、枳实。是晚假寐至四鼓，忽欲如厕，倾下积粪如灰色蛇者一长条，于是神始清，而倦极欲寐矣。此证热邪传里而脉不数，处方时颇费踌躇。若误认阴虚而投以滋补之剂，所关岂浅鲜哉！

● 【校注】

［1］梓（chèn）：棺材。

● 【评析】

患者感暑发热，神昏谵语，手舞足蹈，是为阳明里热盛，并有热入心包之势，但当见到医生时却能卧起，且言语神清，此证应属气分热为主，然其脉六部俱沉细，左寸关微弦而不甚数，所谓阳证见阴脉，是邪传阴经之象，虽证极危，何书田仍处以黄连泻心汤，以清泄热邪。效不显，考虑大便不通已逾旬日，应治以攻下，但舌无苔，似阴虚之象，何书田复按脉，右关忽见实象，于是果断用清下法而终获效。此病诊治过程中，有二点值得思考借鉴，一是阳证见阴脉，治以舍脉从证；二是大便闭，但舌无苔，脉右关见实象，治以舍证从脉。

● 【原文】

前苏松太观察龚公阆斋之兄、菊人明府，自粤东引疾归，相见于上洋官厅，嘱山人诊其脉之虚实。山人曰：两尺空软无力，水火不相济也，而右脉尤弱，恐火不生土，则有脾泄肢肿之虑，须极早服药为妙。明府曰：余全家依弟于此，复可以医药累之乎？至明年春，泄泻骤作，日夜十余次。因忆山人言，力求处方，而神色脉象[1]迥不如前诊时，以桂附八味丸为主，加人参、白术服之，无甚进退。山人密告其侄定庵舍人，劝其归，定庵曰：吾伯贫甚，无可归，留此或可得先生大力拯之。山人直告之曰：此非鄙人所能也。时明府从弟号砥斋者在署，亦知医，欲献能于观察之前，指山人方曰：何某能用药，而不肯用力，此种病用人参三四两，而佐以附子，无不愈者。于是重用人参，每帖一钱，增至二两，数日后泄减食进，颇有起色，而砥斋告别去。复邀山人诊之，观察曰：君所不能治者，余弟已治之效矣。山人曰：参力诚佳，第[2]可支持目前耳，况兄年届六旬，全赖水火二脏涵濡而熏化之，今两尺虽起，而根抵不牢，右关应指，而浮微无力，是本虚先拨矣。季夏天气暄热，得参附以助其阳，尚不至溃败，转至秋深，气肃火将息，肾水不能收摄，肿势上升，发为喘促，又何方以治之耶？既有名手，能保万全，鄙人亦不复敢奏方。力辞而归。后闻服参至十余两，卒罔效，九月初终于上海署中。

● 【校注】

[1] 迥（jiǒng）：形容差别很大。迥异。

[2] 第：但；只。

【评析】

此案说明了治病需趁早，如拖延则小病成大病，治疗就不那么容易了，若再偏信庸医误治而不悟，那就促命期了。

【原文】

秦珠厓之母夫人，春秋七十矣。夏日因暑患疟，疟止而热不已，口渴烦躁，病旬余未得汗。众医皆以为少阳证，叠投小柴胡汤，不效。珠厓忧甚，嘱其妹婿沈君邀山人视。切其脉数而有次，右大于左，舌微白，曰："此阳明伏邪未泄也。当进人参白虎汤。"珠厓以石膏太凉，恐非老年人所宜。山人曰："石膏为阳明表证主药，有人参以助其气而达其邪，何虑之有？"是夕遂留宿，视其煎而进之，及东方明，遍体大汗，而热亦全退。

【评析】

老年人夏暑患疟后，发热，不汗出，口渴烦躁，迁延十余日，乃阳明郁热于里，气阴两亏，何书田治以辛寒清热，益气生津，用白虎加人参汤。方中石膏性虽寒，但味辛，有发散邪热的作用，再加人参扶正相助，可达邪于外，故药后汗出热退而解。

【原文】

包山吴姓者，年五十三，向为富家司会计。精力倦怠，不思饮食，举动需人扶掖。山人视其舌光滑无津，脉沉而濡，两尺似有若无，曰："此思虑过度，精气耗竭，下元水火俱困，将有喘脱之虞，非附都气法加人参不可。"病者曰："胃气久困，遽[1]用附子、熟地黄，无妨乎？"山人曰："肾为胃关，治其上而不治其下，真火将灭，土亦何由而生？"其戚扶病者出，山人阴[2]嘱其速归，证垂殆而心犹豫，必至不治。遂力劝服之，照方以西党参代参，进两剂，知粥味，日可二三碗。复诊始用人参，益以紫河车。不数日，胃气大开，每食不能无鱼肉矣。

[1] 遽（jù）：急；骤然。

[2] 阴：不显露的。

● 【评析】

此患者经何书田诊治，要服用都气丸加附子、人参，病人心存疑惑，觉得自己胃纳不佳，立用附子、熟地黄滋补更碍胃气，书田即给予解释说明，以消其顾虑。此种重证病人，如对治疗心存犹豫，不欲服药，则将不治，故何书田不仅治病，更重视治心，方能获全效。

● 【原文】

同安苏公鼇石守松郡时，介李颖香学博邀视其夫人之疾。夫人年近五旬，胸次忽结一块，按之有形，胀而减食，云在京师时以劳烦过度，得来已二三年矣。赴苏郡就医，初投旋覆花、当归须、郁金、橘络等以疏消之，不效，改用补中益气之法，又不效。山人至，苏公嘱必速效为妙，述其旧日面食，多忧寡欢，于是细察其脉，六部中两关独弦，右尺不振。此木郁伤脾，而成痞气，命火衰不克生土，脾阳失化使然。证可治，特非旦夕所能瘳[1]耳。第一方用白术、苍术、香附、茴香、陈皮、白芍，以疏其中焦之郁积；继则用肉桂、菟丝子、枸杞、九香虫，以助其下焦之真火。至二十剂而痞渐消，三十余剂而大愈。苏公遂以山人为能，后迁擢[2]他省，常治书以志感念，并为延誉焉。

● 【校注】

[1] 瘳（chōu）：病愈。

[2] 擢（zhuó）：选拔；提升。

● 【评析】

此案病属痞结，患者多年来烦劳过度，多忧寡欢，两关脉独弦，右尺不振，何书田辨为肝郁伤脾，以致胸脘痞结；命火虚衰，脾阳失化。病在肝、脾、肾，前医已用过疏肝、补脾法不效，何书田认为此证当务之急是中焦痞结，故先疏导郁结，只有中焦气通，才能议补。第二步助下焦真火，肾阳旺则脾阳强，脾土健则肝木不能乘，脏腑安和，痞气何由而结？

● 【原文】

　　林少穆中丞于壬辰夏来抚吾吴，其冬十二月，以夫人病，遣辕[1]弁[2]见招。苏公子小鼍口荐也。时风雪严寒，星夜飞棹[3]而往。公子导入内室，见夫人卧床呻吟，腹作痛而泄泻不禁。前一日有投左金丸加味者，而痛益甚，中丞焦急，欲用补剂未决。山人诊其脉，六部俱沉，左关微弦，右关尺细濡无力。就证而论，乃太阴脾土失司，肝木乘之为患，而下无命火，又不克熏蒸水谷，堤溃而痛且泻，理固然也，非大剂温补不可。中丞曰："服之果效乎？"山人曰："不效即有损矣，乌乎[4]可？"遂以参、术、姜、附等味进。明日泄减而痛未止，即原方重用参，复加肉桂进之，病去七八。五日后往视之，已全瘳矣。中丞手书楹联为赠，山人于是名噪吴中，奔走官厅，不胜劳悴云。

● 【校注】

　　[1] 辕：驾车用的直木或曲木，压在车轴上，伸出车舆的前端。此处指车。

　　[2] 弁（biàn）：快；急促。

　　[3] 棹（zhào）：摇船的用具。也指船。

　　[4] 乌乎：同呜呼。

● 【评析】

　　此案例以腹痛泄泻为主症，前医曾用左金丸加味治疗不效，何书田仔细诊脉后认为属脾肾阳虚，仿附子理中汤法获效。何书田高超的医术深得林则徐信服，林、何二人由此常有交往，何书田制定《东南利害策》十三道，林则徐举而行之者九，并手书楹联"读史有怀经世略，检方常著活人书"为赠。后书田周甲生辰，林则徐特撰"橘井活人真寿客，竿山编集老诗豪"联语，遣员致寿。

● 【原文】

癸酉（《草记》作巳）夏，钱塘张东甫明府莅任疁城（上海嘉定县别称），与山人有旧，数相往来。明年四月中，其太夫人适遘[1]时疾，身发热无汗，饮食无味，大便不解。明府最善谈医，家有病人，每自处方。太夫人素服滋补之济，明府诊脉，认为阴虚致热，以干地黄、当归、龟版等药进，无效。复按之曰："误矣。此外感寒，内停食证也。"改用桂枝、陈皮、厚朴、生姜诸药，嘱其内眷速煎以奉，而乘舆出迎制府于安亭江上，连日不归。病势垂殆，幕友龚素山修书遣急足邀山人往。时病逾旬日，不纳不解，切其脉沉细微数，神倦口渴，舌绛裂至不能言其苦。山人曰："此危候也，年届七旬，气阴并亏，时邪感于外，宿滞停于内，阳明表里兼证，而又误投辛热刚燥之品，以劫其阴，能无增剧乎？无已，则有甘凉清润一法，速进或有济，迟恐无及矣！"明府之戚杨君白[2]山人意于内眷，立求施方。随用人参一钱，先煎汤，与石膏、知母、鲜地黄、甘草、人中黄等药同进。薄暮[3]服竟，戌刻[4]倦极思寐，至丑寅[5]之交，大便畅下，周体得汗，所谓中通则表解也，而神思顿觉清爽，惟舌滑少津，脉象未得流利耳。遂接用人参、地黄、麦冬、知母、当归诸味，助其元气，以滋其阴液，两日之间，危者就安。明府事毕回署，母子相庆，喜溢眉宇，于是深服山人，叩首致谢，不复自诩[6]其能医。

● 【校注】

[1] 遘（gòu）：遇；遭遇。

[2] 白：告语。如告白；禀白。

[3] 薄暮：薄，迫近。暮，日落的时候；傍晚。

[4] 戌刻：晚上7点至9点。

[5] 丑寅：丑时，1点至3点。寅时，3点至5点。

[6] 诩（xǔ）：说大话；夸耀。

● 【评析】

此案高年老人时邪感于外，宿滞停于内，邪实而误用补剂，复用温燥之品，以致热结于内，气阴两亏。何书田治以甘凉清润法，即益气养阴，清热润燥通便，以白虎加人参汤清热益气生津，加鲜地黄以助阴液，加人中黄以强清热。服药后大便得下，汗出得畅，身热得解，是谓表里俱通，故神清气爽，惟气阴尚未全复，续用益气养阴法善后调理而痊愈。此病案诊治过程亦说明医者有门槛，莽撞行医，人命关天。

● 【原文】

徐芳圃方伯之簉室[1]某夫人，守节抚孤，松生主事即其所腹出也，年五十余。于深秋发病，周体灼热如燔，口渴思饮。西席陈君知医理，宗景岳甘温化火之法，以人参、炮姜、熟地黄、炙甘草诸味进，服未竟而热势益炽。家设乩坛，松生虔叩吉凶并方药，乩书云："此证不须多药，以鲜地黄、芦根煎汤代茶饮，一二日后可愈也。陈生方非是也，可延何生治之。"松生于是招山人往诊。按脉洪大而数，右寸关呼吸八至，面发赤，舌绛，渴饮不已。曰："此温邪蕴于阳明，肺金熏烁被耗，误投温补而加剧。非甘凉之剂不可。"即为处方，至四五味，见旁观者相顾惊诧曰："此仙方也！"山人不解所谓。是晚药入口，仅逾三刻，得少寐，四鼓后热退神清，脉数亦缓。盖方中所用第一味即鲜地黄，第二味为羚羊角，第三味即芦根也，与乩方适合。松生之见信山人自此始。

● 【校注】

[1] 簉（zhào）室：旧时称妾为簉室。

● 【评析】

患者得外感病，身热如燔，口渴思饮，误用温补，致舌绛，脉洪大而数，气血两燔之证，何书田认为是温邪内蕴阳明，肺液耗损，治宜甘凉，药如鲜地黄、羚羊角、芦根之类，得良效。至于与乩方相合之事，传说而已。

● 【原文】

金泽镇某生，年二十未娶。忽发狂疾，昏瞀[1]妄言，手足舞蹈，终夜不得合眼，见妇人辄趋而狎[2]之，或闻其声，即破壁逾垣，不可禁遏。其兄若弟扶之就诊。六脉弦大无度，人迎尤旺，山人曰："此邪火乱性，厥阴心之病也。"以牛黄、黄连、羚羊角、天竺黄、元参（《草记》无元参）、灯心等味治之。阴嘱其兄于煮药时以女子亵衣[3]覆其上，勿令人见。如法服二剂，其疾若失。门人疑而问之，山人曰："是即阴阳易[4]之法，今果验矣。"

● 【校注】

[1] 瞀（mào）：指瞀乱。精神错乱。

[2] 狎（xiá）：亲近；亲热。

[3] 亵衣：内衣。

[4] 阴阳易：病证名。出《伤寒论·辨阴阳易差后劳复病脉证并治》。指伤寒，或温病后余热未净，由房事而传之对方者。治疗方法是用烧裈（裤裆）散，妇人病取男子裈烧服，男子病取妇人裈烧服。有认为此属精神暗示疗法。

● 【评析】

男青年患狂证，尤喜女色，何书田认为是邪火乱性，厥阴心之病，治用清心、开窍、豁痰法，此乃药证相合，故能取效。至于煎药时盖覆女子内衣，取之于仲景治阴阳易之暗示疗法，仅作参考。

　　　　　　　　　　　　　　　　　　何书田医著八种校评

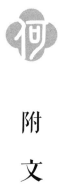

附
文

读医案后记

何时希

书田先生的医学，既名重于当时，亦无疑于今日，我是他的六世孙，本无容置喙，但以校读数过之后，略有些会心，所以提出来供读者参考。

一、药引：如枇杷肉一枚、橄榄二枚、甘蔗二寸许或甘蔗汁二汤匙、水梨肉五钱、生藕二片、鲜百合二钱、大贡菜二只（为《温病条辨》小定风珠中药）、杏酪（杏仁和糯米粉研煮）、海粉（海菜制品，考见拙著《雪斋读医小记》，为润肺化痰妙品）、焦饭滞（或焦锅巴）一块等，均民间日常易得之物。可见这位名医不务怪僻，平易近俗，尤于温热病有其精淬的经验。

我个人很欣赏书田先生治疟方中，常用荷叶（或干或鲜，则由于季节），这是《素问·生气通天论》："夏伤于暑，秋为痎疟"；《素问·疟论》："夏伤于暑，热气盛藏于皮肤之内，肠胃之外"；"夏伤于大暑，其汗大出，腠理开发，因遇秋气"等论，深有体会者。荷叶轻清祛暑，正是要药（有时也用香薷）。当然，这种暑、湿、热三气合至而成的暑气，所致成的疟疾，容与疟原虫的病因，有所区别的。

以嫩芦衣清咽治音哑，这个经验亦颇可取，丝竹乐器类的笛子，其主要发音在于笛膜，即用的是芦衣。它是在入秋后，芦苇转入乾黄，但尚未枯萎之时，截取其中部数节，风干后取出其中芦衣，夹入书中略收潮气而备用，则笛膜发声清脆嘹亮。书田先生取芦根甘寒生津之意，用其衣以开音发声，其设想甚妙。

二、炮制：熟地用青盐汁炒、或沉香末拌炒；黄连用元米炒（关于元米，唐、宋人方中常有用者，不见于《本草纲目》，但李时珍考证"糯一作穤"，则有软字之音，可能由穤音而转化为元米了），或蜜水炒或粥汤炒，均有和胃抑肝胆之义；半夏用蜜水拌，或青盐汁制（当然是指先经姜制的半夏，因为过去生半夏不入药，未制则有毒）。

三、制膏、丸法：如姜、枣汤泛丸；荷叶一张、红枣四两煎汤泛丸；焦谷芽四两煎汤泛丸；橘叶三钱煎汤泛丸，红花、桑枝煎汤泛丸；淮山药研末收膏等，都有灵活运用之美。

四、治疗臌胀：案中有"殊非易治""非易愈""难许速愈""如何能愈""得小效为幸"等的预后诊断。以为"舍温补下元，无良策"，所用方法，如济生肾气丸、金匮肾气丸、真武汤、附子理中汤之类。或者则用"宣泄法"，但只是五苓散、五皮饮等轻剂，而非舟车丸、禹功散等方，这是他对久痞成臌不属于纯实的认识。其它值得提出的几案，如"肺有热而脾不运，腹满之根也"；"肺脾同病，腹满所由致也"；"先嗽而后腹胀，以肺主皮毛，肺气不利，则皮毛聚水而发肿"；"肺热脾湿，郁而内蒸"等例，法用"治肺理脾""泄肺化水"，如泻白散、葶苈大枣泻肺汤诸方，这使我们对《内经》"肺为水之上源""肺能通调水道，下输膀胱"和"土曰卑监""三阴结谓之水"（王冰注谓"肺脾寒结，则气化为水"），悟为肺脾气水不利，手足太阴同治，此种实验，颇资启发。

五、治噎膈：用生姜汁、韭菜汁、青盐汁制半夏、杵头糠、白檀香、乌梅、饴糖等药，唐人方中多用之，也可见此老读书之广博。

以上略可管窥书田先生上法古人，自启新知，见多而后识广，法多斯能用宏之处。还有一些精髓如下：

六、妇科瘕癖膨胀一例，产后近一年，脐突半寸，腹高如抱瓠，卧不着席，用景岳决津润肠之法，二剂而通，半月病去三四，一月腹软而脐收，霍然如常，复一月而经通。这样的疗效是惊人的，四诊方案俱全，很有学习的价值。

七、温热第一例，病由少阳、阳明而兼手、足厥阴，以犀角、芩、连与鲜生地、石决、菖蒲起剂，继兼用柴胡、青麟丸（相当于大柴胡，而制小其攻下之力）两解少阳、阳明，宿垢得下，神思遂清，而寒热亦退。病又转少阳躁烦，乃用增液汤、大补阴丸法，仍加羚羊、丹皮，三复而转危为安，应变何等迅速，惊险处令人悚汗，读完不由人不钦佩也。

八、卷五有医话十九则，最为精粹，此盖书田先生生前，其好友朱绥及姚椿，分别为之撰写《竹竿山人传》，由他自己摘录一些验案，乃自许为生平得

何书田医著八种校评

意之作者，写为节略付之。既是信而可征，文字又略加锻炼，更为可观。末附诊断四则，则为门弟子之所记。

《竹竿山人医案》自来未见刊行，我所藏在八卷以上，今汰其重复者，得六卷，付之影印，其首二卷有近代名医程门雪先生的批校，尤可珍重。至于北京石印本《重固三何医案》中卷，前半属于何书田之高祖何炫的医案，为编者陆晋笙误列为书田，今已归入《何嗣宗医案》中印行，为《何氏历代医学丛书》之第二种。

其它尚有《青浦县续志·艺文》所载："《竿山医案释效》何其伟著，张澄照手写本，稿藏珠里诸氏"；又《上海文献展览会概要·典籍目》所载："《竹竿山人医案》抄本，何文长（两字必误）著，沈挹芝藏"，两书均未及见之。至于《清代名医医案精华》中何书田医案，本系借抄我家者。《清代名医医话精华》中何鸿舫医话，则前半系《何嗣宗医案》，后半即本书的一部分，盖沿抄《重固三何医案》，而误为何鸿舫，皆编者之疏忽也。

《林则徐禁鸦片事业与名医何书田的关系》拙稿，刊见于《何书田医著四种》中。今移录赵友琴同志一文于前，可为秦伯未先生"其经济文章，亦推重当时"评价之证述。

一九八四年十月雪斋（乃何时希号）写于延安楼

介绍嘉、道名医何书田的成就

何时希

何书田名其伟，字韦人，自号竹竿山人，江苏省青浦县重固镇人，乾隆三十九年甲午生，道光十七年丁酉卒（1774～1837）。下面将就三点介绍这位名医的成就。

一、医学方面

"世仁（何元长）子也，医能世其传，名满江浙。"（《青浦县志·文苑》）

"青浦何书田茂才，居北竿山下。工诗，家世能医，书田尤精其术，名满大江南北"（清·梁拱辰《楹联四话》）

"何其伟医承世业，起疾如神，为嘉、道间吴下名医之冠"。（秦伯未《清代名医医案精华》）

就上引三段记载，可知何书田医学方面的声誉是非比寻常的。这位名医在三十四岁以前，他是遵从父命发愤攻书。六岁入家塾，十八岁入泮为秀才。先后从庄师洛（泖客）、汪大经（西村）、王芑孙（惕甫）、卢潭焌（运生）、李保泰（啬生）、王昶（述庵）、张昌运（雪舫）诸先生学诗、词、古文及时文，经过十六年的苦读，七次应举，或者既荐而不售，或以额满而见遗，没有中式一名举人。

三十三岁那年，正赴郡试，得其父名医元长先生的凶耗而归。守制才一年，积逋贫困，他为适应家庭环境和很多病家的要求，才弃儒为医。至次年嘉庆十二年丁卯（1807），"近乡颇有就诊者，屡试辄效，居然出而行药矣。至四、五月间，就诊日有百余人"（拙著《何书田年谱》）。以后他又游寓于太仓、上海，何书田在上海寓医，是一月三至，以五、六两日为期，从不愆期者整整六年。以后其子何鸿舫，孙虚白，曾孙穉白，都遵从他的遗训，曾在上海寓医甚久。

前引文字说他："名满江浙""名满大江南北""为嘉、道间吴下名医之冠"，我从书田先生的病家和足迹所涉而考之，是确属可信的：他去杭州，曾和梁同书（山舟，名书法家）、吴锡麒（谷人，骈体文名家）、阮元（芸台，经学家）

等往还；昆山王学浩（椒畦，名画家）、松江改琦（七芗，词家、名画家）、长洲王芑孙（经学、诗文、名书法家）、吴江郭麟（频伽，诗文、书法家）、上海瞿子冶（陛春，诗词、篆刻、制茗壶名家）、无锡秦瀛（小岘，诗文家）等，都是中年时代往还的师友和病家。

在他中年以后，医誉日隆，著作日富（见后），也必然的就有许多达官贵人来找他诊病，直到他五十九岁那年，这位名医曾自叹道："山人（竹竿山人，书天先生自称）于是名噪吴中，奔走官厅，不胜劳瘁矣"（见《何书田年谱》）。略可考见其诊疗之情况者：如松江郡学教谕王芑孙，苏松太道钟琦，新居嘉善的郭频伽，松江知府宋如松，前苏松太道龚丽正之妻（即开明诗文名家龚自珍之母），其弟（某县知县）龚菊人，苏州知府苏廷玉鳌石之妻，嘉定知县张之杲（东甫）之母，徐松生主事之母，嘉定学博胡质夫，督学白镕，海宁陈春樵同知，松江知府沈云巢，江苏巡抚林则徐及其妻，陆莱臧同知一家，徐光烈（竹坪）司务，署江苏臬台李彦章（兰卿），苏州文学家朱绶（酉生），何士祁（竹芗）司马等病家，都曾见于《何书田年谱》记录的。至于《重固三何医案》卷中，安徽藩台李某、道台王某等十五案，则悉属于何炫（嗣宗，乃书田先生的五世祖），而陆晋笙误编为《何书田医案》。又《清代名医医话精华》中有称为"山人"（即何书田自称）的医话十九则，秦伯未误编为《何鸿舫医话》。顺便在这里一提，曹炳章《医学大成丛书》，把原是《何元长医案》，因其号澹安，遂误为何游字淡安（是何元长的八世祖先），而名为《何淡安医案》。《虚劳心传》的作者也是何炫，云间（即松江）人，曹却误为河间人，变为河北省了。我在编校《何氏历代医学丛书》时，根据家藏钞本，为之一一厘定，各复其原来的卷帙和面目。

从上面摘引的何书田病家，是遍于江、浙两省所属地区，吴下（即苏州，是清代江苏省会所在地）及松江府的重要官府和知识分子，自然名声所披，"冠于东南"了。

二、政治方面

（一）戒烟良方

清道光十二年壬辰（1832）江苏巡抚林则徐以夫人患肝泻，经过苏松太道苏某的荐举，遣辕弁持束请何书田诊病，三次，意甚真挚，风雪中飞櫂而往苏州。见于何氏自撰的《添岁记》和《医案》卷五中，从林何二人的问答语，颇可见出二人的性格："中丞焦急，欲用补剂，未决。山人谓：'非大剂温补不可'，中丞曰：'服之果有效乎？'（见出林氏处事果断，谋事慎先，期在必效的个性），山人曰："不效即有损矣，乌乎可。"（也见名医成竹在胸，胜筹可操，棋不虚下的把握）服药次日即泻止，五日而全瘳，真有克日奏效的治绩。林、何二人由病家与医生的关系——不是中丞与秀才，进而为诗酒之交，对案吟咏，再进而杯酒论心，肝胆相见。又见于《添岁记》："壬辰年，十二月望日后，中丞又招往复诊，逗留旬日。把酒畅叙，承垂询东南利害，山人尽意以对，中丞极当意，遂定交焉。岁杪返櫂，四昼夜制《东南利害策》十三道，密以献。后中丞举而行之者九（禁鸦片计划可能是其中之一）。并蒙手书楹联，句曰：'读史有怀经世略，检方常著活人书'，及书籍笔墨为赠。"请看病家感谢医生，不是金银财帛，病家对显宦，不是"关系学"，而是《东南利害策》。更可贵的，是中丞极当意，后"举而行之者九"的"经世之略"，不是"书生之见"。在此后二年间，交往频繁（见《救迷良方》后附录的拙稿《林则徐禁鸦片事业与名医何书田的关系》一文），他们之间已非泛泛之交了。所以梁拱辰《楹联四话》中称扬他们："侯官林则徐抚吴时，得软脚病，何治之获痊，林赠以联曰：'橘井活人真寿客，竿山编集老诗豪'，由是投分甚密，而何介节自持，未尝干以私，人两重之。"

　　林何二人相交，其最有利于国计民生的见端，应是林氏的禁鸦片事业。1840 年以前，帝国主义者拿鸦片来毒害我国人民，造成种族的病弱，清政府熟视不顾，燕鸠自安，将使中华民族有濒于被鸦片所灭亡的危境。林则徐在当时的大官中，有开明之称，禁鸦片的计划（上道光皇帝的条呈）和具体工作，他曾做了长时期的调查研究。他和何书田的相识，对于民间受害情形有了进一步了解。何受他的委托，撰成《救迷良方》一书，提供了戒毒有效的药方。我们看林则徐于道光十八年戊戌（1838 年，即书田先生既殁之次年）上道光帝《筹议严禁鸦片章程折》中所附的"戒烟方"，即是道光十三年（1833 年）竹竿山人于江苏巡抚节署平政堂撰成的《救迷良方》，根据光绪间版本专家金山钱培名的考证："林尚书尝刻于楚省（道光十七年），再刻于粤东（道光十八年），而此间反少传本"。至于戒烟断瘾药丸（后来简称为"林十八"，为"林文忠公戒烟丸"），则早在江南和湖北出售，林氏《湖广奏稿》卷四中，有一奏折云："以目下楚北情形而论，除官制断瘾药丸外，凡省城汉镇药店所配戒烟之药，无家不有，无日不售"，效果也是非常理想的。见于同折："并有著民妇女，在路旁叩头称谢，据云：'其夫男久患烟瘾，今幸服药断绝，身体渐强'等语。"这些情况，可见何书田戒烟方药的优良，和林则徐先经刊印"良方"，然后经过官制和民售药丸的实验，取得效果，才写成章程上奏，而后实施，是符合科学实践程式的。

（二）水利

同学丁济民和顾坤一前辈，他们都爱收书，和我在闲谈中，告说：何书田有《东南利害十三策》和《江浙水利》木刻小册，在旧书店见过。当时济民认为我自己一定有的，而顾则与我尚未相识，都没有买下来。以后我在北京和上海的图书馆、旧书店求之，都不能得。

何书田的学术是多方面发展的，他除了最大成就是医学和诗文外，曾学山水、兰、竹画，填词，度曲、管弦之乐，青鸟家言，风鉴之术，及孙吴兵法，"以米粒布案作阵，颇有法度。"至于水利，因江南水乡以舟楫为交通工具，他出诊来往于松江、青浦西乡、上海、苏州、杭州、硖石、海宁等江浙各地，闷坐小舟，日复一日，对何处水流湍急，何处港汊交叉，何处淤积宜疏，何处水阔宜束，应浚应导，他是随处留神，了然于胸中的，江南有鱼有米，所以与水利特别有关。林则徐于出仕后，即任浙江杭嘉湖道、江南海道，又兼河东河道总督，他在江苏巡抚任内，又经常到江苏省内视察水利；甚至在发配伊犁的道中（1842 年），又奉命去河南、安徽地段去抢修黄河决口（治河赎罪）。他到新疆后，又大办屯田，疏浚阿齐乌苏河，修筑了堤坝和水渠。他的毕生工作，在水利方面打了很多的交道。可以理解林何二人的相得，在医学、诗酒之外，是另有重要的契合者在。

（三）赈灾

1983 年 5 月 23 日《文汇报》第三版有何定华同志的文章写道："1823 年

（道光三年）2月，林则徐首次来江南，任江苏按察使，就和松江名士姚椿（字春木），青浦名医何其伟（字书田）等为友，志同道合，相得无间。姚椿在《竹竿山人何君墓志铭》曾这样写道：'岁癸未（1823年）大雨潦，吴越间灾祲相望，水高于岸数尺……今两湖督部林公则徐时任江苏按察，与山人（指何其伟）旧交，善筹荒政，得山人赞画为多。'面对特大水灾，林则徐同其友人反复商议，磋商对策，采取了'招徕川、湖米客'和打击豪强等措施（林则徐《复姚春木》）。何其伟等人更是自发地起来赈救灾民，致使'雁户尽归来'，实际上这是助了林则徐一臂之力。

林则徐不忘旧交，相善始终，1838年（道光十八年）他督防汉阳、江夏，姚椿途径汉阳，林则徐待他为上宾。其时，何其伟已作古人，姚椿正在撰写《竹竿山人何君墓志铭》，林则徐得知后，立即写了一首悼诗，寄托哀思。悼诗全文如下：'先生精医不言医，酒酣耳热好论诗，小沧浪馆昔联艺，题笺斗韵相娱嬉。韶华弹指逾五载，我历荆襄青鬓改。别来未寄尺素书，只道灵光岿然在。今逢姚令共泛舟，始知君作蓉城游，欲招黄鹤一凭吊，楚天木落空悲秋。惟君推解遍乡里，鸿雁哀鸣少流徙。清门累世泽孔长，何况克家多令子。云旗摇飏泖水东，竿山山色长葱笼，岂徒方技足千古，盛业应归文苑中。'一首悼诗，充满了对老朋友的深厚感情，表现了林则徐善于和知识分子为友的气质。"（《林则徐和他的朋友》）

这篇文字对林、何相交提前了十年，可谓失考，以上情况，均见拙著《何书田年谱》。至于何其伟自发地起来赈救灾民，使"雁户尽归来"，和林则徐悼诗中"惟君推解遍乡里，鸿雁哀鸣少流徙"，则确实事实，今考证之:《何书田年谱》中"道光三年癸未，年五十岁"条下："四月至七月，淫雨不止，水势横溢，一白连江，屋无干突，田禾尽淹。苏、松二郡被灾尤重，邑侯李公宗颖劝谕绅士富户各就所居乡村，减价平粜。吾乡实粜一千二百余石，山人与四弟其章主其事，四十五日始讫。期间未尝饱一饭，安一眠，而身不致病。"

何书田自撰的《添岁记》中记载较详，摘引一些于下，以见书田先生不辞艰苦，崇尚实干的作风："数十里间炊烟不起，近乡饥民千百成群，叫嚣骇耳，市肆到处被抢。山人商于巡司方君景雯，详请邑尊李公宗颖，传谕各乡绅士殷户：每百亩平粜米十石，时价每石四千余文，官价三千文。大口每日一

何书田医著八种校评

斤，小口半斤。重固（时希按：书田先生所居地名，距青浦县城十八里）殷户皆在五七图，山人亲造其门，晓以利害，百端谆劝。恐其未遽肯诺，与季弟小山首先平粜四十石（时希按：《添岁记》甲午年记载，书田先生弟兄四人，总田数二百亩，食指百余口，所以他平粜四十石，据亩数是加了一倍，寓有倡议之意）。随设盛筵，遍邀诸富家过饮尽醉，求其允许而后已。不足，向泰和典婉商，讵施姓坚执不允，而其私积之米麦，颇得善价。山人密启邑尊，即日委员查封吊簿，将其所积米谷杂粮一千九百石，分散各乡平粜，以平民怨。是役也，所周恤三图饥民，多至三千三、四百口，至今乡里中犹能称道之。"这样饭不饱，眠不安，四十五天躬亲其事，为饥民奔走，在任何人做来，都是值得尊敬的，何况他是一位旧社会的名医。

三、著作方面

相传林则徐书写对联，不录古人成句，都是对人对事，贴切撰句的。他赠何书田的对联："读史有怀经世略"，内容已见上文一、二两章。"检方常著活人书"是谈及著作方面，今考证之：

（一）医学之部

"嘉庆二十一年丙子，四十三岁。自秋至冬，却客著书，负逋百余金。除夕，典衣质钗，始得部署，而柜中仅存六百余文守岁。""嘉庆二十二年丁丑，四十四岁。正月初三日，又质敝袍得七千文，供贺年之需。""嘉庆二十五年庚辰，四十七岁。仍复应门，兼著医书，碌碌无一日暇。"（《何书田年谱》）

书田先生所说"却客"的客字是指病人，"应门"是指门诊工作。看他象明代李时珍那样，也是典衣质钗而著书，其精神何等令人钦佩。看来旧社会的医生，在生活没有保障的情况下，而要"闭门著书"，却非易事。弥觉今日我们稍有写作条件的医生，应及早贡献其经验的必要。

据《何氏八百年医学》中《何氏历代医学著述考》，何书田医学著作约有下列诸书（其中也有节录前人著作或加以辑补者，未暇细核）：

1.《杂症总诀》三卷。曾有木刻、排印本，则被改名为《医学妙谛》。今已将我藏的抄本付之影印。

2.《杂症歌括》一卷。影印。

3.《四言脉诀》一卷。排印。

4.《何氏药性赋》一卷。排印。

5.《汤方简歌》一卷。排印。

6.《救迷良方》一卷。排印

7.《医方汤头歌诀》二卷。影印

8.《添岁记》一卷。影印

9.《竹竿山人医案》六卷。影印

10.《何书田年谱》四卷（何时希著）。排印

以上十种均已编入《何氏历代医学丛书》中，陆续出版。

（二）诗文之部

1.《竿山草堂小稿》四卷、续稿二卷、三稿二卷。均有家刻本。

2.《姑存草》十一册。抄本。

3.《病余稿》一册。抄本。林则徐是读过这些诗集，和他"题笺斗韵"的。所以在何书田六十寿辰时，他赠以"橘井活人真寿客，竿山编集老诗豪"一联，诗而称"豪"，足见林氏对他评价之高。

4.《东南利害十三策》。有刻本。

5.《江浙水利》。有刻本。

6.《尜生斋文稿》。未见。

7.《漱芳轩词稿》。未见。

（三）斋号之部

读书人为了赞赏自己居处的特点，或附近景物的优美，或表达某一时期的情怀和意境，或崇仰某人、某事，常喜改易其斋号，可说是"文人结习"的一种。如鲁迅有许多的笔名那样，则更有政治意义在内了。见到清代文学家梁鼎芬（节庵）的手札卷，他信笺所刻的斋号达二十多种，也许是清人中较多的一位了。

名医何书田的斋名和别号，考知如下：

1. 竿山草堂；

2. 见山处；

3. 壶春丹房，以上是承袭他先代的旧名；

4. 竹竿山人；

5. 竿山诗屋；

6. 竿山诗老，以上说明他是居在北竿山下的诗人；

7. 兰笋山房，是美称他竿山老宅屋后的竹笋，有兰花香味（作者在幼年去老宅扫墓时，常得品尝）；

8. 对山居；

9. 列岫居，都是说他家在九峰环翠之中；

10. 停沤舫，是纪念他老师王惕甫先生（别号沤波老人）曾居停于此；

11. 潄芳轩，是他填词用的；

12. 忝生斋，是自嗟他文章无用，七试不中的遭遇。

由于书田先生医学方面的著作，特别是医案，传钞在外，还有很多为我未及发现（上述《东南利害十三策》、《江浙水利》可能也是用的笔名）。我提供上面这些斋名和别号，也许同道们能以发现，而告我则幸甚，这是我的希望。

一九八三年十月于东吴旅次

从何书田与林则徐的交往谈起

赵友琴

清代名医何书田，晚年以医文会友，与林则徐结交，是"清廉常怀爱国志，医人多负怜悯心"的典型结合。

林则徐"抚吴"时，何书田已是江浙一带的名医了。那年，林则徐夫人患肝病，请何书田诊视。他不顾病后体衰，"风雪中飞棹而往"。这不仅为医，也是对林则徐政绩和威望的仰慕和向往。经数诊，林夫人病愈。不久，林则徐又请他复诊。这次，留住了十几天，两人的友谊进一步发展，林则徐向他详细询问东南一带的形势。年终，何书田返回家中，连续四昼夜赶写出《东南利害策》十三道，林则徐采纳其中九道，并赠手书对联："读史有怀经世略，检方常著活人书"。这是对他医道德赞语，也是对他政治抱负的称誉。

戒烟是林则徐一生中的主要事业，他不仅雷厉风行，坚决抵制鸦片流入中国，而且一心要拯救受鸦片毒害的中国人。因此，他向医家了解戒烟方药。林则徐所采用的"戒烟丸"就是何书田提供的。何书田虽年满六十，仍兢兢业业，不辞疲劳，于林则徐的"抚署"中，撰成了《救迷良方》，共用药十八味，民间传称为《林文忠公戒烟方》。何书田在《救迷良方》"自序"中说："闽中大君子（林则徐）命竹竿山人（何书田）书于苏抚节署……"林则徐在道光十八年（1938）奏折中也着意介绍《救迷良方》。《救迷良方》并非单是一本医书，而是林、何两人政治主张的结晶。

历史上，医生爱文学的不在少数，但医文并茂，且诗文为当时名人所称许的，却寥寥无几。何书田三十三岁时，因父亲逝世，家境窘迫和病家恳请，才被迫弃儒，正式从医。在此之前，他悉心攻读诗古文辞，因此，诗文基础深厚。他的诗集《竿山草堂诗稿》曾得龚自珍为之题跋，并称赞说："古体蟠硬见骨力，自是浣华别子，五言风谕尤工，近体则刘后村、陆剑南也。九峰三泖间固多雅材，如此，吾见罕矣"。何书田六十岁生日，林则徐又撰联语"橘井活人真寿客，竿山编集老诗豪"赠之，称赞他医学的业绩和诗的工力。

"别来未寄尺素书"，林则徐由于政务繁忙，于书信一类只得从简。因此，何书田逝世，林则徐没有得到消息，只是在武昌舟中，姚椿拿出给何书田写的墓志铭时才知道的。林则徐即赋七言长诗一首，以寄哀悼。开头四句是："先生精医不言医，酒酣耳热好论诗，小沧浪馆昔联艺，题笺斗韵相娱嬉。"确实，何书田为医后，仍以极大的兴趣，寄兴于诗文，这是文人学士喜欢结交他的缘由。林诗结尾两句诗再好不过的评语了："岂徒方技足千古，盛业应归文苑中。"何书田的成就，文不逊于医，这确是公论。所以现代名医程门雪说："定庵一跋尤为可珍，如此狂才，亦加赞许，足见先生学问之深邃。"

"文是基础医是楼"，无论古代、近代医家中，三、四十岁学医，而一举成名者，比比皆是。这里不能不说基础的重要，文、史、哲基础好的人，学中医比较容易，而且理解得也比较深切。相反，对中国的文学、历史、哲学没有兴趣，没有基础的人，即使勉强学了中医，往往毕业后不愿做中医。联系到目前中医后继乏人的境况，也值得深思。足见，重视中医基础课和专业课的联系，尤为重要。

（时希按：本文刊见于 1981 年 2 月 19 日《健康报》）

近代名医程门雪先生对何书田的推崇

何时希

我以岁癸酉夏，拜入程师门雪门下为弟子。他知我是青浦何氏之后，即以借读两何著述为言，他说：书田、鸿舫两先生的医德诗文，倾心已久，尝比之晋代王氏羲、献父子，愿尽得其书而读之。于是我以先代著述曾经草订而完整者借之，其散乱霉蚀，甚或粘并一块者，则未敢触手也。师每读一书，常加批注，即如这《草记》医案，一、二卷因抄者何九思（名履亨，系我曾叔祖）书法钟王，师极称赏，每谓笔致秀朗，而骨肉润腴，比明代祝允明另有一种风神，故批读尤细；对第六卷裴士（即我叔祖何穉白，曾在上海南市行医，师耳其名）所抄，亦谓书法已得钟王规矩，但行草无功夫耳。

我于这些先代遗著的获得，亦有可记者：寒家后园有南向小屋三间，因泥地未铺砖，较潮湿，未尝居人。但步廊却极轩敞，园虽荒芜，为我儿时聚小友嬉游之处。廊尽处有三木箱，大者两，朱漆甚鲜艳，而质轻，我常助家人藏取棉絮；上有一小箱，外织棕榈极细致，周以博古，其内花鸟图案，我每为之欣赏不置者，而祖母常诫谓内均霉烂之破书，勿开看。祖父困于烟霞，日午始起，故我七岁随祖父学医，率以灯下，儿年好玩，斯时实已困矣。我十一岁，先祖弃养。兄已早世，斯时我为家中唯一男子矣。居然有开此棕箱，一查有何可取之书之胆力，迨一发现，则赫然皆先代遗著也，医、诗、寸笺、尺牍之属杂在其中，一经检理，颇有完整之书，即借与程师者是也。其残破者则以旧报纸包之。至一九五六年以后，我在中央卫生部中医研究院，以访旧书之便，得与装书工老魏师傅相稔，遂以所藏系付裱治，补残缀破，用宣纸及罗纹纸"金镶玉"式，装成六十余册，函以四合布套十余。期间又承顾坤一前辈及耿鉴庭兄助我搜补，乃成今日之面貌。师每开会来京，必又借观，重加题咏，欢喜赞叹，莫可名状，于《何鸿舫先生手书方笺册》，尤为一咏三叹，有爱不释手之慨。所以我在这次校编《何氏历代医学丛书》之际，既怀师门音容之久渺，又珍护其题跋之墨迹，而付之影印，以留吾师雪鸿于先世遗著之中，愿以永存于天壤间耳。

《竹竿山人医案》程师批注有数十处，今择要摘出以提撕之：

一、肿胀门有一例，他药用量皆轻，独青皮用至三钱。师以为一药独出，轻药重用，意义可取。

二、阴虚之症，用龟、地、萸、泽等大量阴药，而忽有数分熟附。以为纯阴无阳，从何而化，此熟附即有化阳之意，其法甚巧，其理极通，再三赞赏。

三、在呕吐门程师提出了自己的经验，如薤白气恶，能作吐。蔻仁有油，胃弱者亦能致恶，评注可谓细致。

四、水不涵肝，肝火上扇一案，用附子、鹿角而得效。谓此八字案语为抄误。

五、虚劳症舌干缩而滑，治宜温补一案。程师指出此滑字极重要，乃可以用温之凭证。

六、阳虚盗汗而治手太阴一案，指出乃卫气之虚，肺者温分肉而卫皮毛也。

七、吐血金水两亏一例，用药方面，指出六味去丹、泽之泻，异功去白术之壅，合生脉及人参应梦散成方，以为选药极精细可法。这种批语，具有画龙点睛之妙。

八、举动喘急之脱肛，用补中益气。指出不动则不喘，可见喘急不甚（也见出程师读书之心细如发），故可升提中气。又以为喘甚者升麻须慎。

九、既改正了许多误抄之字，又对用药分量不相称，和某些案语与用药不符处，以为脱简和错抄。（药量系另一人笔法，设想不是原来面目）

十、总的概念，他对何书田先生用药轻灵活泼，特加欣赏。这可谓猩猩相惜，英雄所见略同，因为程师瓣香叶天士，也是以轻灵见长，为世所称的。所以他尝以何书田与王旭高、吴鞠通、王孟英四人同列为叶天士一派，于此可见他们学说方面的共同点。

《竹竿山人医案草记》原为上下两册，共约二百页，程师给我丢失了下册，故三、四两卷是后来补抄的，却没有药量了。这上册二百页约近三万字，自始至终，工整不苟，不但书法直入钟太常之室，读之悦目赏心，这个"不苟"的工夫却不易及。我年方七旬，虽能灯下作小行楷，但心浮气不平，总不能达到"一丝不苟"的境地。手抄者何九思，号究筼，又号玖诗，善医，工书法，精篆刻，著有诗稿。道光十九年己亥生，光绪七年辛巳卒（1839～1881）。医案卷六，抄者何绩书，邑庠生。同治十一年壬申生，民国七年戊午卒（1872～1918）。

又拙著《何书田年谱》中，有程师序、跋两篇，附录于此，以见这位近代名医对老辈名医钦服之情。

序："青浦何书田先生，嘉、道间名医也。余自废学研医后，读对山《墨余录》所记'徐何辨证'之文，每心仪其人。自其裔孙时希仁弟来游，乃得饱读其遗著。始知先生不但精于医，且精于诗文，当时以医道受知于林文忠公少穆，互相唱和，少穆赠联有'竿山编集老诗豪'之句，流传艺林，为时所羡。所著《竿山草堂诗集》，遍经同时诸名辈品题，倾倒不置，短幅长笺，各极其妙，丹黄翠墨，灿然可观。其中如改玉壶、王椒畦、王铁夫，赵晓山诸公，均系一时名宿。定庵一跋尤为可珍，如此狂才，亦加赞许，足见先生学问之深邃，名医必然饱学，断无俭腹名家也。三复斯册，前辈风流遗韵，如在目前，叹赏之余，书以志感。又时希欲撰《何书田先生年谱》，愿早见厥成，并以此序其首云。丙子（1836）春二月皖南程门雪书于海上寄庐"

跋："后二十六年，余来北京出席人代会议，就时希重读是册，并其所撰《医家何书田年谱》稿本，觉前辈风仪，跃然在目。不禁忻羡书田先生于医事烦忙之余，犹能以诗文书画接交当世名家，如山舟、述庵、颊伽、芑孙、少穆、定庵、玉壶诸公，以增广其学殖，陶冶其性情，抒发其议论，而开拓其胸襟。所著《救迷良方》《东南水利》两书，尤为关心人民健康，留意国民经济之见端，不能仅以名医目之也。因书于《年谱》之后，以志我之钦佩。匆中不暇多所论述，时希谅之。壬寅（1962）春三月程门雪"

从上面序与跋比观，程师对书田先生的评介，更进了一步，是从医学诗文之外，提出了他在人民健康、国民经济两点的成就。

竹竿山人添岁记

清·何书田 著

何时希 编校

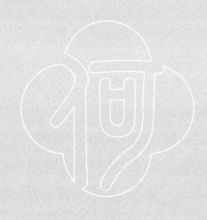

山人仰赖祖泽之远，父荫之厚，早岁学文，中年习艺，至齿逾周甲，尚能以三指糊八口。仰事之道粗毕，俯育之计难周，老境渐迫，往事未忘。回忆七八龄时，曾大父训吾父曰："人不可以无业，无业不可以立身。薄田数十亩，其足资温饱乎？"时大父已先卒，吾父未攻于医，故有是言。不谓三四年后，门庭求药之众，无异于曾大父在时，而予小子继先考[1]以习此业。又将三十年，竟获勿坠家声，复传诸儿子。脱非累世有觳[2]相诒[3]，其能致此耶？及兹两目未眊，将自少至老所历之境，随笔书之，以示我子孙。尝诵放翁诗云："老人畏添岁，每叹时序速。"爰作添岁记。时道光甲午季冬之月。

山人以乾隆三十九年甲午九月三十日寅时生。初，曾大父命名曰庆曾，为诸生后九年，改名其伟，字韦人，一字书田，自号竹竿山人。又号韦翁 吾家世居奉贤之庄行镇，曾大父铁山公，于雍正初年徙居青浦之竿山，遂颜其堂曰"竿山草堂"。 竿山古名竹竿山，因以为号。 山人生三岁，而大父北海公弃养[4]，时曾大父年近八旬（尚健而），医名重海内。山人之父元长公，于服阕[5]后，即承祖训袭世业，不数年，亦大著，至今吴越间无不知竿山何氏者。山人少颖悟，六龄入家塾，读四书日可一二十行，八龄解四声音律，能弹丝桐。曾大父极钟爱，朝夕呼侍侧同饭，曰："是儿有清气，他日必能为诗。"壬寅八月六日，曾大父以微疾终正寝，享寿八十一岁。吾父为冢[6]孙，治丧守制。是时山人年九龄，读经书粗知字义，自癸卯至乙巳，嬉戏荒学，所从师皆无所教益。

戊申十五岁，吾父特延宿儒庄泖客先生， 名师洛，字纯川，居娄县天马山 在家训课，先生绩学工诗，口不谈举子业，而文格极高，落笔成篇，不假思索，读之如国初诸老房稿，其改生徒馆课，则又因材而施。山人初学时文，不知规矩，一年后，始能领会，间亦学为五言六韵，颇有思致。己酉，每课一文一诗，庚戌加文一篇，暇则诵习唐人赋及古今体诗，而所业稍稍有进矣。辛亥，十八岁，其秋科试，受知于仁和胡文恪公高望，以二十三名补邑诸生。从叔春园世英，名列第二，亦受业于泖客先生者也。壬子七月初赴省试，得遍游金陵诸名胜。癸丑春，岁试，遘疾，累月不瘳，遂学画兰竹及丝竹管弦之器，荒业年余。甲寅秋，恩科[7]，再赴省试，又畅游秦淮莫愁湖，作客中感兴诗十余首，今已削稿。是年二十一岁，冬，室人伍氏来归。乙卯七月，又束装赴省，与郡中朱观白_{子鄂}相遇于丁字帘前，沽酒言欢，遂定交焉。试毕抱病，遄[8]归，抵里即瘳（科名之得失所弗计也）。嘉庆元年丙辰，二十三岁，其年三月，吾父葬曾大父于旧居之东，距老屋不数武[9]，为曾大父自营之生圹[10]，而先大父亦于是日葬溪西洪字圩，一水相隔，朝夕可望，堪舆家以为下元吉地。

丁巳，读书郡城，僦林峰庵之梵舍，而肄业云间书院。一时文字之交如徐云舫_{上泰}、钦吉堂_善、高菊裳_{崇珊}、药房_{崇瑞}、梅小庚[11]_春、改七芗_琦诸君，昕夕聚首谈艺，而以汪丈西村_{大经}为讲古师，此父执中所最获益者也。书院周舍诸生皆听监院约束。时，司其事者，为华亭学博、长州王惕甫先生，风裁严峻，诸生少不谨于仪度，辄遭呵斥。其论古学，以汉魏六朝为宗，视吾郡鲜可与语者。一日，携小诗四十余首就正，会先生独坐院斋，霁[12]颜阅之。少顷，手题数语于卷端云："开卷多好句，阑玉润珠，涉目有获，泂[13]未易才也。想其风格于剑南、渊颖两家为近。若能肆力于古，无以一言一句自喜，所到岂可量耶。"山人之见赏于先生自此始。戊午，秋闱被放，益奋于学。己未仍在家读书。七月，长子_{昌干}生。庚申，又遇恩科，力疾赴试，惫甚不能支，遂缴卷出。越夕，病益剧，亟令小奚_{濮二}买舟，飞棹归里，而神瞀口噤，已不省人事矣。家人惶惧无措，祈祷问卜，均以为大凶。吾父一再诊视，处方皆未敢进，最后细审致病之由及神色脉象，曰："得之矣，此暑热，伏于阳明胃腑也，非人参白虎汤不可。"一剂而苏。然自病退以至起坐行动，已百有余日。尝于枕上有句云："完体到家如得第，神方非父不还生。"盖志幸也。是年冬，改今名。吾父构新屋于福泉山之下，颜曰："世济堂"，仍先世遗额，而倩观白重书之。

明年辛酉，二十八岁，其秋又赴乡闱。闱卷为兴化宰颜运生先生_{崇槼}所赏，既荐而被斥。榜发后，抑郁成痎疟，至壬戌仲春少差，时次子_{昌福}生。岁试事毕，即泛舟渡江，往谒运生先生，先生为复圣嫡裔，好古，嗜金石之学，拜见时极荷奖励，留署中三日而别。濒行贻书两函，一致扬州郡博李啬生_{保泰}先生，一致王少司寇述庵先生，皆为山人介言以执贽。得深叨教诲，而知自立，皆运生先生提撕引导之力，至今感之勿谖。抵家后数日，手录近诗一卷，求教于述庵先生，时方辑《湖海诗传》，蒙选四首，并系诗话一则。临别，出所辑陈忠裕公诗文杂著，属山人与涧客先生分任编订之役，迨癸亥春，校录甫毕，而吾父即出资付刊，此集乃得广行于世。其年冬，为述庵先生八十生辰，山人往介寿，得晤吴江史赤霞善长，嘉定钱同人侗，同郡姚春木椿三君，皆倾盖如故。甲子夏久雨，积水成灾，秋收欠甚。七月杪，又赴试白门，是科试卷为高淳宰霍瑞堂先生来宗赏荐，既批取，以额溢见遗，时年三十一矣。自壬子至此，凡七次渡江，既劳且倦，壮志渐隳[14]，日以唐宋大家诗文集讽咏遣兴而已。乙丑举优，岁试一等第六，又不获食饩，谨补增广生。将废帖括，习世业，以为他日衣食计，吾父正色训之曰："尔不闻道成而上，艺成而下乎？舍文字奚以成名？"遂不敢自弃，仍理故业。丙寅八月，将应科试，而吾父疾作，初下血水，继则疽发于耳后，延疡科之有名者治之，勿效。患处不红肿，不高突，投以参芪，亦不得起发，而神气益困，至二十七日而卒。呜呼痛哉！时四弟其章郡试名列第三，吾父必欲其赴院试，命其伟偕往，爰属二弟其瑞、三弟其顺小心侍奉。讵[15]意甫抵郡，未及入场，而家中凶耗旋至。为人子而不克侍亲于易箦[16]之时，跪聆遗训，获罪之大，虽死莫赎，乃至今犹偷息人间，尚何言哉！尚何言哉！是年三十三岁，九月十三日为大母汪太安人八十生辰，奉命以丧明之痛，概不受贺。其冬，与诸弟同居福泉山世济堂，守制坐食。周年以后，积逋[17]至三千余金，盖以先考在日，豪迈遇人厚，不欲藏金以遗子孙，而食指[18]又繁多故也。

丁卯春，山人始一意为医，所习方书，皆赖业师泖客先生指示。三四月后，近乡颇有就诊者，屡试辄效，遂居然出而行药矣，自夏及秋，游寓太仓。其冬，与诸弟析箸各爨[19]，除鬻[20]田了债外，尚存薄产一百二十余亩，兄弟四分，各得其一。二弟、三弟定居竿山旧宅，山人与四弟同居世济堂，遵大母之命也。是年三月与同门陈君均编刊夏节愍集。戊辰，仍寓太仓，未半载，无所遇而止。明岁己巳秋，假馆于上海城中叶氏，月凡三往，以五六两日为期。求药者日有四五十人，而在家亦不寂寞，自是俯仰有资，而四弟即于是年秋补邑诸生，堂上亦藉以少慰云。庚午，仍往来上海。卖药之暇，与瞿子治应绍、刘鸿父枢两君，以诗相酬答。其年三月，承祭陈、夏二公祠，郡中群贤毕至，自陈古华太守廷庆倡始以来，五年中，轮祀者十人，山人名列第十一。是春上巳，同集寓林，与祭诸君，赞助成礼，山人为之定仪注焉。辛未仲冬二十日，大母偶示微疾，遽尔溘逝，享寿八十有五。呜呼痛哉！_{其伟}侍奉五年有余，数出求食，不克仰体先志，少书菽水^[21]之供，罪何可言？一切治丧之费，视先考不敢少简，亦不以拮据累诸弟也。是年三十八岁，吾母适届六旬，虽遭丧哀痛，幸尚无恙。百日后，仍往上海，四弟亦设医寓于嘉善之西塘镇_{又名斜塘}，以二三两日为期，彼此更替出入，家庭尚不至缺于奉养云。壬申冬，惕甫先生以病风^[22]就医于山人，寓郡中沈氏古倪园，邮诗见招，一再往视而瘳。归途枉过草堂，并偕同门顾浦渔_{鸿声}、钦吉堂、梅小庾、姜小枚_皋、及其嗣君井叔_{嗣禄}，联舫而至，相留竟日，分韵赋诗。_{以暗水流花径、春星带草堂为韵}为山人题停沤舫小额，以志雅游。吉堂汇刊同人所作，曰："泖东近课。"古倪园主人倩七乡绘泖东莲社图，皆在是年，亦一时盛事也。

癸酉，生涯如故，四弟医名亦日著，人皆以为能读父书。甲戌春，大母服除。夏五，亢旱，斗米七百文。六月中，得小雨两次，吾邑幸未成灾。秋杪，苏松太观察锺公_琦邀视其夫人疾，获瘳，见赠"余艺济人"四字。其冬，将旧所鬻田概行加值弃去，得大钱六百余千，遂合葬大母_{汪太安人}于先大父之茔，而以先考祔昭位，并为吾母王安人筑生圹焉。乙亥，仍寓上海，求诊者日有数十人，及抵家，又日不暇给，自是不复作沪城寓公矣。其秋九月，三弟渔塘患脚气病，不三日而殁，年三十一岁，山人与四弟痛其死之骤而不及药也，均不与科试，而以四弟之次子_{昌祚}为其后。丙子，四十三岁，家居应门，所得酬币视往年渐丰。郡守宋公如林患暑疟，招留署中，与龚素山_{凝祚}、姜小枚两君晨夕快叙。宋公病愈，蒙赠额曰："廿世家传"，曾大父及先考事迹，均采入新修府志。是年夏，援例纳资为贡生，而诗稿四卷亦编次付刊。丁丑秋，长子_{昌干}在家塾读书，年十九矣，七月望后，忽起呕血病，神思恍惚，顿改常度，至八月十二夜，猝然堕水死。呜呼！是儿性端谨，颇知向学，曾聘舅氏之女孙王氏为妇，先于春杪病瘵殁，儿子悒悒不乐，不料其因郁致疾，以至于横夭。悲哉悲哉！长子既死，次子_{昌福}体素弱，不能读书，而内子又以痛子成疾，咳嗽吐血，遂奉老母命，于戊寅四月，纳妾吴氏以佐中馈。

己卯，家居酬应日繁，每月踵门求诊者，无虑千余人，兼以亲友招邀出门，不论昼夜。夏间，怔忡之证陡作，闭门养疴，秋冬之交，始得痊愈。是年三月，长女默姑病死。自幼不能言，年二十三岁。庚辰，仍复应门，碌碌无一日暇。其冬为昌福娶妇王氏。明年道光建元，岁次辛巳，四十八岁，九月十日妾吴氏生子，名曰阿鸿五行缺水，故从水旁。而内子病日剧，药之罔效，至腊月中旬，嫁四女归戴氏之后数日，遂殁。时岁除前二夕，猝然遭故，丧具概从简约，风雪严寒，新戚未及告知，送殓者惟内弟古亭桐孙一人而已，呜呼悲哉！事毕，为绝句四首悼之。壬午正月，葬三弟于祖茔之穆位。自去年夏迄今秋，疫疠盛作，江浙人民患此者，不终日而死。其病突然而起，不寒不热，大吐且泻，两足筋缩，面目改色，而脉不应指，投以黄连、吴茱萸、宣木瓜等味，间有可救者，然亦百中之一二耳。闾里间哭声无虚日，幸吾家自老母以下，均平安无恙。七月初，有海宁硖石镇蒋春圃者，遘危疾，介吴姓友携佛银八百为聘，星夜驰往，至则不及药矣，遂还其聘而返，人以为不伤于廉。

　　癸未，年五十岁，四月至五月，淫雨不止，河水盛涨，田禾尽淹。六月中少退，而无日不风。七月初二、初九，连日夜狂风大雨，水高于岸二三尺，四望汪洋，问诸八九十老翁，亦谓未之前见。苏松两郡被灾尤重，饥民到处滋事，幸邑候李公宗颖早行履勘，合邑得抚恤之典，并谕劝绅士富户，各就其所居乡村减价平粜。米乏，则买籼米以接济，而又谆劝未被灾之高区，及被灾少轻之士民家，各量力协赈，亦可谓今之惠人。福泉山近乡三图，三区六并图，二区南五七图，四区八图共计极贫次贫三千三四百口，实粜平米一千二百八十石，大口，每日一升，小口五合至明年夏秋之交为止，山人与邵君泉香源及四弟之力居多。当水势漫溢时，门外叫嚣之声不绝，老母惊扰成疾，下痢日夜数十次。山人以乡里家庭事集一身，旬日间，形神顿瘁，老母顾而怜之曰："儿惫矣，盍少休以纾我忧。"然自遭大水，以至母疾瘳，平粜事成，三四十日中，未尝饱一饭。从里胥奔走邻近水洼，稽查户口，昼不知饥，夜不觉倦，俾一乡之中晏然不扰，岂非天幸耶？甲申春，多雨雪，至谷雨始晴，二麦皆熟。是年七月遇闰，木棉每亩百斤，秋收每亩二石，闾阎[23]始有困极而苏之庆矣。而自九月以后，老母痰厥之证发益剧。盖以去秋病后，元气未复，饮食化痰，参药无裨于衰体，至十一月十二日，大风奇寒，遽弃不孝其伟等而长逝。呜呼痛哉！今又何忍追述之耶？其伟年三十三，而先考见背，至是已五十有一，此十八年中，得游走四方，以资奉养者，皆吾母独操家政，训教子妇之大德。呜呼！终身念之，何敢忘之哉！是年十月初九，妾又生子名曰阿丁_{五行缺火，故名}。乙酉丙戌，家居守制，不数数出门，四弟亦停止游寓。暇日录数年来所作诗，厘为二卷，续刻之。丁亥二月，服除，即奉窆[24]先妣[25]于祖茔之左，与先考合葬焉。其年夏，以病暑，闭门谢客。四弟应酬益烦，屡触热为人治疾，猝患类疟，忽寒忽热，热退而寒又作，遍体发疹，遂增剧神瞀，至七月初十而殁_{年四十三岁}。同胞中又弱一个，能不痛哉？姪辈皆年幼，未知向学，深以为忧。戊子，仍延赵君韵园_{斐友}为诸姪教授。次子_{昌福}废书，习世业，少能为老人服劳云。四弟既殁之后二月，宗居寡欢，老友姚子寿_椿、子枢_楗偕过见慰。明春赴郡往获与顾卿裳_巍暨子寿昆仲[26]诗酒酬酢，不觉乐而忘忧，情见乎辞矣。是年五月，妾又生子曰阿本_{五行缺木，故名}。

己丑，五十六岁，于福泉山之北十五图潜字圩，买地三亩_{地二亩一分，池九分}，为他日埋骨之计，筑土浚池，亲自督办，所费几五百金。是年冬，嫁幼女于竿山胡氏。庚寅元旦后二日，忽咳血数口，盖以去冬为遣嫁事，烦劳内损所致，服西洋参、石膏、甘草三味，不数日而愈。春夏间，唯恐复发成大病，遂择四月十五日葬亡妇于潜字圩，而山人亦自营生圹。四弟小山殁已四年，嘱姪_{昌龄}即于是年八月，营窆于薛山之麓。大事粗毕，私忧藉以少纾。讵意九月初，陡患暑疟，外寒而内热，舌滑白如粉，投表散之剂，口亦渴，神烦脉数，颇自危。_{昌福}藏西瓜二枚，劝服，大喜，遂取汁饮之，即大泻热水如沸汤者两次，病去其半。明日，改用大黄二钱，泡汤代茶，又泻一次，而霍然起矣。病中有诗遣闷，存三稿中。时调任苏州太守，前松郡守同安苏公_{廷玉}知山人病，见饷燕窝八两，朝夕煮汤服之，甚得其力。仲冬病差，往谢，适升署苏松太粮道，舟次胥门，招留夜宴。归途又冒风而病，迨明年辛卯春始获全痊，然精神迥不如未病之前矣。三月中，督学白公镕，按松科试，招人署中，为治小溲证，极荷优礼。其秋九月，有海宁长安镇陈翁号耐圃者，以其子春樵司马患吐血证，招往诊视，辞以疾，不可，不得已勉力一行。至则病入膏肓，即欲告别，陈翁哀恳攀留，馆山人于别业，供馈极丰，日为病者处方，半月之间幸未见血，至霜降节，始得脱身而归。临别馈佛银二千，受人厚馈，而不克副其爱子之意，于心窃深恧[27]焉。

壬辰春，岁试，四弟之第三子昌龄获补邑诸生，弟妇喜甚，其家中事自是无复累我心矣。山人于前秋大病之后，心血骤衰，不能日常应客，四方求药者，令昌福代为料理，尚不至有误，亦可喜也。其冬十二月，林少穆中丞以夫人患肝疾，遣辕弁持柬见招，风雪中飞棹而往，进人参、桂、附等味，两剂而安，旋即告别。望后，又招往复诊，逗留旬日，岁杪返棹，蒙手书楹联为赠，句云："读史有怀经世略，检方常著活人书"，亦足辉我蓬荜云。癸巳，年六十岁，元旦作《述怀》诗三首。寻[28]以陆莱臧司马_{我嵩}在抚署，与中丞为亲家，贻书邀往叙旧，随又泛舟赴省，作十日之留。中丞见示先师王述庵先生入祀乡贤祠题稿，读之喜甚，与同门杨芸士_{文荪}同赋七律一首。三月，又往送莱臧司马之闽中。自春入秋，凡四诣戟斋，流连文酒。九月杪，为山人周甲生辰，中丞特撰"橘井活人真寿客，竿山编集老诗豪"二语为寿（乡里荣之）。甲午二月，林中丞以夫人旧恙复作，手泐[29]一函见招，留居节署之清德堂八九日，获与幕宾杨芸士、丁畅之_{彦和}，并中丞之同年徐白舫吏部_谦、李兰卿观察_{彦章}，衔杯谈文字，亦晚年不易遘之乐境也。临行，过葑门墨池园，访朱君酉生_绶，相见甚欢，遂与定交。四五月，往来嘉定县署，为张东甫明府_{之杲}之母夫人治疾。七月朔，中丞自娄东过安亭江，谒归太仆祠，东甫明府邀山人陪宴，即事得七律一首。时莱臧司马以少女新归于中丞之长公子，假馆葑门之井仪坊巷，其夫人患时疾，邀视。至则莱臧亦以冒暑致病，山人为其内外处方治药，晨夕不得少休，至一月后，始获全痊而归。秋杪，莱臧见过谢别，即携眷赴闽，需次补官矣。是年冬，老友姚子寿归自中州，冒雨枉访，有诗见示，辄和其韵。

　　乙未，六十二岁，春三月，岁试，四弟之第六子_{昌埠}补邑诸生，五年之内，犹子两赋采芹，欣慰之至。五六月，酷暑亢旱，东甫明府之母夫人年高患痢，数数招视，而卒不获愈，深受道途触热之苦。是年八月，手录近年所为诗，得七十余首，属子寿点勘一过，不以为不足存也，辱作序见寄，遂定为《竿山草堂三稿》。次子_{昌福}力劝付梓，以附于续稿之后，其冬，又补存数首，而登诸版。回念近数年来，故交零落殆尽，久要不忘者惟子寿、小枚两君，各以一诗怀之。丙申正月望后，之郡中，走晤小枚，遂偕往西郊，过子寿斋，快叙竟日而别。归途感风，咳嗽逾月始痊。臬使裕公_谦以太夫人病见招，不赴。三月十八日，有吴江恶客挈其亲邻五人求治疾，强为之处方，而心窃不怿，未毕事，即吐血数口，自是木火大炽，心宕神摇，不复能应客矣。自四月至七月，不用心，不服药，每日手抄医书千余字以遣闷。然一月间必吐血一二次，幸不至急甚。八月既望，二姪昌祚以时疾暴亡（屡药罔效），深为悼痛。十九日晚，血证大作，色鲜红，而咳吐不已，意颇自危，迨东方明而势渐平。（儿姪辈苦劝勿动，静卧小楼，百不关念）旬日后，饮食可进，而肝阳尚未熄，霜降节又吐血二次。交冬以后，水可涵木，眠餐均觉安适矣。是年九月、十一月，子寿、小枚以问疾先后见过，各诵"但使残年饱吃饭，但愿无事长相见"二语，以为欣幸云。

● **【校注】**

[1] 先考：旧时自称去世的父亲。

[2] 縠（gǔ）：善，良好。意指高超的医术。

[3] 诒：遗留。

[4] 弃养：父母去世的婉称。

[5] 服阕：旧谓三年之丧满为"服阕"。

[6] 冢（zhǒng）：大。引申为嫡长、首长之意。冢孙，嫡长孙。

[7] 恩科：科举制度每三年举行乡试及会试，称为正科。若遇皇帝即位及皇室庆典加科，称为恩科。恩科始于宋代，明清亦用此制。

[8] 遄（chuán）：速。

[9] 武：故以六尺为步，半步为武。指相距不远。

[10] 圹（kuàng）：墓穴，亦即指坟墓。

[11] 庾：原书为"俞"。疑误。

[12] 霁（jì）：比喻怒气消释，脸色转和。

[13] 洵（xún）：诚然；实在。

[14] 隳（huī）：毁坏。

[15] 讵（jù）：岂。

[16] 易箦（zé）：称人病重将死为"易箦"。

［17］逋（bū）：拖欠。

［18］食指：比喻家庭人口。

［19］爨（cuàn）：灶；烧火煮饭。

［20］鬻（yù）：卖。

［21］菽水：豆和水，指最平凡的食品，常用作孝养父母之称。

［22］风：原书为"疯"，疑误。

［23］间阎：里巷的门。借指里巷，亦借指平民。

［24］窆（biǎn）：落葬。

［25］妣（bǐ）：母已死之称。

［26］昆仲：称他人弟兄的敬词。

［27］恧（nǜ）：惭愧。

［28］寻：旋即，不久。

［29］泐（lè）：通"勒"。本谓铭刻，引申为书写。旧时写信给平辈及年辈较小的人常用"手泐"以代"手书"。

按：后十八行文字亦书田先生手笔，是对癸未年七月因连日狂风大雨，重固乡间遭受洪水灾害情况的补述。见下：

癸未夏秋之交，积雨成灾，水势横溢，数十里间炊烟不起，近乡荒民千百成群，叫嚣骇耳，市肆到处被抢。山人商于巡司方君景雯，详请邑尊李公宗颖，传谕各乡绅士殷户，按图平粜，每百亩平粜米十石。时价每石四千余文，官价三千文，大口每日一升，小口半升。重固地跨两图，桥东为八图，桥西为六并图，更西之五七图，则殷户皆在焉。山人爰亲造其门，晓以利害，百端谆劝，恐其未遽肯诺，与季弟小山首先平粜四十石，随设盛宴，遍邀诸富家过饮尽醉，求其允许而后已。计三图中五七图米数最多，五百八十六石六并图半之，惟八图平粜止一百七十余石，而贫民较众，遂向泰和典主婉商，劝其协粜三百石，以补所不足。讵典伙施姓坚执不允，而其私积之米麦，颇得善价。时邑尊先行出示，凡赎米及谷种者，不许收利。彼典匿而不贴，私收阴射，同里诸君大为不平。山人密启邑尊，即日委员查封吊簿，将所积米谷杂粮一千六百石，分散各乡平粜，而本镇仍饬令其用大升补粜三百石，以抒公忿。是役也，山人与邵泉香实始其事，所周恤三图荒民，多至三十三四百口，至今乡里中犹称道之。

校编后记

何时希

《竹竿山人添岁记》我藏有两本，一为书田先生楷书亲笔，文语较简；二则为其子鸿舫先生手抄本，书时为书田先生已殁之十日（书田先生以道光丁酉十二月初五日卒，年六十四岁）。鸿舫先生医名掩其书名，后亦驰誉于中、外（指日本），而书此时，年仅十七岁。

我本想把这两位名医的墨迹，同时影印，父已晚年，犹能精楷细书；子才青年，书法竟已秀逸可观，既有艺术价值，更可为中医文献之保存。惜因篇幅关系，在两本中选取了书田先生亲笔手书的一本，文献意义似乎更高些。

所以要将《添岁记》付印，有几个感想：第一，历代名医的传记，由史学家、文学家在其身后写成的比较多些。通过他本人提供资料，在其生前写成者已不多（书田先生由他生前好友文学家朱绶、姚春二人，写了两篇《竹竿山人生传》，我已收入《何书田年谱》中，可以与《添岁记》参看）。若由名医本人自撰的生平大事记，如此洋洋一万二千言者，可说是绝无仅存，所以这是可称珍贵的资料。

第二，一个名医的成就，各有其曾走的道路，或可为吾人的借镜，或可引为前车之鉴。如书田先生七次赴考，未能博得一名举人，但他的诗文是很得当时名宿王芑孙、王昶、吴谷人、龚自珍、林则徐、郭频伽等推许的。近代上海中医学院故院长程门雪先生，就是对何极为推崇的一位，曾把何列在王肯堂之上，说"见先生学问之深邃，知名医必然饱学，断无俭腹名家也。"

第三，他因父死家贫，不得已而弃儒业医，虽秉承家传医书，但大半由于自学苦读的领悟。

第四，他中年往嘉定作寓医，无所遇而止，又往上海，才能成名。自公元1809至1815年，维持了七年之久，才结束这每月三次，每次诊病两天，舟行两天的寓医生涯。他局处小舟，一橹伊呀，全是为了生活，当然，他在低篷摇愰中得诗不少，同时，在江南水乡港汊纵横，水流湍急和濡浅之中，得到了不少学识。日后和林则徐的交往中，林询以东南利害，他写成了《东南水利》一书，也未始非他在小舟枯闷中的收获。

其五，他家中食指繁多，在中年以后，母妻弟子，不断伤亡哀悼，古语云："人涉中年感慨多"，吴质文"既伤逝者，行自念也"，曹操诗"何以解忧，唯有杜康"，这就促成老人借酒解闷，而连连吐血，"以促其年"的缘故。可见这位名医的生活道路是坎坷不平的。在这样的屡遭逆境中，而能有如此的医学、诗文上的成就，以享大名，其毅力也就十分可惊和可敬了。

最后，还有一个感慨：书田先生一生行医，既救活了很多病人，又留下不少（约十种）的医学遗产，这是多么可爱的、救死扶伤的人物。但最后有病人（也就是记中所称的"恶客"），竟不体谅，促使这位名医，在诊病桌上吐血三四碗（见鸿舫先生抄本），这是多么可怜和痛心之事。这不仅是我个人对这位老名医的同情，我想凡是经历过中年忧患、老来杌陧的环境者（当然，这应包括工作、社会、生活等等因素在内），也必然会有这种感触和喟叹。

　　　　　　　　　　何书田医著八种校评

附：清代名医何书田年谱

何时希 编著

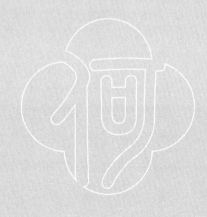

本书提要

何书田（1774—1837），名其伟，字韦人，江苏省青浦县（今上海市青浦区）人。何氏自南宋以来，世业为医，到何书田已二十三世。他医术精湛，医德高尚，文化底蕴深厚，且对经济、水利之学，亦有深入的研究，故秦伯未称他"经济文章皆有精诣，特为医名所掩耳"。他的一生既平凡，又精彩，本书反映了一代名医的成长历程。

本书撰述的主要根据是何书田所撰《竹竿山人添岁记》，及其《竿山草堂诗集》（即小稿、续稿、三稿等三集，共八卷，刻本，是编年的），其他如志乘、家谱、传序、墓志，以及清代各家诗词、文集、笔记、医话等资料中，凡有涉及何书田的学术、疗效、诊疗关系、行事、道德，以及有关医事的诗文投赠和记载，其可以编年的，尽可能予以辑录，并有何时希的按语。虽冗杂和疏漏之处不可避免，然本书将有助于中国医史学和学术流派的研究，且读这本年谱，将会在文学、政治、艺术等方面均有所感受，而不仅是医学方面的。

校评说明

何时希所编著的《清代名医何书田年谱》由上海学林出版社于1986年出版。本次校评以书中所载"何书田年谱"为主要内容，其余内容作适当删除，并对书中存在的舛误作了修改，主要有以下方面：

1.原书中"何氏医学世系图"罗列短少不全，故去之。可参见本套丛书《何氏内妇科临证指要》中所载"何氏医家世系简图"。

2.原书中"何书田传略"叙述不全，且本书已有"何书田生平传略"，故去之。

3.原书附录三，"何书田先生著述考"，因在相关著作校评中已有说明，故去之。原书附录一，"何书田先生毕生交游"，据凡例中说是为记录未收入编年之人物，故标题改为"何书田先生毕生交游补记"。

4.原书中"症""证"使用有不妥之处，今据文义予以纠正。如辨症→辨证。

5.原书中有标点符号不当处，直接改正，不出校注。

6.错别字、异体字直接改正，不作校注。

目录

序

　　青浦何书田先生，嘉道间名医也。余自废学研医后，读《对山墨余录》所记《徐何辨证》之文，每心仪其人。自其裔孙时希仁弟来游，乃得饱读其遗著，始知先生不但精于医，且精于诗文，当时以医道受知于林文忠公少穆，互相唱和，少穆赠诗有"竿山编集老诗豪"之句，流传艺林，为时所羡。所著《竿山草堂诗集》，遍经同时诸名辈品题，倾倒不置，短幅长笺，各极其妙，丹黄翠墨，灿然可观。其中如改玉壶、王椒畦、王铁夫、赵晓山诸公，均系一时名宿，定庵一跋尤为可珍，如此狂才亦加赞许，足见先生学问之深邃，名医必然饱学，断无俭腹名家也。三复斯册，前辈风流遗韵，如在目前，叹赏之余，书以志感。丙子（1936）春二月皖南程门雪书于海上寄庐

程门雪

前言

　　这本《何书田年谱》的编写，同事们尤其是陈邦贤先生的鼓励，对我起了很大作用。要编写医家年谱，很难找到前例，其取材方面，不象诗文家、政治家的年谱，可以从史传、志乘、官私文牍，乃至诗词文集中，钩稽出当时的社会关系和政治背景，以结合他的生活、思想和影响，找寻资料的范围比较广些。而医家，除了学术的渊源或流派可资记述外，他们一生中，很多只是不断的诊疗，则已有《医案》之类作记录。很可能他们忙于诊疗，连著作的时间都没有，所以资料搜辑的范围比较枯窘。在医家年谱中，将写些什么呢，这是颇费思考的问题。

　　秦伯未先生曾在人民日报《学习历代中医带徒的精神和方法》一文中说："江苏青浦何氏，从南宋开始行医，传到现在二十多代，没有间断，其中何书田、何鸿舫等，都是一代名医。"是的，江南何氏的医学，是从南宋绍兴十一年〈1141〉的何楠、何彦献兄弟二人开始，以后由镇江而松江、而奉贤、而青浦〈均江苏省〉等县，子孙蔓布于长江以南很多地区，到何书田先生为二十三世，至今已有八百多年的医学历史。根据何氏家谱所记，中间约计有三百五十余位医家。其曾任宋、元、明三代的医职，自太医院正使以至医学正科，凡四十八人。这许多医家的事迹，我保存有比较完整的资料，已写成《何氏八百年医学》一书。

　　何书田先生，他是累积有六百余年家传经验的世医，生于1774年，至1837年卒。不但是清代嘉、道时期的名医和诗人，而且是与鸦片战争中伟大的民族英雄林则徐的毕生事业，具有密切关系的一人，但他并不是林则徐的幕僚。因为何书田先生曾为林则徐计划"禁烟政策"，上过"万言书"和制定了《救迷良方》。对帝国主义、殖民主义者毒害我国人民的鸦片烟，从医药方面找到积极的根绝方法，从而对当时国计民生和反帝反殖民主义的工作，起了很大的作用。这样卓越的事迹，前辈章次公，同事陈邦贤、耿鉴庭、陈苏生等同志都指出，正是我们值得为何书田先生编写年谱的主要方面。当然，医学是他最大的成就，其次是诗。

本书撰述的主要根据，是何书田先生自撰的《竹竿山人添岁记》（记至六十三岁，即他临终的前一年为止，临终之年事迹，由其子鸿舫先生补记。抄本，已影印在《何氏历代医学丛书》中）和何书田先生《竿山草堂诗集》（三集共八卷，刻本，是编年的），但诗集中比事咏物的部分、不涉医学和文史价值不高的概不辑录。其他如志乘、家谱、传序、墓志，清代各家诗词、文集、笔记、医话等资料中，凡有涉及何书田先生的学术、疗效、诊疗关系、行事、道德，以及有关医事的诗文投赠和记载，其可以编年的，我也尽可能的予以辑录。

这样，取材范围似乎不算太狭了，但由于我对医家年谱的编写缺乏经验，囿于见闻，完全在摸索中进行，冗杂和疏漏之处一定不少，恳切要求读者指正。也希望通过我这样的开端，引起大家写出更多更好的医家年谱，来有助于中国医史学和学术流派的研究。

一九六五年一月何时希记于北京中医研究院

凡例

一、年谱的纪年，系采一般常见的方式：公元、干支与清代年号并用。

二、因主要资料大都采自书田先生《添岁记》原文，故对人或己的称谓方面，很多未便改动，以存其真。

三、谱中涉及之人物，分四类方式记述：

甲、有生卒年可考，其年龄长于书田先生者，援夏承焘《唐宋词人年谱》之例，系在出生年之末。

乙、有生卒年可考，而后于书田先生出生之年者，则系在其人出生之年，即年谱的编年中。

丙、无生卒年可考者，随记在涉及之年月中。

丁、其未收入编年之人物，则附录为毕生交游部分。

四、关于附见人物的考证，主要为名号、籍贯、科举情况及著作方面的介绍，尽可能少涉他们的官历，对其人的生平事迹，亦从简略，以别主次。

五、余存不符合年谱体例的资料不少，而从医学或诗文的其他需要而言，能增加对书田先生的认识，尚不失为有用的素材，因亦附录于后。

何书田年谱

乾隆三十九年甲午（1774）1岁

九月三十日寅时，生于江苏省青浦县北门外九里，北竿山^[1]之旧宅。

按： 见书田先生自撰《添岁记》，以下凡取材于《添岁记》者不复注。

谱名其伟，行第一。

曾祖王模，72岁，尚健在。

按： 何王模（1703—1783），字铁山，号萍香，炫第四子，嘉兴县庠生^[2]。世居奉贤县之庄行镇，后迁青浦县之北竿山。习家传岐黄术，名噪江浙间。性好吟咏，所著有《衡门草》《倚南轩集》《萍香诗钞》等。与胡宝璂、张照、王昶、何义门、沈归愚诸君最相善，论医则与吴门薛雪颇为相得。《松江府志》《青浦县志》《奉贤县志》、王昶《湖海诗传》、李兆洛《养一斋集》等均有传。详拙著《何氏八百年医学》（以下简称《何氏医学》）

祖云翔，46岁。

按： 何云翔（1729—1776），字北海，原名云祥，王模长子。太学生。精世业，名振一时。详见《何氏医学》

父世仁，23岁。

按： 何世仁（1752—1806），字元长，号澹安，云翔长子，初嗜书画篆刻，后精医，所治辄应手愈，尤善望闻之法，决生死无不中。晚年迁居福泉山重固镇，自号福泉山人。著有《治病要言》《福泉山人医案》等。《松江府志》《青浦县志》《吴江县志》、王芑孙《渊雅堂集》《清画录》《中国人名大辞典》等均有传。石韫玉撰墓志，秦瀛撰墓表。详见《何氏医学》

是年，宗族为医之见存者：

叔祖云鹏，41岁。

按： 何云鹏（1734—1792），字南洲，为王模三子。精医，书田先生有"哭南洲叔祖"诗："呜呼吾叔祖，雅抱轶流俗，少读神农书，济世日不足，无论贱与贵，延请赴必速。"（节）见《何氏医学》

叔祖云鹤，40 岁。

按： 何云鹤（1735—1803），字西亭，号若松，晚号学耕，王模四子。精医，工诗，有《西亭诗稿》。见《何氏医学》

族叔世义，19 岁。

按： 何世义（1756—1803），字宜民，又字方其，号见山，云鹏长子。青浦县庠生，工诗，有《见山吟稿》，善医。见《何氏医学》

是年，师友中年岁之可考者（据书田先生编年诗《竿山草堂小稿》，以下凡取材《竿山草堂小稿》者不复注书名，仅注诗题，其不一见者，则引第一次所见）：

梁山舟（同书），53 岁。戊辰诗"陈益斋订游梅庄，遂往小住"注："梁山舟、吴谷人两先生枉答。"

按： 梁同书（1723—1815），字元颖，钱塘人。乾隆举人。工书，名满天下，克享上寿。有《频罗庵集》等。

王述庵（昶），51 岁。癸亥诗"述庵先生以团扇、薛镜见贻[3]，各赋一绝句奉谢"。

按： 王昶（1725—1806），字德甫，自号蒲褐老人，学者称兰泉先生，青浦人，乾隆进士。湛经学，精金石考证，为时通儒。有《春融堂集》《金石萃编》《湖海诗、文传》《明词综》《清词综》等。

俞木斋（玉海），39 岁。乙亥诗"俞丈木斋以所著'纪年诗'四卷见示，题后"。

按： 俞玉海（1736—？），初名玉梁，为松江郡庠名宿，青浦人。年至八十余。

翁石瓠（春），39 岁。丁巳诗"谒陈忠裕公墓，用翁丈旧韵"。

按： 翁春（1736—1797），字曙鸠，江苏华亭人。王芑孙有《华亭二布衣传》，春其一也。善诗、能书。有《赏雨茆屋集》。

秦小岘（瀛），38 岁。癸亥有秦瀛"竿山草堂图题辞"。

按： 秦瀛（1743—1821），字凌沧，晚号遂庵，无锡人。乾隆举人。诗、古文皆力追古人风格，而能有所自得。有《小岘山人诗文集》。

徐香沙（祖鎏），36 岁。庚申诗"题徐香沙学博秋江观涛图"。

按： 徐祖鎏（1739—1818），金山人。

吴谷人（锡麟），35 岁。癸亥有吴锡麟"竿山草堂图题辞"。

按： 吴锡麟（1746—1818），字圣微，钱塘人。乾隆进士。骈体文最工。有《有正味斋集》。

汪西村（大经），34 岁。丁巳年谱："肄业云间书院，汪丈西村为讲古师。"

按： 汪大经（1741—1809），字书年，号秋白，嘉兴人，赘于松江，遂家焉。乾隆贡生。曾游齐、梁、楚、豫间，悲歌慷慨。善散体文，书名噪甚，晚年赖以自给。有《借秋山居集》。

颜运生（崇榘），34 岁。壬戌诗"呈颜运生先生"。

按： 颜崇榘（1741—?），曲阜人。善书善饮，雅好收藏金石，与桂未谷同撰《历代诗话》。卒年七十余。

李衡堂（秀），29 岁。乙丑诗"李衡堂布衣求题'榕阴独坐图'"，有"余艺精歧黄，静修六十载"之句。

按： 李秀（1746—?），松江人。

张查山（华），23 岁。甲子诗"金陵寓舍病暑，蒙张丈查山投剂而愈，赋谢"。

按： 张查山（1752—1823）。

唐陶山（仲冕），22 岁。庚午诗"署郡守唐陶山以诗书见赠，依韵和呈"。

按： 唐仲冕（1753—1827），字六枳，善化人。乾隆进士。有《岱览、陶山文集》等。

陈东桥（逵），22 岁。《青浦县志》选录何其伟"陈东桥挽词"五首（原为二十四首）。

按： 陈逵（1753—1807），原名梦鸿，字吉甫，青浦诸生。善写兰，尤长竹石，工书及诗古文。绘刻《墨兰谱》，有《东桥诗钞》。

王椒畦（学浩），21 岁。庚辰诗"过昆山访王椒畦先生，奉呈"。

按： 王学浩（1754—1832），字孟养，昆山人。乾隆举人。善诗能画，篆隶书尤古劲，直追秦汉。有《易画轩诗录》。

李许斋（赓芸），21岁。《还如阁诗存》有"检得先君子同人手札十二，各系一绝"。

按： 李赓芸（1754—1817），字生甫，嘉定人。乾隆进士。淹通经史，慕许慎之学，自号许斋。有《稻香吟馆诗集》。

王惕甫（芑孙），20岁。癸亥有"呈惕甫师四首"。

按： 王芑孙（1755—1817），字念丰，长洲人，号楞伽山人。乾隆举人。性傲简，诗文清瘦。与法式善、张问陶辈相唱和，书学刘石庵，尤负盛名。有《渊雅堂集》。

庄泖客（师洛），20岁。《添岁记》："戊申，延宿儒庄泖客先生在家训课，初学制艺。"

按： 庄师洛（1743—1812），号筠川，娄县人。有《十国宫词》，书田先生为之梓行。

陈古华（廷庆），20岁。甲子诗"陈古华太守来就家君医，不值"。

按： 陈廷庆（1754—1813），字兆同，一号桂堂，奉贤人。乾隆进士。有《谦受堂集》。

石琢堂（韫玉），19岁。戊辰有"石琢堂太史为先君撰墓志，谨赋志谢"。

按： 石韫玉（1756—1837），字执如，丹阳人。乾隆状元。有《独学庐诗文稿》。

钱梅溪（泳），16岁。《还如阁诗存》有"检得先君子同人手札十二，各系一绝"。

按： 钱泳（1759—1844），字立群，金匮人。工八法，尤精隶古，兼长诗画。有《说文识小录》《履园金石目》等。

赵北岚（曾），15岁。丁卯诗"北岚大令摄篆我邑，不两月，以忧解职，索诗为赠"。

按： 赵曾（1760—1816），字庆孙，山东莱阳人。乾隆举人。深于三礼，好金石文字及古钱。

陈爱筠（琮），12岁。丙寅有"陈爱筠等小集香雪轩，赋诗纪事"。

按： 陈琮（1763—1825），著有《烟草谱》《墨稼堂遗稿》。

阮芸台（元），11岁。《添岁记》："为武林之游，极蒙阮芸台、吴谷人、梁山舟三先生青眼临别俱有诗词之赠。"

按： 阮元（1764—1849），字伯元，仪征人。乾隆进士。历官所至，以提倡学术自任。有《研经堂集》等。卒谥[4]文达。

白小山（熔），9岁。《添岁记》辛卯："督学白公熔，亦出述庵师门。按松科试，招入署中治瘰证，极见优礼。"

按： 白熔（1766—1839），顺天通州人。嘉庆进士。

钦吉堂（善），9岁。《添岁记》丁巳："肄业云间书院，一时文字之交，如钦吉堂、张诗舲等。"

按： 钦善（1766—1828），字茧木，行二，号正念居士，华亭人，诸生。博学励节，工诗古文辞。有《吉堂诗文稿》。

彭甘亭（兆荪），9岁。癸亥有彭兆荪"竿山草堂图题辞"。

按： 彭兆荪（1768—1821），字涵湘，镇洋人。工诗，骈文尤鸿博沈丽。道光初，举孝[5]廉方正。有《小谟觞馆集》。

郭频伽（麟），8岁。癸亥有郭麟"竿山草堂图题辞"。

按： 郭麟（1767—1831），字祥伯，晚号复翁。吴江人，嘉庆贡生。工诗古文辞，偶画竹石，别有天趣，书学黄山谷。有《金石例补》《灵芬馆全集》。

江铁君（沅），8岁。《竿山草堂小稿》稿本有江沅观跋。

按： 江沅（1767—1838），字子兰，吴县人，优贡生。精小学。有《说文音韵表》等。

改七芗（琦），1岁。庚午诗"初夏、游寓海上，遇七芗于李氏之吾园"注："余与七芗相善在戊午夏秋间。"

按： 改琦（1774—1826），字伯蕴，号香伯，别号玉壶外史，松江人。画人物、佛象极古拙，山水花草兰竹，运思迥别。工填词。有《玉壶山人词集》。

姚苏卿（清华），1岁。辛卯有"练心太清图为姚苏卿题"。

按： 姚清华（1774—1844），字严藻，南汇人。张文虎为传。

齐梅麓（彦槐），1岁。丁亥诗"读齐梅麓太守所著《改官、梁溪、养疴、双溪》四集，奉题寄呈"。

按： 齐彦槐（1774—1841），字梦树，又号荫三，新安人。嘉庆进士。尝建海运议，有治绩。工书善诗。有《书画录》《天球浅说》等。

● 【校注】

［1］竿山：又名北竿山。在青浦县城之东十余里，地近佘山。重固镇在竿山之北九里，三泖萦回其旁。

［2］庠（xiáng）生：庠，古代学校名。庠生，科举制度中府、州、县学的生员的别称。

［3］贻（yí）：致送；赠送。

［4］谥（shì）：封建时代在人死后按其生前事迹评定褒贬给予的称号。

［5］孝：原书为"考"。疑误。孝廉方正：清雍正后特诏科之一。

乾隆四十年乙未（1775）2岁

乾隆四十一年丙申（1776）3岁

祖云翔卒。

时曾祖王模年逾七旬，颇健朗，医名重海内。

是年梅小庚（春）生。壬申诗"惕甫先生养疴小愈，还苏州，同门顾浦渔，梅小庚等相送，过饮草堂"。

按：梅春（1776—1817），华亭人。

乾隆四十二年丁酉（1777）4岁

是年，姚春木（椿）生。癸亥诗"述庵先生八十生辰，往介寿，得晤史赤霞，钱同人，姚春木诸君，倾盖如故"。

按：姚椿（1777—1853），一字子寿，布衣。桐城姚鼐弟子，以古文名，与弟枢称华亭二姚。有《通艺阁诗存》《晚学斋文钞》等。

乾隆四十三年戊戌（1778）5岁

是年，钱同人（侗）生。癸亥有钱侗"竿山草堂图题辞"。

按： 钱侗（1778—1815），字赵堂。嘉定人。嘉庆举人。经史传志无不通，尤深说文。有《斯文堂诗文集》等著述二十余种。

乾隆四十四年己亥（1779）6 岁

入家塾，读四书，日可数十行。

祖服阕[1]。

父世仁承曾祖训，习世业，不数年，名亦大著，吴越间无不知有竿山何氏者。

是年，陈益斋（以谦）生。甲子有"陈益斋属题镜中小影"。

按： 陈以谦（1779—？），青浦人，自号抱砚生。工诗古文，善写兰。

● **【校注】**

[1] 服阕：旧谓三年之丧满为"服阕"。

乾隆四十五年庚子（1780）7 岁

乾隆四十六年辛丑（1781）8 岁

解四声音律，能抚琴。曾祖极钟爱，朝夕呼侍侧同饭，曰：是儿有清气，他日必能为诗。

乾隆四十七年壬寅（1782）9 岁

读经书，粗知字义。

曾祖于八月初六日以微疾终，寿 81 岁。

是年，姜小枚（皋）生。壬申诗"惕甫先生养疴小愈，还苏州，同门顾渔浦、姜小枚等相送，过饮草堂"。

按： 姜皋（1782—？），吴江人，又字少眉，自号香瓦楼主。王芑孙门人。工诗文。有《市箫集》。

杨芸士（文苏）生。《添岁记》癸巳三月："风雨不止，留林则徐署五、六日，闷甚，同门杨芸士以且住为佳四字见慰，即'事口占'"

按：杨文荪（1782—1853），海宁人，优贡生。好收藏金石，尤嗜说文。著有《清朝古文汇钞》《南北朝金石文字考》等。

乾隆四十八年癸卯（1783）10岁

乾隆四十九年甲辰（1784）11岁

乾隆五十年乙巳（1785）12岁

三年内所从师皆无所教益，嬉戏荒学。

是年，三弟其顺生。

按：何其顺（1785—1815），字愉堂，号渔塘。太学生，善医。

四弟其章生。

按：何其章（1785—1827），字耀文，又字琢甫，号小山。青浦县庠生，工诗词，善医。著有《七榆草堂诗、词稿》。《青浦县二志》有传，《松江府志》著录。

张诗舲（祥河）生。《添岁记》丁巳："肆业云间书院，一时文字之交，如钦吉堂、张诗舲诸君，晨夕聚首谈艺。"

按：张祥河（1785—1862），娄县人。嘉庆进士。工诗词，善画山水花卉，官至工部尚书，卒谥温和。有《小重山房集》。

林少穆（则徐）生。《添岁记》壬辰："林少穆中丞以夫人患肝疾，遣辕弁持束见招者三，意甚真挚，不获辞，风雪中飞棹而往。"

按：林则徐（1785—1850），字元抚，晚号俟村老人，福建侯官人。嘉庆进士。卒谥文忠。著有《云左山房集》，后人辑印有《林则徐政书》《日记》等。

乾隆五十一年丙午（1786）13岁

是年，沈云巢（兆沄）生。壬辰有"沈云巢郡守手书见招，谒别后辱寄诗，次韵奉酬"。

按： 沈兆沄（1786—1877），天津人。嘉庆进士。有《捕蝗备要》《织帘书屋诗文钞》等。

乾隆五十二年丁未（1787）14 岁

乾隆五十三年戊申（1788）15 岁

延宿儒庄泖客先生在家训课，初学制艺，未知规矩。

乾隆五十四年己酉（1789）16 岁

于时文始能领会，间亦学为五言六韵，颇有思致，每课一文一诗。

是年，朱酉生（绶）生。丙午诗"朱酉生由嘤城过草堂，以医见询"。

按： 朱绶（1789—1840），字仲环。元和人。道光举人。以诗古文有声大江南北。有《三正堂集》。

乾隆五十五年庚戌（1790）17 岁

加课一文，暇则诵习唐人赋及古今体诗，所业稍稍进矣。

乾隆五十六年辛亥（1791）18 岁

秋，科试，受知于仁和胡文恪公高望（豫堂），以二十名补邑[1]诸生[2]。

按： 据《松江府属采芹录》书田先生此时名庆曾，以第二十三名入泮[3]。

是年，毛生甫（岳生）生。己丑诗"循陔园与毛岳生坐雨谈诗，彼此快然"。

按： 毛岳生（1791—1841），一字兰生，嘉定人。博综经史，诗文生峭，不随人俯仰。有《休复居诗文集》。

● **【校注】**

[1] 邑（yì）：旧时县的别称。

［2］诸生：明清两代称已入学的生员。

［3］入泮（pàn）：泮，指泮宫，西周诸侯所设大学。入泮，指代进入大学。

乾隆五十七年壬子（1792）19 岁

七月初，赴省试，遍游金陵、淮扬诸名胜。

是年，龚定庵（自珍）生。甲申有龚自珍"竿山草堂续稿题辞"。

按： 龚自珍（1792—1841），字尔玉，原名巩祚，更名简易，字伯定，又号羽琌，仁和[1]人，为段玉裁外孙。道光进士。博学负才气，其文沈博奥衍，自成一家，同光之际，盛行一时。有《龚定庵全集》。

● 【校注】

［1］仁和：旧县名。宋元明清与钱塘县同为杭州、临安府、杭州路、杭州府治所。

乾隆五十八年癸丑（1793）20 岁

春，岁试，遘[1]疾累月不瘥，遂从张查山先生（璇华）学山水兰竹画，填词度曲，及管弦之乐，荒业年余。

● 【校注】

［1］遘（gòu）：遭遇。

乾隆五十九年甲寅（1794）21 岁

秋，恩科，再赴省试。畅游秦淮、莫愁。作客中感兴诗十余首。见《小稿》

冬，室人伍氏来归。

按： 伍氏为青浦县学增生伍莼香（汝翼）之女。

乾隆六十年乙卯（1795）22岁

七月，又束装赴省试。试毕，抱病遄^[1]归，抵里即瘥。

● 【校注】

［1］遄（chuán）：速。

嘉庆一年丙辰（1796）23岁

嘉庆二年丁巳（1797）24岁

春，过杭州梅庄，访陈花南司马（韶）。见《小稿》

按：陈韶，字九仪，青浦人。工诗，善山水。有《梅庄小志》等著。

三月六日，谒陈忠裕公墓，墓在青浦县治南三十里之广富林。见《小稿》

按：陈子龙（1608—1647），字人中，更字卧子，又字海士，号大樽，松江人。明崇祯进士。诗赋古文取法魏晋，骈体尤精妙。明末遁为僧，结太湖兵欲起事，不成，投水死，谥忠裕。

五月，福泉山访陆内史（吴陆机）墓，墓在青浦县治北二十里，有高邱，俗称丞相坟者即是。见《小稿》

端午后一日，陈东桥（逵）、俞木斋（玉海）、魏约庵（容）、诸晦香（联）、顾小胱（燮臣）雨中过访，集饮香雪轩，分韵有诗。见《小稿》

廿三日，诸人又集福泉别墅之小山书屋，各赋诗。见《小稿》

按：魏容，嘉兴人，居青浦岑泾。工诗，善画墨竹，与陈逵齐名。有《竹谱》《画腾》。诸联行二。工诗。有《南湖布衣歌》，有名。

秋，僦居松江西郭外之林峰庵，肄业云间书院。一时文字之交，如钦吉堂（善）、徐云舫（士泰）、雷少泉（斌）、高菊裳（崇瑚）、高药房（崇瑞）、顾卿裳（燮）、张诗舲（祥河）、梅少俞（春）、冯少眉（承辉）、改七芗（琦）、翁石瓠（春）、张晦堂（兴载）、张远春（兴镛）、殷瑟如（瓒）、张柳泉（允垂）、张涤生（允新）、董砚北（仁）、顾浦渔（鸿声）、夏秋圆（璇）、张竹初（公权）诸君，晨夕聚首谈艺。汪丈西村（大经）为讲古师，此父执中所最获益者也。

按：顾夔，号筌士，松江人。工填词。有《城北草堂诗余》。

梅春，字少俞、即小庚，见前。

冯承辉，字伯承，娄县人。有欧阳集古之嗜，篆刻上规秦汉，尤善画梅，自号梅花画隐。有《古铁斋词钞、印谱》《棕风草堂诗稿》《印学管见》《石鼓文音训考证》等著。

汪大经为当时经学名家，与书田先生之父为至交。作者藏有汪氏手札墨迹，系求书田先生的父亲治疗其友呕吐病事。又钦善、顾夔、冯承辉、改琦等人墨迹，均尚保存。

书院同舍诸生，悉听监院约束，时监院为华亭教官长洲王惕甫先生（芑孙），风裁严峻，诸生少不谨于仪度，辄遭呵斥。其论古学，以汉魏六朝为宗，视吾郡鲜可与语者。一日，山人（**按**：书田先生自号竹竿山人，《添岁记》中常自称为山人）偶携小诗二百余首就正，会先生独坐院斋，霁[1]颜阅竟，手题数语于卷端曰："开卷多好句，阐玉润珠，涉目有获，洵[2]未易才也，想其风格，于剑南、渊颖两家为近，若能肆力于古，无以一言一句自喜，所到岂可量耶。"山人之见赏于先生自此始。

按：书田先生以诗受知于王芑孙，自述如此。王芑孙《渊雅堂集》中有"竿山草堂小稿题序"一文，谓："青浦何生韦人读书云间书院，余监院事，见生拔出稠人中，心异之，未暇与生数数也。顷之，余解职去，生累扁舟来过余家，冲风冒雪，以诗相质，弥久益勤，然后知生雅趣修洁，所志甚远。"两相印证，可见其师生相得之状。

王芑孙书法以学刘石庵驰名，其为书田先生《竿山草堂诗稿》题跋和眉批甚多，落语诚挚，不作寻常客套，翠墨丹黄，愈见书法之妙，作者装成二册，今尚保存。

明日，复携古文五十余篇求正，先生阅之，掩卷曰："欲作古文，非胸有万卷不能，当今作者惟姚姬传一人，次推洪稚存，余皆无知妄作。汝笔意才力俱可，须再读七八年书，方可落墨。"于是山人益奋于学，昕[3]夕不辍。

按：王惕甫对书田先生诗文所作的评价，于他毕生的成就，起了很大作用，使他终究能成为成熟的诗人和有名的医家。但他的古文，从此却妄自菲薄，不敢多作，甚至也不自存稿。作者所藏书田先生的遗著原稿，诗草与医稿大致无甚缺失，只是找不出他的《丕生斋文稿》，可见一言褒贬，对于学者来说，其出入是很重要的。

【校注】

[1] 霁（jì）：比喻怒气消释，脸色转和。

[2] 洵（xún）：诚然；实在。

[3] 昕（xīn）：拂晓；日将出时。

嘉庆三年戊午（1798）25 岁

春，仍寓松江，从惕甫师学。

春秋间，与改七芗过从相善。《小稿》诗注

九月，为武林之游，极蒙阮芸台（元）、吴谷人（锡麟）、梁山舟（同书）三先生青眼，临别俱有诗词之赠。

曾游姑苏、毗陵、润州、金山、金陵、燕子矶，俱有诗。见《小稿》

秋闱被放。

十二月，《萍香诗钞》刻成。

按：何王模（书田先生曾祖）撰，沈步垣序，孙世仁写刻，竿山草堂藏版，二卷。《松江府志》《青浦县志》《奉贤县志》著录，王昶《湖海诗传》选录三首。

是年，王井叔（嘉禄）生。

按：嘉禄（1798—1825）为王芑孙少子，字绥之，长洲人。

嘉庆四年己未（1799）26 岁

在家读书，请卢潭焌先生阅文。

春日，有"丹阳道中""秦淮水榭对月""邗上""浒墅关"诸诗。见《小稿》

随父游湖上，寓陈花南司马之梅庄，留连竟日，极吟眺之乐。见《小稿》

七月，长子昌干生。

按：昌干，字苍伯。早故，未为医。

嘉庆五年庚申（1800）27 岁

暮春，曾至浙中及淞江（**按：**吴淞江即上海），均有诗。见《小稿》

秋，又遇恩科，力疾赴试，愈甚不能支，勉强终场。越夕病益剧，飞棹归里，神瞀口噤，已不省人事矣。吾父一再诊视，屡易处方，皆未敢进，最后细审致病之由，及神色脉象，曰：得之矣，此暑热伏于阳明胃腑也，非人参白虎汤不可，一剂而苏。

按：科举时代，江南的举子们从数百里外赶到南京去应试，暑气未尽，秋气未凉；加以科场人多闷热，空气不佳。入场之后，焦思苦虑，日夜不眠，耗气煎液，这种实中夹虚的伏暑重证，人参白虎汤正是对证妙药，自有一剂回生之效。

自病退以至起坐行动，历百有余日，尝于枕上有句云："完体到家如得第，神方非父不还生"，盖志幸也。从弟景曾侍余疾，衣不解带者月余。

按：景曾，字敬山，世英之子，未为医。

是年冬，改今名。

按：《添岁记自序》："为诸生后九年，改名其伟，字韦人，一字书田。"其号竹竿山人，及号韦翁，则不记始于何年。

吾父构新屋于福泉山之下，匾曰"世济堂"，仍先世旧额也。

按：姚椿《何氏世谱序》："何天祥，字克善，号德斋耆老，元至正间（1341—1368）官医学教谕。自青龙（属青浦县）迁居郡城（松江）之东，有壶春丹房，会稽杨维桢为之记。郡守颜其居曰'世济'，世济堂何氏所由名也"。何天祥在《何氏医学世系表》中是第七世，系书田先生的十六世祖。

又《壶春丹房记》见《何氏医学》中，却为通行本《东维子集》所失载，可为杨维桢集外遗文。

嘉庆五、六年间，嘉定钱石桥先生尊甫少詹公（竹汀）偶染微恙，自吴阊枉道就先子（世仁）医，石桥与令兄星伯俱随侍焉。先子呼伟出见，因获接教，少詹手赠廿四史考异一部。越岁，又贻先子隶书款联。见《姑存草》

按： 钱大昕，字晓徵，号辛楣，又号竹汀。乾隆进士，累官少詹事。于经史训诂、典章制度、氏族地理、金石书画之学，无不洞析疑似。有《廿二史考异》《潜研堂诗文集》等。子星伯待考，石桥见后（附录一）。

嘉庆六年辛酉（1801）28 岁

自春徂[1]夏，究青乌家言，及风鉴之术。

秋，又赴乡闱，卷为兴化宰颜运生（崇榘）先生所赏，既荐而被斥，抑郁成痎疟。

● **【校注】**

[1] 徂（cú）：到；往。

嘉庆七年壬戌（1802）29 岁

仲春，疟少差。

次子昌福生。

按： 昌福（1802—1858），字平子，号泉卿，监贡生。精医，著有《壶春丹房医案》五卷及《温热暑疫编诀》。"大旨守法东垣，取裁景岳，而不为二家所囿。"见金山顾尚之所撰《平子何君小传》

岁试毕，即泛舟经姑苏山塘、无锡惠山，出京口，宿瓜洲城外之高邮，皆有诗。见《小稿》

遂抵兴化，谒颜运生先生，极荷奖励，留署中五日，谈金石之学，娓娓不倦。濒行，贻书两函，一致扬州郡博李啬生（保泰）先生，一致王少司寇述庵先生，皆为介言以执贽[1]。山人得深叨教诲而知自立，皆出颜先生提撕引导之力。

四月，再至扬州，访李啬生先生，受业门下。于署中喜晤姜小枚（皋）同学，诗酒快谈。抵家后数日，手录近诗一卷，求教于王述庵先生，时方辑《湖

何书田医著八种校评

海诗传》，蒙选刊四首，并系诗话一则。临别，出所辑《陈忠裕公诗文杂著》，属任编订之役。

● 【校注】

[1] 贽（zhì）：旧时初次求见人时所送的礼物。

嘉庆八年癸亥（1803）30岁

与庄泖客先生分任《陈忠裕公全集》编订，春日毕事，凡历五月有余。父即出资付刊。

秋，《陈忠裕公全集》刊成，有诗及题跋。

按：《王述庵年谱》是年有记云："又属何书田秀才其伟，赵惠苍汝霖、庄莼川师洛两贡生，重为搜采诗文刻之"。

冬，述庵先生八十生辰，往介寿，得晤吴江史赤霞（善长）、嘉定钱同人（侗）、同郡姚春木（椿）、莱阳赵北岚（曾）、镇洋彭甘亭（兆荪），皆倾盖如故。

按： 史善长，字诵芬。工诗及骈文。有《翡翠巢词》《秋树读书楼集》等著。

陈东桥绘《竿山草堂图》，自题五言长古，述庵先生、吴谷人、秦小岘、郭频伽、彭甘亭、钱同人诸君皆有题诗。（见附录二）

述庵先生以团扇、薛镜见贻，扇头绘三泖渔庄图，镜背亦镌"三泖渔庄"四字，赋诗奉谢。见《小稿》

按： 王昶构三泖渔庄于青浦之珠家阁以居。

是年，侄昌畴生。

按： 昌畴（1803—1859），字宝陇，号新畲，其瑞长子。太学生，善医。

嘉庆九年甲子（1804）31岁

春，延庄泖客先生课长子昌干。

新春，舟过嘉兴，访马澹于（汾），留饮星斋，澹于工文，近好填词。见

《小稿》

崇文书院访冯实庵给谏（培）。见《小稿》

按：冯培，字仁寓，元和人。乾隆进士。服官三十年，归无一橼，以馆为家。工诗古文辞。有《鹤半巢前集、后集》等。

正月廿四日，王芑孙题《竿山草堂小稿》："卷中诸诗清而弥绮，婉而多风，其写心状物处，往往情（缺字）融，尤见天机清妙，嗣是益进于古，无以一言一句自喜，所（缺字）未可量也。昨谷人先生晤余邗上，为言'泖东茂异，近多兴起'。今韦人枉过草堂话旧，并携所刊《陈忠裕集》见示，知胜情雅尚，又加于昔，良所慰也。嘉庆九年甲子正月廿四日，惕甫读于沤波舫烛下。"

按：吴谷人名锡麟，王惕甫名芑孙，均见前。又书田先生以三十之年，得到父亲元长先生的财力支持，能独力刊成《陈忠裕诗文全集》（十厚本），在当时文坛颇为震动，也可算他风华正茂的一件大事。

夏，闻史赤霞（善长）讣，去冬晤赤霞于三泖渔庄，终席犹能饮数十杯，岂意遂成永诀耶。见《小稿》

五月，淫雨浃旬，感而有作。

按：是诗《青浦县志·艺文》辑录。

又，大水后多鬻[1]女者，诗以悲之。

七月杪，赴试白门，试卷为高淳宰霍瑞堂先生（来宗）赏荐，既批取，以额溢见遗。自壬子至此，七次渡江，既劳且倦，壮志渐隳[2]矣。乃日以子史诗文讽咏遣兴。

按：书田先生七次乡试，不能获得一名举人，而以后却能成为对人民健康作出很大贡献的医生，假如他当时由科举发展，也不过为统治阶级服务而已，可谓塞翁失马，安知非福。

金陵寓舍病暑，张文查山投剂而愈，又承许以所藏《陈黄门（子龙）文集》借校，赋诗谢之。见《小稿》

冬，陈古华太守（廷庆）来就家君医，太守近为陈忠裕公建祠于广富林。见《小稿》

按：《春融堂集》："陈忠裕公祠落成，诗以志之。诗注：公诗文集先为搜辑，今属何秀才书田增刻之。"

十二月廿二日，王惕甫自嚜城还舟，由三泖渔庄见过。适先一日往谒，彼此不值。见《惕甫未定稿》及《小稿》

按： 嚜城为嘉定之古称。

是年，梁山舟先生为父书联，句云"卷中金薤垂鸿制，壁上银泥焕宝书。元长一兄属，山舟梁同书时年八十三。"

按： 此联的木刻，今尚保存在作者许。

● **【校注】**

［1］鬻（yù）：卖。

［2］隳（huī）：毁坏。

嘉庆十年乙丑（1805）32 岁

举优，岁试一等六名，又不得食饩，仅补增广生。将废括帖，习世业，父大加呵责曰"尔不闻道成而上，艺成而下乎，舍文字奚[1]以成名？"遂不敢自弃，益奋于学。

正月，长洲王芑孙题序《竿山草堂小稿》。

三月十六日，过广富林，陪陈古华太守送陈、夏二公栗主入祠、建祠之役，太守承述庵先生之命也。

按： 夏完淳，字存古，允彝子。华亭人。七岁能诗文。以陈子龙狱连及，被刑，年甫十八，后谥节愍。有《续幸存录》《南冠草》等。

十七日，陈古华由三泖渔庄枉过。

夏，汪爱山孝廉（宝）就父医病，寓邑中宝月寺。见《小稿》

按： 汪宝，全椒人。工诗善书，亦出霍瑞堂门下。

● **【校注】**

［1］奚（xí）：何。

嘉庆十一年丙寅（1806）33岁

正月，仍寓郡城读书，请张雪舫先生（昌运）阅文。

按：张昌运时知南汇县事。

四月，王昶序《夏节愍全集》曰："后何子续得其遗诗三十余首，及诗词一种，增订重编，厘为十卷，而诗古文词始粲然备矣。"（节）

六月初七日，少司寇王述庵师卒，年八十有三，诗以哭之。见《小稿》

八月，偕四弟其章赴院试，甫抵郡，未及入场，而家中凶耗至，父病初下血水，继则疽发于耳后。延疡医之有名者治之，勿效，患处不红肿，不高突。投以参芪，亦不能起发，而神气益困，至二十七日而卒。

按：《松江府志·艺术》有何世仁传："何氏累世名医，世仁尤神望闻之术，病者集其门，舟车杂遝，至塞衢道，不以贵贱贫富异视，务得受病之由，故所治皆应手而愈。"王芑孙撰《何元长传》中，记有溺水治验、症妊之辨、处方确定不移、强记等医话，可以见元长先生的学术概况。详拙著《何氏医学》中。

十一月，冯培跋《竿山草堂小稿》。

其年冬，与诸弟同居福泉山世济堂，守制坐食，积逋[1]几至万金。盖以先考在日，性豪迈，遇人厚，不欲藏金以遗子孙，而食指又繁故也。

冬杪，偶作诗，有"从今采药山中住，聊学韩康度岁年"之句，原注云："余家自宋迄今业医，近亦习此。"见《小稿》

按：书田先生的祖先，世代为医，溯自宋高宗时（十二世纪）的一世祖何柟，"以忤秦桧，隐于医"（见《何氏世谱》）。其弟彦献，"绍兴中为大理寺丞，时秦桧诬岳飞下狱，彦献言岳飞无罪，万俟卨劾其挠法，罢黜。"（见《宋史》《金陀萃编》）"居京口十字街，为镇江世祖，亦以医传世。"（《见《何氏世谱》）考岳飞下狱在宋绍兴十一年（1141），可以假定是年为何氏医学历史的开始。以后如宋绍定中（1228—1231）的何侃（第四世）、元大德间（1297—1307）的何仁山（第六世），元至正间（1341—1368）的何天祥（第七世）、明宣德间（1426—1435）镇江支的何渊、松江支的何严、崇祯时（1628—1643）的何汝闿（第十七世），以及清代的何炫、何王模、何世仁等，他们从镇江历迁松江、奉贤等县，最后迁至青浦，都是书田先生先代中有名的医生。一脉相承，绵延不断，到书田先生为二十三世，均详拙著《何氏医学》中。

书田先生在他父亲死后，为适应家庭环境和很多病家的需要，才放弃了科名追求，而努力于医学，这一年应当说是书田先生年谱上最关重要的一年。

● 【校注】

　　［1］逋（bū）：拖欠。

嘉庆十二年丁卯（1807）34岁

始一意为医，温习方书，颇赖庄泖客先生指示。

按： 此时书田先生已是曾经一第的秀才，庄泖客并不是医生，而竟能指示他，可见是文学方面的问题了。祖国医学中那些经典著作，很多是文义艰涩，故为奥秘，予学习者以很大不便，在今天有了现代语法的解说，对学习者理解经义，确有很大帮助。

三月，与同门陈均编刊《夏节愍集》。

按： 陈均，字秉衡，娄县人，庄师洛门人。

四月，王椒畦（学浩）画菊石相赠，题云："书田索画久矣，丁卯四月相约于淞阳草堂，聊为点染，以践宿诺。"

近乡颇有就诊者，屡试辄效，居然出而行药矣。至四、五月间，诊者日有百余人。

逾夏及秋，游寓太仓，以医为业。

中秋前，莱阳赵北岚大令（曾）摄篆我邑，太夫人病剧，曾招诊视。见《小稿》

中秋后一日，陈东桥讣至，陈为父执，最承赏契，得诗二十四首哭之，诗注："曾从先生学画兰。"见《小稿》

按： 挽陈东桥诗，《青浦县志·艺文》曾选录五首。

庄泖客先生自乾隆戊申迄今，二十年来，兄弟四人及子侄辈皆受业门下，明年将改馆，怅然赋别。见《小稿》

嘉庆十三年戊辰（1808）35岁

仍寓太仓。

春，陈益斋（以谦）订游梅庄，往小住，庄在湖上。梁山舟、吴谷人两先生枉答，惜先已解缆归，不及晤。见《小稿》

寒食，《夏节愍集》刊成，有诗及跋。

夏，还家，屏绝求药者，闭户读书，极得田园之乐，然饘飧不继矣。

按：书田先生此时仍在应科举，所以须在秋试前停医温课，而心中不免有些矛盾，观"自述诗"可知。

榜发后，陆著山（之楣）、陆砾庄（我嵩）、杨黻堂（三俊）三君过饮见慰。见《小稿》

冬，有"自述"四首："三十不成名，身半埋荒邱，便到无闻处，忽忽只几秋。槐黄跨赢骑，七度秦淮游（原注：余七应省试，两荐不售），爨桐纵遇棠，珊网不见收。问世术未工，讵敢生怨尤，未报乌乌私，隐抱家室忧。因之弃席帽，采药南山头，乡里无贵贱，呼吾好先生。先生本文士，岂愿以医名，谓是廿世业，黾勉究内经。有疾苟求治，濒殆忍弗行，晓出返昏夜，荒江迷来程。风雨卒然至，波掀舟欲倾，野宿耐饥冻，幸未伴水灵。"

按：青浦号称水乡，三泖回亘，支流四出，交通工具，主要依靠舟楫，对出诊的时间是很大的浪费。作者于1937年秋，曾在家乡（重固）行医过一个短期，记得午后上船，深夜而归，只诊得近村三家病人，小舟坐卧，煞是闷人，远不如步行的爽快。

"人命固宜恤，己命何太轻，从井而救人，非先生孰能。弃医还业儒，奚以供菽水，去儒专言医，学荒益诒耻。遗书不能读，得为名父子，不惟绍良弓，亦思继芳轨。陋彼牛医儿，终身岂解此。"（节）《小稿》。

是年，张啸山（文虎）生。

按：文虎（1808—1885），字孟彪，自号天目山樵，南汇人，诸生。博览群籍，长于校勘。有《古今乐律考》《舒艺室集》等。

嘉庆十四年己巳（1809）36岁

三月，假馆于上海城中叶氏，月凡三往，以五、六两日为期，求药者日有四、五十人。而在家亦不寂寞，自是俯仰有资，堂上藉以少慰云。

按： 旧社会医生有"寓期"的形式，使慢性疾患，可以得到外地名医一月几次的医疗，省了病家往返之劳，是很受群众欢迎的。在我童年时，还常见祖父有几天不在家，说是"寓期"去了，仍是书田先生的遗教。

清明后三日，吕星垣题竿山诗七绝句，又口占代柬一首。见附录二、三

汪西村先生卒，题其《借秋山居遗稿》。

按： 依《小稿》编次，此为夏、秋间事。

冬至后，大风奇寒，冰结旬余不泮，有怀仲弟其瑞，时往金泽。见《小稿》，原注："有航船击水渡泖，冰伤船腹，致毙四十余命。"

按： 何其瑞是时每周有数天往青浦县西乡金泽镇作寓医。

嘉庆十五年庚午（1810）37岁

仍往来海上，卖药之暇，与瞿子冶（应绍）、刘鸿父（枢）两君以诗相酬答。见《小稿》

按： 瞿子冶，号陛春，又月壶，上海人。工诗词尺牍，善鉴别，书画均师南田，篆刻精整入古，制茗壶有名。有《月壶题画诗》。

刘枢，字星旋，上海人。嘉庆举人。擅行隶书。有《西涧旧庐诗稿》。

三月，承祭陈、夏二公祠，郡中群贤毕至，山人为定仪注。

按：《小稿》有"上巳日承祭陈、夏二公祠志感"诗，《青浦县志·艺文》辑录。

清明后三日，吕叔讷（星垣）题赠《竿山草堂小稿序》。

按： 吕星垣，阳湖人，乾隆廪贡。时为青浦训导。诗古文词高古简洁，自成一家，兼善画。有《白云草堂诗钞》。

初夏，游寓海上，遇故友改七芗（琦）于李氏之吾园。诗注："主人筠嘉出《痘证宝筏》见赠。"见《小稿》

于吾园晤孙漱庵（坤）、张星溪（升），有诗。见《小稿》

按： 孙坤，字慎夫，昆山人。人物学老莲，梅学两峰。并工琢砚。

秋，有"海上醉歌"一首，题注："近以医术游寓此间，月凡三至。"见《小稿》

秋，有"米贼谣"诗，《青浦县志·艺文》辑录。

冬，有"次韵酬吴江唐医忭生（绍顺）诗"："翩翩名士又名医，读得书奇句亦奇，落笔快于船下水，吐心细似茧抽丝。时多俗病难施药，世有知音未废诗，我愿同君作刘阮，天台深处采仙芝。"见《小稿》

是年，侄昌龄生。

按： 昌龄（1810—1863），字端叔，号厚斋，其章三子。青邑庠生，善医。存有《医案》一卷，已刊。

嘉庆六年辛未（1811）38 岁

春，将有燕台之行，至王家营，以疾返，至六月初始愈。

七月，仍往上海卖药，风阻申江，夜过刘鸿父清话，有诗。见《小稿》

按： 这种寓期方式，虽便利了上海的病人，但那时书田先生青浦重固的家中，也有各地远方病人，按期求诊。像这样为风雨所阻，舟行不得，未免使这位热心救人的医家照顾不周，造成苦闷，而江南多雨，这又是常有的事。

四弟其章（琢甫）今春亦设医寓于嘉善之西塘（胥塘，又名斜塘）镇，以二、三两日为期，与山人更替出入，月不过四、五日同饭，诗以志慨。见《小稿》

嘉庆十七年壬申（1812）39 岁

仍依期至上海。

正月初二日，业师庄泖客先生卒，诗以哭之。见《小稿》

秋，申江雨泊，瞿子冶招同改七芗、姚古槎（前枢）、刘鸿父集双红豆轩赏菊。见《小稿》

冬，王惕甫先生以病风[1]就医于山人，寓郡中北郭沈民古倪园，邮诗见招，三往诊视而瘳。

按: 王惕甫《渊雅堂编年诗稿》壬申:"比苦风痹之疾,携幼子嘉禄,渡泖小憩北郭之沈氏园林,往招青浦何书田其伟来视疾诗:生平慕古百不逮,误有数事同古贤,户齐无奈孟尝短,山耸略比寒郊肩。三十脱齿似韩子,耳白於面欧公然,向来穷瘦胜老杜,今又病风如乐天。债为鸡皮起肌栗,皱来蛇蜕连跟胼,幸无杨枝要遣嫁,免与骆马同悲缠。中心之痒剥肤痛,抑搔终夕炯勿眠,此身忽如大火聚,余膏有几供相煎,清冷谁酌上池水,洒来救我双眉然(按:描写病状,如绘如诉)。自从蒲褐化鹤去,懒不渡泖逾七年,倪园水石北郭下,旧尝三宿聊盘旋。仰薪烧药谅不厌,敷坐洗足故所便,竿山何生世医胄,宋元禁秘方书传。闻子频年藉门业,颇亦挟术求餐钱,我虽无钱子所眷,得讯那不劳拳拳。烟波相望仅一舍,速来处方消烦痏,天寒日暮北风厉,慎莫雪中作回船。"

腊月四日,惕甫先生病愈,携其嗣井叔(嘉禄)还苏州,归途枉过草堂,同门顾浦渔(鸿声)、钦吉堂(善)、梅小庚(春)、姜小枚(皋)相送,联舫而至,留饮竟日,分韵赋诗。见《小稿》

按:《渊雅堂编年诗稿》壬申:"泖东诸子送余归,过福泉,同集书田竿山草堂,分韵二首"与此均合。(诗见附录二)

惕甫先生题"停泖舫"小额,以志雅游。

按:《青浦县续志·名迹·园第》有长洲彭诩《停泖舫记》(节):"何子鸿舫读书之处名曰停泖,问之,曰:'吾先子之所命也。惕甫王先生自号泖翁,先子之师也。停泖舫者先生之所居也。先生往来竿山,恒下榻斯室,颜曰停泖,志不忘也。'呜呼,今世人情日趋于薄,父子兄弟有不忍言者,况师弟之间哉。……余读《竿山草堂诗稿》,呈惕甫及寄怀志感,数见于篇,惓惓师门,可歌可泣,盖山人之学问,先生实有以造就成全之。"(节)

钦吉堂汇刻同人所作,曰《泖东近课》。改七芗绘"泖东莲社图",亦一时盛事也。

按:《惕甫未定稿》有"泖东莲社图记"(节):"图凡二十有四人,其一人负手蕉阴者,青浦其伟何书田也。"

杨三俊(被堂)接泖客先生之后,丁卯来馆,已五年矣,兹辞归下帏,为

明岁秋闱之计。见《小稿》

按：杨㧊堂后举道光孝廉方正。

● 【校注】

[1] 风：原书为"疯"，疑误。从王惕甫诗中描述症状看，当为风。

嘉庆十八年癸酉（1813）40 岁

仲弟其瑞、叔弟其顺、季弟其章医名皆日著，人皆以为能读父书。

按：其顺，字玉符，号希白，武庠生。

此时书田先生的三位兄弟，医学均已成熟，除在家能为书田先生分担医务外，且各寓期在胥塘、金泽等处。但在他们三、四十岁时，均不幸早卒，造成书田先生晚年的劳悴和悲哀，而影响了健康。

夏，在海上，屡为雨所苦，有瞿子冶、改七芗等往还。见《小稿》

八月八日，归自海上，与王拙民（勋）夜话。

按：王勋继杨三俊之后，为课子之师。

九月三十日，四十生朝，有"述怀"四首：（录一首）"岵瞻抱痛七年余，乌鸟情深答又虚，东里西华艰守业，南塘北宅怅离居（原注：'余兄弟四人，近已析宅'。按：书田先生的曾祖初迁重固镇时，住在中塘桥下的老宅，以后自己分住在南塘桥下的南宅，老宅由其顺、其章居之，其瑞则迁至北塘桥下的北宅）。门无残客僮栽卉，簏缺藏金子读书，出负药囊归负米，敢劳白发倚庭间。"见《小稿》

嘉庆十九年甲戌（1814）41 岁

春，邓尉探梅。见《小稿》

暮春朔[1]，无锡无碍居士秦瀛撰赠《竿山草堂小稿》序。

夏日，触热过松江。见《姑存草》

五月，江南、北大旱，农力惫甚，斗米八百文，近乡俱已食粃[2]者二月，吾家亦食粃十余日。有"车水谣"古风。

按:《青浦县志·艺文》辑录。

六月下旬,得雨,始未成灾。

秋,得郭频伽(麟)诗集。读而慕之,遂往访其所居灵芬馆,原注:"君于戊午岁自芦墟徙居嘉善之卖鱼桥,近又偕令弟丹叔徙东郭江桥矣。"见《小稿》

秋杪,武林汪氏以洋钱一千二百为聘,邀往视病,辞不赴,籍祖父遗名,毫无实学,而遽邀厚贶[3],深可愧也。

按:这种谦退廉隅的道德,在旧社会医界中,是不多见的。

十月,苏松太道锺公琦遣弁赍书,招视其夫人疾,获瘳,赠"余艺济人"额。

冬至,大风雪,至浙之魏塘诊病,归途,冰阻莲湖口。连日醉卧,感愤交集,蓬窗滴白酒写诗,有云:"尚何挟微术,湖口于四方,卖药无厚酬,守冻倾其囊,(节)矢言徙故业,勿希古韩康。"见《小稿》

冬,过郭麟魏唐新居,以竿山草堂诗四卷属为点定。见《小稿》郭序

● 【校注】

[1]朔:指夏历每月的初一日。

[2]粞(xī):碎米。

[3]贶(kuàng):赐与。

嘉庆二十年乙亥(1815)42岁

仍寓上海,求诊者日有数十人,及抵家,又日不暇给。

正月二十三日,吴江郭麟题赠《竿山草堂小稿》序。

春,赴崇明祝氏视疾,得效,馈银三百两。以百两葬同高祖之兄弟侄辈久厝[1]棺十二具。

自清明后二十余日,往还海上,中间以水浅不得归,仍转而东,逗留多日。春事尽矣行役未央,舟中感成四绝句。见《小稿》

自三月起,患怔忡,怯应酬,不复作海上寓公矣。

按:书田先生在上海寓期,至此为止,已整六年。

九月，三弟渔塘（其顺）患软脚病，不三日而殁，年31岁。

季冬十日，大风严寒，冰阻姑苏城外者七八日，闷甚，偶书《竿山草堂续稿》。（以下简称《续稿》）

是年，从弟其超13岁，助其修膳，指授其作诗。见《藏斋文集》

按:《藏斋诗钞》何其超《自序》云:"年十三，拈笔为韵语，伯兄韦人指授作法。"

何其超（1803—1871），字超群，号古心，晚号藏斋，恩贡生。工诗精医。尝游幕燕、豫、关、陇，与张祥河甚相得。有《藏斋诗钞》《春煦室医案》《归山集》等，详《何氏医学》。

"何其超受业于陆兰阶（德良），弱冠为诸生，与陈渊泰、沈莲结二卯文社，旋学医于从兄其伟。"见《青浦县志》。按此则言其学医于书田先生。

⬤【校注】

［1］厝（cuò）:浅埋以待改葬，或停枢待葬。

嘉庆二十一年丙子（1816）43岁

家居应门，所得酬币视往岁为丰。

暮春，王惕甫先生重过郡中沈氏啸园，招集冬心馆。越日，携樽请先生游佘、辰两山，赋诗纪事。见《续稿》

夏，郡守宋公如松患暑疟，招留署中，与龚素山（凝祚）、姜小枚（皋）二君朝夕快叙。宋公疾瘥，对案唱和。日各成诗五十余首，彼此欢洽，遂结盟契。临行赠"廿世家传"额。曾祖、祖、父事迹，均采入新修《松江府志》。

按: 书田先生之曾祖何王模、祖云翔、父世仁，已见前，详《何氏医学》。

夏，援例纳资为贡生。

秋七月，陈琼题赠《竿山草堂小稿》后序。

冬十月，王惕甫题赠"书何书田诗后"。

十月廿三日，钦善题跋《竿山草堂小稿》。

仲冬，自序《竿山草堂小稿》。诗凡四卷，于冬至刻成。

自秋至冬，却客著书，负逋百余金。

除夕，典衣质钗，始得部署，而柜中仅存六百余文守岁，人不之信也。

是年，侄昌墀生。

按：昌墀（1816—1855），字六芳，号子丹。青邑庠生，善医。

嘉庆二十二年丁丑（1817）44岁

正月初三日，又质敝袍得七千文，供贺年之需。

初八日，即应上海朱氏之招，疾瘳，赠洋钱一百二十枚。

二月，姚椿题赠《竿山草堂小稿》诗三首。

二月初，诊贾玉之妇患白痢如涕，昼夜无度，胸脘胀满，不思纳谷，便粪则腹痛。兼之身热汗少，痰多喘嗽，曾发疹瘰，四肢下身不到。询其初起，腹痛数日，服燥湿导滞，而后转利，又复经旬矣。审其脉两手俱见细浮而数，意其元气素虚，若再迟延，恐难支持矣。然既不可以扶元气，又断非消导所能就痊。想其腹痛数日而后利，定是寒滞侵脾也；痰嗽风疹，身热未退，乃属邪风未透也。因以败毒散立法，一剂而便泻如倾，次数即减十之六；再剂又如前之多，腥气甚不堪；隔二三日而便已如常，其身热咳嗽诸恙，亦即安痊焉。见《竹竿山人医案》

按：此案石印本作丁巳，然是年书田先生才二十四岁，尚未为医，当据钞本作丁丑为是。

五月，与嘉定胡质夫（起凤）游虞山名胜。

秋，长子昌干读书家塾，年十九矣。七月望后，忽起呕血，神思恍惚，顿改常度。至八月十二夜，猝堕水死，手犹春秋一卷，哀哉。是儿性端谨，颇向学，文笔清健，诗近中唐，为惕甫师所赏。

嘉庆二十三年戊寅（1818）45岁

次子昌福体素弱，痛兄成疾，不能读书。内子为丧明故，得咳血疾。

嘉庆二十四年乙卯（1819）46岁

家居，酬应日繁，每月踵门求治者，无虑二三千人，兼以亲友招邀，夜以继旦。

夏间，怔忡之证大作，闭关养病。究孙吴兵法，检得青田钞本，始明其要旨，以米粒布案作阵，颇有法度。

嘉定程庭鹭（蘅芗）为作"竿山草堂图"，并题诗见赠。书来，索题其"萝烟树图"。见《姑存草》

按：程庭鹭（1796—1858），一名振鹭，字序伯，诸生。工诗画篆刻。有《以恬养志斋诗集》《尊璞堂诗文集》《练水画征录》《小松圆阁印存》等。后尝为何长治刻四字白文名印，今尚存。程庭鹭此时 24 岁。

"竿山草堂图"作画者，先有陈东桥，后有王学浩，及此程庭鹭三家。

秋冬之间，病愈应诊。

秋，嘉定钱石桥（东塾）枉顾，适他出失迓[1]。见《姑存稿》

按："他出"二字，可见此老病愈，已应外地出诊了。

● **【校注】**

[1] 迓（yà）：迎接。

嘉庆二十五年庚辰（1820）47 岁

仍复应门，兼著医书，碌碌无一日暇。

春，过吴江，诊沈翁病。见《续稿》

冬，过昆山，访王椒畦先生（学浩）。见《续稿》

仲冬，一再过郡，姜小枚（皋）留饮漱芳轩，见示《香瓦楼诗钞》，君近辑《续松江诗钞》。见《续稿》

冬，奔走况瘁，一病匝月。见《续稿》

道光元年辛巳（1821）48 岁

春，游富春名胜，五月始返。

按：每值书田先生远道出诊、出游、或抱病时，均有他的诸弟在家分担诊务。

七月，"答胡质夫诗"（四首录一）："厥阴经病足麻多（原注：今岁疫气盛行，系厥阴风木司天），骇说存亡只刹那。（节）"见《续稿》

秋，四方求药者日益众，殚心以应，不胜疲惫，爰闭门谢客，作小休期月之计，诗以遣怀。见《续稿》

十月初九日，生子，名曰阿鸿。

按：何长治，原名昌治，字补之，号鸿舫，晚号髯仙、横泖病鸿。太学生。貌甚奇，须眉如戟，豪饮雄辩，有古侠者风。书学颜平原，特苍劲，大江以东，自谓独绝。医名亦重，暇则以诗自娱，著有《还如阁诗存》二卷、《瞻竽庐诗》一卷。《松江府续志》《青浦县续志》均有传，张文虎《舒艺室集》中记述尤多。详拙著《清代名医何鸿舫事略》。

除夕，感赋四绝句，时室人亡后二日也。见《续稿》

道光二年壬午（1822）49 岁

暮春，过松江鹤壶，与钦吉堂话旧。见《续稿》

自去夏迄今秋，江、浙疫疠盛行，不终日而死，其病陡起，不寒不热，而大吐且泻，两足筋缩，面目改色，脉不应指。投以黄连、吴萸、木瓜诸药，间有可救，然亦百中一二耳。闾里[1]间哭声无虚日。

七月初，有海宁硖石镇蒋春圃者遘危疾，介吴姓友携佛银八百圆为聘。星夜驰往，至则不及药矣，遂还其聘而返，人以为廉。

海宁蒋君梦华（楷）与余别久矣，壬申孟秋，忽以书见招，星夜往访，未及登岸而返。见《续稿》

按：此二段所记，似是一事。

八月十四日，海盐张犀谷（步蟾）偕其舅氏蒋梦华，暨王水村（丹墀）同过草堂，樽酒情话，一宿而别，赋五言古二首："君以尺素招，余即冒暑赴；适遭人琴戚，未得阔衷诉；今兹翩然来，酬余往访步……"见《续稿》

按：海宁蒋学坚《怀亭诗话》："道光壬午秋八月，先大父（蒋梦华）偕王丈水村、张丈犀谷访何书田明经[2]于青浦之竿山。明经款待甚殷，临别赠先大父五古二章，其手稿至今犹在，余曾采入《诵芬录》中。殊不知当时王、张二丈明经并有赠诗，顷阅《竿山草堂续稿》始知之。明经以医名吴、越间，求诊者接踵于门，宜若无暇吟诗，然嗜之笃，为之亦弥勤，遇佳客至，必与之倡和，兴尽乃罢，岂少陵所谓'诗癖'耶。"海宁王丹墀《菽欢堂诗集》中，有"壬午赠何书田"诗二首。

是年，长孙后传生。

按：后传（1822—1849），改名光藻，字承伯，号景门，昌福之子。青邑庠生，学医。

●【校注】

［1］闾（lú）里：乡里。

［2］明经：唐代科举制度中科目之一。与进士科并列，主要考试经义。清代用作贡生的别称。

道光三年癸未（1823）50岁

四月至七月，淫雨不止，水势横溢，一白连江，屋无乾突，田禾尽淹，苏、松二郡被灾尤重。邑侯李公宗颍劝谕绅士富户，各就所居乡村减价平粜[1]。吾乡实粜一千二百余石，山人与四弟其章主其事，四十五日始讫。其间未尝饱一饭、安一眠，而身不致病。

"论医四首"有序："余自丙寅，继世业为医，迄今癸未，已十有八年，所经诊无虑数十万人，技非十全，而谬负时誉，可惧也。书此示及门诸子：作医必有恒，服药必三世，古语人习闻，此义当深味。操术关死生，贱役实重寄。空诵轩岐书，安得仓扁秘，神明在三指，安危争一剂。虚实稍混淆，人命等儿戏，所以慎身者，勿就瞽[2]医试。治病与作文，其道本一贯，病者文之题，切脉腠理现。见到无游移，方成贵果断，某经宜某药，一丝不可乱。心灵手乃敏，法熟用益便，随证有新获，岂为证所难。不见古文家，万篇局万变，变化未易言，病根识宜确。人身诸疾苦，端赖手一搦[3]，所恨脉理微，意会口难告。吾父殆[4]医圣，望之已先觉，闻声后审证，片言定祸福。至今竿山下，杏花满林馥，极盛难其继，勉哉箕裘[5]学。幼学壮无闻，平生技止此，幸无苟得心，千金若敝屣（原注：去秋有挟重币要余往者，至则病已不治，遂力却其聘）。规矩传高曾[6]，清白遗小子，肯堕货取术，致我家声浼。贫羸倍相怜，贵贱岂异视。常恐豪厘失，九生一或死，愿人长康寿，勿药各有喜。"见《续稿》

按：书田先生这种战战兢兢，不敢忽视他自己天职的负责态度，是值得提出的。

"客无甚疾苦，而好服药，求示养生之术，一笑答之"："一身痛痒自家知，莫漫求人药饵施。古有神农多上寿，世无扁鹊用中医。（按：《樗寮诗话》姚椿云：述医一联尤佳，当采入诗话，以志钦挹。）当筵酒食休酗恣，涉路风霜善护持。悟得卫生真妙诀，菜羹蔬食胜参芪。"见《续稿》

按：此诗何鸿舫先生常喜为人写入扇面。

我们在临床时，确常遇见有些不究病情，好服补药的病人。书田先生此诗，可以作为积极性的箴砭。

"小山以医术游寓胥塘，十余年矣，订期往返，风雨不爽，兹又襆被出门，不能无慨"："百里烟波一叶舟，频年还往几曾休。抱山愿与兄偕隐，卖药仍教弟出游。早发梦惊啼鸟唤，宴归帆趁夕阳收。栉风沐雨[7]形癯甚，不及闲眠江上鸥。"见《续稿》

按：百里舟程，风雨不改的寓期生活，非身尝者不能体会。非有决心服务的精神，也不能坚持到十余年的。

"中年废学，垂老无成，幸袭世业，以免长饥之叹，书此告同学诸子"："读书不能登青云，合思著述为传人，否则偏长薄技退而习，亦堪立誉兼资身。苦守一编外无好，岁岁秋风怜氄毳[8]，心灰头白梦初醒，冻馁徒教妻子笑。君不见秀才作医何山人，疲癃千百趋其门，家无恒业日饱食，药王灵可通钱神。倘学窗蜂攒故纸，老至无能又安恃，幸未将高曾遗矩舍而嬉，或者与巫卜之流垂野史。"见《续稿》

按：我对此诗的体会，书田先生的年轻底学生们，也许有些热衷于科举的，故写此以宽慰和安定他们的思想。"论医四首"中，也多这样的启示。

书田先生此年论医之诗较多，虽仍未能尽泯功名之念，但可于诗中看出，已经安于他的职业了。

浦生廷标病久不愈，终岁无好怀，诗以慰之。见《续稿》

嘉定浦子英廷标从余游七年矣，多愁善病，诗以悯之。见《姑存草》

按：书田先生门弟子的姓名，苦不传，除此浦生外，尚知有上海江湾蔡氏、青浦珠家阁张氏及陈祖庚等。

● 【校注】

［1］粜（tiào）：卖出粮食。

［2］瞽（gǔ）医：瞽，瞎眼。喻指庸医。

［3］搦（nuō）：按下。意指按脉。

［4］殆（dài）：几乎。意指就像是。

［5］箕裘：《礼记·学记》：“良冶之子，必学为裘；良弓之子，必学为箕。”意指儿子往往继承父业。后因以“箕裘”比喻祖先的事业。

［6］高曾：指宗族中最在上之称。班固《西都赋》：“工用高曾之规矩。”

［7］栉（zhì）风沐雨：以风梳发，以雨洗头。形容道路奔波的辛劳。

［8］氉（mào）氉（sào）：犹烦恼。

道光四年甲申（1824）51岁

秋，过松江北门，走晤姜小枚。见《续稿》

闰秋七月，仁和龚定庵（自珍）为《竿山草堂续稿》题跋。

九月，惕甫先生少子井叔（嘉禄）卒，年二十九。

九月以后，老母痰厥之证发益剧，至冬仲十二日，大风奇寒，遽而长逝。

十月，自序《竿山草堂续稿》。

十月初九日，又得一子曰阿丁，与辛巳所得阿鸿同日生，人以为奇。

按：阿丁名昌焕（1824—1896），字鼎甫，又字炳之，号蔚如。举人，善医。

“老境渐臻，不得已而用眼镜，赋诗志慨”（节）：“何期昨秋来，老境忽余逮，两耳尚不聋，双眸几就昧。未甘作瞽医，借光出无奈。”见《续稿》

是年，寄书郭麟，附《竿山草堂续稿》一册，以删定为请，且乞序。见《续稿郭序》

是年，初诊龚菊人："前苏松太观察龚闇斋之兄菊人明府，自粤东引疾归，相见于上洋官厅。属山人诊其脉之虚实。山人曰：两尺空软无力，水火不相济也，而右脉尤弱，恐火不生土，则有脾泄肢肿虞，须及早服药为妙。明府曰：余全家依弟于此，复可以医药累之乎？至明年春，泄泻骤作，日夜十余次，因忆山人言，力求处方，而神色脉象迥不如前诊时。以桂附八味丸为主，加人参、白术，服之无甚进退，山人密告其侄定庵舍人，劝其归。定庵曰：吾伯贫甚，无可归，留此或可得先生大力拯之。山人直告之曰：此非鄙人所能也。时明府之从弟号砥斋者在署，亦知医，欲献能于观察之前，指山人方曰：何某能用药而不肯用力，此种病用人参三四两，而佐以附子，无不愈者。于是重用人参，每帖一钱，增至二两，数日后泄减食进，颇有起色，而砥斋告别去。复邀山人诊之。观察曰：君所不能治者，余弟已治之效矣。山人曰：参力甚佳，第可支持目前耳。令兄年届六旬，全赖水火两脏涵濡而熏化之，今两尺虽起，而根柢不牢，右关应指，而浮微无力，是本虚先拨矣。季夏天气暄热，得参、附以助其阳，尚不致溃败，转至秋深气肃，火将熄，肾水不能收摄，肿势上升，发为喘促，又何方以治之耶？即有名手，能保万全，鄙人则不复敢奏方。力辞而归。后闻服参至十余两，卒罔效，九月初终于上海署中。"见《竹竿山人医案》

按：龚闇斋，名丽正。仁和人。其任江南苏松太兵备道，在嘉庆二十年乙亥，至道光七年丁亥间，凡十二年。其子定庵之在上海，先为丙子、丁丑两年，后则癸未七月。定庵在都，官中书，因母段氏卒于苏松道署，解职奔丧，旋奉榇[1]还杭州，明年甲申以迄乙酉十月，定庵皆居忧在沪，十月服阕，遂客昆山。(以上据吴昌绶《定庵先生年谱》)

医者最宝贵的经验，一是"见几于未萌"，如此例书田先生于上一年秋，即诊断为有脾泄肢肿之虞，此时若进行治疗，也许可能挽救。二是"预决死生"，此例在春日即断言秋深病危，中间也不以小喜而动摇其诊断，这是何等精确的识见。

[1] 榇（chèn）：棺材。

道光五年乙酉（1825）52 岁

家居守制，不数数出门也，四弟亦止游寓。

春，复诊龚菊人，晤其侄定庵舍人。见《竹竿山人医案》

二月七日，赵逢源跋《竿山草堂续稿》。

按： 赵逢源，名宗远，号晓山，青浦人。为何其章之内兄。工填词，善书法及篆刻。

三月十八日，同门钦善序《竿山草堂续稿》。又见过草堂，握手快甚，得句奉贺其六十寿。见《续稿》

季夏，三诊龚菊人。见《竹竿山人医案》

冬杪，弟其章有诗题《竿山草堂续稿》后（诗不录）。

暇日录数年来所为诗，厘为二卷，续刻之。

道光六年丙戌（1826）53 岁

家居守制。

三月，王椒畦题《竿山草堂续稿》诗。有约从淞阳草堂见过山居。见《续稿》

五月，吴江郭麟序《竿山草堂续稿》。

十月，《竿山草堂续稿》二卷刻成。

仲冬，过娄县冯承辉，以其章《七榆草堂词稿》求序。见《续搞》

道光七年丁亥（1827）54 岁

二月，服除。

夏，病暑，闭门谢客，戏作词曲，以消长日。

按： 书田先生以医及诗名，《青浦县志》称其"诗效陆务观，主清澈自见"，初不填词，至是始习之。其弟小山则甚工，有词集。

四弟其章应酬益烦，屡触热出门为人治病。猝患暑疟，向有呕血，二疾并作，至七月初十日而殁，年四十三。

按： 其章之死，不但对书田先生精神上以很大打击，在医务上也损失了一个重要的助手。读书田先生所撰《亡季弟小山行略》，可知何小山先生是为了抢救人民的时疫，而献出其生命的。节录如下：

"六月中旬至七月之初，天炎旱，多时疫，百里内外踵门求请者无虚日。小山意不忍拒，又恃气禀素强，辄掉小舟冒暑而出，出必逾夕归，归不逾时即复出，旬余不遑寝处。外感内损，神色顿瘁，然犹勉力以支，绝不言病。初二日早起，有人急要之嘉定，又将行矣。忽觉四肢寒，时方对客处方，告罢而卧。卧即发热，漏下数刻始已。初四日复寒且热，初五以后不甚寒，而热势渐壮，口渴，心内恐，若有所见，恶步履声，与之言，懒倦不能答。初服人参白虎汤，渴不止，改用升散法，得发疹遍体，而热仍不退，脉洪数益甚。至初十日东方未明，而懵然逝矣。""曾寓嘉善之胥塘镇，往来十二三年，所经诊无虑数万人，多应手愈者，由是名日著。而凡远近之以疾见招者，不论贫富亲疏、有无酬报，随请随赴，即徒步数往视，不以为劳，人皆便之。"小山先生这种崇高的医德，也值得我们称扬和学习。

次子昌福废举业，习家学，稍能为山人服劳云。

按： 书田先生长子昌藻早殁，昌福是年 26 岁。

重九前三日，渡浦东游，访吴春岩（曾钰）于城书轩，逗留三宿。见《竿山草堂三稿》（以下简称《三稿》）

九月十一日，姚椿偕令弟子枢（楗）、张石春（允新）、张竹初（公权）枉访，快叙永日而别。见《三稿》

按： 姚楗，字子木。与兄椿杜门讲学，时号二姚。有《归云堂诗集》等。

"暮秋，雨窗感作"（节）："唯闻求药者，造门若趋鹜，山人岂卢扁，内恧[1]且内惧，竟日诊百症，讵[2]无十一误。远来谢勿应，又恐撄众怒，务令每人悦，四方病无数，广济仁者心，量力以应付，客告并有人，救之我其赴。"见《三稿》

冬，去嘉定。见《三稿》

偶检小山遗箧，得其手删定七榆词稿六十首，展诵一过，怆然为赋"凄凉犯"阕。见《七榆草堂词》

按："凄凉犯"词墨迹，题在小山词稿后，今存作者许。

● 【校注】

［1］恧（nù）：惭愧。

［2］讵（jù）：岂。

道光八年戊子（1828）55 岁

正月十九日，往郡，答谢姚春木（椿）、子枢（楗）、顾卿裳（夔）、赵晓山（逢源）诸君见慰亡弟之丧。饮于春木春棣草堂，故交同席者有改七芗（琦）、钦吉堂（善）、高药房（崇瑞）、沈直甫（德）等五十余人，诗酒酬酢，不觉乐而忘返，情见乎辞矣。见《三稿》

三月十六日，姜小枚归自山左，今就馆海上，枉过草堂。见《三稿》

三月晦日，至松江，见改七芗盖棺，遇钦吉堂于巷口，询悉七芗病殇之由，相与挥泪而别。见《三稿》

仲夏二十七日，重过嘉定，访胡质夫学博（起凤），并晤其子子莹（澄），开樽话旧。见《三稿》

五月，又生子曰阿本。

按：昌霖（1828—1867），字本之，号石根，青浦县庠生。精家学，审症甚详。

夏，侵暑遘疾，心力渐衰。去秋遭季弟小山之丧，多戚寡欢，诗遂不多作，作亦不皆留稿，以迄丙申，所存止八十余首。见《三稿·昌治跋》

七月廿三日，得钦吉堂手告云，患腹泻疾，求治甚亟。余以诊事所羁，至廿五日放舟往视，已先一日逝矣，诗以哭之。见《三稿》

道光九年己丑（1829）56 岁

春月，延李亚白（敷新）于家，教三子昌治、四子昌丁。亚白于乙酉春曾教昌治半载，四书已读其半。而昌治病目，服药千余剂，逾三载，仅保左目。右目虽损，尚可读书，故复课之。

按：名医而又善书的何鸿舫先生，其事迹数见于近人笔记中，说他"虬髯如戟，声若洪钟，雄谈高论，语多诙谐"；"据案作书，须髯拂纸作簌簌声"。一般只知他是短视，不想却是患过严重眼病，而且是废了一目的。但他还能作榜书一类的径尺大书，和蝇头小行书的批注，足见功力之深。是年，昌治10岁，废学三载，再入家塾，虽觉迟误，但他终究成为有名的医家、书家和诗家。

三月，于福泉山之北，十五图潜字圩，买地三亩，为他年埋骨之所，筑土浚池，亲自督办。

五月望后，重到嘉定，游胡质夫循陔园，与毛君生甫（岳生）坐雨谈诗，彼此快然。见《三稿》

按：书田先生自专业为医，至此已二十余年，病人日有百人，很难无故出外，前面所记那些游某地、访某人，可能都是应邀出诊，顺道访友。

重九前一日，以医事之吴门。胡质夫学博偕毛生甫、王云垞（步瀛）、蒋子延（宝龄）暨哲嗣子莹枉访，不值，殊怅然也。见《三稿》

按：蒋宝龄，号霞竹，又号琴东逸史。工诗画，名重东南。有《墨林今话》。

秋，诊郡守苏廷玉之夫人：同安苏公鳌石守松郡时，介李颖香学博，邀视其夫人之疾。夫人年近五旬，胸次忽结一块，按之有形，胀而减餐，云在京师时，以劳烦过度，得来已二三年矣。赴苏郡就医，初投旋覆花、当归须、郁金、橘络等以疏消之，不效；改用补中理气之法，又不效。山人至，苏公嘱必速效为妙，述其旧嗜面食，多忧寡欢。于是细察其脉，六部中两关独弦，右尺不振，此木郁伤脾，而成痞气，命火衰，不克生土，脾阳失化使然。证可治，特非旦夕可瘳耳。第一方用白术、苍术、香附、茴香、陈皮、白芍以疏其中焦之郁积；继则用肉桂、菟丝子、枸杞、九香虫以助其下焦之真火。至二十剂而痞渐消，三十剂而大愈。苏公遂以山人为能，后迁擢他省，常治书以志感念，并为延誉焉。见《竹竿山人医案》

按：是案原不纪年，今据苏廷玉（嘉庆进士，有《亦佳室诗文钞》）所撰

"书何氏家谱后"一文云："己丑秋，余守松江，病妻患腹胀十年矣，闻青浦何君书田良于医，延治之，数日病除。"（节）故系于此年。

冬，嫁幼女于竿山胡氏。

按：书田先生共生五女：长未字卒，次字青邑太学生戴桂华，三字青邑庠生胡见超（即所谓幼女，以后又生二女），四字苏州彭师潜，五字元和县庠生彭鸿高。其中是否有门人或医者，无可考。

检师友旧札，有前兴化宰曲阜颜运生先生，前扬州县学博李啬生先生，陈古华、汪西村、陈东桥三先生，石琢堂太史，秦小岘侍郎，王惕甫先生，重读感赋。见《三稿》

道光十年庚寅（1830）57岁

正月初三日，偶作"冰腐诗"一百韵，屡改不惬，忽咳血数口，笔砚皆红，盖以去冬为遣嫁事，烦劳内损所致。服西洋参、石膏、甘草三味，不数日即愈。遂废文墨静养，恐春夏间复发，致成大病。乃于四月十五日葬亡妇、季弟、诸故子女，并自营生圹[1]。

九月初，陡患暑疟，外寒而内热，舌滑白如粉，投表散之剂而口益渴，神烦脉数，颇自危。昌福藏西瓜二枚，劝服，大喜，遂取汁饮之，即大泻热水如沸汤者两次，病去其半。明日改用大黄二钱，泡汤代茶，又泻一次，而霍然愈矣。病中有诗，录如次：

"重九后，大病几殆，至仲冬月杪始得瘳，枕上偶成一律"："三十年前垂死人，还生今幸复回春（自注：嘉庆庚申恩科，余年二十七，自金陵遘疾归，有"完体到家如得第，神方非父不还生"之句）。孤身向未风谣感，一病方知老境臻。蚤起索餐思异味，夜眠听漏待侵晨。夕阳恰与黄昏近，能否迁延到六旬？"见《三稿》

前松郡守同安苏公廷玉，时调任苏州太守，知山人病，见饷燕窝八斤，朝夕煮汤服之，甚得其力。仲冬，病差往谢，适升署苏松太粮道，舟次胥门，招留夜宴。归途又冒风而病。

【校注】

［1］圹（kuàng）：墓穴，亦即指坟墓。

道光十一年辛卯（1831）58 岁

正月，与同安苏廷玉相见于吴淞舟次，以家谱示之，蒙书跋其后。

按：苏廷玉"书何氏家谱后"一文，作于辛卯人日[1]吴淞舟次，是时苏又由苏松太道升任江苏督粮使者，而往履新。（文见附录二）

春，始获全痊，然精神迥不如前矣。

三月中，督学白公镕，亦出述庵师门下，按松科试。招入署中治瘰症，极见优礼。

四月廿五日，诊郭复翁（麟）嘉善，承以普通砖砚及诗扇见贻，诗以谢之。见《三稿》

按：《三稿》附录郭麟"喜韦人见过，用书闷韵奉赠"："竿山岩讯隔年余，黄色眉间握手初。能活故人宁望报，又成新著肯抛书（原注：以近稿见示）。刀圭乞得好行药，裹饭来寻罢剪蔬（原注：不饭而去）。投老相于倍珍惜，楞伽宰树似园樗（原注：谓惕甫）。"此诗及题《竿山草堂小稿》《续稿》的二篇序跋，《灵芬馆集》均未载入，可见当时编集者的疏失。

七月，闻复翁讣，为诗哭之。见《三稿》

按：关于郭频伽，是大家熟知的嘉道间有名诗人，在书田先生竿山草堂诗集中，有下列数点资料，值得提出：一、复翁于辛卯七月初八日殁于嘉善东郭江桥之浮眉楼，年65岁。二、"翁客夏远游山左，致患泄痢之证"（见《谢扇诗见贻》诗注）。又"哭复翁诗"中有"两放扁舟问郭公，参苓珍剂竟无功。鬓毛半白风尘里，心血全消著述中"，可以测知这位诗人致死的病因。三、"哭复翁诗"注："翁频年为河督张公芥航、严公小农延致幕中，今岁始家居半载，而又赴潘红茶方伯之招，留湖上者四十余日"，这是复翁临殁前的行踪。四、复翁赠书田先生扇头书诗"用病中书闷元韵"有"寄语何点何时达"之句，可以说是他邀请书田先生诊病的诗束。五、"哭复翁诗"注："君生于乾隆丁亥岁，年届六十时，取《急就章》'长乐无极老复丁'之语，颜其室日老复丁庵"。六、前诗注："君临殁前一月，有枕上口占十一绝，第五首云：'老去何关世重轻，多烦何点出山行。梦中隐语传来怪，谁识西泠陆丽京。自注谓何韦人'"按：陆丽京名圻，钱塘人，是清初庄廷珑文字狱的波及者，后得不死而隐于医，郭诗何以引及此事，其后二句不可解，前二句想是谢医之意。以上数则也许可供郭频伽诗集或年谱补充工作的参考。又，从上引"哭复翁诗"："两放扁舟问郭公"句而言，书田先生本年曾两到嘉善，为复翁诊病，但另一次的日期无考。复翁的谢医，除诗扇外，还有萧梁普通年代的砖砚。

九月，有海宁长安镇陈翁号耐圃者，以其子春樵同知患吐血症，招往诊治。辞以疾，不可，不得已勉力一行。至则其病已入膏肓，即欲告别，陈翁哀泣攀留，馆山人于别业，供馈极丰，日为病者处方，半月之间，幸未见血，霜降节后，始得脱身而归。临别馈佛银（市上通用的外国银圆）三千，受人厚酬，而不克副其爱子之意，于心深窃恧焉。

按： 从上文末三句，可以见出这位名医一片救人之诚，和对待不治之证的心情。

冬，为族中弟侄之不能婚葬者料理其事，贴费八百余千文。

"校订家谱毕，敬题一诗于后"："方技传家七百年，云间氏族孰争先，太医题碣[2]前朝显（原注：十三世祖讳严，明宣庙时，官太医院掌院使，嗣后吾家为太医者凡八世，同葬于薛山之麓，墓碣具存。），世济颜堂故址迁（原注：《松江府郭志》：'世济堂，东城何天祥居，七世良医，名闻吴下'，元时旧迹，久废莫考。）。遗业刀圭承祖荫，清芬俎豆奉乡贤（六世祖讳汝闿，于康熙五十八年崇祀乡贤）。远宗莫认三高后，南渡青龙一脉延（原注：始祖讳沧，宋高宗朝，官左朝奉大夫，制置京西北路干办公事，上骑都尉，扈跸南渡，居秀州之青龙镇，今属青浦县境。）。"见《三稿》

按： 此诗可以略见书田先生先代医学的渊源，详见拙著《何氏医学》。

十二月，酣饮火酒，又吐红二次，即愈。

是岁，序唐玺[3]所著《墨华斋稿》。见《青浦县志·艺文》

● 【校注】

[1] 人日：旧称夏历正月初七日为"人日"。

［2］碣（jié）：圆顶的碑石。亦作"喝"。《后汉书·窦宪传》："封神丘兮建隆碣。"李贤注："方者谓之碑，员（圆）者谓之碣。"

［3］唐玺：在附录一中名唐垫，又名唐味崧。

道光十二年壬辰（1832）59岁

山人于前秋大病之后，心血骤衰，须发半白，不能日常应诊，四方求药者，令次子昌福代为料理，尚不致有误，亦可喜也。

秋，沈云巢郡守手书见招，谒别后，辱寄诗，次韵奉酬。见《三稿》

闰九月初八日，陆莱臧司马过宿草堂。明旦，同吴书卿（家鼎）、王子芗（嘉稼）、侄昌龄重游福泉山，赋诗纪事。见《三稿》

按：嘉稼一作家遂，字如桂。

十二月，林少穆（则徐）中丞以夫人患肝疾，遣辕弁持束见招者三，意甚真挚，不获辞，风雪中飞棹而往。进人参、桂、附，两剂而安（医案见下），旋即告别。

按：林则徐斯时正为江苏巡抚。后官两广总督时，以烧禁鸦片，触犯了英帝国主义的利益，悍然用海军侵广东，想用武力胁迫，林早有所备，兵民奋起与抗，屡有胜绩。但庸暗的清政府却主张议和，将林谪戍伊犁。他是我国历史上有名的民族英雄。

林少穆中丞于壬辰夏来抚吾吴，其冬十二月，以夫人病，遣辕弁见招，苏公（同安苏廷玉）子小鳌口荐也。时风雪严寒，星夜飞棹而往。公子导入内室，见夫人卧床呻吟，腹作痛而泄泻不禁。前一日，有投左金丸加味者，而痛益甚。中丞焦急，欲用补剂，未决。山人诊其脉，六部俱沈，左关微弦，右关尺细濡无力，就证而论，乃太阴脾土失司，肝木乘之为患，而下无命火，又不克熏蒸水谷，堤溃而痛且泻，理固然也，非大剂温补不可。中丞曰："服之果效乎？"山人曰："不效即有损矣，乌乎可？"遂以参、术、姜、附等味进，明日泄减而痛未止；即原方重用参，复加肉桂进之，病去七八。五日后往视，已全瘳矣。中丞手书楹联为赠。山人于是名噪吴中，奔走官厅，不胜劳瘁矣。见《竹竿山人医案》

望后，中丞又招往覆诊，逗留旬日，把酒畅叙，承垂询东南利害，山人尽意以对，中丞极当意，遂定交焉。（按：作者在编校何书田所著《医方汤头歌诀》《竹竿山人医案》等书时，曾就林、何二人交往契密，和何书田多方面的成就，写文四篇，请参看。）

岁抄返棹，四昼夜制《东南利害策》十三道，密以献。后中丞举而行者九。并蒙手书楹联，句云："读史有怀经世略，检方常著活人书"及书籍笔墨为赠。

按： 在林则徐毕生事业中，禁止鸦片应是他最大的成就，而禁止鸦片政策中所采用的"戒烟丸"，其制方者即是书田先生（见《林文忠公政书》湖广奏摺，及本书六十岁谱中）。当然，制止鸦片进口、不许国人种植、严禁人民吸食，和焚烧现存的鸦片，都是很好的根绝方法。但怎样让已中鸦片瘾毒之人，能够去除病根，恢复体力，重新做人，这是要靠医药的力量了。书田先生在次年三月，就根据这个拯救烟民的迫切需要，而辑成了《救迷良方》（此书已刊为《何氏历代医学丛书》之十二）。其中最有效平稳的递减法，少反应，而为人民乐用的药方，共十八味药物，可以制丸或是熬成膏汁，民间相传称为"林文忠公戒烟方"，或者简称为"林十八"。

这十三道《东南利害策》中，林则徐能够接受而推行了九道，料想是很有价值的建议，极可能即有禁止鸦片的计划在内。在我所藏的书田先生遗著中，诗集和医学著作的稿本，大致均无缺失，但无他的《忝生斋文集》。我的推想：可能与他在 24 岁时受到王惕甫的批语有关，影响他后来致力于诗，对文章不敢自信，以致这样重要的十三道策论，也失于留稿。今天就我们研究医学文献的需要而言，不免是一件损失。

又：吾师程门雪先生曾见过何书田所著的《东南水利》一书，同道顾坤一、丁济民都喜收书，也曾见之，但我没有访到。

又：林则徐赠书田先生的对联，作者尚保存，摄影见本书。

是年，侄孙元康生。

按： 元康（1832—1895），原名后康，字仲英，昌龄次子，青邑庠生。工诗善医，后迁居西塘。

道光十三年癸巳（1833）60岁

元旦，作"述怀"诗三首（录末首）："读书岂求显，不读同氓蚩。平生何所恃，一片虚灵思。学古知慎术，格物乃喻医，儒理未贯通，见陋方安施（中节）。经世空有还，著书难远垂，谁肯传宋清，狂喜醉一卮。"见《三稿》

春，陆莱臧司马与少穆中丞为亲家，在吴门节署，贻书邀往叙旧，又泛舟赴省，作十日之留。

以元夕后一日去吴门。见《姑存草》

王述庵先生殁已廿七年矣，邑人胪陈事迹，公请入祀乡贤祠，其伟预焉。顷于抚军署中，与同门杨芸士（文荪）得读诸大吏会题文稿，喜而赋诗。见《三稿》

三月，又往吴门，送莱臧司马之官闽中。

三月望前，风雨不止，留节署者五六日，闷甚，同门杨芸士以"且住为佳"四字见慰，即事口占一律遣怀。见《三稿》

按：就在这风雨不止的闷人时日，书田先生在林则徐的抚署中，撰成了与国计民生有关的那卷《救迷良方》，从其"自序"可证：

《救迷良方·自序》："右军有言：'死生亦大矣，岂不痛哉'，盖痛夫有生之难，而致死之甚易也。知其难而爱之保之，尚不免疾厄而夭折，况明明导以速死之路，而甘心蹈之，至丧身斩嗣而弗顾，不痛之尤痛哉？今者鸦片之流毒，遍海内矣，嗜之而死，虽亿兆人奚足恤，然岂无将死未死，忽幡然悔惧，求延残息于顷刻者，是不可不有以苏之，我欲生即生，良方具焉。若朝既欲生，夕又忘死，一念为人，而一念为鬼，则亦末如之何也已。道光十三年癸巳季春月望日，闽中大君子（按：指林则徐）命竹竿山人书于苏抚节署平政堂之西廨[1]。"

仲夏，过蒋浦，访徐竹坪司务（光烈）。

自春入秋，凡四诣戟斋，流连文酒。

重九后一日，薄病晏起。喜柳古槎见过。君之戚，亦于是日就医来山。见《姑存草》

九月三十日，为山人周甲生辰，林中丞特撰"橘井活人真寿客，竿山编集老诗豪"联语，遣员致寿。

按：梁拱辰《楹联四话》中，有此联之记述："青浦何书田茂才居北竿山下，工诗，家世能医，书田尤精其术，名满大江南北。侯官林文忠抚吴时，得软脚病，何治之获痊，公赠以联云云。由是投分甚密，而何介节自持，未尝干以私，人两重之。"

九月中，诗文故交承致祝而畅叙者，六百七十三人，诚欢洽焉。

十一月廿九日，姚椿归自大梁，冒雨来访，衔杯款话：追溯三十年前在三泖渔庄定交时事。见《三稿》

行年六十，吾乡耆硕凋疏殆尽，忆少壮时深被教益者，有娄县庄泖客（师洛）、长洲王惕甫（芑孙）、秀水汪西村（大经）、同邑陈东桥（逵）四先生，各以一诗追挽之。见《三稿》

蒙林少穆书七言楹联见贻，诗以谢之。中丞复书云："承惠佳章，气清格古，真是五言长城。惟奖借过情，三复省循，但有颜汗耳。"见《姑存草》

按：谢诗述及道光癸未，青浦春雨成潦，得林氏救灾，及松江云间书院、昆山震川书院二院肄业诸生极荷奖爱事，故林氏复书云然。

● **【校注】**

[1] 廨（xiè）：官署，旧时官吏办公处的通称。

道光十四年甲午（1834）61岁

延胡小洲（理）教五子昌本。

为三子昌治、四子昌丁、冢[1]孙后传聘妇。

二月"二十七壬戌，夜招白航、书田、芸士畅之共饮。"见《林则徐日记》

按：是月可能即是"三月林中丞以夫人旧恙复作"一条的互文。

二月，买邻屋一所，遣冢孙后传、次子昌福居焉。

按：这座房屋后来称为南宅，作者即出生于此。

三子昌治、四子昌丁、五子昌本居旧宅。于是山人优游林下，心无所累矣。

按：书田先生所住的旧宅，即后来鸿舫先生承袭遗址，在这里每日诊病百余人之处。

仲春月杪，过吴门之墨池园，访朱君酉生（绶），相见甚欢，遂与定交。

三月林中丞以夫人旧恙复作，手函见招，留居节署之清德堂半月，相与衔杯谈文，亦晚年不易遘之乐事也。

按：《林则徐日记》（1962 年 4 月中华书局版）："是年三月廿九日癸巳，晴，东南风。何书田来晚饭，兰卿处延其视疾。适后园新结紫藤花棚，邀白航、达卿、芸士、退之共饭"。

白航徐姓，芸士即杨文荪，余二人失考，殆皆林则徐之幕僚。

署臬事李兰卿观察（彦章）邀诊，事毕，以所刻《催耕课稻编》见示，奉呈一诗。见《三稿》

按：李兰卿时署江苏臬台，于四月初六日卸事，回常镇道任。见《林则徐日记》。

四月、五月，数往嘉定县署，为张东甫明府（之杲）母夫人治疾。医案如下：

癸巳夏（按：石印本作癸酉，误，今据抄本），钱塘张东甫明府莅任嘤城，与山人有旧，数相往来。明年四月中，明府之太夫人遘时疾，身热而无汗，饮食无味，大便已数日不解。明府最善谈医，家人有病，每自处方。太夫人素服滋补之剂，明府诊脉，以为阴虚致热，以干地黄、当归、龟版等药进，无效。复按之曰："误矣，此外感寒，内停食证也"，改用桂枝、陈皮、厚朴、生姜诸药，属其内眷速煎以奉。而乘舆出迎制府于安亭江上，连日不归，病势垂殆。幕友龚素山修书遣急足邀山人往。时病逾旬日，不纳不解，切其脉沉细微数，神倦口渴，舌绛裂至不能言其所苦。山人曰："此危候也，年届七旬，气阴并亏，时邪感于外，宿滞停于内，阳明表里兼病，而又误投辛热刚燥之品，以劫其阴，能无增剧乎？无已，则有甘凉清润一法，速进或有济，迟恐无及矣。"明府之戚杨君白山人之意于内眷，立求施方，随用人参一钱先煎汤，与石膏、知母、鲜地黄、甘草、人中黄等药同进。薄暮服竟，戌刻倦极思寐，至丑寅之交，大便畅下，周体得汗，所谓中通则表解也。神思顿觉清爽，惟舌滑少津，脉象未得流利耳。遂接用人参、地黄、麦冬、知母、当归诸味助其元气，以滋其阴液，两日之间，危者就安。明府事毕回署，母子相庆，喜溢眉宇。于是深服山人，叩首致谢，不复自诩其能医。见《竹竿山人医案》

七月朔，林中丞自娄东过安亭江（属嘉定县），谒归太仆（有光）祠，祠在菩提寺左。张东甫明府邀山人陪宴，即事赋七律一首。见《三稿》

按：《林则徐日记》是年："七月初一日甲子，嘉定令与震川书院各董事俱来迎。饭于院中，与山长潘望之孝廉（鸿诰）及何书田明经（原注：由青浦来）同席。午后回舟，即开舟。委青浦令蔡维新、前上元县黄冕同赴泖湖等处，勘视河道。"（节）

时，陆莱臧同知以少女新归于中丞之长子，病暑未及赴官。其夫人亦患痁[2]颇危，假馆葑门之井仪坊巷。中丞招往，山人为其内外处方，晨夕不得休，至一月后始获痊而归。

八月，元和朱酉生（绶）以长歌《题竿山草堂续稿》，有"朱生十日卧斋阁，一剂刀圭苏病榻，君言勿药为中医，暇旦哦诗遣丛杂。"

按：读朱绶诗，可知他们也是由医病而成为文友的。

七月四日，老友姚子枢（楗）之官河南陕州卢氏任，次韵作。见《三稿》

十月，朱酉生由嶂城过草堂以医见询，见贻诗有"酒如上池水，酌我解烦懪。因谈服食理，性定生可摄"之句。见《三稿》

十月十四日，朱酉生《校读竿山草堂三稿后又跋》。

● **【校注】**

[1] 冢（zhǒng）：大。引申为嫡长、首长之意。冢孙，嫡长孙。

[2] 痁（shān）：疟疾。

道光十五年乙未（1835）62岁

春，往嘉定，老友胡质夫留住循陔园中两月，倡和极多。以过饮，吐血又发一次，旋愈。

暮春，何竹垞司马（士祁）入都觐回，将赴川沙任。过草堂，询养生之术。茶话半日。别后赋呈，有"士无可友寻元直，药不轻尝问伯休"之句。见《三稿》

按：何士祁，会稽人，嘉庆进士。博学工书，藏书之富，甲于江、浙。

五月、六月，酷暑亢旱，张东甫明府之母夫人年高患痢，数数招视，深受道路触热之苦，而卒不获愈。

六月，盛热，"吴门王君半亭（有经）以其至戚遘疾，辱书见招，并赍厚币为聘。会病暑不克赴，诗以谢之"：卢医不复见当今，肺腑畴能洞视深。只手虽曾经万证，一方岂果值千金。贻书劝驾情何切，策马登途病不任，药圃荒芜门昼掩，漫劳使者入山寻。见《三稿》

按：不贪厚币，新诗谢诊，可以想见其襟怀，诗句亦谦逊不亢，耐人讽咏。

八月，手录近诗七十余首，属春木点勘，不以为不足存，辱作序，定为《竿山草堂三稿》。儿子力请付梓，其冬又登诸板。

按：姚椿《竿山草堂三稿》序。

九月，嘉定胡澄读《三稿》数过后，有跋。

冬，"觉老境日迫，赋此自慨"："揽镜发成雪，何方能驻颜。倦禽难振羽，斜日欲沈山。少食意常餍，多眠心若顽。诗功疏晚节，近稿逐时删。"见《三稿》

其超校《三稿》毕，有跋。

道光十六年丙申（1836）63岁

年来故交零落殆尽，久要不忘者惟姚子寿，姜小枚两君，各以诗怀之。

正月望后，之郡中访小枚，偕往西郊子寿斋，快叙二日而别，归途感风咳嗽，逾月始瘥。

正月，《竿山草堂三稿》二卷刊成。

春，臬使裕公谦以太夫人疾见招，竟不能赴。

"春日偶作"有"心情至此消磨尽，饱食忘忧藉卫形"之句。见《病余稿》

（钞本）

三月十八日，有吴江恶客挈其亲友八人，强求治疾。勉为处方，心窃不怿，方仅疏半，即狂吐鲜血三四碗。自是木火大炽，心宕神摇，不复能应客矣。

自四月至七月，不用心，不服药，翻经抚琴，每日手抄医书千余字以遣闷。然一月间必吐血三四次，幸不至甚惫。

夏，其超有"韦人兄病愈志喜一律"："病来勿药愈，眠食渐如常，又饮无何酒，还传必效方。甘瓜能解暑，深竹自生凉。手写医人传，微名意未忘。"见《藏斋诗钞》

八月既望，二侄昌祚以时疾暴亡，深为痛悼。

十九日晚，血证大作，色鲜红，而咳吐不已，意颇自危，迨东方明而势渐平。儿侄辈苦劝勿事悲恸，静卧小楼，百不关念。旬日后饮食可进，而肝阳未熄。

"重九前一日，病中遣闷作"题注："春杪始患吐血，至秋分而大作，时尚未痊"：年逾六十复何求，谬得名成艺术流。半世杀人宜呕血，全家哀死倍增愁（原注：时犹子昌祚新亡）。

按：姚椿《樗寮诗话》对此联有所评论："友人何书田诗律清妙，善学放翁，其七言佳句甚多，如有'古有神农多上寿，世无扁鹊用中医'，'静树风摇难遂志，单床被冷共含愁'，'妻孥墓草青于荠，兄弟颠毛白似鸥'，皆得剑南佳处。其病中遣闷作云云，句非不奇，嫌其太狠。"

"山中深卧陶弘景[1]，市上何来韩伯休[2]。惟有故人勤问疾，重阳又放剡溪[3]舟"。见《病余稿》

霜降节，又吐血二次，交冬以后，水能涵木，眠餐均感安适。

十一月，郡中老友姚子寿、姜小枚以问疾先后见过，各诵"但使残年吃饱饭，只愿无事常相见"二语，以为欣幸云。

按：竹竿山人自撰《添岁记》，我所藏二种稿本，文句互有出入，大致相同，均至此为止。

仲冬，子寿悯余衰病，为作《竹竿山人传》，谊莫厚焉，赋诗志感："卖药何曾著茇声，劳君操笔为彰名。例援苏集方山子，体异明医张会卿（原注：黄梨洲为张景岳立传，未尝条系其所治方案，子寿不谓然）。到手病情千态变，关心人命一方争。他年墓石文堪省，六十三龄传早成。"见《病余稿》

按：姚椿及朱绶所撰《竹竿山人传》二篇，纪录书田先生治验病例及医话甚多。文见附录二。

季冬之月，自撰《添岁记》，序云：山人仰赖祖泽之远，父荫之厚。早岁学文，中年习艺，至齿逾周甲，尚能以技糊口，仰事之道粗毕，俯育之计难周。老境渐迫，往事未忘，回忆七八龄时，曾大父训吾父曰："人不可以无业，无业不可以立身，薄田数十亩，其足资温饱乎？"时大父已先卒，吾父未攻于医，故有是言。不谓三四年后，门庭求药之众，无异于曾大父在时。而予小子继习此业，又将三十年，幸继家声，复传诸儿子，脱非累世有谷相诒，其能致此耶？及兹两目未眊，将平生所历之事，随笔书之，以示子孙。尝诵放翁诗云："老人长添岁，每叹时序速"，爰作《添岁记》。

● 【校注】

［1］陶弘景：原为陶宏景，疑误。陶弘景，字通明，自号华阳隐居。丹阳秣陵（今江苏南京）人。南朝齐梁时道教学者、炼丹家、医药学家。

［2］韩伯休：名韩康，字伯休，东汉人士。皇甫谧著《高士传》中人物，因卖药三十多年从不接受还价而为世人得知。借指隐逸高士，亦泛指采药、卖药者。

［3］剡（shàn）溪：在浙江嵊县，即曹娥江上游。

道光十七年丁酉（1837）64岁

"新春偶作"（节）"晚食肠衰偏喜粥，晓寒骨瘦不胜裘。有人海上邀看月，雨霁帆开强一游（原注：汪四有约将赴）。"见《病余稿》

按：这次海上看月是否成行，无可考。

二月，为吴门之游。见何昌治《添岁记补识》，以下简称《补识》。

五月二十八日，"旧病复发，儿辈深以为忧，书此示之"："山间足寄老，苦被病障缠，去春乍吐血，色比啼鹃鲜。闭关罢行药，息养获小安，及兹又病作，惊疑究何安。良以忧人忧，君火中焦煎，抑或耽讽咏，刻苦伤肺肝。"（节）见《病余稿》

闭关养疴将半载，意殊适也，偶得四十字。见《病余稿》（诗无月日）

秋，南汇姚坚香（前机）偕婿张啸山（文虎）过访。见《舒艺室诗存》

按： 张文虎《舒艺室诗存》卷二《竿山道中》诗："窅渺寒波稳放舟，霜林几树隔船头。自然名士贪高隐（原注：时访何丈书田），遂遣诗人结胜游。水郭山村平入画，渔庄蟹舍野宜秋。兴来更鼓青溪棹，多谢东风阻石尤。"诗中可见重固附近景物之状。此诗不编年，于第七卷中，有题"道光丁酉，从外舅坚香先生访何丈书田于重固，今三十九年矣。予与鸿舫订交亦已二十余年，至是重来，回溯前游，不胜憮然。"二题可以互证。

"孟秋之初，姚子寿感暑致疾，余以卧病未克往，书来知已勿药，喜赋二首奉寄"（录一首）："余疾先君作，君瘥合闵余，尚能吃饱饭，只是倦披书。树老孤根拨，秋高落日徐，还期对床夜，重造二苏庐。"见《病余稿》

秋，又吐血二次。见《补识》

"病后索居，遣怀成四绝句"："百年总计老时多，句诵香山唤奈何，纵说蔗甘有佳境，青梅时节已蹉跎。登盘蟹白螯难嚼，入口鸡肥肋最憎，落尽齿牙思变食，荠羹豆腐淡如僧。一枝藜杖荷良朋，助我登临兴或乘，可惜病余腰脚软，光公空乞百龄藤（原注：姚子寿于今春见贻天台藤杖，适遘疾，倦于登徙，未之用也）。小山化去大山存，薄技名同董奉尊，若使衰年能广济，福泉种杏亦成村。"见《病余稿》

按： 此诗未注月日，其编次在小春四日之后，此后仅有二首，即告绝笔，从诗中"蟹巨"推想，青浦有"九月雌、十月雄"之谚，则此诗当仍在十月。

全诗的最后二句，可见这位医术高超的老人，因不能再为人民服务而哀叹。诚然，六十四岁未为衰颓，假使此老能再健活数年，一定可有更多的经验留传下来。

自撰挽联云："诗或可传，稍得乾坤清气；行无足述，一听乡党公评。"见何其超《藏斋诗钞》注，无月日。

十一月初二日，孙运亨生。

按：运亨（1837—1872），字眉寿，又字守讷，号八愚，昌福四子。太学生，善医。

十一月，"临殁前一月，葬同宗久厝之棺十有四。"见《青浦县志》

十二月初四日，"君临卒前一日，尚作书致宝山毛生甫，谢其过存，为阍[1]者所阻事。"见姚椿"通艺阁诗三录，挽书田"诗注，诗见附录二。

十二月初五日，殁于青浦重固镇中塘桥之老宅。以道光十九年（1839）二月三十日，葬于青浦竿山之北。

"何其伟墓在二区十五图潜字圩，姚椿撰铭。"见《青浦县志·名迹·冢墓》

按：娄县姚椿撰《清故竹竿山人何君墓志铭》，由武进李兆洛书丹，嘉兴张廷济篆盖。文见附录二。

● 【校注】

[1] 阍（hūn）：守门人。

（年谱止）

跋

　　后二十六年，余来北京，出席人代会议，就时希重读是册，并其所撰《医家何书田年谱》稿本，觉前辈风仪，跃然在目。不禁忻羡书田先生于医事烦忙之余，犹能以诗文书画接交当世名家，如山舟、述庵、频伽、芑孙、少穆、定庵、玉壶诸公，以增广其学殖，陶冶其性情，抒发其议论，而开拓其胸襟。所著《救迷良方》《东南水利》二书，尤为关心人民健康，留意国民经济之见端，不能仅以名医目之也。因书于《年谱》之后，以志我之钦佩。匆中不暇多所论述，时希谅之。壬寅（1962）春三月皖南程门雪

附录一：何书田先生毕生交游补记

作者认为后面这些人，很可能为书田先生的同道、门弟子，或者是病家，有过医药方面的关系。不忍弃去这些资料，故录之，以待他日证实。

朱观白（子鄂），见《竿山草堂小稿》（下同）丙辰诗"忆往戏柬朱观白四绝句"。

孙石亭（堂），见己未诗"陈东桥、孙石亭偕过草堂"。

庄磐山（焘），见庚申诗"徐香沙学传嘱题其夫人庄磐山吟菊图"。

张香圃（滋畹），见辛酉诗"题张丈香圃听泉图"。

金诵清（清荣），见辛酉诗注："戊午春，曾与亡友金诵清载歌伶泛湖。"

邱青山（思燕），见壬戌诗"黄蝶次邱丈青山韵"。

倪艮斋（有常），见壬戌诗"题倪艮斋锄经图"。

陶凫乡（梁），见甲子诗"送陶凫乡入都"。

按：陶梁，字宁求，长洲人，诸生。有《红豆树馆词》。

赵沧螺（书），见甲子诗"福泉别墅盆荷盛开，嘉定赵沧螺适至"。

徐澹如（葵），见甲子诗"报罢后寄徐澹如太仓"。

陈古芸（珑），见乙丑诗"赏雨茅屋图为陈古芸题"。

按：珑为陈爱筠（琮）之弟。

钱镜之（炊），见丙寅诗"钱镜之属题蕉窗听雨图"。

蔡云卿（春雷），见丙寅诗"陈爱筠等小集香雪轩，赋诗纪事"。

王竹所（初桐），见同上。

按：初桐，嘉定人，诸生。有《群书经眼录》《十二河山集》等。

陈泉香（梦鲲），见戊辰诗"陈益斋订游梅庄，遂偕同往小住"。

按：梦鲲为花南、东桥之从弟，青浦人。

张织如（云锦），见同上。

朱兰吟（学熙），见己巳诗"检箧得亡友朱八旧所贻诗扇"。

按：诗注："学熙，吴江人，客死越中，今五年矣。"

汤点山（礼祥），见己巳诗"得郡知事汤点山书，赋答"。

按：礼祥，仁和人，西厓族孙，亦受业于王昶。

周研山（珪），见庚午诗"承祭陈夏二公祠，旧有十五人，周研山等三君相继而逝，为之怆然"。

姚芳溆（湘），见同上。

张晦堂（兴载），见同上。

朱菊人（钧），见庚午诗"朱菊人属题桐荫听奕图"。

叶梦山（康义），见辛未诗"谢叶梦山见饷盆荷"。

按：原注："叶包山人，游寓海上。"

钱拜石（元章），见辛未诗"瞿子冶属刘鸿父以书招集月壶赏荷"，原注："座中钱李亦故交。"

按：钱元章，字子新，嘉定人。工篆隶山水，精铁笔。

李退甫，见同上。

夏荇香（汝珍），见辛未诗"华亭夏荇香以瑞狮图索题"。

沈东园（麟勋），见癸酉诗"慧日寺探梅分韵"。

沈朴山（志英），见同上。

陆莲坡（渊），见癸酉诗"题陆丈莲坡五十小像"。

王莼浦（大元），见癸酉诗"过王莼浦新斋赏菊"。

黄以恬（曾佑），见乙亥诗"黄以恬明经属题青山澹虑图"。

沈十峰（慈），见丙子诗"惕甫先生重过郡中沈氏啸园，主人招集冬心馆"。

刘小槎（灏），见《竿山草堂续稿》（下同）丙子诗"刘小槎为吾乡巡检，录其先公遗稿见示"。

按：刘灏，通州人。

吴云琢（钧），见丙子诗"过芦墟，访吴云琢，出示分湖泛秋图，即书其册"。

朱蔼亭（瑞增），见丁丑诗"朱蔼亭索题月当楼图"。

顾竹楼，见丁丑诗"题顾亭林先生像"。

袁桂卿（蟾客），见丁丑诗"袁桂卿待诏同质夫学博、学潭山人枉过"。

学潭山人，见同上。

柳古槎（树芳），见壬午诗"吴江柳古槎出其所刻孤唱集见赠，又寄示其所著得闲集，属为点勘，读竟奉柬"。

陈梦琴（希恕），见壬午诗"题陈梦琴梅花屋册子"。

孙鹤堤（玘），见壬午诗"太仓孙鹤堤以长春草庐图属题"。

陈松瀛（竺生），见乙酉诗"新阳陈松瀛孝廉寓书，属点勘其所著香苏仙馆诗稿，漫题一律"。

陈锡之（晋泰），见《竿山草堂三稿》（下同）庚寅诗"题陈锡之所藏姜白石砚"。

按：陈锡之，一名渊晋，为琮之子。

丁畅之（彦和），见甲午诗"题丁畅之亦奇庐"。

按：彦和时馆于林则徐吴门署中。

唐味崧（塈），见甲午诗"题唐味崧珠溪三友图"；又见《青浦县志·艺文》："《墨华斋稿》（唐塈著）：'何其伟序'。"

杨莲塘（宗濂），见同上"珠溪三友图"诗。

陈华屿（兴宗），见同上。

蒋竹泉（维城），见同上。

查哲生（培初），见甲午诗"查哲生嘱题南村农隐图"。

按：培初，江夏人，时客吴中。

张耕霞（焜扬），见甲午诗"类东张耕霞以所著诗稿见质，题此当序"。

王笠华（先琨），见《藏斋诗钞》诗注："君与家韦人、琢甫两兄最善。"

王梅隐（兴尧），见《还如阁诗存》："检得先君子同人手札十二，各系一绝。"

陈敦甫（克仁），见《姑存草》乙亥诗"冻敦甫招同雨中赏菊，即席赋谢"。

马鹤汀（导源），见《姑存草》丁亥诗"属题其所著诗"。

杨子安（垔），见《姑存草》丁丑诗"题其烧烛检书图"。

按：杨垕，昆山人。

萧子滂（以霈），见《姑存草》壬辰诗"属题大江放艇图"。

吴青士（廷榕），见《姑存草》癸巳诗"吴门节署喜晤奉赠"。

按：吴廷榕，杭州人，谷人之侄。工诗文，为林则徐门下士。

龚素山（凝祚），见《姑存草》癸巳诗"夏五迟龚素山不至"。

按：龚素山，浙西人，时客泖东。

钱石桥（东塾），见《续稿》辛巳诗"寄嘉定钱石桥"。

按：钱东塾，字学仲，自号石丈，大昕之子。廪生。喜写山水，书工分隶，朴茂得汉人气息。

附录二：何书田先生生平事迹资料

竹竿山人传一

青浦何氏，系出唐益昌尹易于，五传为宋朝奉大夫沧，扈跸南渡，居秀州青龙镇。又三传为谆安主簿侃，始以医名。至山人凡二十世。前代多为医官，入本朝仍世其业，并有名。其徙居华亭者，元医学教谕天祥，杨维桢为记壶春丹房者也。徙居庄行镇者，本朝乡饮宾汝阔，以孝行祀乡贤者也。山人曾祖奉贤庠生王模，徙居竿山；祖国子监生云翔，始著青浦籍；父布政司理问世仁，世称元长先生，王典簿芑孙为之作传者也。

山人名其伟，字韦人，书田其自号。敦气节，能文章。十八，著学籍为诸生，见称于同县王侍郎（昶）；而王典簿惕甫方司谕华亭，激扬后进，称山人尤力。山人益专于学，省试凡两荐，而古今体诗最工。尝搜采乡先辈陈忠裕，夏节愍二公诗文集，镂版以行。而自为之诗，主于穷物理，通事要，陈言务去，与道大适，同时作者自钦秀才善而外，未之或先也。

山人初未为医，自元长先生卒，念世业不可无继，稍稍为之，名大噪如其祖父时。山人之为医也，精于切脉，而神于制方。有徐姓者昏热发狂，力能逾墙屋，山人曰：是邪食交结也。则其人果以酷暑，食水浇饭旋就柳阴下卧也，以大黄、枳实下之而愈。有患热口噤者，前医用犀角地黄，未之效也。山人曰："是必开其清窍，而后热可治。"先用紫雪丹，次日即投以前医所用方，不三日，愈矣。有妇人病热者，山人甫处方，观者色然骇曰：神医神医。盖他医先用甘温化火法不效，有祷于仙坛者，谓宜服鲜地黄、芦根，且谓此病惟山人治之，而方适相合也。金泽镇某生逾冠未婚，得狂疾。用牛黄清心加味法，而属其家人于煮药时覆女子亵衣于上，两剂而愈。门人疑之，山人曰："是阴阳易法，吾用之偶验耳"。凡治病洞见症结，而剂乎血气之平，皆此类也。尤能以言色察生死，有无赖子闯然至前，率尔问曰："识我病乎？"山人曰："患呕吐乎？"曰，然。"好饮酒乎？"曰，然。"然则尔已成隔，无可治矣。"其人艴然去，未几死。他日，或以问山人，山人曰："此易见也，鼻赤目无神，是嗜酒也，胃无谷气，形必枯槁，是隔疾也。"

山人名既大噪，舟车之延，不远数千里，对使者问病状，知不可治，币虽厚必却，或赴诊而病已不治，亦必却，先后所却无虑万金。而平生落落数友人，意气通缟纻[1]者，一书之招，靡不赴也。侯官林中丞（则徐）莅吴，尤重山人。山人名愈噪，自达官贵人下逮街巷走卒，莫不知有山人。山人治病无虚日，而游亦稍稍倦矣。初，山人葬其妇于福泉山北，自营生圹，有终焉之志。至是杜门却扫，日手一编为娱。而病者赴之，亦未易有虚日也。

山人为医垂三十年，诗格递变而进，有竿山草堂正、续稿行于世。其论医诗，有曰："治病与作文，其道本一贯，病者文之题，切脉滕理见。见到无游移，方成贵果断，某经用某药，一丝不可乱。心灵手乃敏，法熟使益便，随证有新获，岂为证所难。不见古文家，万篇局万变。"观此可知山人之所用为医，与所用为诗者矣。

余交山人以诗，而山人再为余视病。顷者寓书于余，以传请。余以生而传，非故事，未之应。既读桐城方氏文集，有所为四君子传者，无以拒山人。顾余文未足为山人增重也，独念与山人交数年，性情行谊，得其一二，世徒以医重山人，不知所得有出医外者，明是非，审义利，究心当世之务，而龂龂[2]于人材贤否邪正之辨。隐之于医，而显之于诗，则古之有道遗佚君子也。余为此文，犹方氏之志也，因稍次其事而复之。道光十有六年丙申（1836）十有一月元和朱绶仲环甫撰

按：附录各篇资料，其中旧的理论观点，和涉及迷信之处很不少，未便删除，仅可备为参考。且朱绶、姚椿等皆桐城派的古文学家，受过林则徐宾礼者，若将其文字删节，恐有悖于文法，为识者所不许的。

● 【校注】

[1] 缟（gǎo）纻（zhù）：指深厚的友谊。

[2] 龂龂（yín）：忿嫉之意。

竹竿山人传二

山人姓何氏，名其伟，字韦人，一曰书田，而书田之名尤著。世居竿山，以医称，晚而以竹竿山人自号云。其先世，自宋以来，有声者凡十余世，予所为何氏世谱者也。山人少业儒，为青浦县学生，试于金陵，遇疾几死，当是时山人年近三十矣。父世仁，尤以医显，然不欲其子世其业，督以读书，性豪侠好义，所得酬谢，辄散诸贫穷，及殁乃大困。山人于是始学医，性异敏，不甚袭用古法，治辄效。始走上海，继游吴越间，所至欢迎，然终不肯远游，以为吾非售技者也。

山人于族党谊甚重，岁待以举火者凡数家。无所嗜好，独好为诗，喜饮酒，与诸知名士游，其浮慕者或姑称许之，然终不屑。中年后游公卿间，名日盛，未尝以私事干请。贫士事有难处者，必曲为谋，虽以此自累，不恨，由是贤者多称之。流俗人辄以简傲相訾謷[1]，山人曰：吾不以艺为人役，且老多病，吾乌能博济哉？

山人从弟其超、子昌福、门人浦廷标、陈祖庚皆传其业。山人尝与予论医，以为能知之者，以传见属，予谢不敏，乃曰"子靳[2]之耶"。予以为山人医实工，海内多知之，又其事皆实验，不可伪造，年既老矣，虽为之生传不害。乃书其略，而条系其所治者著于篇：里人以食冷淘饭卧柳阴下，病发狂不可止，君使两人持，切其脉右手伏不起，曰："此病在中焦，食与邪交结为患，可治。"用大承气汤，明旦便下，即瘥。或患热证危甚，服寒凉药皆不愈。君曰："脉洪大有力，左寸关尤甚，此邪热伤阴，心包被蒙也。"进紫雪丹二钱，愈。陈某患头痛喉肿，颈大塞领，不能言，鼻窍流血，君曰："此太阳阳明失表证也，得汗为幸，否且危。"为处泻黄散，二日愈。王生以试后病呕吐，几殆，君曰："脉细濡垂绝，此由心苦肠受饥，胃气伤而津液竭，当用甘酸济阴法。"用生脉散即瘥。妊妇患时疫，热而不寒，君视其舌根有黄色，曰："是阳明里结证也，当用承气汤。"其舅不敢服，君曰："胎系于子宫，疫邪受于膜原，是不相涉，必不得已，用陶氏黄龙法。"以人参进青麟丸，逾时再下而愈。陈孝廉年六十余，犹入房，患身热气喘，君曰："是宜用都气加人参、附子，庶有瘳。"三剂而起，君曰："是甘温能化火也。"徐文学患危疾，热邪传里，而脉不数，凡再进黄连泻心汤，下便如灰蛇者一，遂瘥。龚观察兄未有疾，属君诊其脉，君曰："尺空软无力，水火不相济也，右脉尤弱，火不生土，则有脾泄肢肿之虞。"明年春，疾作，始求君处方，服之无甚进退，君告其从子曰："当早归。"其从弟言：何某能用药而不肯尽力，此当重用人参耳，治之少愈，而他往。君复往诊之，曰："两尺虽起，而根柢不牢，右关应指而浮微无力，本已拨矣，深秋其溃乎。"至九月卒。同安苏太守治松，邀治其夫人，病患痞结，苏曰："是喜麺食，多忧而寡欢。"君谓"此木郁伤脾而然，命火衰不克生土，脾阳失化，故治不能速效。"药数十剂而瘳。林中丞之夫人病，苏于林为乡人，故以君荐之。病肝乘脾便泄，以大剂温补乃瘥。某生年逾弱冠，未娶，患狂疾不可制，君曰："此邪火乱性，厥阴心包络疾。"治以凉药，而属其兄于煎药时以妇人亵衣覆其上，遂瘥，曰："此古人阴阳易法也。"陈氏子年二十余矣，患腹痛泄泻，按之无脉，与之香砂枳术丸，病渐愈，越三日复来，按之仍无脉也，曰："此古人所谓视证不视脉者乎。"凡山人所取效者类如此，然山人云："此其粗也，若其精，则有不可得而言者。"又每劝人毋轻服药，曰："药有偏胜，不若调摄之为愈。"

山人与予始以诗相知，其为诗喜效陆务观，主以清澈自见。言人才力苟不宏盛，而妄欲规大家，鲜有不颠踬[3]者。

其视疾，有不可为者，虽重币固留之，不为止，其于取舍之义断[4]如也。予尝以友人疾悬叩之，所言其人形状嗜好皆符，友人以为奇。其子弟多游于学校，课其诸子读甚挚，盖意不欲以医自见云。

论曰：明季余姚黄氏宗羲传张介宾，以为太史公书仓公，件系其事，后世宗之。而世之俗医以术负贩，死以为生，亡以为愈，其言诚有然。然近世高医，亦颇自列其案以示人，如戴良、宋濂辈依之为文；而张耒志、庞安时，又欲著所尝治而愈。人所传道者，更列于碑阴，以为法，后竟不成，意尤恨之。然则传山人而条列其说以为征，岂无故哉？道光十有六年丙申冬至姚椿撰。

● 【校注】

[1] 訾謷（zī áo）：诋毁。

［2］靳：不肯给予；吝惜。

［3］踬（zhì）：绊倒；失败。

［4］龂：即龂龂，争辩貌。

藏斋诗钞·书子寿先生所作韦人兄生传后

艺术名从著，黎洲创例传（原注：王惕甫作家伯父澹安府君传，用黄黎洲为张景岳立传例。生传则创例也，盖非史臣不能为人立传，而国史艺术一门，非太医院亦不得立传）。病须臣意诊，传自子长编。离合倏千里，死生逾十年。草堂今寂寞，回首一潸然。

何其超

按：此诗系道光己酉补作，距书田先生之死，已十二年矣。

韦人大兄六十寿序（节）

何氏在宋、元、明往往相仍为太医，及清朝不复为官，独名其业以自食，自主簿侃以逮理问[1]世仁，凡十九世。何氏世以济人为业，至理问益务博施。予自蜀初返，闻舟之泊北竿山，就理问求诊者踵相接，其贫者类不取药费，故酬币虽富，而殁无余财。

韦人少以文学为名诸生，从同邑王述庵侍郎游。及理问殁，家中落，始复寻究焉，非其好也。顾性特通敏，既尽阅累世诸遗书，益以己意深会之，其得名于世，别自有神解，不尽由先世旧术也。韦人先是尝两濒于危，其始庚申，就试金陵，患暑疟惫甚，是时未习医；其后岁庚寅，绵惙[2]于家，亦既殆，幸而克济，人皆以为奇。然理问医最有名，寿止五十五，理问考上舍君（云翔）止四十余，至韦人质复羸弱，又多习艺事，人皆以为形神并劳，而今年六十，且益康健。韦人尝以先世习儒，而位不逮德，意每有所缺，曰：方伎成名，岂先志哉。道光十三年岁在癸巳仲夏十日同郡姚椿谨序于汴梁夷山书院。

●【校注】

［1］理问：官名。明清为布政使司直属官员之一。掌勘核刑名诉讼。

［2］绵惙（chuò）：谓病情沉重，气息仅存。

怀旧杂记

何书田先生其伟，增贡生，居重固，其先自奉贤迁青浦。世以儒医名，先生为同邑王兰泉侍郎弟子，与姚春木、建木[1]两先生善。诗效陆务观，著有《竿山草堂集》。子鸿舫（长治）、蔚如（昌焕）、石根（昌霖）皆与予善。（节）

张文虎

● 【校注】

[1] 建木：当是姚楗，字子木。乃姚春木（姚椿）之弟。

何母吴太宜人传

何氏自宋以来，皆以高文硕行为医，而书田先生绍铁山、元长两先生后，徙居竿山之北重古里，诗与医尤得盛名。道光癸甲间，患咯血，杜门养疴，幸次子昌福少长，酬应门户（按：谓应付诊务）。（下节）

周文禾

按：周文禾，字叔米，号江左老米，嘉定人。诸生。

湖海诗传

何其伟，字韦人，青浦人。有竿山草堂吟稿。录诗三首，题为：通波塘道中、出京口、湖上过梅庄。

王昶

蒲褐山房诗话

竿山不在吾乡五峰之数，而澄渊萧瑟，昔董思翁常作水墨图长卷，颇有事外远致。韦人世居此山之下，曾祖王模精岐黄术，亦能诗（按：刊有《萍香诗钞》)。韦人曾从曲阜颜运生孝廉游，故知读书爱古，悯陈忠裕公子龙诗文零落已久，因与同人搜采而剞劂之，亦有功于先哲者矣。

王昶

何氏家谱跋

（节）何氏自宋以来，以医名其家，而历世所传之人，实皆不仅以医著，乃能世其家而慎斯术，以济于世，故称世济堂何氏。余识书田明经，且服其药，誉之似于阿，然如斯册所录铭表传赞之文，讵一时一人之私言乎哉？

林则徐

按：本文《青浦县志》辑入《集文》。

青浦县续志·名迹

七榆草堂在重固福泉山麓，何其伟、其章居。王学浩、改琦图之，林文忠公为题额，姚椿、姚枢、钦善、姜皋、郭麟诸名流，皆有诗文纪之。

青浦县志·艺文：陈琮《陆平原内史墓》诗注：何书田新居，去不半里。

按：吴陆机之墓在新居"荷薪堂"之西北，福泉山之北。

七榆草堂图记

（节）何氏世神于医，至书田、小山兄弟，廿四世[1]矣。书田自以体弱，就诊者分日而视，远方延致，俾小山应之。

钦善

按：本文《青浦县续志》附录。

●【校注】

［1］廿四世：此误，当为廿三世。

墨余录·徐何辨证

苏城徐秉楠、青浦何书田皆精轩岐术，名重一时。时金阊[1]刘氏饶于财而仅有一子，春患伤寒，势已危，群医束手，遂以重金延二人。徐至，诊视久之，曰："伤寒为百病长，死生系于数日之内，苟识病不真，用药不当，则变异立见，古有七日不服药之说，非谓伤寒不可服药，谓药之不可轻试也，若见之未审，宁不用药，岂可妄投以速其殆。故医者必先究六经之形症，切其脉理，察其病情，究其病之所在，而后施治。如太阳阳明，表证也，宜汗之；少阳则半表半里，宜和解之；太阴邪入于里，少阴入里尤深，均宜下之；若手足厥冷，自汗亡阳者，又宜温之；至厥阴则寒邪固结，非投大热之剂不能除，此等症势虽危，但能对病用药，始终无误，不难治也。（按：所论六经治法，肤浅之至，近乎一知半解，而毛氏述之，已有绌之之意矣。）今诊少君之症，为两感伤寒，两感者，如太阳受之，即与少阴俱病，以一脏一腑同受其邪，表证里证一时举发，两邪相迫，阴阳皆病，救表则里益炽，救里则表益急，譬之外寇方张，而生内乱，未有不覆其国者。察其形症，变在旦夕，虽和缓复生，能措手乎？"言未已，阍人报何先生至，徐退入夹室。何入诊之，曰："冬伤于寒，而春病温，盖寒必从热化，今身反不热，而脉形潜伏，此热邪深陷，势将内闭矣。顷按脉时，曾于沉伏中求之，左手尺寸得弦，右则微缓。见症耳聋胁痛，寒热若有若无，兼之中满囊缩，时或身冷如冰。夫脉弦而耳聋胁痛者，病在少阳，盖脉循于胁而络于耳也；中满囊缩，右脉微缓者，病在厥阴，盖脉循阴器而络于肝也；邪入阴分既深，故身冷如冰耳。辨其形症，是少阳厥阴同病也。古人治少阳病，谓用承气下之，反陷太阳之邪；用麻黄汗之，反助里热之势，故立大柴胡汤一方，解表攻里，两得其宜。今齿枯舌短，阴液已竭，若按柴胡、承气解表峻下之剂，则更劫其阴，是速其殆也；若以厥阴论治，而进桂附等回阳之品，是抱薪救火耳；若用石膏黄连苦寒之药，不能拨动其邪，正助其冰搁之势。然医家必于绝处求生（按：即此一语，已见其负责之心。与徐氏所谓'和缓复生，能措手乎'之语，截然两种服务态度），方切脉时，两手虽奄奄欲绝，而阳明胃脉一线尚存，因思得一线之脉，即有一线之机。反复研求，惟有轻可去实一法，以轻清之品，或可宣其肺气，冀得津液来复，神志略清，可再图别法。勉拟一方，服之于寅卯之交，有微汗，则可望生机，否则无及矣。"是时徐独坐室中，使仆往探，索方观之，乃大笑曰："是方能愈是病耶？果尔，可将吾招牌去，终身不谈医道矣。"言为何仆窃闻，达于主。何谓刘曰："闻徐先生亦在此，甚善，今晚虽不及相见，明日立方，必与共，千万为我留。"何舟泊河沿，遂下宿，徐欲辞归，刘苦留之。服药后，至四鼓果得汗，形色略定。天未明，何至复诊，喜形于色曰："尺脉已起，可望生矣。然必留徐先生，余为郎君疗此病，徐若去，余亦去耳。"刘唯唯。徐悉病有转机，无以自容，急欲辞归。刘曰："何曾有言：先生去，彼必不留。儿命悬于先生，惟先生怜之，虽日费千金亦不吝。"徐闻，知前言之失，默然无语。何一日登岸数次，不数日，病者已起坐进粥。乃谓刘曰："今病已愈，吾将返棹，徐先生已屈留多日，谅亦欲归。但前有招牌一说，或余便道往取，或彼自行送来，乞代一询。"徐遂丐刘周旋，刘设席相劝，至为屈膝，始得解。何归，适侄某亦患伤寒，病剧，举家皇皇。何诊之，形症与刘似。曰易耳，遂以前法进，一剂不应，再剂而气绝矣。何爽然曰："今始知死生有命，非药之功、医之能也。"因函致徐，自陈其事而请罪焉（按：何医勇于自我批评，实为不易。从全文来看徐医的理论、诊断、服务态度等，正是缺乏这种认错的精神），由是闭门谢客，不言医者数年。

毛祥麟

按： 毛祥麟，字瑞文，号对山，上海人。太学生，博学工诗文，精医能画。著有《墨余录》《对山医话》《侍亲一得》《亦可居吟草》等。

毛祥麟的《徐何辨证》，是中医界大家熟悉的文章，但小说家言，未免有些渲染过当。《中华医史杂志》（1954.1）朱孔阳说："明经医德极高，决非真确。"《医世家何书田之医迹与行谊》文中，向迪琮说："与徐秉楠以医龃龉，而终自引咎，不文过以饰非，其品德亦非常人所能企及。"

本文不纪年月，其侄之死，亦失记其名，是否事实，未易考定，所以没有收入年谱中。考书田先生有侄昌祚，死于道光丙申（1836），但是年书田先生自正月起即病感冒，继以吐血甚剧，直至次年，在家养病，不能应诊，也不可能有金阊之行，当非指此。

● 【校注】

［1］金阊（chāng）：旧时苏州的别称。

医世家何书田之医迹与行谊

（节）书田幼而敏慧，于经史百家、诗文词赋，莫不博览精究。年十八游邑庠，华亭教谕王芑孙见其文，亟称之，因得从游，而诗文益进。吴江郭麐、仁和龚自珍等咸交相推挹，名益噪。其父元长生平行侠仗义，未尝事居积，身后萧然鲜余蓄，而食指素繁，几难为继。书田怒焉忧之，因绝意进取，重理父书，发愤究医，浸假而青出于蓝，声誉日隆，四方来诊者络绎，几有应接不暇之势。

向迪琮　稿

书何氏家谱后（节）

己丑秋，余守松江，病妻患腹胀十年矣。闻青浦何君书田良于医，延治之，数日病除。后余量移苏郡，留权粮篆，家中人有疾，必函促以来，无不愈。书田居青浦北竿山下，自号竹竿山人，工诗有集，是以文士隐于医者。贵人富室以厚币聘，多不就，惟余手书招之，辄飞舸至，至必挟佳字画、纸墨笔砚相遗饷。选方后，必促膝纵论古今得失，互相质证，其议论丰采，卓荦不群；其诗词歌咏，清和入妙。盖与余为文字之契，殆相忘形骸者与。道光十一年辛卯人日同安苏廷玉书于吴淞舟次

清代名医医案精华小传

何其伟医承世业，起疾如神，为嘉道间吴下名医之冠。其经济文章，亦推重当时，特为医名所掩耳。著有《医学妙谛》。

秦伯未

按： 小传方面，尚有陆以湉《冷庐医话》、谢观《中国医学大辞典》、吴去疾《医史一斑》、《医林尚友录》、陈邦贤《中国医学人名志》诸书，所记大致相同，不录。

医林逸史

福建林文忠公则徐，以焚烧英商鸦片烟二万箱一案，名传中外。按林公在未办鸦片案前，曾为江苏巡抚，与吾青浦何书田颇莫逆，抚署专弁时来北竿山延请。文忠名臣，书田名医，极相得也。林公之戒鸦片方，亦系书田手笔。（节）

陆士谔

通艺阁诗遗编·酬答何书田

北竿山头昔纵观，旧盟鸥鹭未全寒，梅花此日传芳信，菊水何时许共餐。千里针砭勤我寄，高年调摄仗君安。自惭无术苏民困，医国方能作宰官。

姚椿

竹竿山人歌寄酬何书田明经

松江九峰青且长，北竿横走出吴阊，芙蓉一朵落空际，仙人宛在湖中央。竹苞美箭登上品，酒酿名泉浮羽觞。云烟尽入啸歌室，日月久住长生乡，橘井盈潭碧波溢，杏林满株红蕊芳。凤闻医药施屡载，喜见金币来四方，诗人已是老何逊，妇孺犹自惊韩康。爱君为德在乡里，嗟我乞食游大梁，有亲不事职重愧，赖子时过恩莫偿。晏婴三族待举火，庄周十日须裹粮，空令交游恕傲骨，岂有芬馥供吟觞。破篱仅见残菊在，故园应报寒梅香。君年六十重耆耇，我路二千空雪霜，室中团圞洵可乐，客里衰病差能狂。碧山几点望吟老，黄河一苇飞报章。与君孔李交世旧，子孙宝此毋相忘。

姚椿

寄书田

二山兄弟玉连枝，艺术如君信可师，杏久林成分饷客，菊因泉酿助吟诗。交论车笠频倾倒，景迫桑榆奈别离。不是壶中春色在，葛陂应已杖枯时。

姚椿

邀韦人、卿裳同过南埭草堂韦人诗来次韵

诗笔何山挹剩芬，主宾差喜醉能文。良方行意医逾相，醇酒消愁我共君。樗隐可怜生宿草（原注：惕甫典簿），泖庄容易怅斜曛（述庵侍郎），萧条朋侣重来日，祇与前贤续旧闻（君受知于二王，余识君述翁坐间）。

早岁影裾游日下，中年采药慕商颜，谁知困顿形骸后，更复驰驱道路间。老去称诗寒益陋，古来负米病尤艰，多君苦说门间倚，直为交游也合还。

姚椿

丁亥秋仲余自浙归韦人扁舟过余出示新刻感讽不已复赋斯篇

叹息何生五十穷，频年憔悴略吾同。伤心涕泪妻孥里，多难田园水潦中，坡颖弟昆愁夜雨，河汾师友激悲风。惟应一事输君在，调摄还兼济益功。

姚椿

渊雅堂诗稿·泖东诸子送余归过福泉同集竿山草堂分韵二首

别来消息稀，聚处团圞暂，聊为一月淹，以补弥年憾。方书劳讯访，文稿助雠勘，不胜药裹繁，已压归装担。更赴福泉期，遂解茸城缆，烟村小作程，星灯行逮暗。

十年鸡黍约，一舍莼鲈乡。先时烦扫径，凌晨快登堂。新篇搜箧衍，旧迹出家藏。破冢摩断碣，古井指荒冈。杖策步林薮，倾厨罗酒浆。兹欢信非偶，良会何可忘。

王芑孙

愓甫未定稿·十国宫词序

（节）余在泖东，未及识庄君莼川，君所授业何生其伟以其十国宫词来问序，亦未及为也。今六七年矣，莼川复悉寄生平所为诗，生以书述君之意甚勤。念君隐约乡间，以诗人自老，而何生拳拳欲闻其师于当世，义有足多者，乃卒为之序其十国宫词之首。序其诗又慨然欲以谂少年英迈若何生者也。

王芑孙

书田以愓甫学博书来，赠余陈忠裕集，并示近诗，喜题截句相质

（按：墨迹题目不同，如下：嘉庆己巳清明漏下二鼓读竟竿山诗应属。）

珍重欀伽远寄书，如饴说士慰空虚，那堪凤举鸾轩意，半晌清谈又索居。蒲褐沤波选主盟，总将彩笔付兰成，肯为韩渥促遇李，溯向元和别派清。琼华一卷涤浓纤，便写闲情亦谨严。歌到云回重击节，尝来毕竟蔗头甜。荐衡知己篆心头，入掌明珠讶未收。文苑会归方伎传，恕他师旷暗中求。云间奇服慕灵均，庄惠仙裾迥轶群，争得老夫频拭眼，最波澜处见犀分。黄门编续舍人编，

志事成书雪涕涟，彼是展忠君展孝，杀青校字到华颠。地僻人稀感过从，古狂焉肯负初逢，题诗烬落灯残后，爱子清光透远松。

吕星垣

附口占代柬

结庐无术那栖迟，云白峰青柱系思，仆本福泉山博士，附庸于此类骈枝（原注：书田迁居福泉，故云）。新雨论文亦致嘉，宁将问字齿侯芭，异时一舸遥相访，笋有兰香试煮茶。

前人

按：吕诗七首，代柬二首，墨迹今存作者许

三正堂诗文集·福泉山奉访书田先生作

清川百里程，霜宵理轻楫，时闻籁竹声，水村渔舍接。凌晨叩郊扉，闲云迎步履，岸舫带回流，初曦照图笈。酒如上池水，酌我解烦憷，因谈服食理，性定生可摄。夫子远尘事，山栖意良惬，广野振寒飙，庭柯未凋叶。

朱绶

长歌奉呈书田先生时甲午八月既望

往读陈夏二公集，海内知有何书田，藏之寤寐二十年。今年柱君敝庐过，矫若独鹤凌穹烟，结茅北竿山，泛舟泖湖水。谓君良医君曰唯，作诗如医多妙理，医不必袭古书，诗不必用古格，家有龙官方，身无兔园册，君不说医祇说诗，音合咸韶韵金石。千年老松根屈蟠，上枝如虬栖紫鸾，世间腥秽不可近，天风拂拂吹丹翰。君修忠祠瓣香拜，君诗却变华亭派，怀忠表烈寄幽愤，范水模山成静籁。人在诗中出诗外，青冥诀荡浮云开，长谣一篇酒一杯。孰为之师王典簿，孰为之友钦秀才，典簿眼高四海狭，许君峣然能自立，秀才心苦决择严，夸君渊俊君不凡。独来独往尽灵气，太古月色明巉岩。迩年为诗态逾洁，蒿目心艰聱叟结，嗷鸿百万中泽哀，下士无权忿空切，写入诗声声激烈。胸肟间物有如此，漫浪乃称湖海士，士生如君亦足矣，种杏成仓秋满田，嵩岱黄金

轻脱屣。君之怀抱元一尘，君之诗句惟一真，孤行我法少依傍，绝诣难语悠悠人。以诗通医共此旨，如霜在秋风在春，草根树皮皆有神。独不见朱生十日卧斋阁，一剂刀圭苏病榻，君言勿药可中医，暇且我诗遣丛杂。

朱绶

自题竿山草堂图（癸亥）

隐不必深山，居不必华屋，一邱一壑间，结庐愿已足。郡北有竿山，厥土产美竹，超出九峰外，巍然自孤卓，缅想谢逸人，累世此韬伏。居民多耆寿，风气沿古朴，后有笴隐生，亦居山之麓，幼梦得隃糜，文辞遂善属。世远迹已湮，吊古偶怅触。余祖萍香翁，移家继高躅（原注：曾大父王模公于雍正间自奉贤徙居此山之阴），面山构草堂，地偏绝尘俗，山花幽可寻，山泉清可掬，山鸟晓同吟，山云暮同宿，韵事皆天然，一一娱心目。迄今廿余载（原注：曾大父卒于乾隆壬寅），流风更谁续，幸存数卷书，子孙尚能读。朝夕坐堂中，消受清净福，有山无用买，镇日恣游瞩；有屋无待偿，数间堪聚族；佳客常过从，一樽共倾醁。时或发浩歌，逸响应空谷。惟愁风雨侵，年深就颓剥。仲仁为绘图（陈东桥），烟霞收尺幅。题诗谂后来，珍此硕人轴。

何其伟

竿山草堂图题辞

少时曾啜玉窦泉，香光画卷兼流连（原注：从前曾有董文敏公竿山长卷）。好山一别五十载，烟峦回望思悠然。今摩此册知婉娈，西河老去何由见。但诵诸君诗句工，蕙帐筠窗宛当面。松阴初绿落华红，愿向书床开笔砚。

王昶

前题

天半凉声落，无人竹户开。翛翛[1]青鸾尾，仙馆借蓬莱。

墨丸已梦盈袖，菊水还同引年。能文且获寿考，羡君识字神仙。

一眉青出九峰外，大似逃名束笋中，能与书堆争突兀，埋头不怕失英雄。

吴锡麒

前题

竿山竹木覆清池，如此幽居入画宜，想见诗人高咏处，一编已诵草堂诗。
吾乡诗句忆王逢，耆旧风流记旧踪。安得石泉寻玉窦，岩峦深处白云封。

秦瀛

前题

我昨吴兴游，舟过何山麓，高人读书处，草木有余馥。惜哉堕世网，不
得结茅屋，置酒三叹息，岂惟坡老独。何看真其斋，嗜好在薖轴[1]。所居北
竿山，三世此卜筑，舟帆通往来，厓厂[2]互回复，辋川真可图，盘谷无不足。
侧闻君先人，种德如种竹，果然东南美，秀出惊众目。既有一亩宫，复肯十年
读，他时干云霄，俯首万竿绿。

郭麟

前题

单椒秀瀛濡，绿篠媚厓厂，修廉九峰浮，幽筑一壑俨。俯澡淀泖澄，仰熙
松杉飔。人同郦谷寿，俗媲邠风俭。种杏平皋芳，斫苓烟锄刬，灵兰宝书读，
萝月闲门掩。风纛恫尘踪，霞标溯深岭，眷言瑶华寄，奄忽山情忝。茸宇期后
时，披榛访何点。

彭兆荪

前题

半生梦绕竿山麓，今日寄诗题草堂。十亩池亭新结撰，百年文物旧逢章。停车问字人携酒，命驾相思客裹粮。添种梅花三百本，清吟为尔兴逾狂。

钱侗

前题

何山偏在泖河曲，中有幽人结茅屋，日长无事下帘帷，坐拥琴书怜幽独。我闻此山传自谢逸人，风气淳朴留居民。君祖萍香始卜筑，至今三世栖松筠。君身自是有仙骨，臞鹤天然爱修洁，深宵觅句独拈髭，白昼拥书常抱膝（按：诗中有人，神态宛然如画）。不薄今人慕昔贤，草堂名与何山传。君不见李白匡山读书处，画图亦已成千年。

王学浩

按：在这些题赠的诗文中，很少有涉及书田先生的笑貌仪态者，《易画轩诗录》此诗却有臞鹤、爱修洁、拈髭、抱膝等描写，稍见一斑。

前题

盘谷土壤肥，环滁林壑美，扶舆气磅礴，灵秀锺山水。君家草堂图，未见心先醉。忆昔萍香翁，寻幽偶到此，慕古笃隐生，环堵于兹起。开轩面层峦，排闼送青紫，林木郁萧森，好鸟鸣不已，千竿摇绿阴，苍翠落棐几，好风从东来，幽香起兰芷；扶杖陟高岗，川原旷盈视，九点青芙蓉，参差白云里，雨华探奇趣，玉窦酌清泚。苔岑结诗盟，往来尽佳士。美哉竿山居，桃源即此是。（节）

何三夏

按：何三夏，字钟音，奉贤人。庠生。书田先生族弟。有《篆轩残稿》。

重固访何韦人，酒间出其竿山草堂图属赋，时自竿山迁此已数载

同叹飘萧发数茎，相逢一笑酒杯清。医如良相能经世，山似高人不入城，

三世久传桑葛术，九原新恸鹡鸰情（原注：时丧其哲弟小山）。眼看僻野开都
邑，又报前村杏早成。

姚椿

竹竿山人何君墓志铭

竹竿山人既以何氏世谱及生传属其友姚椿曰：吾死即以是为铭。既而病，
骤卒。其子昌福、长治谋曰：先人虽云然，然铭不可不具，于是邮书来楚求为
铭。爰巨山人自为增岁记（按：即《添岁记》）书之，曰：山人先世，自宋元
来皆巨人长德，邃于医，至曾大父铁山府君（王模），父元长府君（世仁），居
竿山下，名尤甚。山人少特聪颖，曾大父奇爱之，常侍左右，而父不欲使习其
业，故山人年未冠为县学生员，以诗文游诸名士间，而学日进。父卒，家大
困，食指常百人，不得已，乃为医。自其少时，习闻长老方论、药剂、病证、
引经、切脉法则，大心悟，至是施诸人辄效，名与祖父埒[1]。初游上海，继而
迁于青浦之重古里家焉。四方来者，昼夜舟车相继不绝，或延邀以往，亦间应
之，然不肯久留，疾不可为者，未尝受其馈。晚而杜门居于家以卒，年六十有
四，是为道光十七年十二月之五日。

山人尤笃气谊，于族党间抚恤谆挚，于友朋重然诺。岁癸未，大雨潦，昊
越间灾禨[2]相望，水高于岸数尺，山人与其乡之好施者况瘁从事，是岁也，
民虽困不至流亡。今两湖督部林公则徐，时任江苏按察，与山人旧交，善筹荒
政，得山人赞画为多。

自其先世，代以推解为事，方术所售，得财帛不可胜计，然山人父卒，逋
负乃至数千，山人若不为医，则且困死，以此知山人先世，与他人为医者不同
也。其家子弟又皆循谨，能自爱，既传其学，复守家法，吾以是知何氏之世未
有艾。

山人名其伟，字韦人，亦曰书田，晚号竹竿山人。以十九年二月三十日葬
于青浦竿山之北，二区十五图潜字圩之原。子昌福、昌干、长治、昌焕、昌
霖，女五。（节）

山人诗学宋陆游，文学唐杂家，所著有竿山草堂诗稿、忝生斋文稿、竹竿

山人医案、医人史传、救迷良方、医学源流论，与所编辑陈黄门、夏内史集，俱刊行于时。

时椿客林公所，为此文以质公，公悼之以诗，而属监利王柏心为之铭，王楚之能文者，宜铭山人。铭曰：匪艺之工，维行之隆，托诗人以永终，蕲以此兮铭诸幽宫。娄县姚椿撰志，武进李兆洛书丹，嘉兴张廷济篆盖

按：李兆洛，字申耆，嘉庆进士。工诗古文，精考证，尤长于舆地之学。有《李氏五种》《养一斋集》。

张廷济，字叔未，嘉庆举人。精金石考据，诗朴劲典核，尤工篆隶。有《桂馨堂集》《清仪阁题跋》。

● 【校注】

[1] 埒（liè）：等于；相等。

[2] 祲（jīn）：阴阳相侵之气。《左传·昭公十五年》："吾见赤黑之祲。"杜预注："祲，妖氛也。"

戊戌孟秋既望晤春木姚君于武昌舟中
始知书田先生于去冬返道山以墓文见示赋此寄悼

先生精医不言医，酒酣耳热好论诗，小沧浪馆昔联襼，题笺斗韵相娱嬉。韶华弹指逾五载，我历荆襄青鬓改，别来未寄尺素书，只道灵光岿然在。今逢姚令共泛舟，始知君作蓉城游，欲招黄鹤一凭吊，楚天木落空悲秋。惟君推解遍乡里，鸿雁哀鸣少流徙。清门累世泽孔长，何况克家多令子。云旗摇飏沔水东，竿山山色长葱茏。岂徒方技足千古，盛业应归文苑中。

林则徐

姚丈春木以所著竹竿山人何君墓志见示
属为铭辞并题诗为悼

逃名方技传，轨节古人风。天末不相见，世间无此翁。少微高士宿，兜率海山宫，有道碑何愧，挥毫涕泪中。

乡彦推陈夏，时危陨俊才，冤禽沉海底，朱鸟泣高台，劲草千年碧，芳椒异代哀（原注：君编刻陈夏二公集，并创修祠墓）。曾闻援手切，雁户尽归来（原注：癸未水灾，君赈救甚多）。

王柏心

按：王柏心，字冬寿，湖北监利人。道光进士，文章道德独步江汉间五十余年。有《导江三议》《百柱堂诗通》《螺洲文集》等著。

挽书田

册载相知未易情，一朝消息竦心惊。闭门句尚耽求友（原注：君临卒前一日，尚作书致宝山毛生甫，谢其过存为阍者所阻事），济物人难自摄生。菊水神仙今日颂，龙门游侠异时评，漫将艺术传方志，文苑端兼独行名（原注：君家世入郡志艺术传，然君非以此知名者）。

姚椿

按：书田先生小传，确是载入《青浦县志·文苑》。

再挽书田二首

犹是常年访旧时，忽披遗翰益深悲。玉春南国辞乡客，人日东风哭友诗。榆树可怜成怅望（原注：君门有七榆，因作七榆草堂），梅花从此耐相思，福泉径作西州恸，酒醒重教认路歧。

当时欲为交游返，岂谓年衰更远行（原注：予赴汴时，君作诗送行，约以早返，予答诗有"不须苦说门闾倚，直为交游也合还"），竟送衣冠闾泉壤，空教声誉动公卿。吟诗我自怜何逊，卖药人休例宋清（原注：君每以宋清自况），握管写哀哀不尽，荒文终拟托佳城（原注：古心及哲嗣昌福、昌治属为埋铭，予已诺之）。

姚椿

哭韦人兄

独行诚何愧，嗟哉艺术终。心无一日暇，境益晚年穷。直追难谐俗，殷怀在表忠（原注：刻陈夏二公诗文集）。平生谅如此，触绪感遗风。

清气生来得，霜天独鹤道（原注：自撰挽联云云。按：已见前）。医方多变古，诗句善悲秋。断酒时因病，求餐偶出游。殷拳良友意，立传更铭幽（原注：谓姚子寿先生、朱仲环孝廉）。

虑周能察细，衰耗亦嫌烦。浮誉空嚣世，残年只闭门。几家愁爨火（原注：宗戚之贫瘘者，岁有周给），抔土慰幽魂（原注：临殁前一月，葬本宗久厝之柩十有四）。竹竿一拳石，块然天壤存。

念我孤犹幼，提携仗老兄，轻风扶弱羽，煦日长春萌。遇事同欣戚，惊心忽死生，云霄留一雁，寥廓有哀声。

何其超

附录三：清人及近人题辞

诗皆浅制，然诗外有事，诗中有人，吐纳之间，曲折尽致，不失为雅唱也。腊朔惕甫记

中年哀乐，说个明白，不如留个含糊。

凡诗说了便不好，不如含蕴，以留不尽之境。

五代乐府多精悍之笔，有西涯遗意，极可喜。卷首杂诗皆浅制，虽近自然，不免有南宋人颓唐之习，此时犹在中年，不宜多作也。嘉庆庚午腊月二十日沤波舫斋读

治葬之作，极简辣可喜。乙亥二月廿五日沤波舫烛下

纪事诸作，极见性灵，感慨处足以醒愚警惑。其余诗虽涉浅境，不失为清真。其所以境浅，仍坐读古书少耳。自此宜多读唐以前书，便可渐冀闳深。庚午正月廿一日楞伽山人记

诗境如一沼澄鲜，纤尘不到，翔鳞毕见，特未免浅水不漪耳。丙子三月惕甫读于云间冬心馆

诸作大致多清逸通利，惟含蕴未深，差少孕化。具知此事不专在笔机敏妙，自须探讨积功，方能极乎尽致。终以多读书为望，久久必有进境耳。嘉庆丙寅六月惕甫记

拟景阳作极有深致，余亦沛然无不达之言。惕甫

浅而不率，处处能用逆笔，便觉层折有致。癸酉正月二十日惕甫

古诗亦自有音节，熟读古人诗，自能得之，不可忽也。惕甫

诗境如清溪曲渚，一镜悬空，纤鳞毕见，无埃壒亦无波浪。惕甫

诗多清劲之气，具见性情。若果能研究古人之学，则所进又当不止于是矣。己巳燕九日沤波舫

诗亦融畅平妥，无疵类可去。惕甫经眼

末篇论文极得精要，果能坐进斯道，异日不患不超凡入圣，直登果位也。嘉庆戊辰雪腊惕甫识

天机清妙，作句往往以浅得之。若欲臻变化，则非多读书无繇也。嘉庆己巳正月十二日楞伽山人书于沤波舫

烟草在功令实禁物也，不过禁之不严耳。铁夫手校

质直得好。王铁夫阅过

微忱二字，与通体文义不相称。

确是如此，可不勉乎。

婉约有致，句亦心造。

如此恰好。惕甫借观

按：以上二十二则王芑孙墨迹，均尚保存于作者许。

蒿目哀鸿，形之讽咏，乃少陵之忧国，非东野之穷愁。卷中叙述仳离景状，几乎绘影绘声，而一种悱恻情怀，尤见仁人之言，其利溥也。石壕、春陵诸名作而后，此堪嗣响。愚弟赵逢源拟评

云间诗派，多以藻丽擅场。读竿山诗两卷，清新朗润，雅韵欲流，得其乡先辈宗风，早为艺林推许。而鄙意所泳赏者，尤在波澜老成，绝去用雕饰，语与兴驱，神与古会，斯则近年胜境，谐随时进者矣。由此直造大家，卓然自振于一代，又宁特九峰三泖间高峙吟坛已耶。承虚怀见质，辄为率臆点次，未审有当否。嘉庆丙寅十一月冯培题于紫阳书院之春风亭

作诗不独避俗，且要避熟，人人意中言而我亦言之，即所谓雷同，固无取也。撇去一层，独舒己意，而笔又足以达之，即能名家矣。若古今体之音调，本属易明。能知古诗无平仄，律诗一三五不论之为村夫子话，则固易讲也。西村

称心而出，信口而道，无半字妆点，一种简质气味溢于楮墨之表，此有德之言也。亭林先生尝言：人不当为无关经术政理之文。若此等诗，何妨多作。愚弟冯以谦读于鸥寄水村

按：以上系清人题《竿山草堂诗集》。

诗实系风教，炳昭并六经，沧浪以禅喻，殊先昧厥因。诗岂无关理，理治诗乃神，诗岂无关学，学醇诗益醇，本根苟不植，枝叶难久荣。无论宏博骋，抑且奇巧矜，语妙压千古，终非真性灵。一编竿山稿，绝不染时尘，义精沁肺腑，语粹含清新，良由内蕴美，肆外皆心声。陈夏两公集，校刊表忠贞（陈忠裕、夏忠节二公遗集，皆手为校刊），搜访忘劳瘁，此谊便古人。失怙深抱痛，传志匄名卿，鬻田为营葬，孝思何肫诚，孔怀抚诸弟，和蔼侍萱庭，敬师兼爱友，存殁锺深情。家传济人术，聊以资谋生。暇辄披简籍，夜窗剔银灯。行年未五十，浮云澹科名，时事随纪载，寄托等箴铭，笔殊妙能达，旨弥和而平。固属宗仰正（师事王述庵、王惕甫两先生），亦缘树立纯。盥手频展诵，咳吐俨亲聆，襟期还概见，儒雅定恂恂。嗟余癖嗜咏，学行两无成，放怀强涂抹，啾唧秋蛩鸣，思藉君针砭，并参渊微精。九峰及三泖，初不远邮程，奈贪弹长铗，未暇杨吴舲，神交领遥契，缱绻空服膺。曷禁缀絮语，思慕先引伸，何当偿夙愿，芝宇快亲承。（《东山楼诗续稿》读何书田《竿山草堂稿》赋以代柬。壬午）

按：《东山楼诗续稿》海宁曹宗载，号桐石撰。

道光壬午秋八月，先大父偕王丈水村、张丈犀谷访何书田明经（其伟）于青浦之竿山。明经款待甚殷，临别赠先大父五古二章，其手稿至今犹在，余曾采入《诵芬录》中。殊不知当时王、张二丈，明经并有赠诗，顷阅《竿山草堂续稿》，始见之。明经以医名吴越间，求诊者接踵于门，宜若无暇吟诗，然嗜之笃，为之亦弥勤，迎佳客至，必与之唱和，兴尽乃罢，岂少陵所谓诗癖耶。（《怀亭诗话》）

按：《怀亭诗话》海宁蒋学坚，字子贞撰。

泖水东边待月升，竿山深处夜寒增，凭君指点潮音阁，疑是重逢梦里僧（余旧有梦登潮音阁遇异僧绝句。今年秋，书田于拙稿中见此诗，语余云：阁

在我松泖湖中澄照禅院之上，今尚完整可游也）。(《菽欢堂诗集》赠何书田。壬午）

舟行敢与逆风争，到处闲鸥为结盟，一箸鲈鱼归客梦，九峰明月故人情。病如草木惊秋惯，名不江湖到老轻。此日须君补鱼具，松陵集又和诗成。(《菽欢堂诗集》过书田，别后有诗寄赠，次韵奉酬。壬午）

江南江北两词人，一昔都非现在身，天上岂真愁可寄，梦中未必见无因。九峰倚醉看明月，三泖吟秋斫细鳞。今日重逢张子野，垂虹往事话酸辛（壬午秋仲，同梦华、犀谷过何氏竿山草堂，与小山暨令兄书田饮酒谈诗，留连数日而返）。(《菽欢堂诗集》今春梦华化去，中秋又闻何小山之讣，同犀谷感旧有作。丁亥）

按：《菽欢堂诗集》海宁王丹墀，名觐颜，号水村撰

红树青林一径开，不辞负笈破苍苔，长房别擅壶中术，犹记当年立雪来。《题费愚泉竿山访旧图》

西风一掉溯鲈乡，曾访何休旧草堂（谓何丈澹庵），今日披图增感慨，忍听笛韵起山阳。

近闻平叔擅风流，一卷新诗富唱酬（谓书田），何日与君重鼓枻，福泉山下共吟秋。(《延绿草堂诗存》共四首）

按：从诗中"负笈"、"立雪"语，可知费愚泉必曾学医于何氏，大约为何元长之门人，与书田先生是同辈。《延绿草堂诗存》海宁祝德舆，号南筠撰。

按：以上系清人题赠

我青浦何氏之医，远自宋元，已享盛名；清乾隆间，铁山先生医之外兼以诗鸣，兰泉司寇曾采入诗传。嗣是代有作者，竿山诗稿为书田先生之遗墨，嘉、道间名公如龚定庵、钦吉堂、王惕甫、姚春木、改七芗诸辈，咸有题咏。而定庵有狂名，罕所许可，览其推挹之语，则先生之文章道德可知矣。且书田先生之医，林文忠曾赠以联，尤泐知之也。时希为何氏二十八世孙，我稔友也，绩学能文，豪饮工度曲，亦善医。既汇其先世之手泽，潢褫成册，又广征

近代名流题识，其善继善述，为晚近所难能。乃不以不文齿及祖望，为缀数行，志其流泽之远，再以见我二人交谊之笃云。时在己丑重阳俞祖望拜记

工诗那得全无病，诗病须医自有方，不识诗坛医国手，可能医得铁夫狂。

后有相知事本难，不如并世得讯弹。前贤雅量何能及，岂为区区一校官。时希四兄属题，甲午端阳眉孙吴庠

医圣而工诗，乃与徐（灵胎）薛（生白）俦。吾见唯断句，大海尝一沤。亦有七榆词，二难追前修，龚王为著语，已足传千秋。时希兄属题，寄庵汪东

青溪何氏称诗国，割据当时风雅宗，屹立竿山尤杰出，无惭群论共推崇。

珍如百宝细牛毛，得意能挥五色毫，莫怪名流悉倾倒，侯官亦叹老诗豪。（原注：册中评语如龚自珍、赵逢源、胡澄、冯培等，而工细莫如江沅，多而且精莫如王惕甫，或用红笔，或用蓝笔，或用墨笔，光采夺目，卓有可观。）奉题何书田先生竿山诗稿名人评跋真迹册。己丑立秋吹万居士高燮草

楞迦有狂名，诗龛每惜之。竿山工韵语，乃以诗鸣时。二难赋合并，切劘相箴规，论议抉真际，所忌诗入诗，治学贵精进，宁以学废医。密行写细字，朱墨纷并施。即此见情性，直谅无谀辞。诸城传笔诀，蒲褐共质疑。故国有乔木，百年秀孙枝，珍裘集孔翠，玉躞与金题。想像承平盛，望古生遐思。时希四兄集录王惕甫评其先德竿山先生诗稿墨迹，装册属题，赋此奉报。庚寅七月廿又二夕，雨屋泳灯书。蒙庵陈运彰

二伽号两狂（原注：谓频伽郭麟、楞迦王芑孙也），闭目无余子，乃为竿山屈，低首析诗理。大书或数字，点缀豪欲腐。许少箴独多，直谅见肺腑。楞伽尤殷勤，朱墨灿满纸，放笔拓诗疆，商量到治水；医本学一端，何轻彼轻此，哀乐留含粘，不了乃诗旨，是皆见道语，奈何仅狂士。竿山得二伽，诗林散芳芷。孙枝传祖风，细书亦两美。使我百年下，宛宛数公在，如亲承指画，

磊落想丰采。癸丑初冬，时希四兄以先德诗稿二伽评语合册属题。见有故友陈蒙庵五言题诗，遂亦效颦，乞政。王蘧常

时希兄出示其先人所为诗词稿本，名公题识殆遍，予不知文，心仪世德，口诵清芬，作赞云尔：在心为志，得言乃遣，课虚责有，因宜适变。按则弥泝，咏之无倦。先民有作，旷焉若面。己丑秋日味逸蔡正华

奉题青浦何书田前辈竿山诗稿手迹残稿二截句：竿山诗笔七榆词，老辈风流讵可追。坠绪茫茫谁拾起，高梧百尺有孙枝。

嘉道诸公许品评，一方水似镜般平。不须重固村头宿，已饱仙家骨董羹。俚句即乞时希吾兄先生正字，上海王铨济

按： 以上系近人题竿山、七榆诗词册。

济世钦仁术，名家誉久扬。灵枢参造化，素问演岐黄。脉理经验富，处方奏效良。绵绵八百载，德泽庆流长。题《清代名医何书田年谱》，时希先生医家属正。庚申秋八月于海曙楼，吴兴沈迈士年九十拜稿

家谱同时蔚国光，神州此是大医王，济人黾勉千秋后，绍世蝉嫣廿八长。兰台囊方成秘藏，竿山脉案伴吟章。九峰三泖多奇士，洗耳今听述德详。时希先生属题《何书田先生年谱》，即希教正。庚申初秋，陈兼与时年八十有四

竿山诗老世医家，二十三传岁月赊。长忆林公勋业在，救迷良药吐奇葩。立雪能将衣钵传，名医年谱例无先。故家乔木名师弟，风谊多君荷一肩。时希吾兄大著《何书田年谱》撰成，诗以志喜，并呈教正。庚申中秋，永嘉介堪方岩时年政八十

脉候真传和拊良（书田先生著有脉诀），回春有手擅青囊。良医良相原通道，经世同怀活国方（林文忠则徐赠书田先生联云：读史有怀经世略，检方常

著活人书）。

初惊文采册年前，白帢乌衣最少年（予识时希兄于少年时，文名已雀起）。不分青箱传绝学，细书肘后满蛮笺。岁在上章涒滩壮月，为时希兄题所著《何书田年谱》。王蘧常

班史志艺文，方技著其略，古有黄帝经，后来有扁鹊。活人治百病，调理舒筋络，绝技几能传，难启秘室钥。凤闻竿山翁，病理细探索，江南早蜚声，等身有述作。能以世其家，后裔绍所学，雪斋三折肱，渊源窥奥博。示我一卷书，家声述谱录。愿君出余技，针废起衰弱，生佛颂万家，囊中探灵药。雪斋仁兄以所编其先代书田先生年谱见示，赋此祈赐教。庚申年中秋前二日。吕贞白

北竿才高踵二山，凤毛济美孰能攀，骚魂陈夏凭刊定，名辈江湖独往还。

风雨联床吟更好，寒温辨证论难删，剩筹利害东南策，医国医人卓两间。庚申中秋，时希道兄嘱题所撰《清代名医何书田年谱》。平阳苏渊雷

时希先生辑清代名医何书田老人年谱，老人其先德也。是编导源发藻，订坠抉遗，厥功甚伟。昔人所谓五世其昌者，信有征矣。且哀集当时与老人往还之名彦，如林少穆、王梦楼、王惕甫、郭频伽诸手迹，亦制版列于其间，冶医林掌故与文苑英华于一炉，烨然炳然，耐人寻绎，披览之余，能不瑰宝视之哉。浼为数言，书博一粲。庚申中秋，郑逸梅病腕书于纸帐铜瓶室，时年八十有六

按：以上近人题《何书田年谱》。

附录四：资料引见书目

竹竿山人添岁记	清·何其伟
竿山何氏族谱	清·何其伟修订
竿山草堂小稿	清·何其伟
竿山草堂续稿	清·何其伟
竿山草堂三稿	清·何其伟
病余稿	清·何其伟
竹竿山人医案	清·何其伟
添岁记补识	清·何长治
藏斋诗抄	清·何其超
松江府志	
怀旧杂记	清·张文虎
冷庐医话	清·陆以湉
冷庐杂识	清·陆以湉
重固三何医案	清·何其伟等
三正堂集	清·朱绶
渊雅堂集	清·王芑孙
湖海诗传	清·王昶
蒲褐山房诗话	清·王昶
春融堂集	清·王昶
松江府续志	
青浦县志	
青浦县续志	
金山县志	
奉贤县志	
云左山房集	清·林则徐

林文忠公政书	清·林则徐
林则徐日记	清·林则徐
龚自珍全集	清·龚自珍
舒艺室诗存	清·张文虎
樗寮文集	清·姚椿
樗寮诗话	清·姚椿
通艺阁诗集	清·姚椿
双红豆馆词草	清·姚椿
易画轩诗录	清·王学浩
玉壶山房集	清·改琦
墨余录	清·毛祥麟
医林尚友录	吴去疾
竿山草堂医案择效	清·张澄照
医学妙谛	清·何其伟
救迷良方	清·何其伟
钟音集	清·何三夏
涵碧山房诗纱	清·何世英
莱堂吟稿	清·何二膺
明斋小识	清·诸联
独学庵三稿	清·石韫玉
小岘山房集	清·秦瀛
陈忠裕全集	明·陈子龙
夏节愍集	明·夏完淳
昭代名人尺牍小传	清·吴修
中国医学大辞典	谢观
中国医学人名志	陈邦贤
清代名医医案精华	秦伯未
清代名医医话精华	秦伯未

瓶粟斋诗话	沈其光
医史一斑	吴去疾
中国人名大辞典	臧励龢
历代人物年里碑传	姜亮夫
篆轩残稿	清·何三夏
楹联四话	清·梁章巨
清朝先正事略	清·李次青
历代画史汇传	清·彭蕴灿
墨林今话	清·蒋宝龄
怀亭诗话	清·蒋学坚
东山楼诗续稿	清·曹宗载
清代画史	盛叔清
松江医药杂志 1922 年第一期	
中华医史杂志 1954 年第一期	朱孔阳文
医世家何书田之医迹与行谊	向迪琮稿
医林逸史	陆士谔
还如阁诗存	清·何长治
何氏八百年医学（简称何氏医学）	何时希
清代名医何鸿舫事略	何时希
惕甫未定稿	清·王芑孙
新医学妙谛	孙纯一
七榆草堂词	清·何其章
菽欢堂诗集	清·王丹墀
延绿堂诗存	清·祝德舆

参考文献

［1］何时希.何氏八百年医学.上海：学林出版社，1987

［2］黄帝内经素问.北京：人民卫生出版社，1978

［3］灵枢经.北京：人民卫生出版社，1979

［4］南京中医学院.难经校释.北京：人民卫生出版社，1979

［5］刘渡舟.伤寒论校注.北京：人民卫生出版社，1991

［6］湖北中医学院.金匮要略释义.上海：上海科学技术出版社，1978

［7］李经纬，余瀛鳌，蔡景峰，等.中医大辞典.北京：人民卫生出版社，2009

［8］辞海编辑委员会.辞海.上海：上海辞书出版社，1983

［9］清·何书田，著.何时希，编校.竿山草堂医案.上海：上海中医学院出版社，1989

［10］清·何书田，著.何时希，编校.竹竿山人医案.上海：学林出版社，1985

［11］清·何书田，著.何时希，编校.何书田医著四种.上海：学林出版社，1984

［12］清·何书田，著.何时希，编校.删订医方汤头歌诀.上海：学林出版社，1987

［13］清·何书田，著.何时希，编校.竹竿山人添岁记.上海：学林出版社，1987

［14］清·何书田，著.何时希，编校.杂症总诀.上海：学林出版社，1984

［15］清·何书田，著.何时希，编校.杂症歌括.上海：学林出版社，1984

［16］何时希.清代名医何书田年谱.上海：学林出版社，1986

［17］明·何渊，著.何时希，编校.伤寒海底眼.上海：学林出版社，1984

［18］清·何嗣宗，著.何时希，编校.虚劳心传.上海：学林出版社，1984

［19］清·何元长，著.何时希，编校.治病要言.上海：学林出版社，1984

［20］清·何元长，著.何时希，编校.清代名医何元长医案（上、下）.上海：学林出版社，1984

［21］清·何炫，何元长，何书田，何鸿舫，著.何时希，编校.重固三何医案.上海：学林出版社，1989

［22］清·何书田，著.何时希，编校.清代名医何书田医案.上海：科学技术出版社，1994

［23］宋·太平惠民和剂局方.刘景源，整理.北京：人民卫生出版社，2013

［24］金·刘完素，著.孙洽熙，孙峰，整理.素问玄机原病式.北京：人民卫生出版社，2005

［25］元·朱震亨，著.王英，竹剑平，江凌圳，整理.丹溪心法.北京：人民卫生出版社，2005

［26］金·张子和，著.邓铁涛，赖畴，整理.儒门事亲.北京：人民卫生出版社，2005

［27］清·汪昂.医方集解.上海：上海科学技术出版社，1979